닥터단감의 만화 정신의학

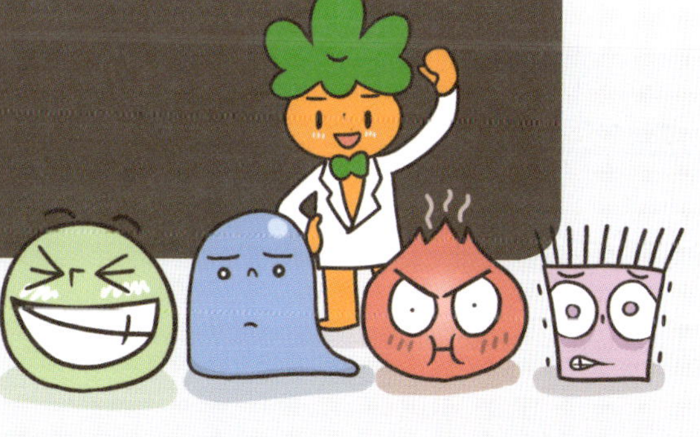

닥터단감의 만화정신의학

초판 1쇄 발행 | 2021년 2월 03일
초판 2쇄 인쇄 | 2023년 5월 12일
초판 2쇄 발행 | 2023년 5월 19일

저 자 유진수
글 · 그 림 유진수
기 획 정신의학신문(정정엽)
감 수 조장원
발 행 인 장주연
출 판 기 획 김도성
책 임 편 집 이민지
편집디자인 양은정
표지디자인 메디컬일러스트 그리닥
일 러 스 트 메디컬일러스트 그리닥
발 행 처 군자출판사
등록 제4-139호(1991.6.24)
(10881) **파주출판단지** 경기도 파주시 회동길 338(서패동 474-1)
Tel. (031)943-1888 Fax. (031)955-9545
홈페이지 | www.koonja.co.kr

ISBN 979-11-5955-648-7
정가 20,000원

서문

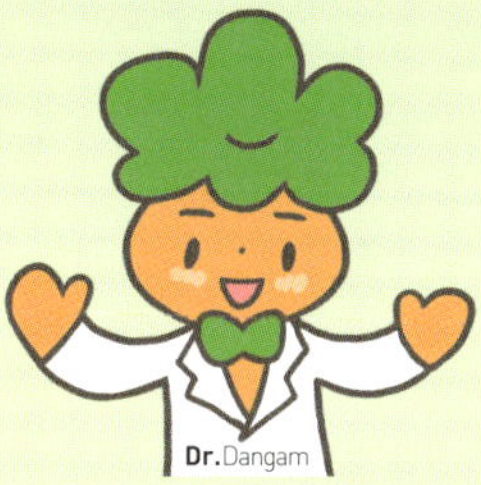

저자 **유진수**

삼성서울병원 이식외과 교수
메디컬일러스트 그리닥 스튜디오 대표
메디컬웹툰 닥터단감 작가

오랜 동료인 정신의학신문 편집인이자 창간인 정정엽 원장이 기획하고 민트정신건강의학과 조장원 원장이 감수한 만화를 그리면서 정신의학의 다양한 질환에 대해 그릴 수 있는 기회를 갖게 되었습니다. 비록 제가 종사하고 있는 장기이식 영역과는 동떨어져 있긴 하지만, 많은 환자들이 크고 작은 정신적인 스트레스 요인에 따른 괴로움에 시달리고 있으며 이식환자들도 예외가 되지 않습니다. 정신적 요인에서 오는 아픔이 어떻게 사람들을 힘들게 하는지 쉽게 읽을 수 있다는 점에서 이 만화는 정신과를 전공하는 사람들에게만 국한되는 것이 아니라 모든 의료인들에게 크고 작은 도움을 줄 수 있는 서적이 될 수 있을 것으로 기대합니다. 다만, 이 책에서 다루는 정신의학 영역의 병들은 정신과 전문의가 진단해야만 하며, 정신과 전문의가 아닌 다른 전문의들이 섣부르게 진단하게끔 도와주는 역할을 하는 것이 목적이 아닙니다. 오히려, 이 책을 읽음으로써 정신과 전문의의 진료를 받아야하는 사람들이 마땅히 받아야 하는 치료를 받을 수 있게끔 인도해주는 역할을 할 수 있다면 이 책의 소명을 다했다고 생각합니다. 비록 저는 정신의학의 전문가가 아니지만, 정정엽 원장과 조장원 원장의 기획과 감수를 받아 믿고 볼 수 있는 만화책을 완성하였습니다. 많은 분들이 이 책의 도움을 받았으면 좋겠습니다.

| 추천사 |

정신의학신문 편집인
정정엽

우리는 '마음'에 대해서 많은 이야기를 합니다. 하지만 '마음'이 무엇이냐고 물어보면 '마음'이 무엇이다라고 명확하게 답변하는 사람은 없습니다. 마음은 눈에 보이지 않기 때문에 무엇이다라고 표현하기가 어려운 것이죠. 정신의학은 이 눈에 보이지 않는 '마음'의 건강에 대한 학문입니다. 정신의학 역시 보이지 않기 때문에 타의학에 비해 일반인들에게 설명하기가 어려운 점이 많이 있습니다. 이 책은 보이지 않는 마음의 부분을 조금이나마 선명하게 표현해보려고 노력했습니다. 보이지 않던 마음이 조금이나마 선명하게 보이기 시작하면 우리는 마음이 어떻게 작용하는지 어렴풋하게 알 수 있습니다. 마음이 어떻게 작용하는지 알기 시작하면 이 마음을 어떻게 다루고 관리해야 하는지도 알 수 있기 때문입니다. 의학을 전공하고 신경 해부학에도 일가견이 있는 유진수 선생님이 있었기 때문에 가능한 일이었습니다. 이 책을 시작으로 앞으로도 마음을 선명하게 표현할 수 있는 여러 시도들이 이루어지길 바랍니다.

한국자연의학종합연구원장
힐리언스 선마을 촌장
이시형

단감은 달지도 않고 쓰지도 않고, 누구나 쉽게 접할 수 있는 부담 없는 과일입니다. 이 책에 나오는 닥터단감 캐릭터가 정신의학에 대해 무겁지도 가볍지도 않게 전달해주고 있습니다. 각 질환에 대한 원인, 증상, 진단 방법, 치료 그리고 뇌에 대한 이야기까지. 현재까지 정립된 정신의학에 대한 다양한 정보가 이 책에 담겨있습니다. 이 책은 정신의학 입문자들이 부담 없이 정신의학에 입문할 수 있도록 문을 열어줄 것입니다.

Contents

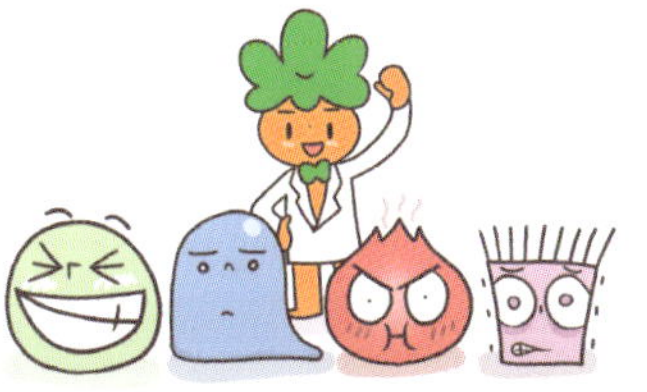

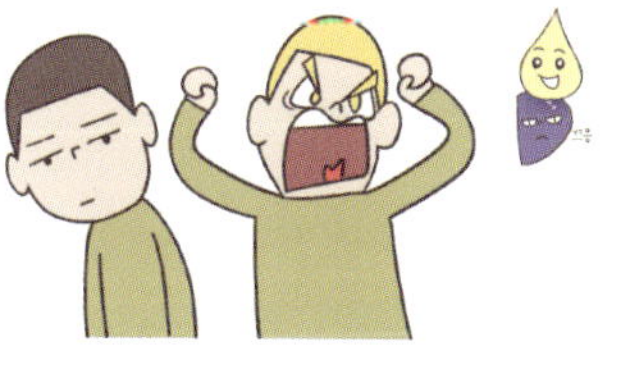

PART 07
외상 및 스트레스 관련 장애

PART 08
해리장애

PART 09
신체증상 및 관련 장애

PART 10
급식 및 섭식 장애

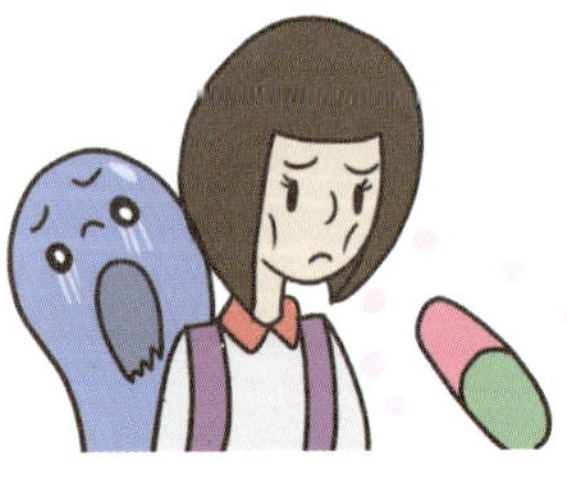

PART 11
배설장애

PART 12
수면-각성장애

PART 13
파괴적, 충동조절 및 품행장애

PART 14
물질관련 및 중독 장애

PART 15
신경인지장애

PART 16
성격장애

PART 17
성도착장애

PART 18
한국의 문화관련 증후군

부 록 01
마음에 대한 기초이론

부 록 02
대표적인 치료 기법

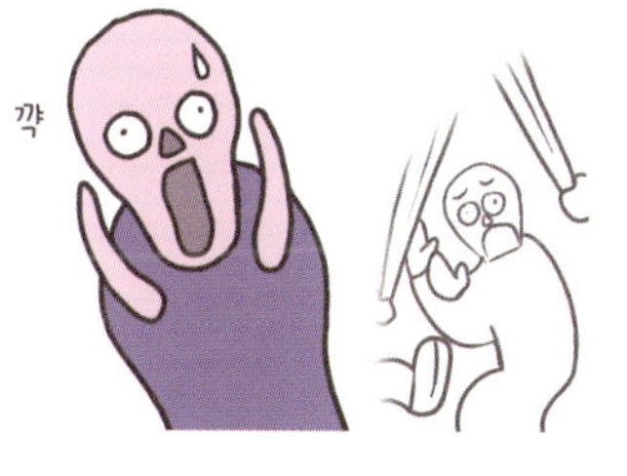

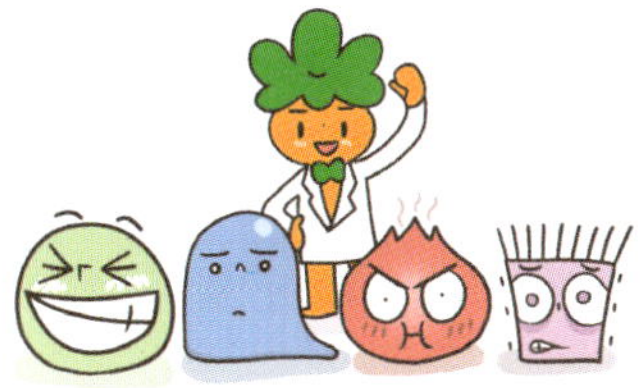

PART 01
신경발달장애

Episode 01

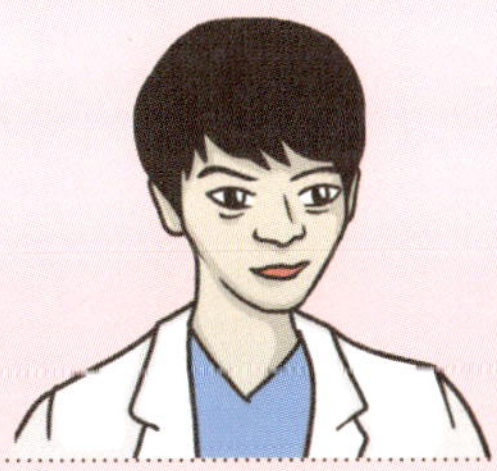

지능장애

Episode 02

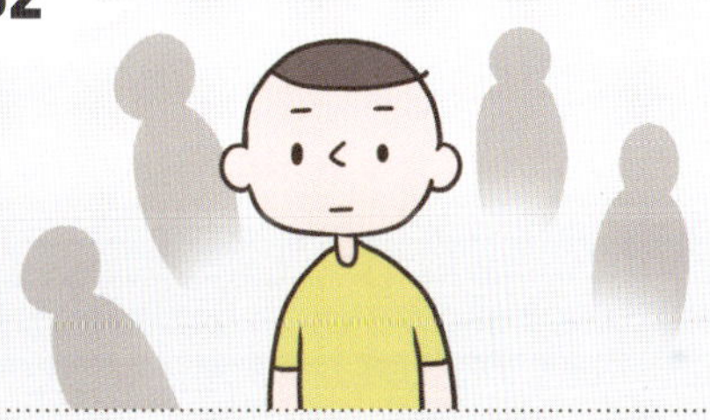

자폐스펙트럼장애

Episode 03

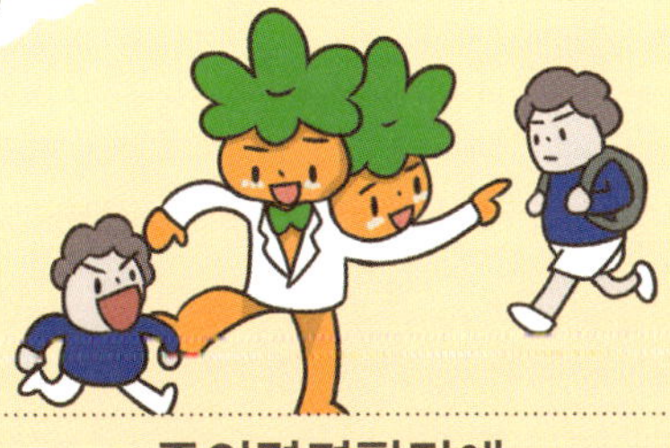

주의력결핍장애

Episode 04

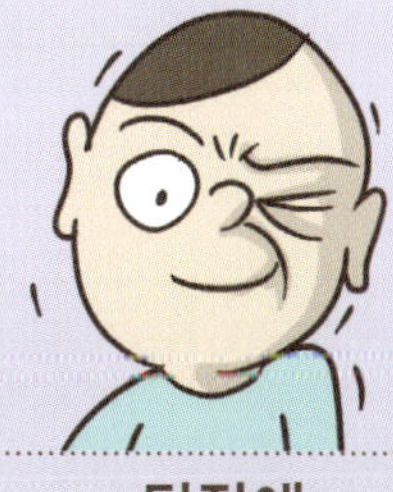

틱장애

Episode **01**

지능장애

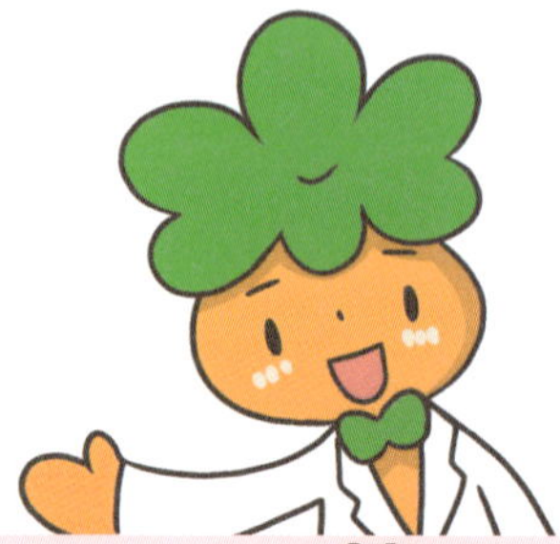

Dr.Dangam

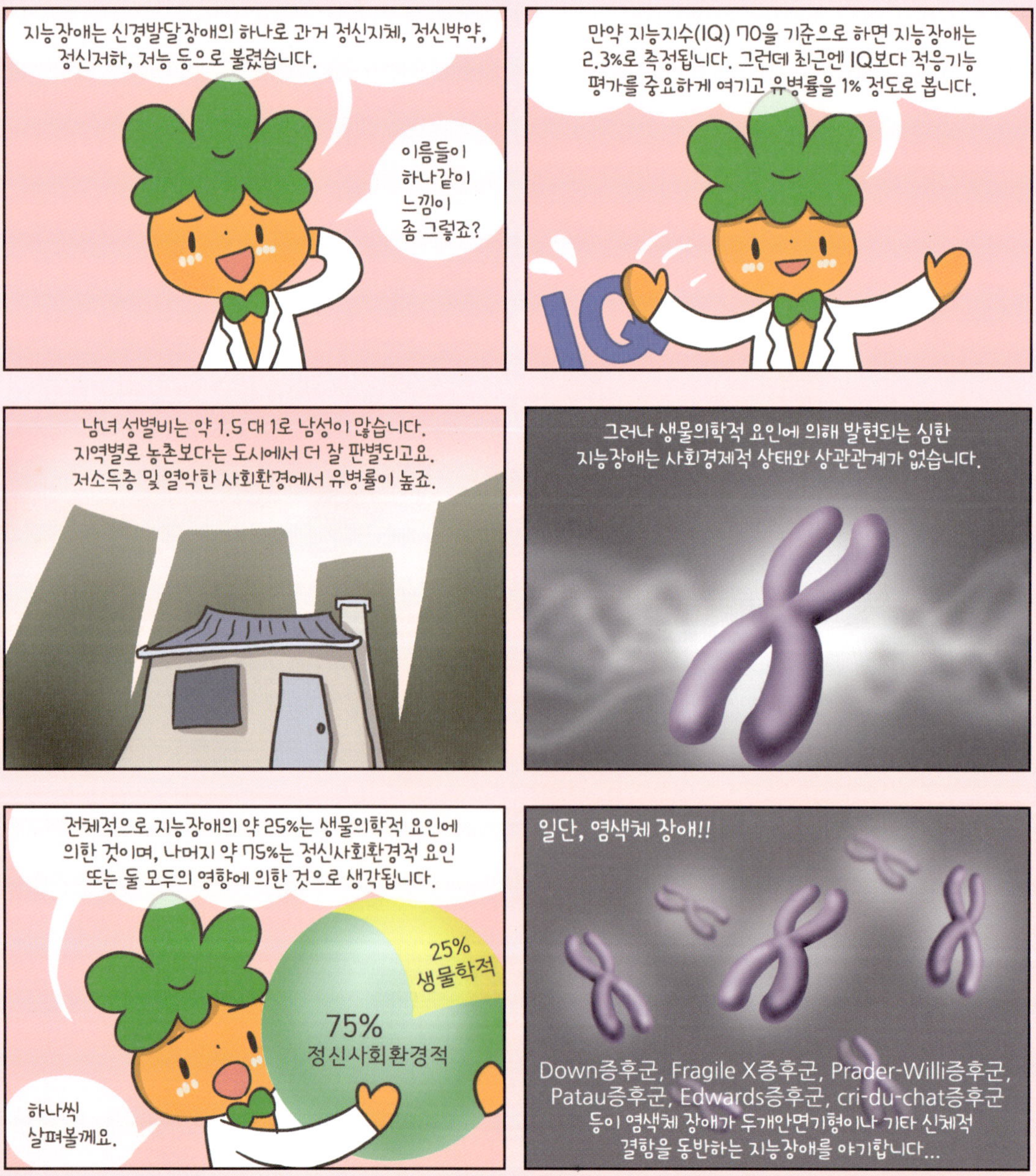
지능장애는 신경발달장애의 하나로 과거 정신지체, 정신박약, 정신저하, 저능 등으로 불렸습니다.
이름들이 하나같이 느낌이 좀 그렇죠?
만약 지능지수(IQ) 70을 기준으로 하면 지능장애는 2.3%로 측정됩니다. 그런데 최근엔 IQ보다 적응기능 평가를 중요하게 여기고 유병률을 1% 정도로 봅니다.
IQ
남녀 성별비는 약 1.5 대 1로 남성이 많습니다. 지역별로 농촌보다는 도시에서 더 잘 판별되고요. 저소득층 및 열악한 사회환경에서 유병률이 높죠.
그러나 생물의학적 요인에 의해 발현되는 심한 지능장애는 사회경제적 상태와 상관관계가 없습니다.
전체적으로 지능장애의 약 25%는 생물의학적 요인에 의한 것이며, 나머지 약 75%는 정신사회환경적 요인 또는 둘 모두의 영향에 의한 것으로 생각됩니다.
25% 생물학적
75% 정신사회환경적
하나씩 살펴볼께요.
일단, 염색체 장애!!
Down증후군, Fragile X증후군, Prader-Willi증후군, Patau증후군, Edwards증후군, cri-du-chat증후군 등이 염색체 장애가 두개안면기형이나 기타 신체적 결함을 동반하는 지능장애를 야기합니다...

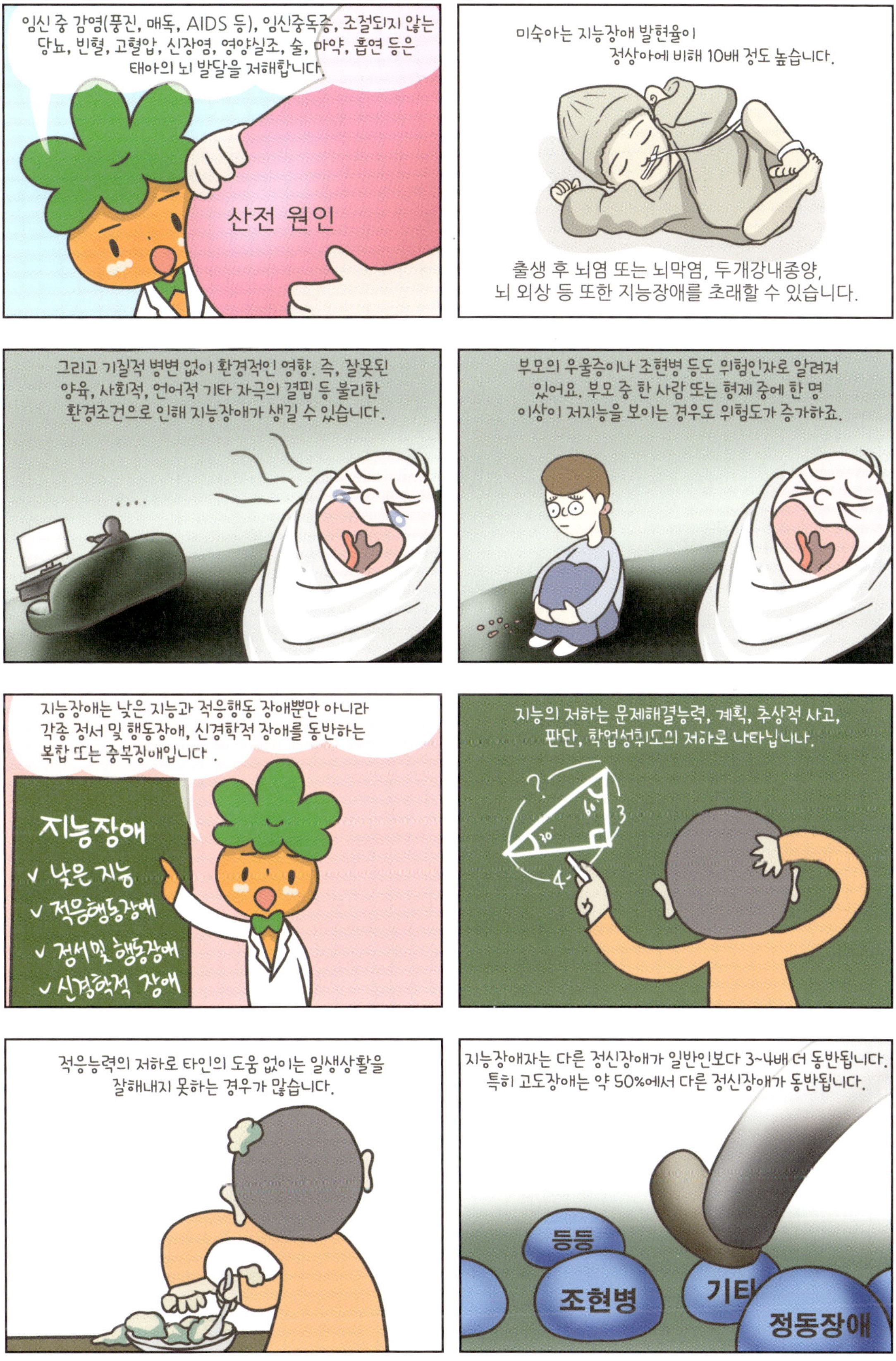
임신 중 감염(풍진, 매독, AIDS 등), 임신중독증, 조절되지 않는 당뇨, 빈혈, 고혈압, 신장염, 영양실조, 술, 마약, 흡연 등은 태아의 뇌 발달을 저해합니다.
산전 원인
미숙아는 지능장애 발현율이 정상아에 비해 10배 정도 높습니다.
출생 후 뇌염 또는 뇌막염, 두개강내종양, 뇌 외상 등 또한 지능장애를 초래할 수 있습니다.
그리고 기질적 병변 없이 환경적인 영향. 즉, 잘못된 양육, 사회적, 언어적 기타 자극의 결핍 등 불리한 환경조건으로 인해 지능장애가 생길 수 있습니다.
....
부모의 우울증이나 조현병 등도 위험인자로 알려져 있어요. 부모 중 한 사람 또는 형제 중에 한 명 이상이 저지능을 보이는 경우도 위험도가 증가하죠.
지능장애는 낮은 지능과 적응행동 장애뿐만 아니라 각종 정서 및 행동장애, 신경학적 장애를 동반하는 복합 또는 중복장애입니다.
지능장애
✓ 낮은 지능
✓ 적응행동장애
✓ 정서 및 행동장애
✓ 신경학적 장애
지능의 저하는 문제해결능력, 계획, 추상적 사고, 판단, 학업성취도의 저하로 나타납니다.
?
60
3
30
4
적응능력의 저하로 타인의 도움 없이는 일상생활을 잘해내지 못하는 경우가 많습니다.
지능장애자는 다른 정신장애가 일반인보다 3~4배 더 동반됩니다. 특히 고도장애는 약 50%에서 다른 정신장애가 동반됩니다.
등등
조현병
기타
정동장애

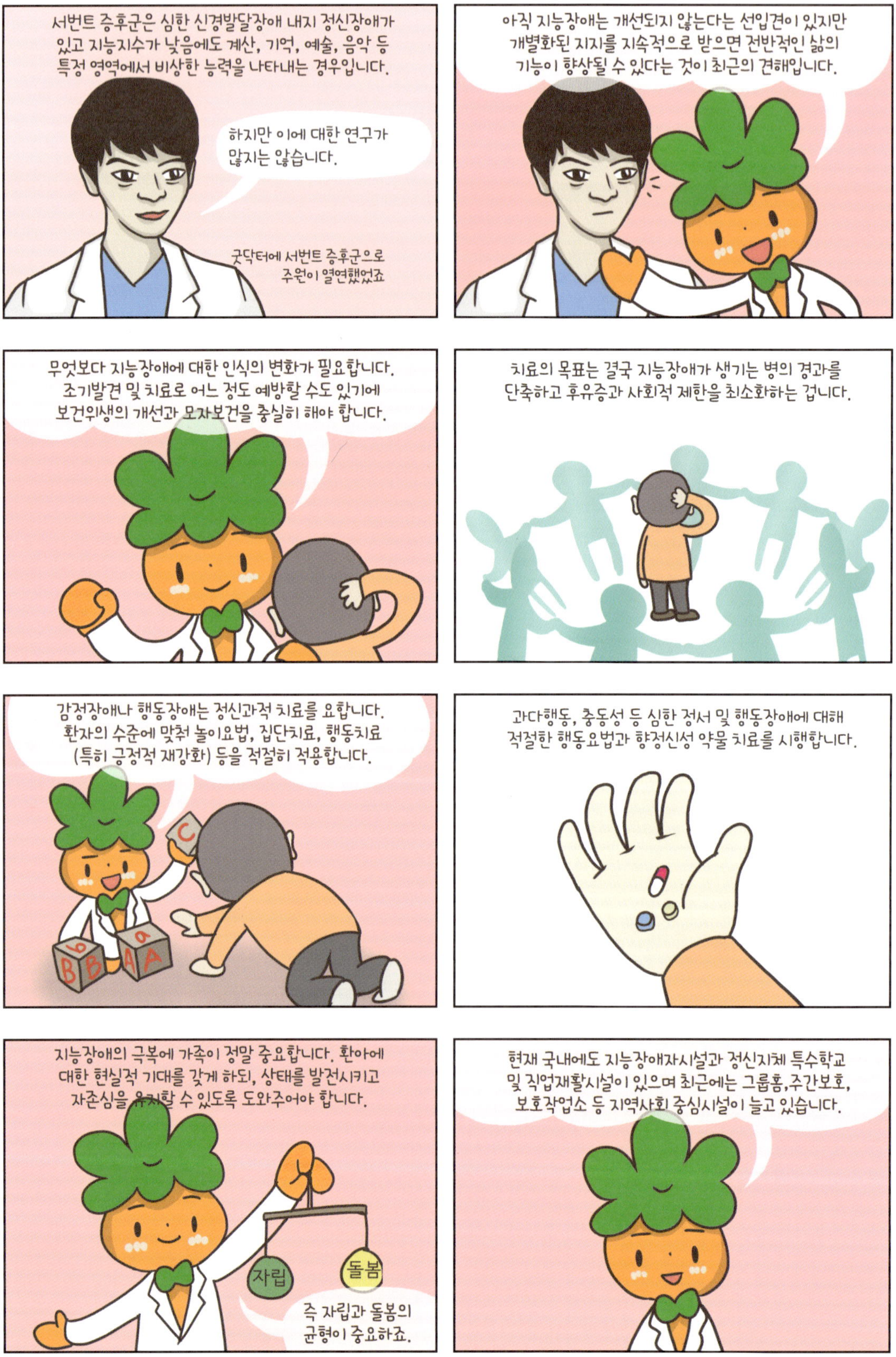

서번트 증후군은 심한 신경발달장애 내지 정신장애가 있고 지능지수가 낮음에도 계산, 기억, 예술, 음악 등 특정 영역에서 비상한 능력을 나타내는 경우입니다.
하지만 이에 대한 연구가 많지는 않습니다.
굿닥터에 서번트 증후군으로 주원이 열연했었죠
아직 지능장애는 개선되지 않는다는 선입견이 있지만 개별화된 지지를 지속적으로 받으면 전반적인 삶의 기능이 향상될 수 있다는 것이 최근의 견해입니다.
무엇보다 지능장애에 대한 인식의 변화가 필요합니다. 조기발견 및 치료로 어느 정도 예방할 수도 있기에 보건위생의 개선과 모자보건을 충실히 해야 합니다.
치료의 목표는 결국 지능장애가 생기는 병의 경과를 단축하고 후유증과 사회적 제한을 최소화하는 겁니다.
감정장애나 행동장애는 정신과적 치료를 요합니다. 환자의 수준에 맞춰 놀이요법, 집단치료, 행동치료 (특히 긍정적 재강화) 등을 적절히 적용합니다.
C
B
b
A
a
과다행동, 충동성 등 심한 정서 및 행동장애에 대해 적절한 행동요법과 향정신성 약물 치료를 시행합니다.
지능장애의 극복에 가족이 정말 중요합니다. 환아에 대한 현실적 기대를 갖게 하되, 상태를 발전시키고 자존심을 유지할 수 있도록 도와주어야 합니다.
자립
돌봄
즉 자립과 돌봄의 균형이 중요하죠.
현재 국내에도 지능장애자시설과 정신지체 특수학교 및 직업재활시설이 있으며 최근에는 그룹홈, 주간보호, 보호작업소 등 지역사회 중심시설이 늘고 있습니다.

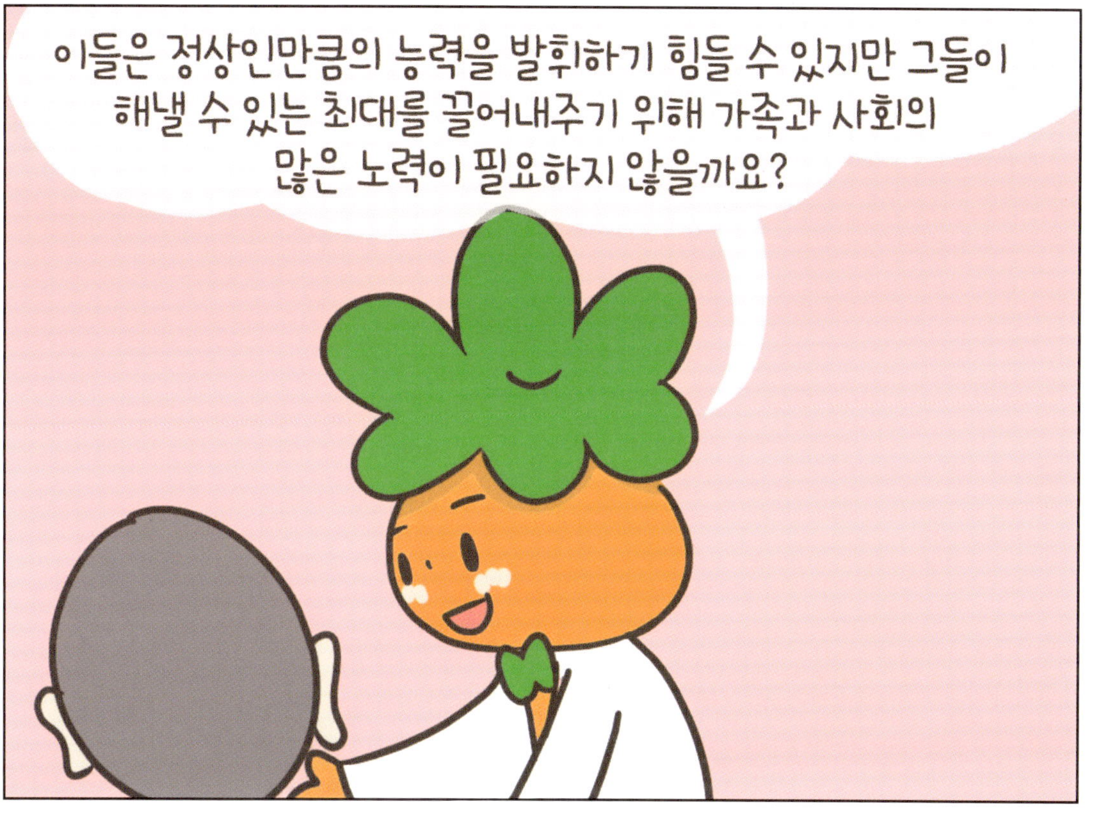
이들은 정상인만큼의 능력을 발휘하기 힘들 수 있지만 그들이
해낼 수 있는 최대를 끌어내주기 위해 가족과 사회의
많은 노력이 필요하지 않을까요?

Episode **02**

자폐스펙트럼장애

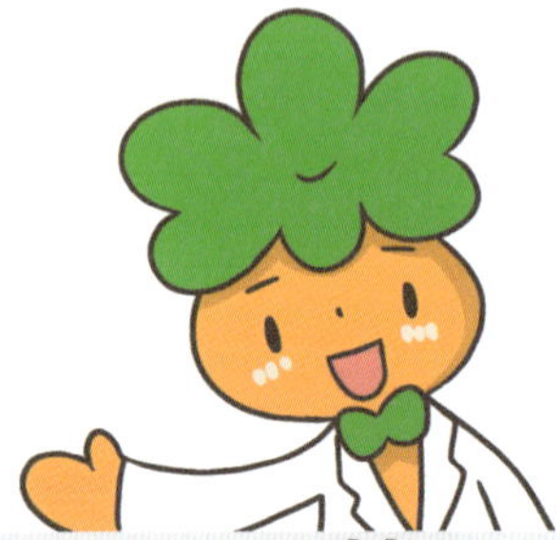

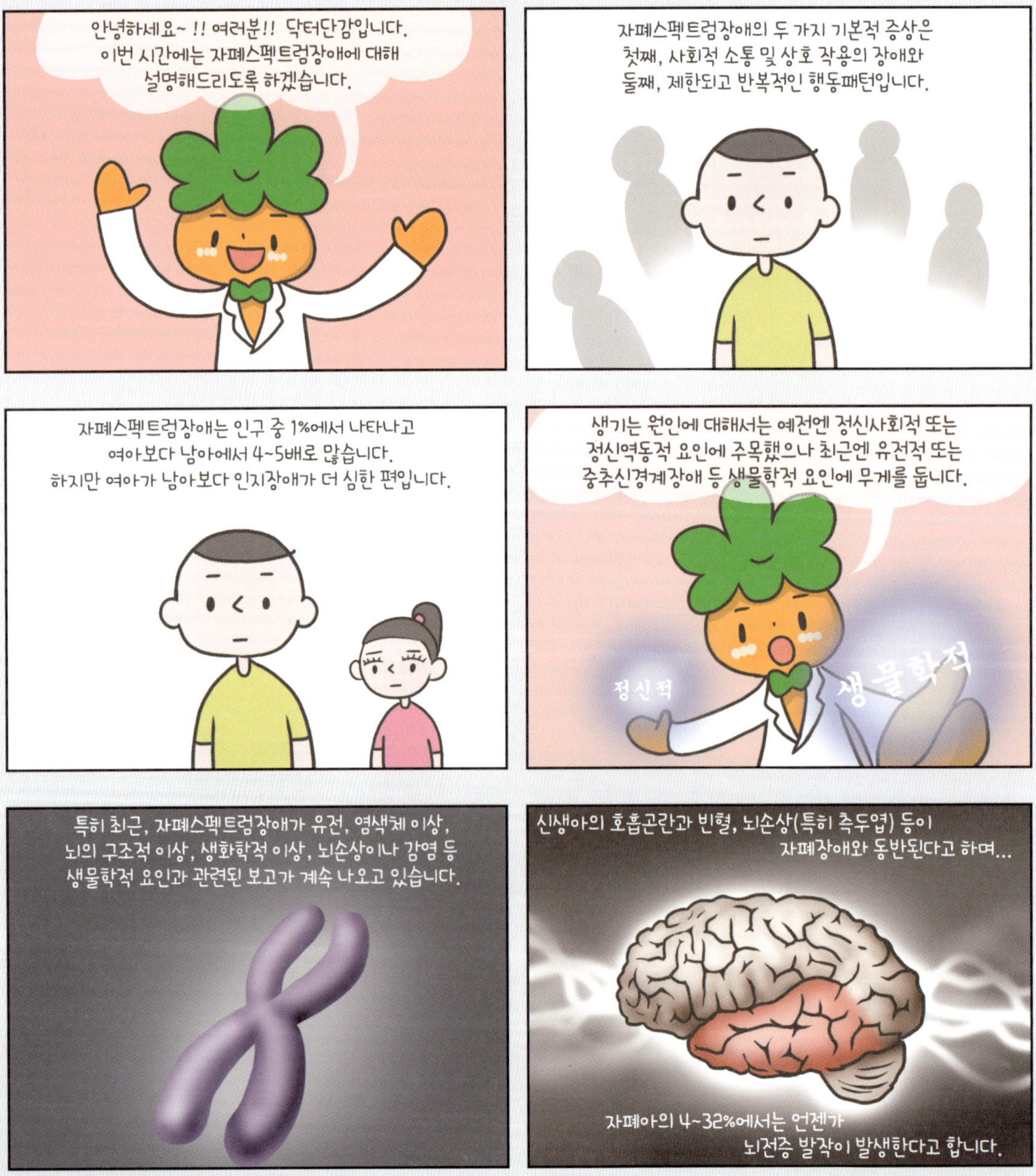

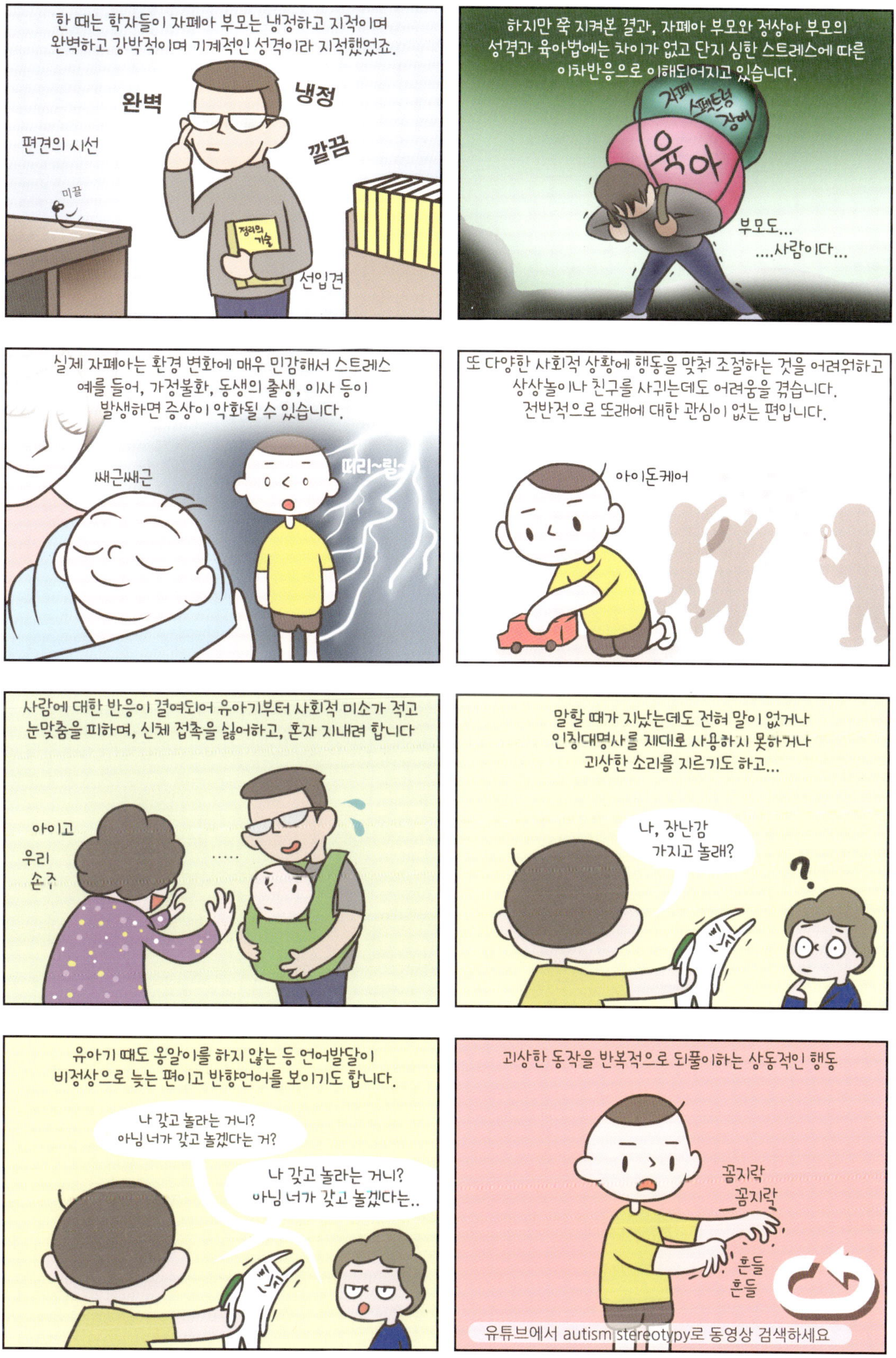
한 때는 학자들이 자폐아 부모는 냉정하고 지적이며
완벽하고 강박적이며 기계적인 성격이라 지적했었죠.
완벽
냉정
깔끔
편견의 시선
미끌
정리의 기술
선입견
하지만 쭉 지켜본 결과, 자폐아 부모와 정상아 부모의
성격과 육아법에는 차이가 없고 단지 심한 스트레스에 따른
이차반응으로 이해되어지고 있습니다.
자폐 스펙트럼 장애
육아
부모도...
....사람이다...
실제 자폐아는 환경 변화에 매우 민감해서 스트레스
예를 들어, 가정불화, 동생의 출생, 이사 등이
발생하면 증상이 악화될 수 있습니다.
쌔근쌔근
띠리~릿~
또 다양한 사회적 상황에 행동을 맞춰 조절하는 것을 어려워하고
상상놀이나 친구를 사귀는데도 어려움을 겪습니다.
전반적으로 또래에 대한 관심이 없는 편입니다.
아이돈케어
사람에 대한 반응이 결여되어 유아기부터 사회적 미소가 적고
눈맞춤을 피하며, 신체 접촉을 싫어하고, 혼자 지내려 합니다
아이고
우리
손주
.....
말할 때가 지났는데도 전혀 말이 없거나
인칭대명사를 제대로 사용하지 못하거나
괴상한 소리를 지르기도 하고...
나, 장난감
가지고 놀래?
?
유아기 때도 옹알이를 하지 않는 등 언어발달이
비정상으로 늦는 편이고 반향언어를 보이기도 합니다.
나 갖고 놀라는 거니?
아님 너가 갖고 놀겠다는 거?
나 갖고 놀라는 거니?
아님 너가 갖고 놀겠다는..
괴상한 동작을 반복적으로 되풀이하는 상동적인 행동
꼼지락
꼼지락
흔들
흔들
유튜브에서 autism stereotypy로 동영상 검색하세요

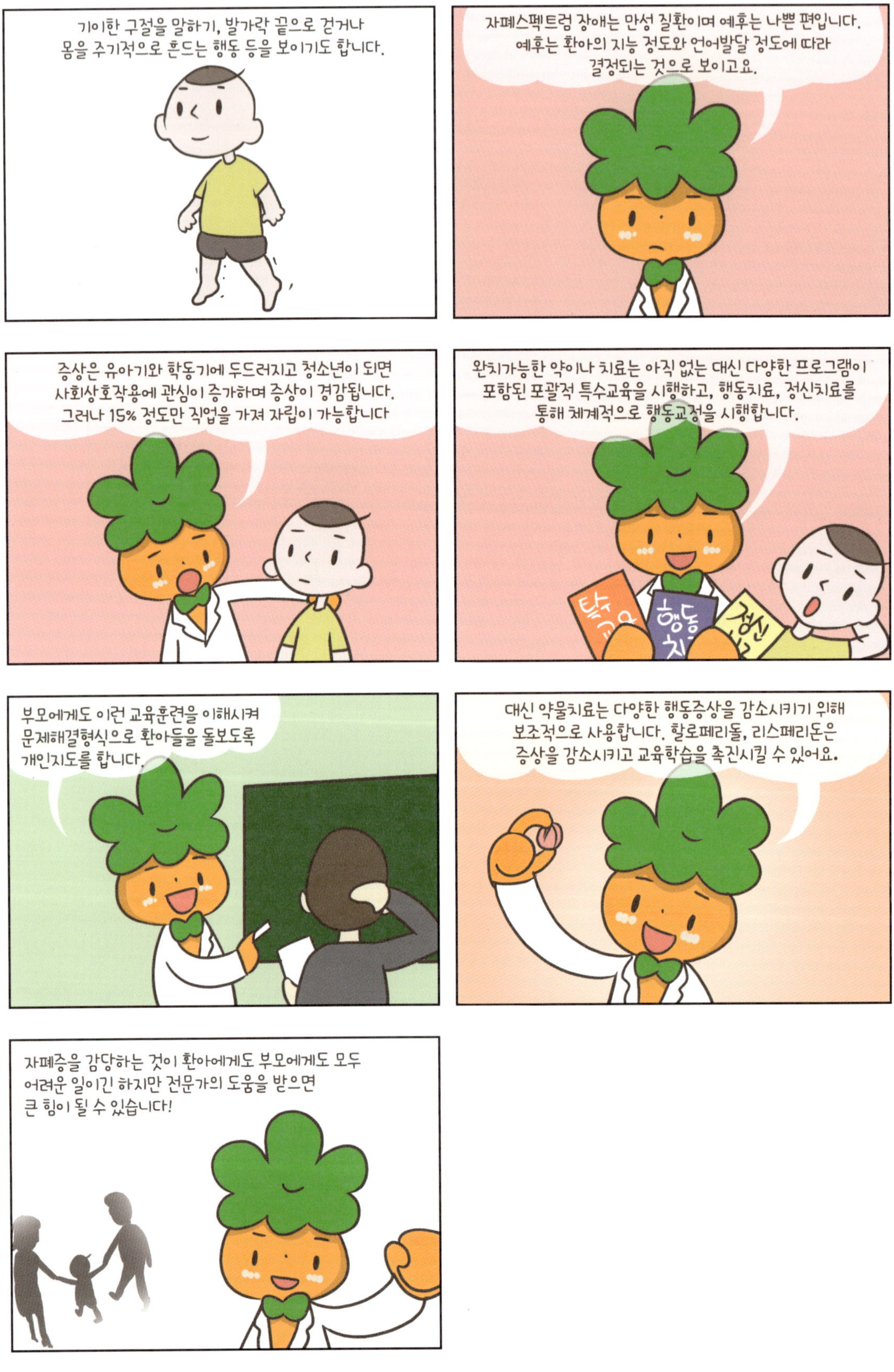

기이한 구절을 말하기, 발가락 끝으로 걷거나 몸을 주기적으로 흔드는 행동 등을 보이기도 합니다.
자폐스펙트럼 장애는 만성 질환이며 예후는 나쁜 편입니다. 예후는 환아의 지능 정도와 언어발달 정도에 따라 결정되는 것으로 보이고요.
증상은 유아기와 학동기에 두드러지고 청소년이 되면 사회상호작용에 관심이 증가하며 증상이 경감됩니다. 그러나 15% 정도만 직업을 가져 자립이 가능합니다
완치가능한 약이나 치료는 아직 없는 대신 다양한 프로그램이 포함된 포괄적 특수교육을 시행하고, 행동치료, 정신치료를 통해 체계적으로 행동교정을 시행합니다.
부모에게도 이런 교육훈련을 이해시켜 문제해결형식으로 환아들을 돌보도록 개인지도를 합니다.
대신 약물치료는 다양한 행동증상을 감소시키기 위해 보조적으로 사용합니다. 할로페리돌, 리스페리돈은 증상을 감소시키고 교육학습을 촉진시킬 수 있어요.
자폐증을 감당하는 것이 환아에게도 부모에게도 모두 어려운 일이긴 하지만 전문가의 도움을 받으면 큰 힘이 될 수 있습니다!

Episode 03

주의력결핍장애

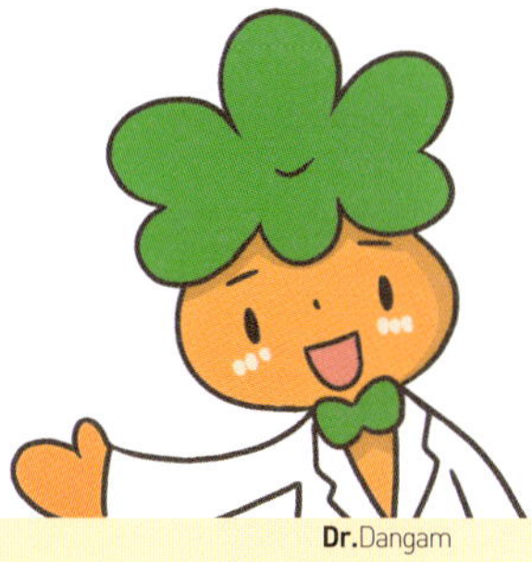
Dr.Dangam

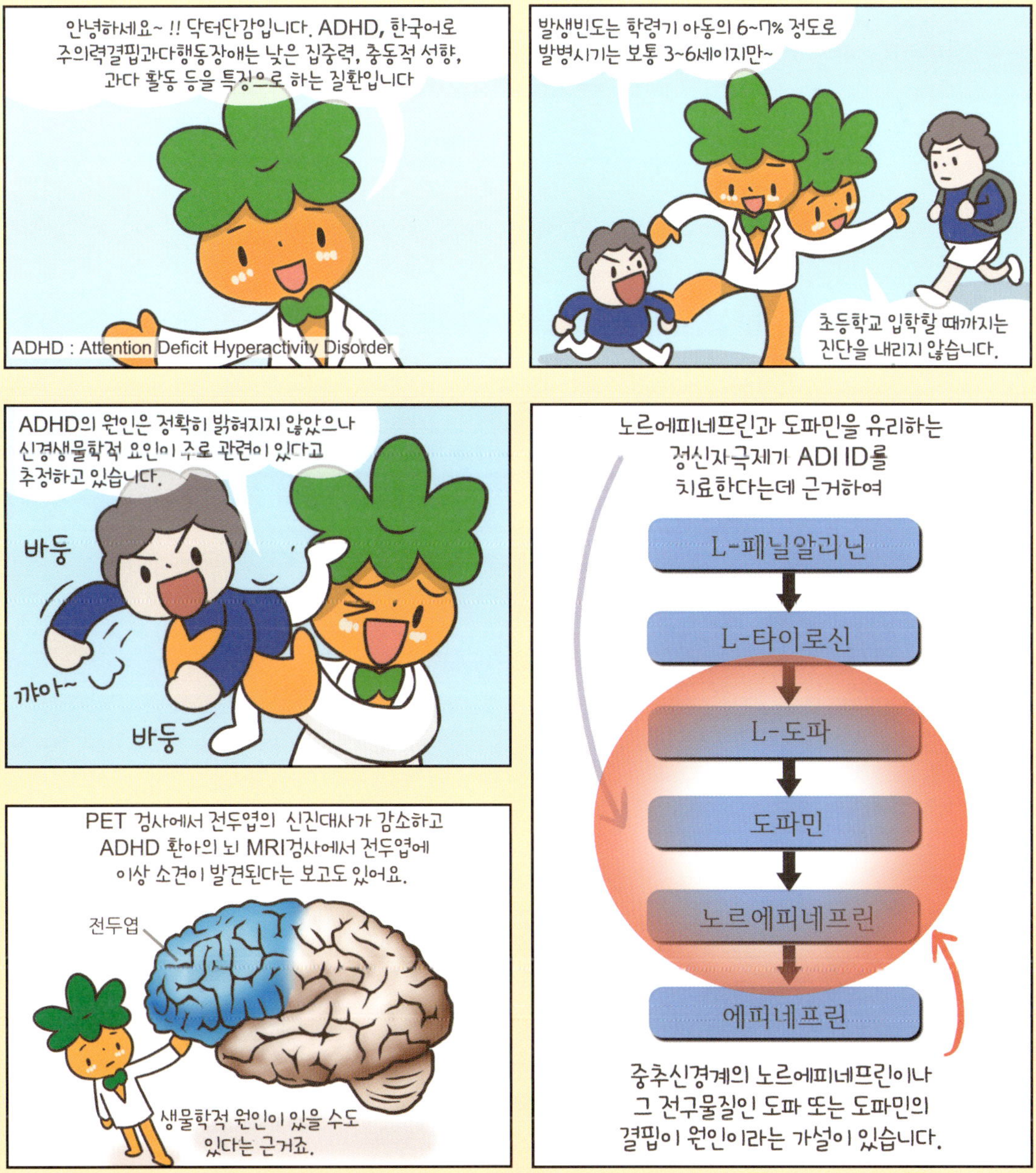

안녕하세요~ !! 닥터단감입니다. ADHD, 한국어로 주의력결핍과다행동장애는 낮은 집중력, 충동적 성향, 과다 활동 등을 특징으로 하는 질환입니다
ADHD : Attention Deficit Hyperactivity Disorder
발생빈도는 학령기 아동의 6~7% 정도로 발병시기는 보통 3~6세이지만~
초등학교 입학할 때까지는 진단을 내리지 않습니다.
ADHD의 원인은 정확히 밝혀지지 않았으나 신경생물학적 요인이 주로 관련이 있다고 추정하고 있습니다.
바둥
꺄아~
바둥
노르에피네프린과 도파민을 유리하는 정신자극제가 ADI ID를 치료한다는데 근거하여
L-페닐알라닌
L-타이로신
L-도파
도파민
노르에피네프린
에피네프린
중추신경계의 노르에피네프린이나 그 전구물질인 도파 또는 도파민의 결핍이 원인이라는 가설이 있습니다.
PET 검사에서 전두엽의 신진대사가 감소하고 ADHD 환아의 뇌 MRI검사에서 전두엽에 이상 소견이 발견된다는 보고도 있어요.
전두엽
생물학적 원인이 있을 수도 있다는 근거죠.

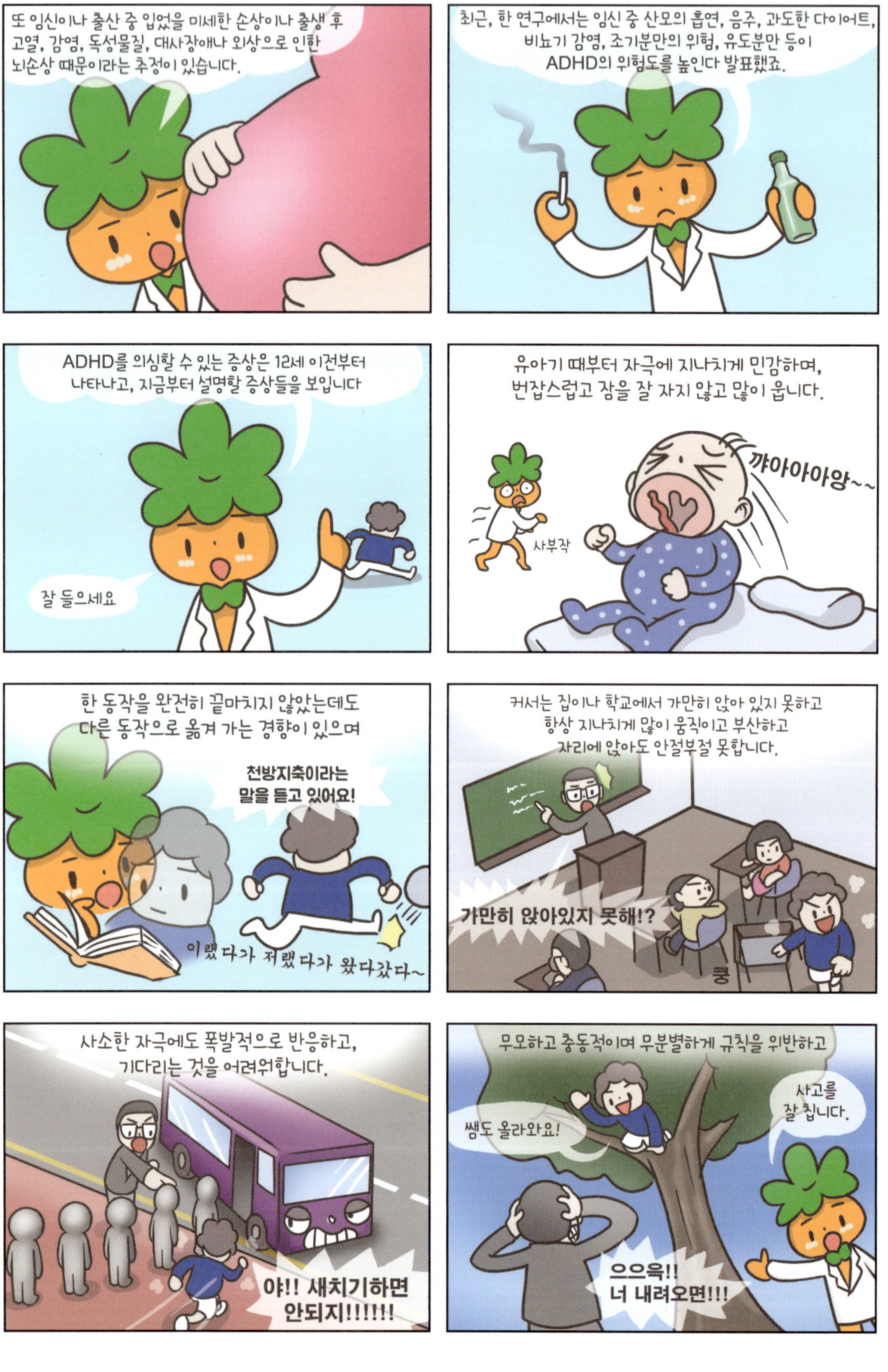
또 임신이나 출산 중 입었을 미세한 손상이나 출생 후
고열, 감염, 독성물질, 대사장애나 외상으로 인한
뇌손상 때문이라는 추정이 있습니다.
최근, 한 연구에서는 임신 중 산모의 흡연, 음주, 과도한 다이어트,
비뇨기 감염, 조기분만의 위험, 유도분만 등이
ADHD의 위험도를 높인다 발표했죠.
ADHD를 의심할 수 있는 증상은 12세 이전부터
나타나고, 지금부터 설명할 증상들을 보입니다
잘 들으세요
유아기 때부터 자극에 지나치게 민감하며,
번잡스럽고 잠을 잘 자지 않고 많이 웁니다.
까아아아앙~~
사부작
한 동작을 완전히 끝마치지 않았는데도
다른 동작으로 옮겨 가는 경향이 있으며
천방지축이라는
말을 듣고 있어요!
이랬다가 저랬다가 왔다갔다~
커서는 집이나 학교에서 가만히 앉아 있지 못하고
항상 지나치게 많이 움직이고 부산하고
자리에 앉아도 안절부절 못합니다.
가만히 앉아있지 못해!?
쿵
사소한 자극에도 폭발적으로 반응하고,
기다리는 것을 어려워합니다.
야!! 새치기하면
안되지!!!!!!
무모하고 충동적이며 무분별하게 규칙을 위반하고
쌤도 올라와요!
사고를
잘 칩니다.
으으윽!!
너 내려오면!!!

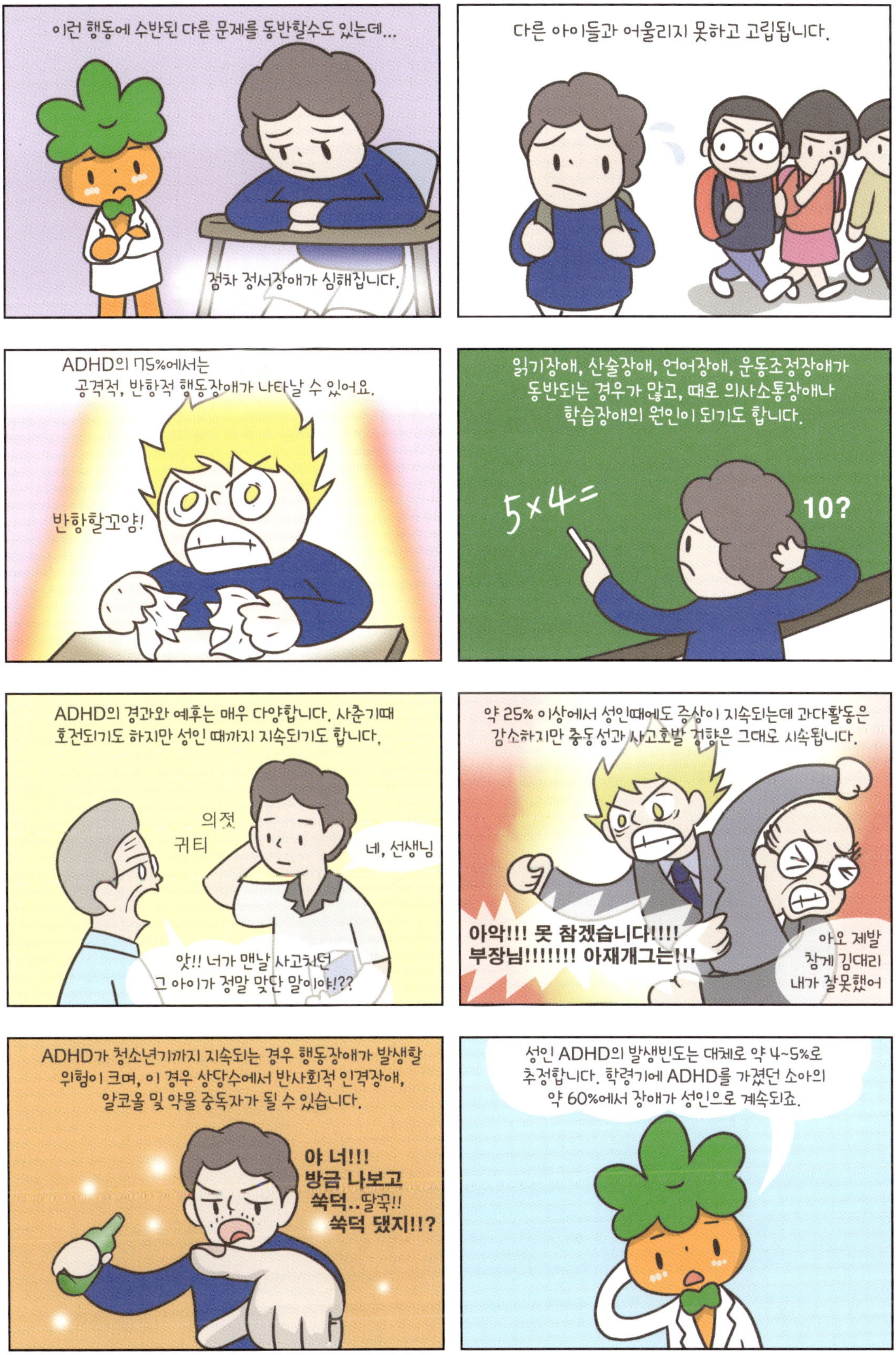
이런 행동에 수반된 다른 문제를 동반할수도 있는데...
점차 정서장애가 심해집니다.
다른 아이들과 어울리지 못하고 고립됩니다.
ADHD의 75%에서는
공격적, 반항적 행동장애가 나타날 수 있어요.
반항할꼬얌!
읽기장애, 산술장애, 언어장애, 운동조정장애가 동반되는 경우가 많고, 때로 의사소통장애나 학습장애의 원인이 되기도 합니다.
5×4=
10?
ADHD의 경과와 예후는 매우 다양합니다. 사춘기때 호전되기도 하지만 성인 때까지 지속되기도 합니다.
의젓
귀티
네, 선생님
앗!! 너가 맨날 사고치던 그 아이가 정말 맞단 말이야!??
약 25% 이상에서 성인때에도 증상이 지속되는데 과다활동은 감소하지만 충동성과 사고호발 경향은 그대로 지속됩니다.
아악!!! 못 참겠습니다!!!! 부장님!!!!!!! 아재개그는!!!
아오 제발 참게 김대리 내가 잘못했어
ADHD가 청소년기까지 지속되는 경우 행동장애가 발생할 위험이 크며, 이 경우 상당수에서 반사회적 인격장애, 알코올 및 약물 중독자가 될 수 있습니다.
야 너!!! 방금 나보고 쑥덕..딸꾹!! 쑥덕 댔지!!?
성인 ADHD의 발생빈도는 대체로 약 4~5%로 추정합니다. 학령기에 ADHD를 가졌던 소아의 약 60%에서 장애가 성인으로 계속되죠.

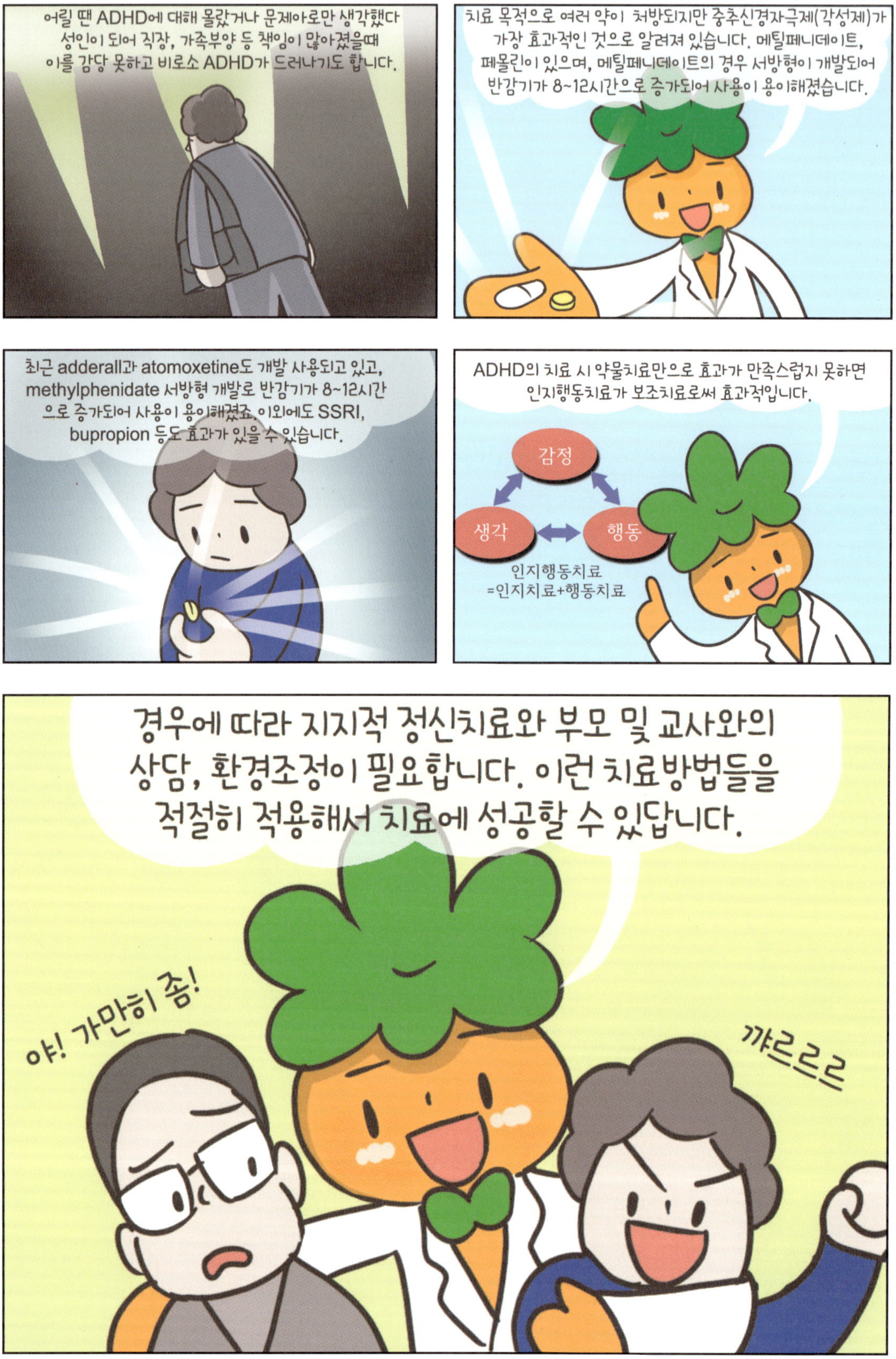

어릴 땐 ADHD에 대해 몰랐거나 문제아로만 생각했다 성인이 되어 직장, 가족부양 등 책임이 많아졌을때 이를 감당 못하고 비로소 ADHD가 드러나기도 합니다.
치료 목적으로 여러 약이 처방되지만 중추신경자극제(각성제)가 가장 효과적인 것으로 알려져 있습니다. 메틸페니데이트, 페몰린이 있으며, 메틸페니데이트의 경우 서방형이 개발되어 반감기가 8~12시간으로 증가되어 사용이 용이해졌습니다.
최근 adderall과 atomoxetine도 개발 사용되고 있고, methylphenidate 서방형 개발로 반감기가 8~12시간으로 증가되어 사용이 용이해졌죠. 이외에도 SSRI, bupropion 등도 효과가 있을 수 있습니다.
ADHD의 치료 시 약물치료만으로 효과가 만족스럽지 못하면 인지행동치료가 보조치료로써 효과적입니다.
감정
생각
행동
인지행동치료
=인지치료+행동치료
경우에 따라 지지적 정신치료와 부모 및 교사와의 상담, 환경조정이 필요합니다. 이런 치료방법들을 적절히 적용해서 치료에 성공할 수 있답니다.
야! 가만히 좀!
꺄르르르

Episode **04**

틱장애

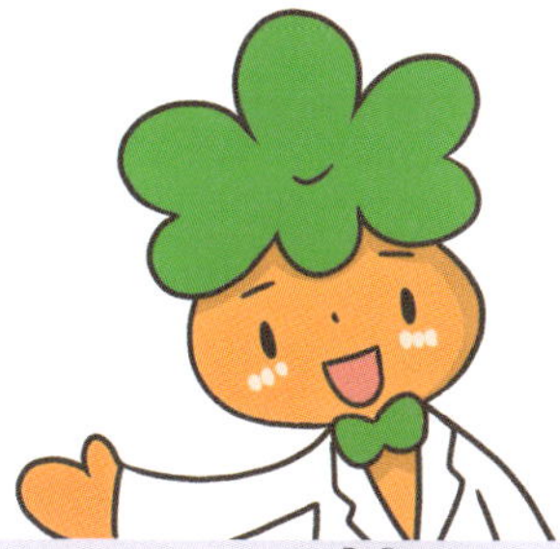

Dr.Dangam

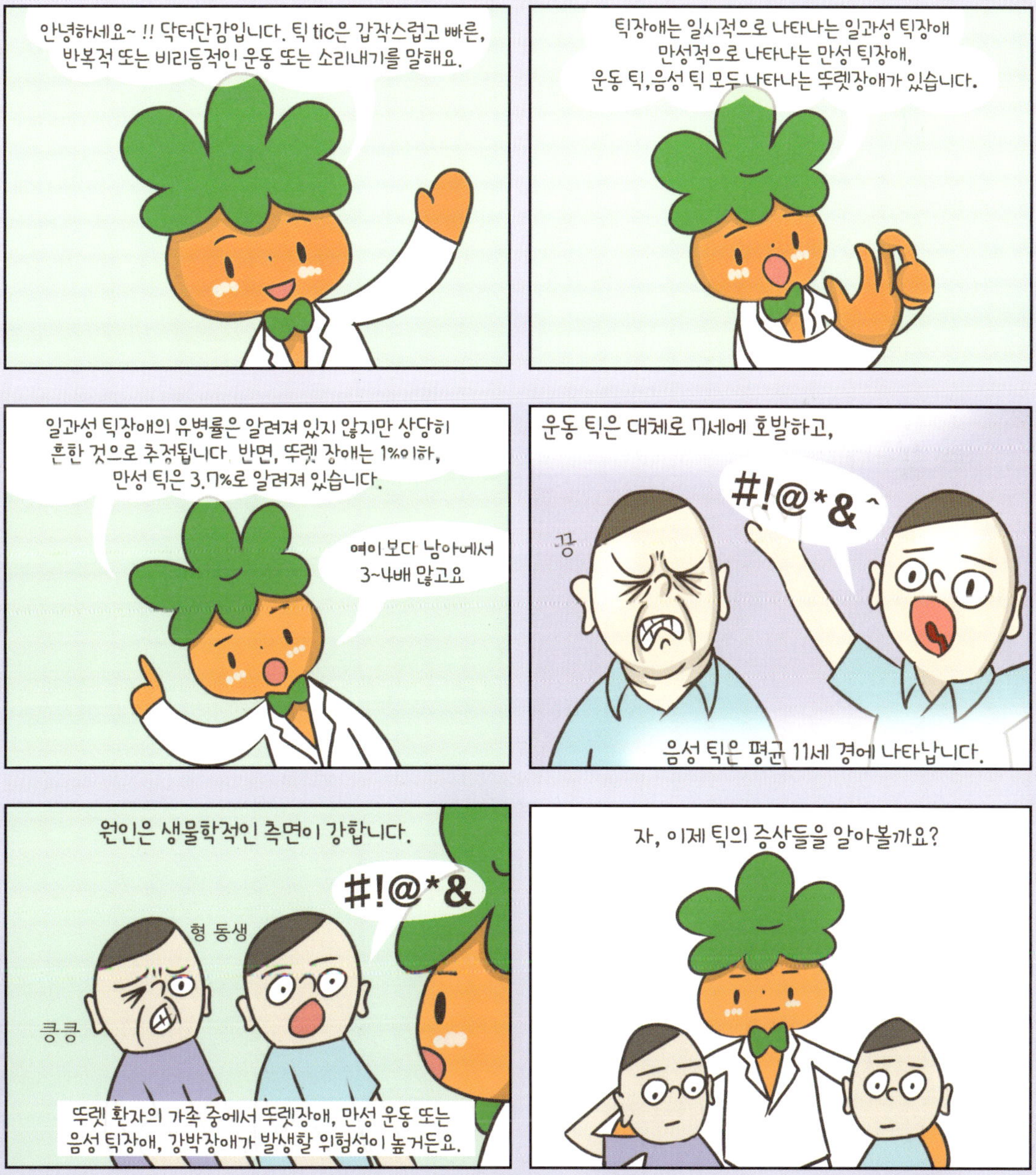

안녕하세요~ !! 닥터단감입니다. 틱 tic은 갑작스럽고 빠른, 반복적 또는 비리듬적인 운동 또는 소리내기를 말해요.
틱장애는 일시적으로 나타나는 일과성 틱장애 만성적으로 나타나는 만성 틱장애, 운동 틱, 음성 틱 모두 나타나는 뚜렛장애가 있습니다.
일과성 틱장애의 유병률은 알려져 있지 않지만 상당히 흔한 것으로 추정됩니다. 반면, 뚜렛 장애는 1%이하, 만성 틱은 3.7%로 알려져 있습니다.
여아보다 남아에서 3~4배 많고요
운동 틱은 대체로 7세에 호발하고,
#!@*&^
끙
음성 틱은 평균 11세 경에 나타납니다.
원인은 생물학적인 측면이 강합니다.
#!@*&
형 동생
킁킁
뚜렛 환자의 가족 중에서 뚜렛장애, 만성 운동 또는 음성 틱장애, 강박장애가 발생할 위험성이 높거든요.
자, 이제 틱의 증상들을 알아볼까요?

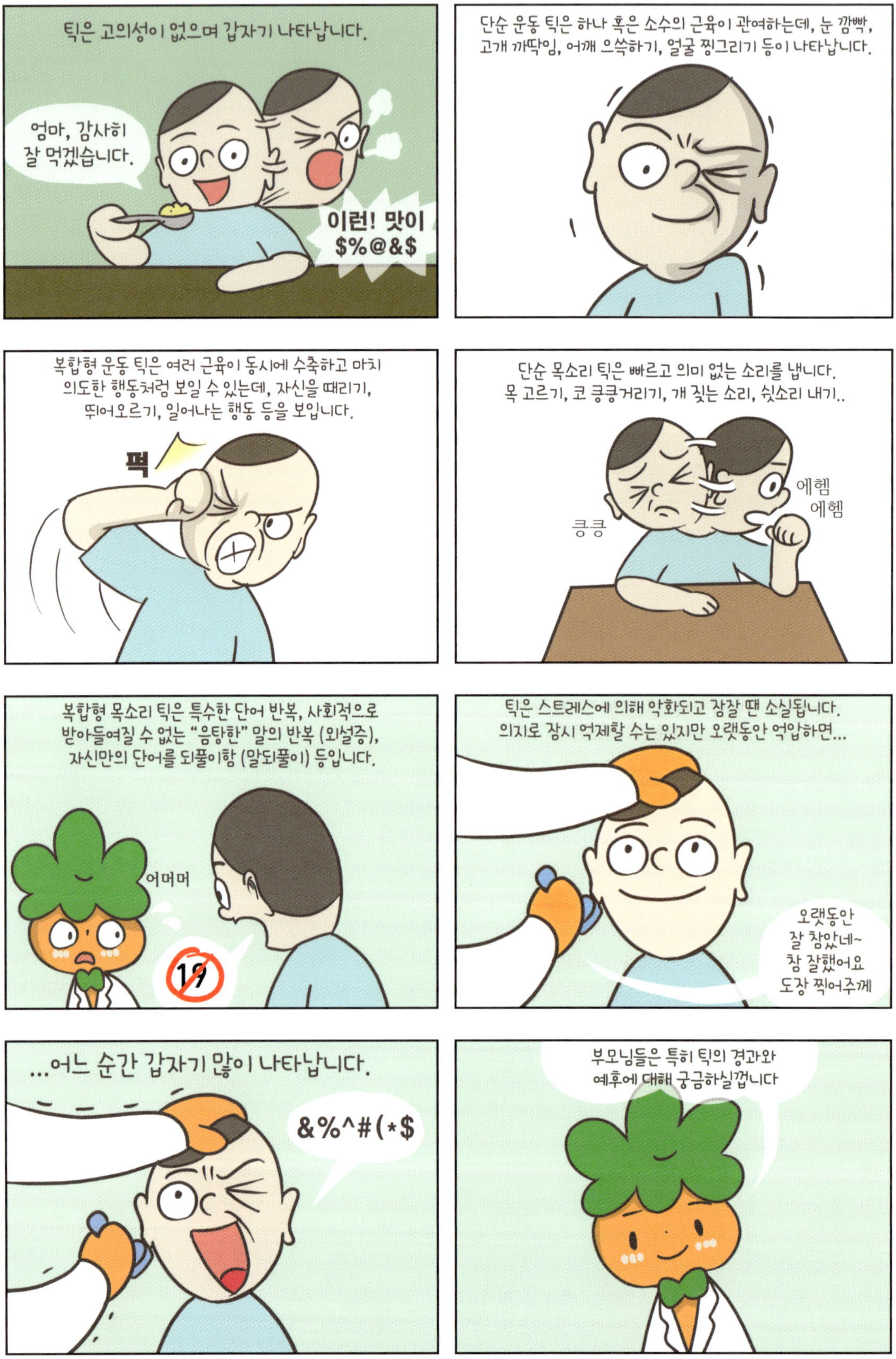
틱은 고의성이 없으며 갑자기 나타납니다.
엄마, 감사히 잘 먹겠습니다.
이런! 맛이 $%@&$
단순 운동 틱은 하나 혹은 소수의 근육이 관여하는데, 눈 깜빡, 고개 까딱임, 어깨 으쓱하기, 얼굴 찡그리기 등이 나타납니다.
복합형 운동 틱은 여러 근육이 동시에 수축하고 마치 의도한 행동처럼 보일 수 있는데, 자신을 때리기, 뛰어오르기, 일어나는 행동 등을 보입니다.
퍽
단순 목소리 틱은 빠르고 의미 없는 소리를 냅니다. 목 고르기, 코 킁킁거리기, 개 짖는 소리, 쉿소리 내기..
킁킁
에헴 에헴
복합형 목소리 틱은 특수한 단어 반복, 사회적으로 받아들여질 수 없는 "음탕한" 말의 반복 (외설증), 자신만의 단어를 되풀이함 (말되풀이) 등입니다.
어머머
19
틱은 스트레스에 의해 악화되고 잠잘 땐 소실됩니다. 의지로 잠시 억제할 수는 있지만 오랫동안 억압하면...
오랫동안 잘 참았네~ 참 잘했어요 도장 찍어주께
...어느 순간 갑자기 많이 나타납니다.
&%^#(*$
부모님들은 특히 틱의 경과와 예후에 대해 궁금하실껍니다

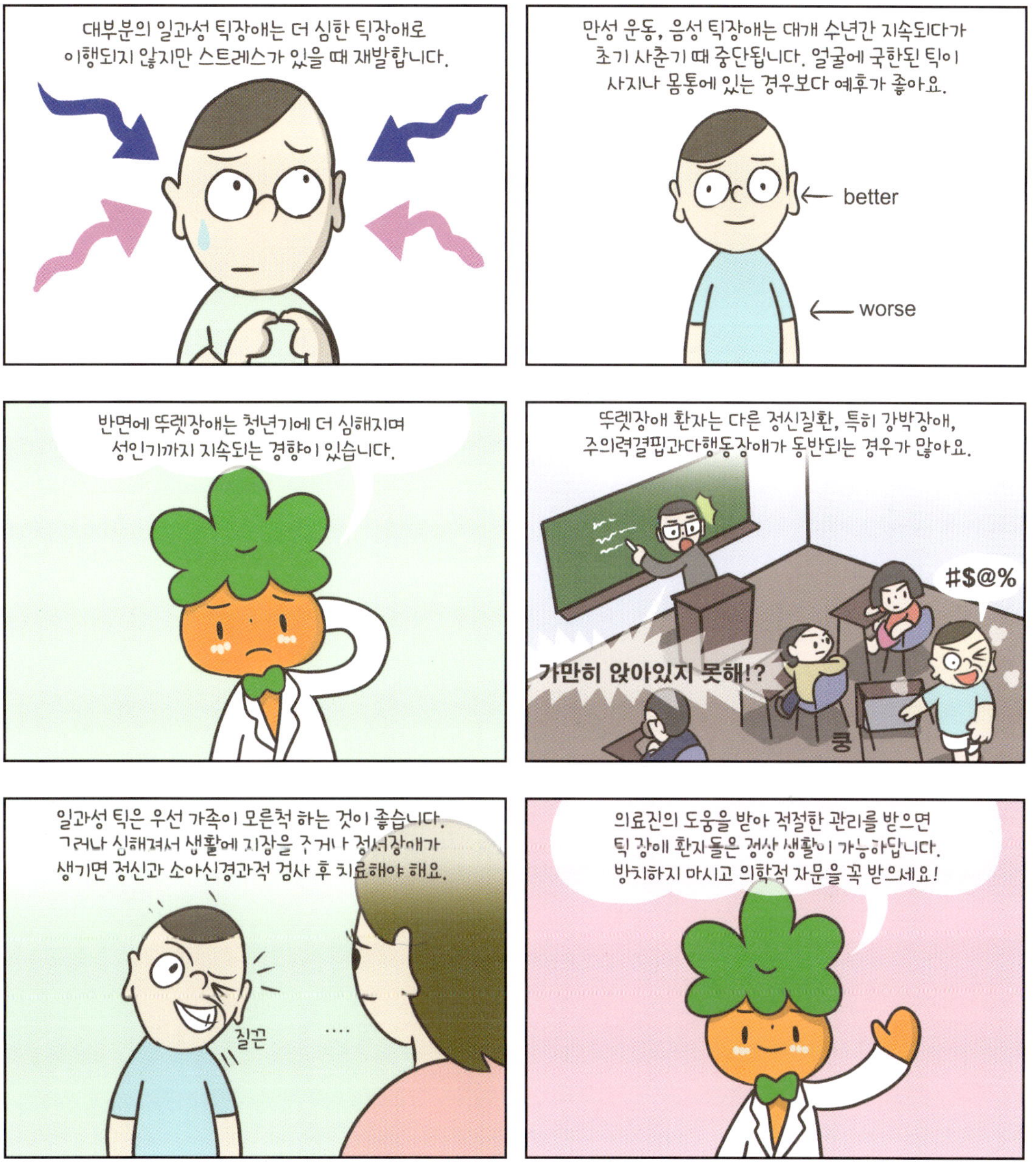
대부분의 일과성 틱장애는 더 심한 틱장애로
이행되지 않지만 스트레스가 있을 때 재발합니다.
만성 운동, 음성 틱장애는 대개 수년간 지속되다가
초기 사춘기 때 중단됩니다. 얼굴에 국한된 틱이
사지나 몸통에 있는 경우보다 예후가 좋아요.
better
worse
반면에 뚜렛장애는 청년기에 더 심해지며
성인기까지 지속되는 경향이 있습니다.
뚜렛장애 환자는 다른 정신질환, 특히 강박장애,
주의력결핍과다행동장애가 동반되는 경우가 많아요.
#$@%
가만히 앉아있지 못해!?
쿵
일과성 틱은 우선 가족이 모른척 하는 것이 좋습니다.
그러나 심해져서 생활에 지장을 주거나 정서장애가
생기면 정신과 소아신경과적 검사 후 치료해야 해요.
질끈
....
의료진의 도움을 받아 적절한 관리를 받으면
틱 장애 환자들은 정상 생활이 가능하답니다.
방치하지 마시고 의학적 자문을 꼭 받으세요!

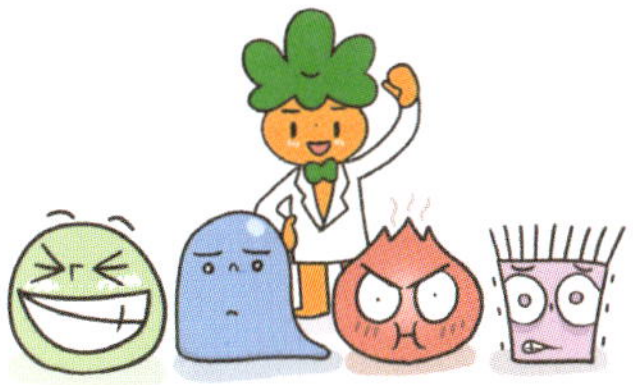

PART 02
조현병 스펙트럼 및 기타 정신병적 장애

Episode
01

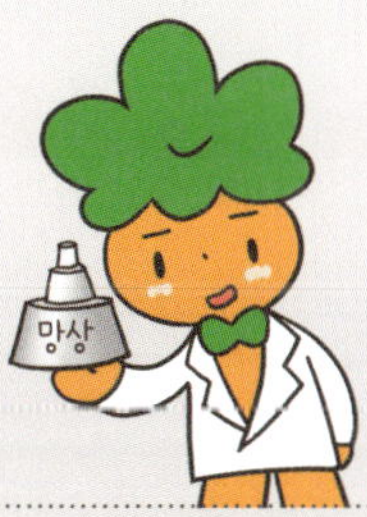
망상

망상장애

Episode
02

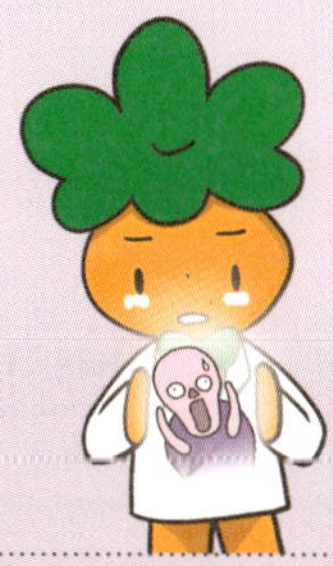

단기정신병적 장애

Episode
03

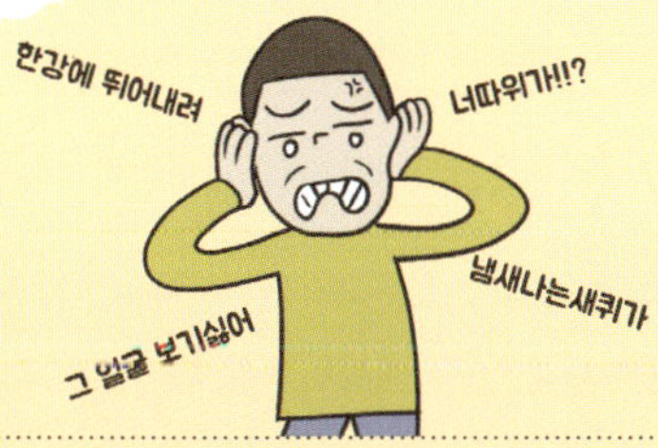
한강에 뛰어내려
너따위가!!?
냄새나는새끼가
그 얼굴 보기싫어

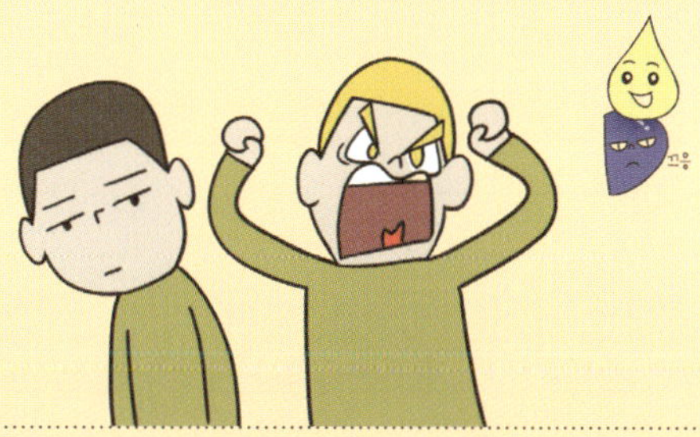

조현병

Episode 01

망상장애

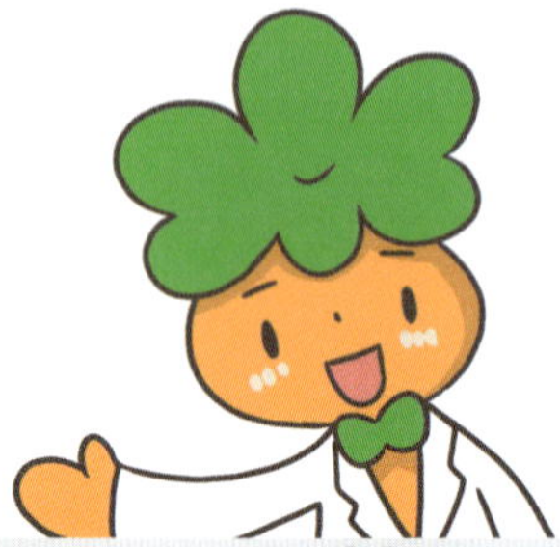

Dr.Dangam

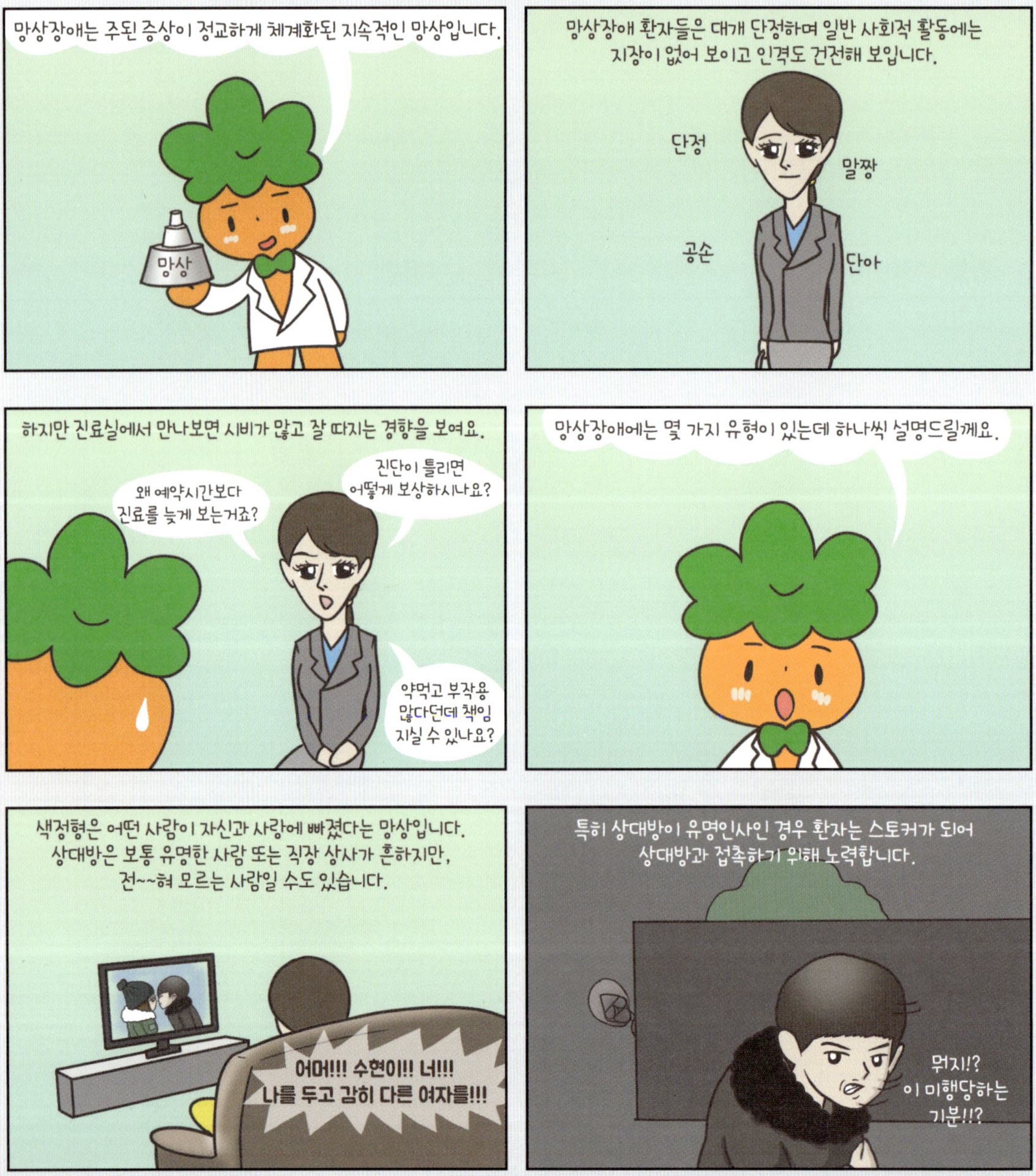
망상장애는 주된 증상이 정교하게 체계화된 지속적인 망상입니다.
망상
망상장애 환자들은 대개 단정하며 일반 사회적 활동에는 지장이 없어 보이고 인격도 건전해 보입니다.
단정
말짱
공손
단아
하지만 진료실에서 만나보면 시비가 많고 잘 따지는 경향을 보여요.
왜 예약시간보다 진료를 늦게 보는거죠?
진단이 틀리면 어떻게 보상하시나요?
약먹고 부작용 많다던데 책임 지실 수 있나요?
망상장애에는 몇 가지 유형이 있는데 하나씩 설명드릴께요.
색정형은 어떤 사람이 자신과 사랑에 빠졌다는 망상입니다. 상대방은 보통 유명한 사람 또는 직장 상사가 흔하지만, 전~~혀 모르는 사람일 수도 있습니다.
어머!!! 수현이!!! 너!!! 나를 두고 감히 다른 여자를!!!
특히 상대방이 유명인사인 경우 환자는 스토커가 되어 상대방과 접촉하기 위해 노력합니다.
뭐지!? 이 미행당하는 기분!!?

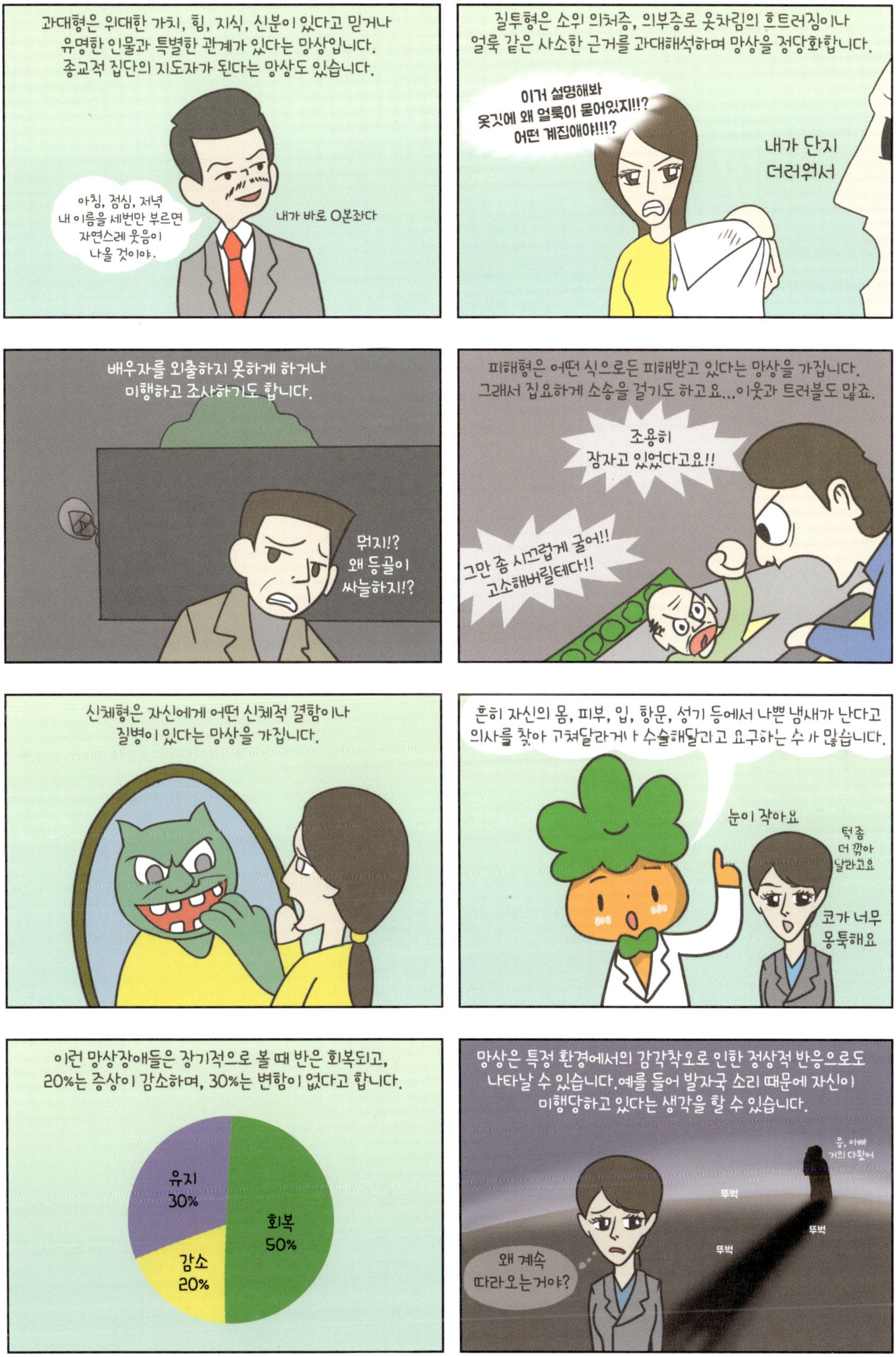
과대형은 위대한 가치, 힘, 지식, 신분이 있다고 믿거나
유명한 인물과 특별한 관계가 있다는 망상입니다.
종교적 집단의 지도자가 된다는 망상도 있습니다.
아침, 점심, 저녁 내 이름을 세번만 부르면 자연스레 웃음이 나올 것이야.
내가 바로 O본좌다
질투형은 소위 의처증, 의부증으로 옷차림의 흐트러짐이나
얼룩 같은 사소한 근거를 과대해석하며 망상을 정당화합니다.
이거 설명해봐 옷깃에 왜 얼룩이 묻어있지!!? 어떤 계집애야!!!?
내가 단지 더러워서
배우자를 외출하지 못하게 하거나
미행하고 조사하기도 합니다.
뭐지!? 왜 등골이 싸늘하지!?
피해형은 어떤 식으로든 피해받고 있다는 망상을 가집니다.
그래서 집요하게 소송을 걸기도 하고요…이웃과 트러블도 많죠.
조용히 잠자고 있었다고요!!
그만 좀 시끄럽게 굴어!! 고소해버릴테다!!
신체형은 자신에게 어떤 신체적 결함이나
질병이 있다는 망상을 가집니다.
흔히 자신의 몸, 피부, 입, 항문, 성기 등에서 나쁜 냄새가 난다고
의사를 찾아 고쳐달라거나 수술해달라고 요구하는 수가 많습니다.
눈이 작아요
턱좀 더 깎아 달라고요
코가 너무 몽툭해요
이런 망상장애들은 장기적으로 볼 때 반은 회복되고,
20%는 증상이 감소하며, 30%는 변함이 없다고 합니다.
유지 30%
회복 50%
감소 20%
망상은 특정 환경에서의 감각착오로 인한 정상적 반응으로도
나타날 수 있습니다. 예를 들어 발자국 소리 때문에 자신이
미행당하고 있다는 생각을 할 수 있습니다.
응, 아빠 거의 다왔어
뚜벅
뚜벅
뚜벅
왜 계속 따라오는거야?

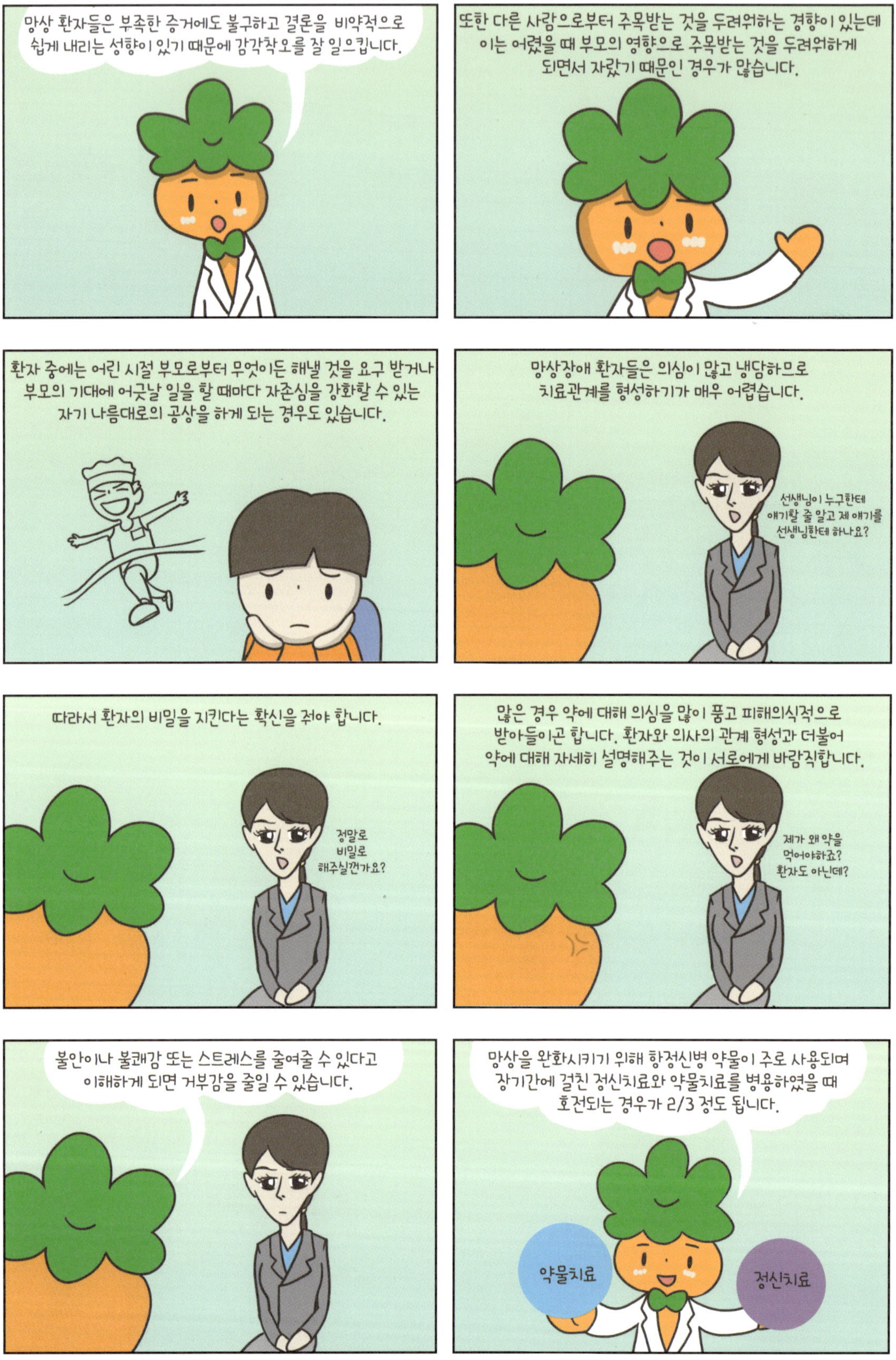
망상 환자들은 부족한 증거에도 불구하고 결론을 비약적으로 쉽게 내리는 성향이 있기 때문에 감각착오를 잘 일으킵니다.
또한 다른 사람으로부터 주목받는 것을 두려워하는 경향이 있는데 이는 어렸을 때 부모의 영향으로 주목받는 것을 두려워하게 되면서 자랐기 때문인 경우가 많습니다.
환자 중에는 어린 시절 부모로부터 무엇이든 해낼 것을 요구 받거나 부모의 기대에 어긋날 일을 할 때마다 자존심을 강화할 수 있는 자기 나름대로의 공상을 하게 되는 경우도 있습니다.
망상장애 환자들은 의심이 많고 냉담하므로 치료관계를 형성하기가 매우 어렵습니다.
선생님이 누구한테 얘기할 줄 알고 제 얘기를 선생님한테 하나요?
따라서 환자의 비밀을 지킨다는 확신을 줘야 합니다.
정말로 비밀로 해주실껀가요?
많은 경우 약에 대해 의심을 많이 품고 피해의식적으로 받아들이곤 합니다. 환자와 의사의 관계 형성과 더불어 약에 대해 자세히 설명해주는 것이 서로에게 바람직합니다.
제가 왜 약을 먹어야하죠? 환자도 아닌데?
불안이나 불쾌감 또는 스트레스를 줄여줄 수 있다고 이해하게 되면 거부감을 줄일 수 있습니다.
망상을 완화시키기 위해 항정신병 약물이 주로 사용되며 장기간에 걸친 정신치료와 약물치료를 병용하였을 때 호전되는 경우가 2/3 정도 됩니다.
약물치료
정신치료

Episode 02

단기정신병적 장애

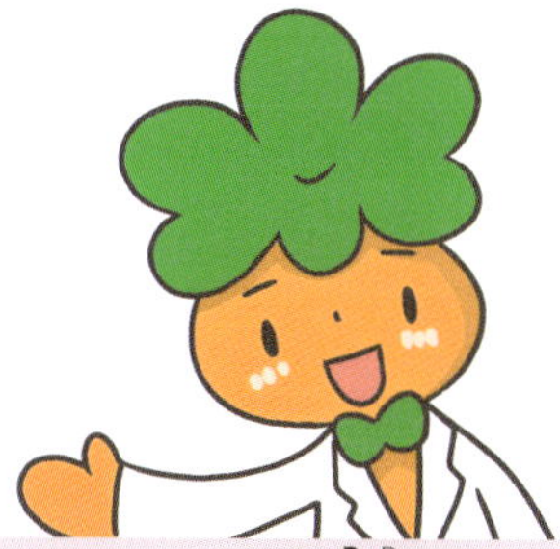
Dr.Dangam

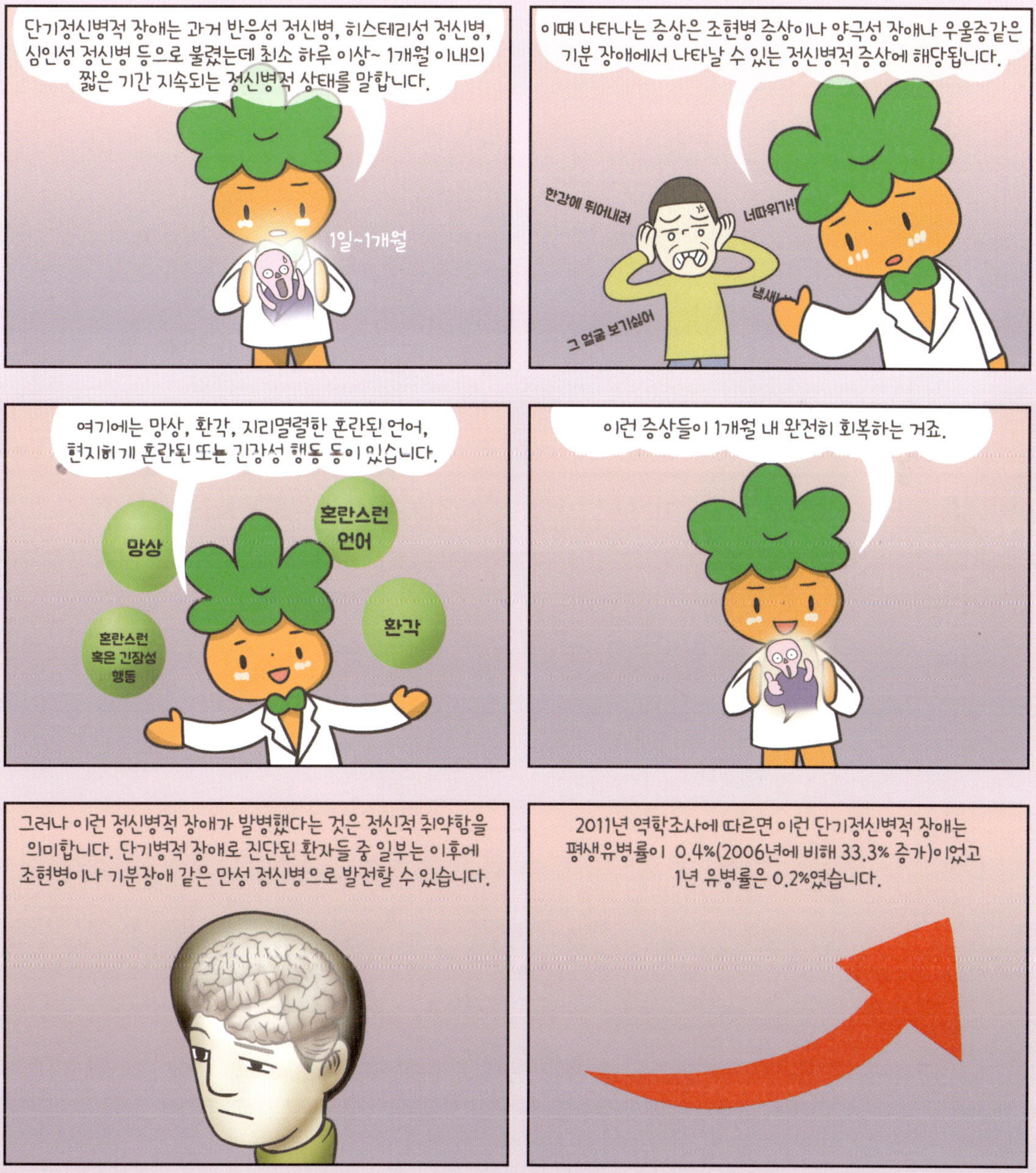

단기정신병적 장애는 과거 반응성 정신병, 히스테리성 정신병, 심인성 정신병 등으로 불렸는데 최소 하루 이상~ 1개월 이내의 짧은 기간 지속되는 정신병적 상태를 말합니다.
1일~1개월
이때 나타나는 증상은 조현병 증상이나 양극성 장애나 우울증같은 기분 장애에서 나타날 수 있는 정신병적 증상에 해당됩니다.
한강에 뛰어내려
너따위가!
냄새
그 얼굴 보기싫어
여기에는 망상, 환각, 지리멸렬한 혼란된 언어, 현저하게 혼란된 또는 긴장성 행동 등이 있습니다.
망상
혼란스런 언어
환각
혼란스런 혹은 긴장성 행동
이런 증상들이 1개월 내 완전히 회복하는 거죠.
그러나 이런 정신병적 장애가 발병했다는 것은 정신적 취약함을 의미합니다. 단기병적 장애로 진단된 환자들 중 일부는 이후에 조현병이나 기분장애 같은 만성 정신병으로 발전할 수 있습니다.
2011년 역학조사에 따르면 이런 단기정신병적 장애는 평생유병률이 0.4%(2006년에 비해 33.3% 증가)이었고 1년 유병률은 0.2%였습니다.

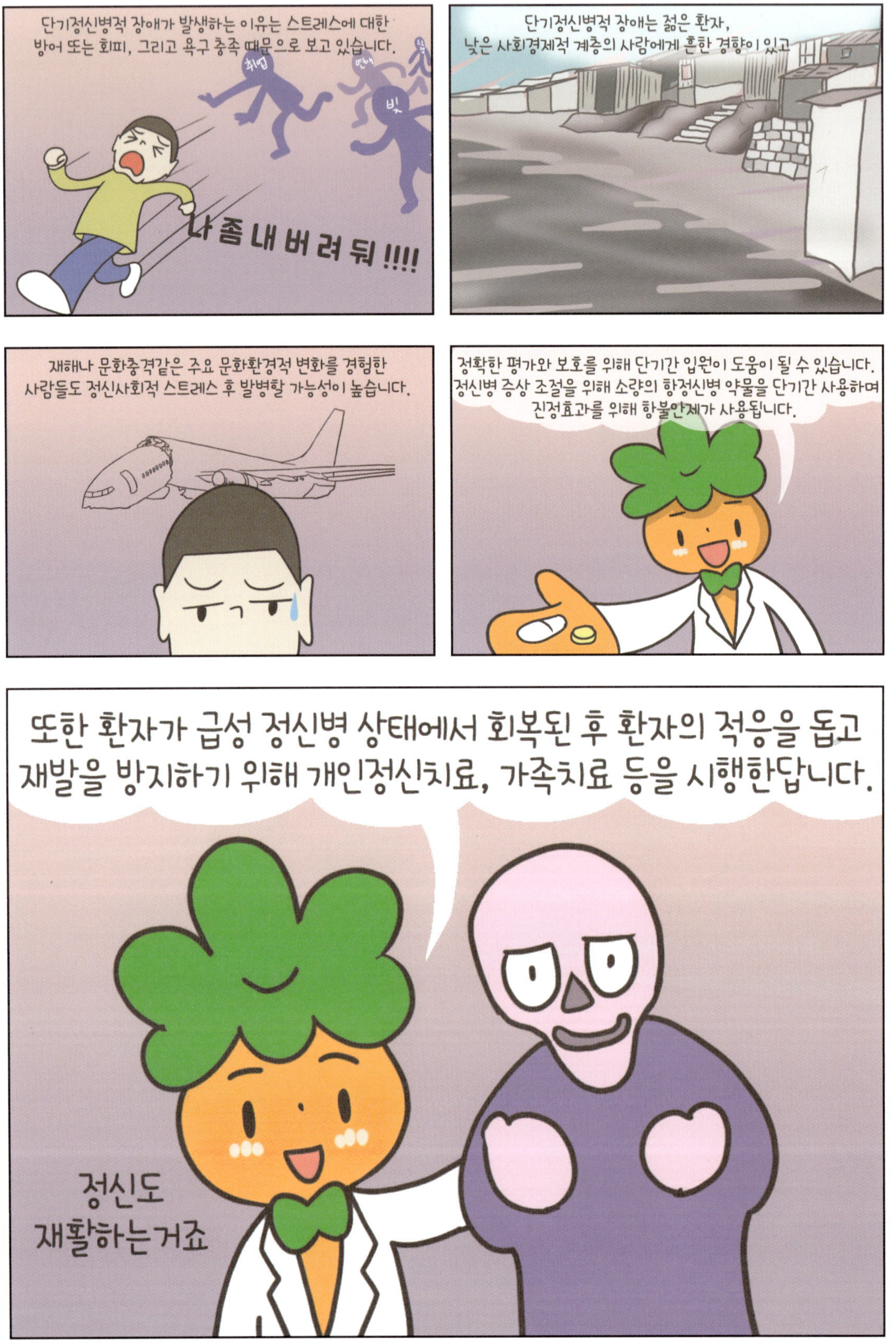
단기정신병적 장애가 발생하는 이유는 스트레스에 대한
방어 또는 회피, 그리고 욕구 충족 때문으로 보고 있습니다.
취업
연애
빚
나 좀 내 버 려 둬 !!!!
단기정신병적 장애는 젊은 환자,
낮은 사회경제적 계층의 사람에게 흔한 경향이 있고
재해나 문화충격같은 주요 문화환경적 변화를 경험한
사람들도 정신사회적 스트레스 후 발병할 가능성이 높습니다.
정확한 평가와 보호를 위해 단기간 입원이 도움이 될 수 있습니다.
정신병 증상 조절을 위해 소량의 항정신병 약물을 단기간 사용하며
진정효과를 위해 항불안제가 사용됩니다.
또한 환자가 급성 정신병 상태에서 회복된 후 환자의 적응을 돕고
재발을 방지하기 위해 개인정신치료, 가족치료 등을 시행한답니다.
정신도
재활하는거죠

Episode 03

조현병

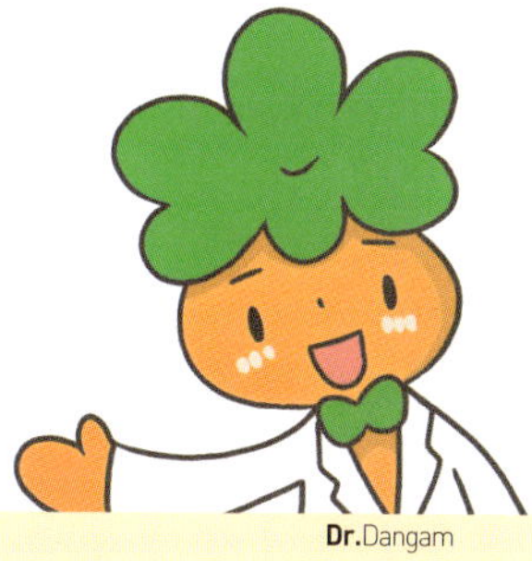

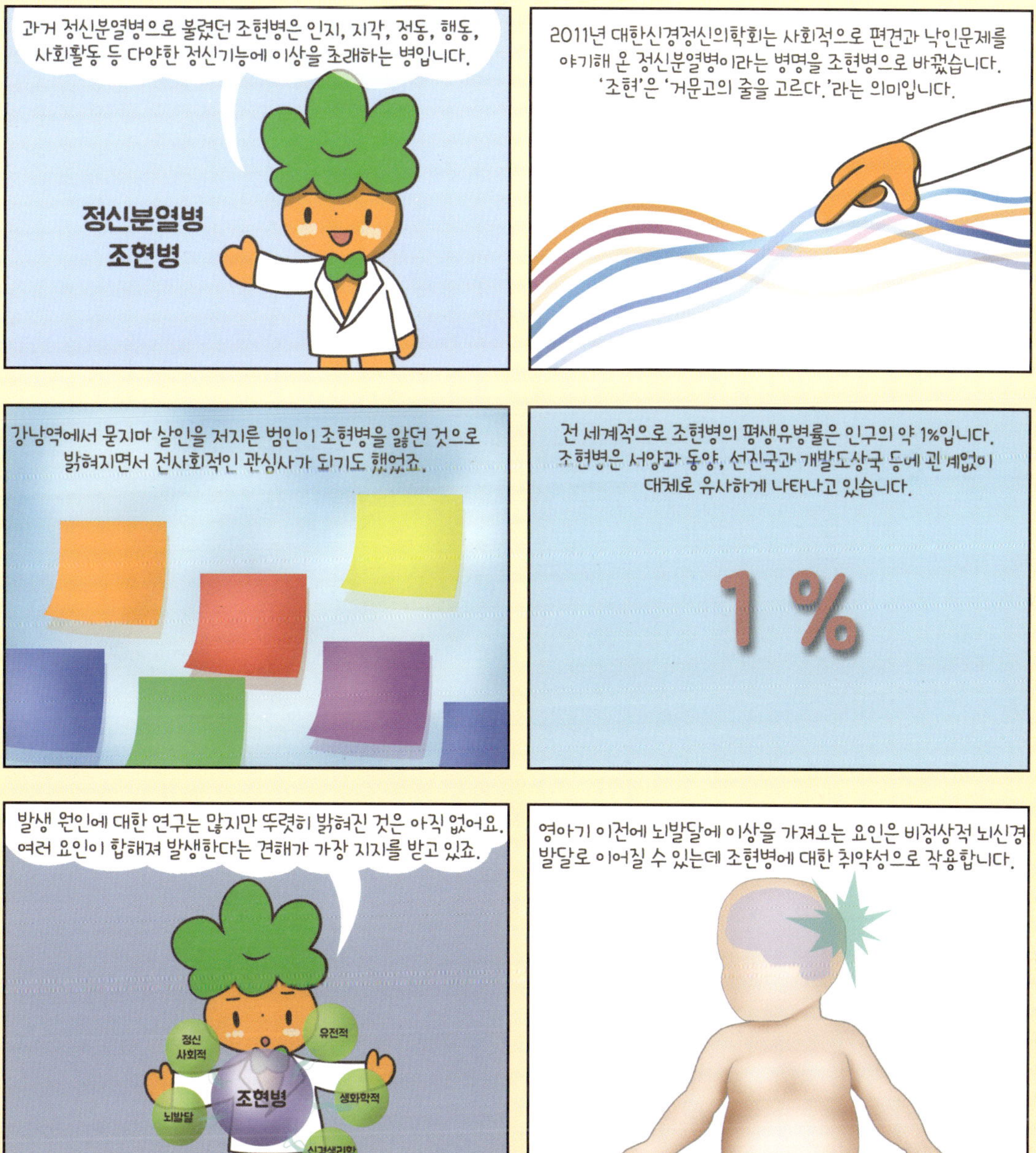

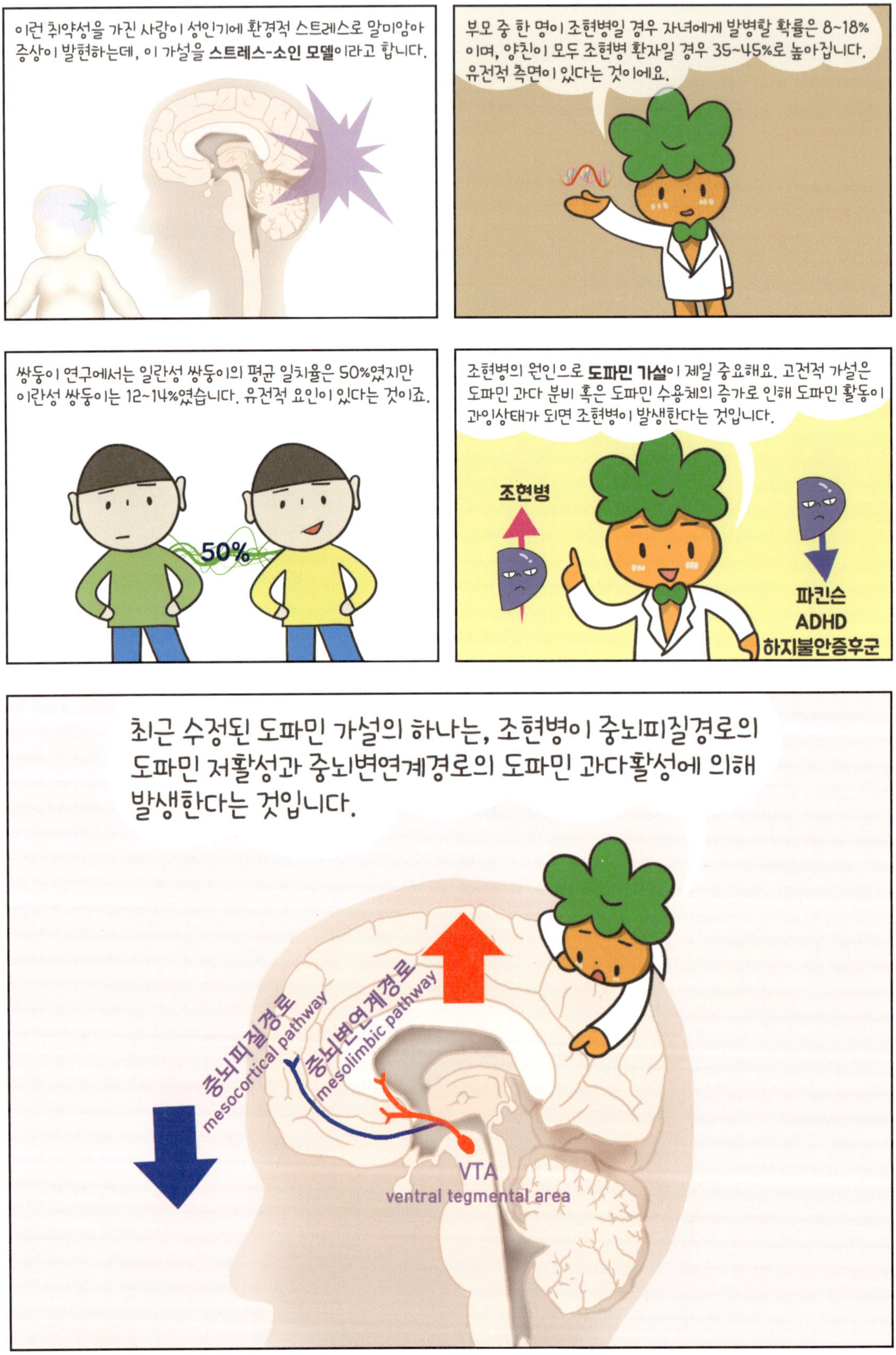
이런 취약성을 가진 사람이 성인기에 환경적 스트레스로 말미암아 증상이 발현하는데, 이 가설을 **스트레스-소인 모델**이라고 합니다.
부모 중 한 명이 조현병일 경우 자녀에게 발병할 확률은 8~18%이며, 양친이 모두 조현병 환자일 경우 35~45%로 높아집니다. 유전적 측면이 있다는 것이에요.
쌍둥이 연구에서는 일란성 쌍둥이의 평균 일치율은 50%였지만 이란성 쌍둥이는 12~14%였습니다. 유전적 요인이 있다는 것이죠.
50%
조현병의 원인으로 **도파민 가설**이 제일 중요해요. 고전적 가설은 도파민 과다 분비 혹은 도파민 수용체의 증가로 인해 도파민 활동이 과잉상태가 되면 조현병이 발생한다는 것입니다.
조현병
파킨슨
ADHD
하지불안증후군
최근 수정된 도파민 가설의 하나는, 조현병이 중뇌피질경로의 도파민 저활성과 중뇌변연계경로의 도파민 과다활성에 의해 발생한다는 것입니다.
중뇌피질경로
mesocortical pathway
중뇌변연계경로
mesolimbic pathway
VTA
ventral tegmental area

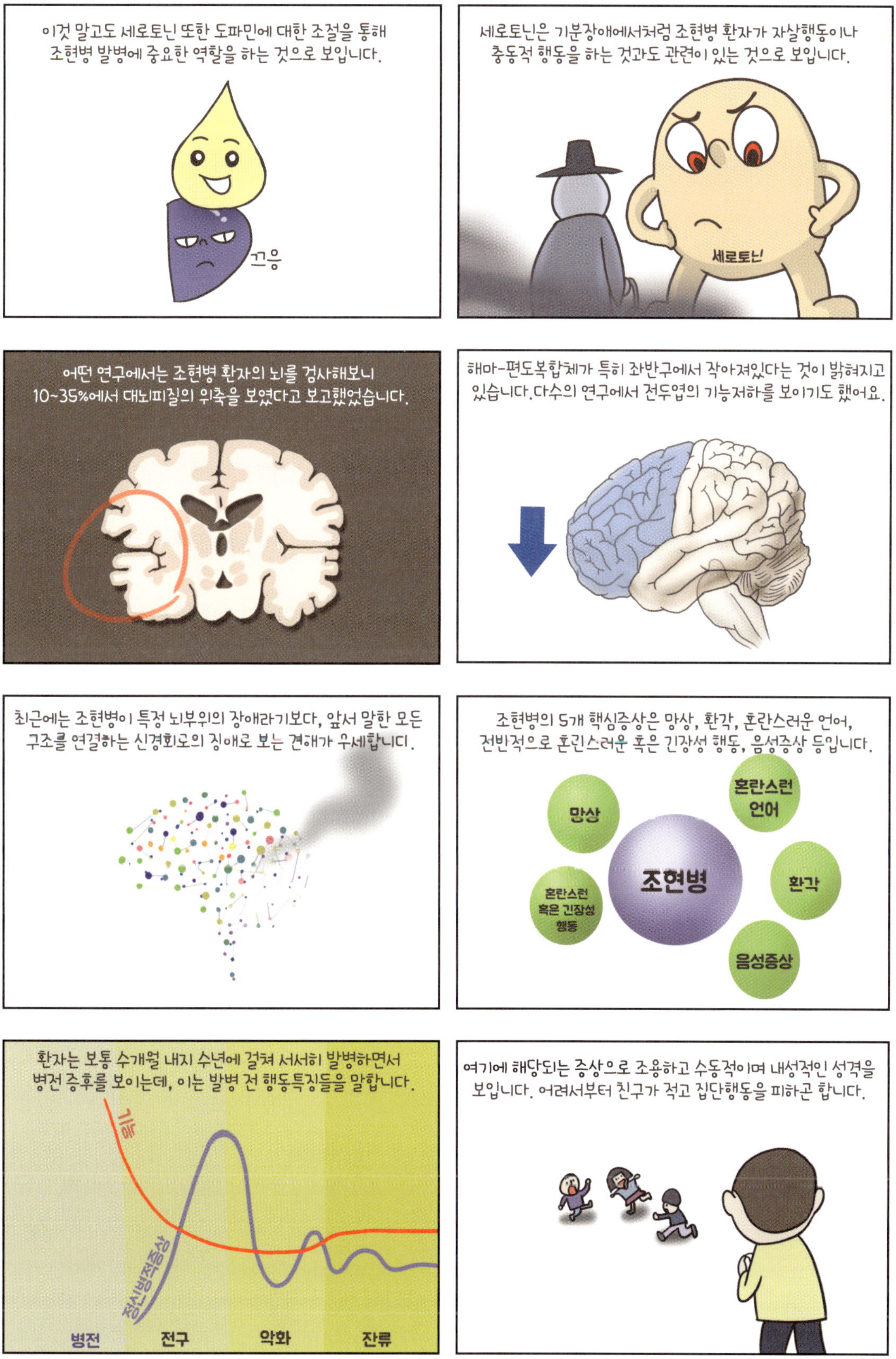
이것 말고도 세로토닌 또한 도파민에 대한 조절을 통해
조현병 발병에 중요한 역할을 하는 것으로 보입니다.
끄응
세로토닌은 기분장애에서처럼 조현병 환자가 자살행동이나
충동적 행동을 하는 것과도 관련이 있는 것으로 보입니다.
세로토닌
어떤 연구에서는 조현병 환자의 뇌를 검사해보니
10~35%에서 대뇌피질의 위축을 보였다고 보고했었습니다.
해마-편도복합체가 특히 좌반구에서 작아져있다는 것이 밝혀지고
있습니다. 다수의 연구에서 전두엽의 기능저하를 보이기도 했어요.
최근에는 조현병이 특정 뇌부위의 장애라기보다, 앞서 말한 모든
구조를 연결하는 신경회로의 장애로 보는 견해가 우세합니다.
조현병의 5개 핵심증상은 망상, 환각, 혼란스러운 언어,
전반적으로 혼란스러운 혹은 긴장성 행동, 음성증상 등입니다.
망상
혼란스런 언어
조현병
환각
혼란스런 혹은 긴장성 행동
음성증상
환자는 보통 수개월 내지 수년에 걸쳐 서서히 발병하면서
병전 증후를 보이는데, 이는 발병 전 행동특징들을 말합니다.
기능
정신병적증상
병전
전구
악화
잔류
여기에 해당되는 증상으로 조용하고 수동적이며 내성적인 성격을
보입니다. 어려서부터 친구가 적고 집단행동을 피하곤 합니다.

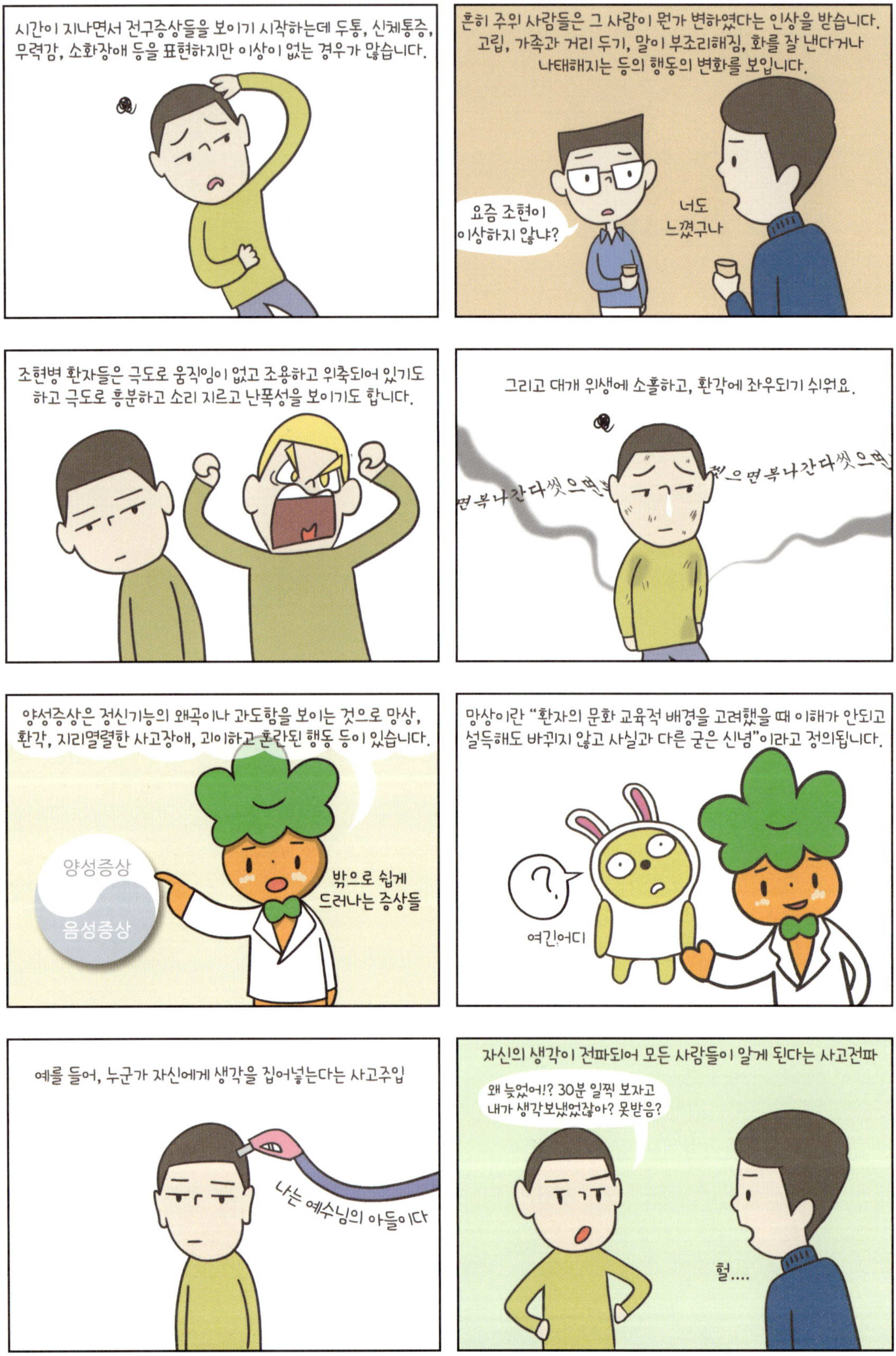
시간이 지나면서 전구증상들을 보이기 시작하는데 두통, 신체통증, 무력감, 소화장애 등을 표현하지만 이상이 없는 경우가 많습니다.
흔히 주위 사람들은 그 사람이 뭔가 변하였다는 인상을 받습니다. 고립, 가족과 거리 두기, 말이 부조리해짐, 화를 잘 낸다거나 나태해지는 등의 행동의 변화를 보입니다.
요즘 조현이 이상하지 않냐?
너도 느꼈구나
조현병 환자들은 극도로 움직임이 없고 조용하고 위축되어 있기도 하고 극도로 흥분하고 소리 지르고 난폭성을 보이기도 합니다.
그리고 대개 위생에 소홀하고, 환각에 좌우되기 쉬워요.
양성증상은 정신기능의 왜곡이나 과도함을 보이는 것으로 망상, 환각, 지리멸렬한 사고장애, 괴이하고 혼란된 행동 등이 있습니다.
양성증상
음성증상
밖으로 쉽게 드러나는 증상들
망상이란 “환자의 문화 교육적 배경을 고려했을 때 이해가 안되고 설득해도 바뀌지 않고 사실과 다른 굳은 신념”이라고 정의됩니다.
?
여긴어디
예를 들어, 누군가 자신에게 생각을 집어넣는다는 사고주입
나는 예수님의 아들이다
자신의 생각이 전파되어 모든 사람들이 알게 된다는 사고전파
왜 늦었어!? 30분 일찍 보자고 내가 생각보냈었잖아? 못받음?
헐....

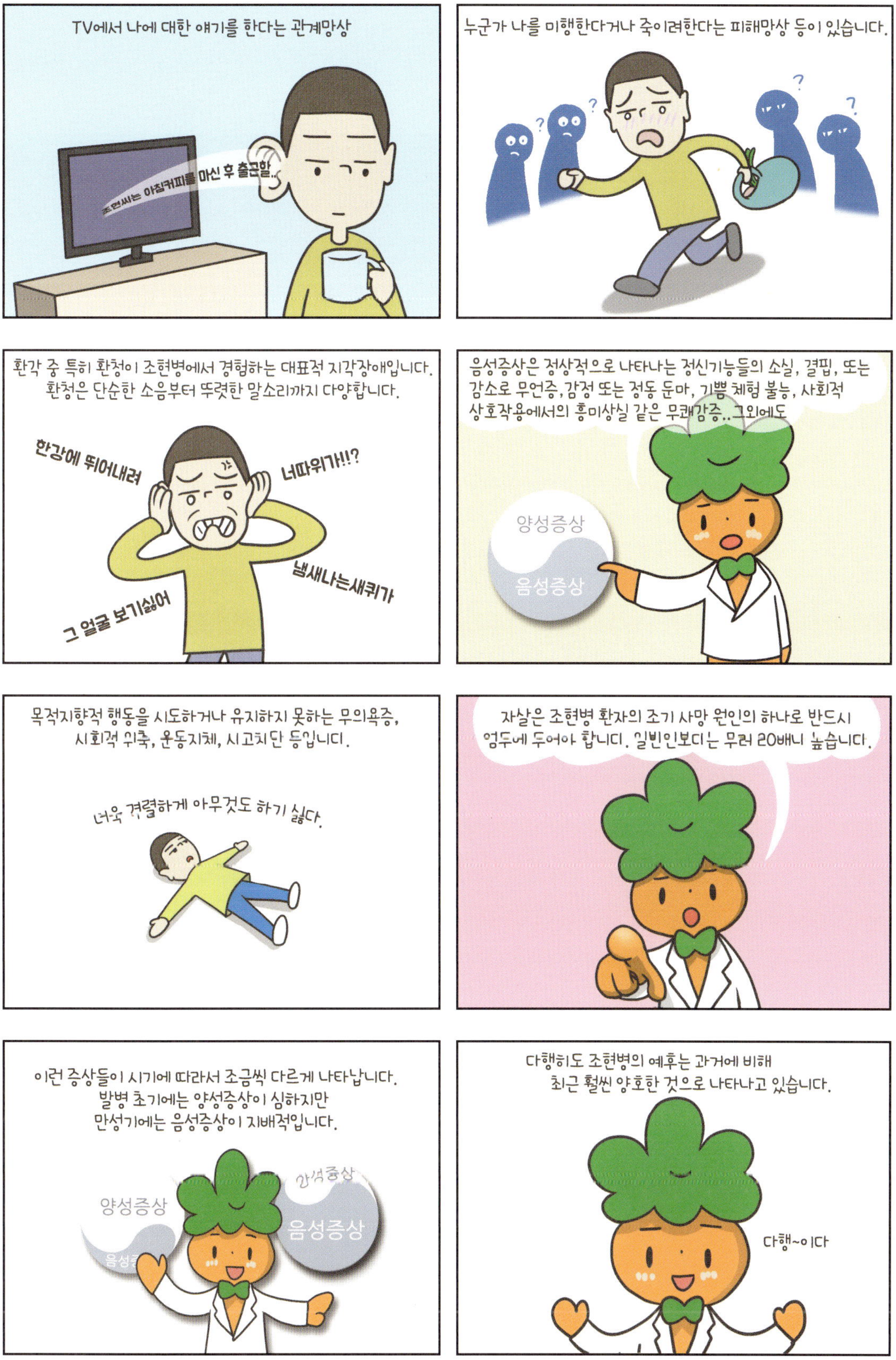

TV에서 나에 대한 얘기를 한다는 관계망상
조현씨는 아침커피를 마신 후 출근할...
누군가 나를 미행한다거나 죽이려한다는 피해망상 등이 있습니다.
?
?
?
?
환각 중 특히 환청이 조현병에서 경험하는 대표적 지각장애입니다. 환청은 단순한 소음부터 뚜렷한 말소리까지 다양합니다.
한강에 뛰어내려
너따위가!!?
냄새나는새퀴가
그 얼굴 보기싫어
음성증상은 정상적으로 나타나는 정신기능들의 소실, 결핍, 또는 감소로 무언증, 감정 또는 정동 둔마, 기쁨 체험 불능, 사회적 상호작용에서의 흥미상실 같은 무쾌감증..그외에도
양성증상
음성증상
목적지향적 행동을 시도하거나 유지하지 못하는 무의욕증, 사회적 위축, 운동지체, 사고치단 등입니다.
너무 격렬하게 아무것도 하기 싫다.
자살은 조현병 환자의 조기 사망 원인의 하나로 반드시 염두에 두어야 합니다. 일반인보다는 무려 20배나 높습니다.
이런 증상들이 시기에 따라서 조금씩 다르게 나타납니다. 발병 초기에는 양성증상이 심하지만 만성기에는 음성증상이 지배적입니다.
양성증상
양성증상
음성증상
다행히도 조현병의 예후는 과거에 비해 최근 훨씬 양호한 것으로 나타나고 있습니다.
다행~이다

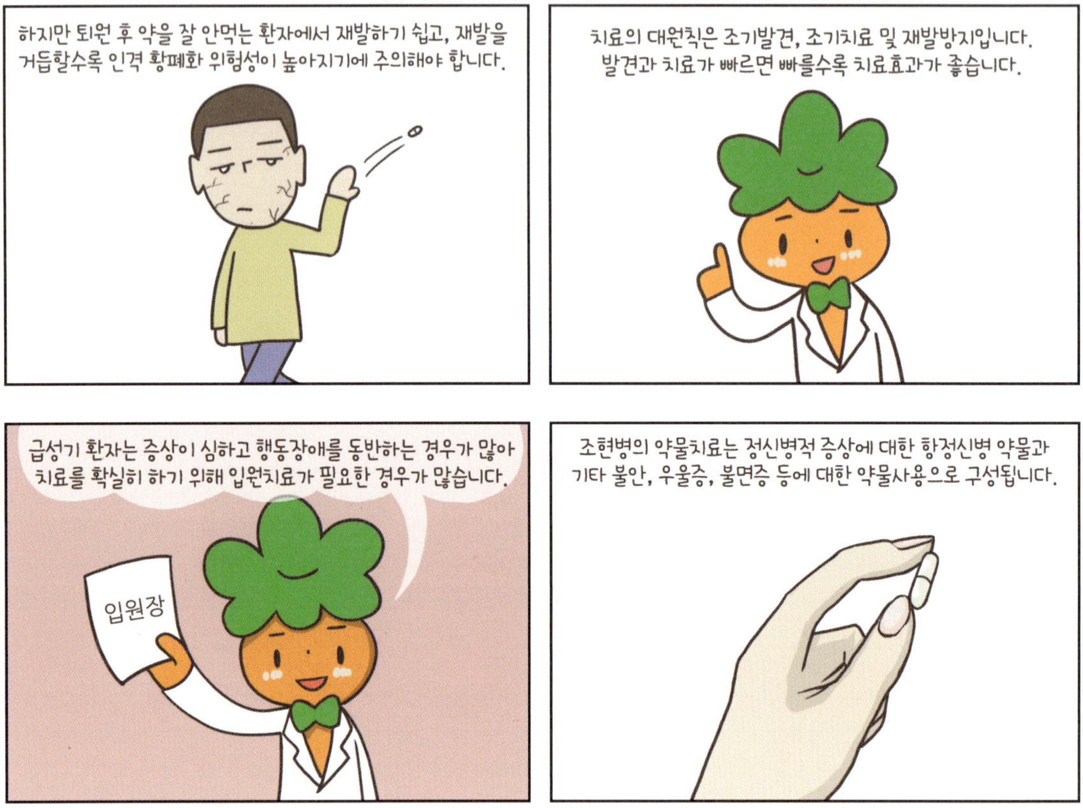
하지만 퇴원 후 약을 잘 안먹는 환자에서 재발하기 쉽고, 재발을 거듭할수록 인격 황폐화 위험성이 높아지기에 주의해야 합니다.
치료의 대원칙은 조기발견, 조기치료 및 재발방지입니다. 발견과 치료가 빠르면 빠를수록 치료효과가 좋습니다.
급성기 환자는 증상이 심하고 행동장애를 동반하는 경우가 많아 치료를 확실히 하기 위해 입원치료가 필요한 경우가 많습니다.
입원장
조현병의 약물치료는 정신병적 증상에 대한 항정신병 약물과 기타 불안, 우울증, 불면증 등에 대한 약물사용으로 구성됩니다.

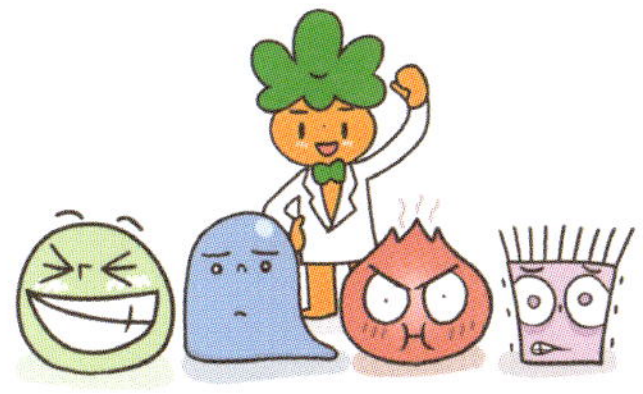

PART 03

양극성 및 관련 장애

Episode
01

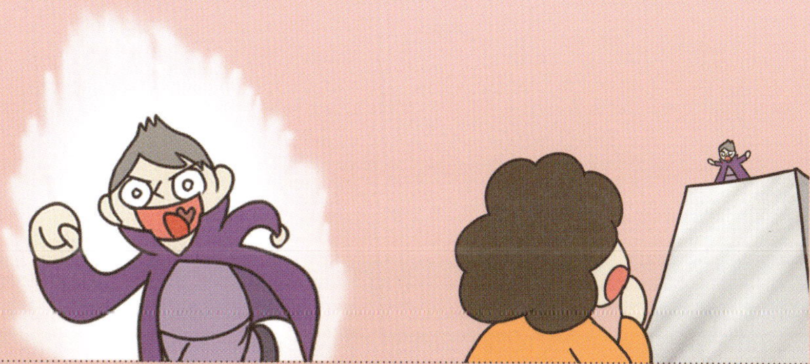

Ⅰ형 양극성 장애

Episode
02

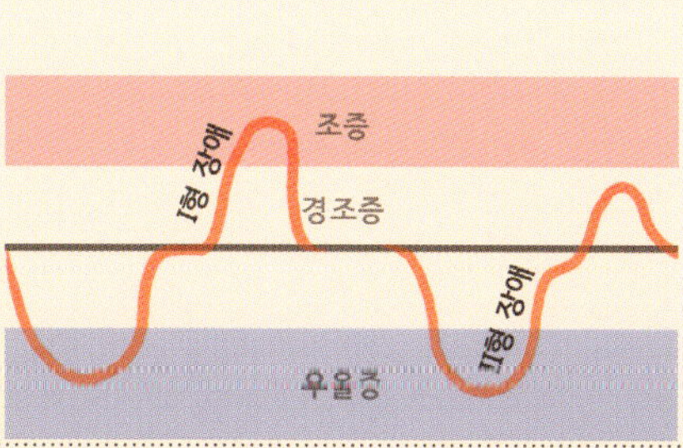

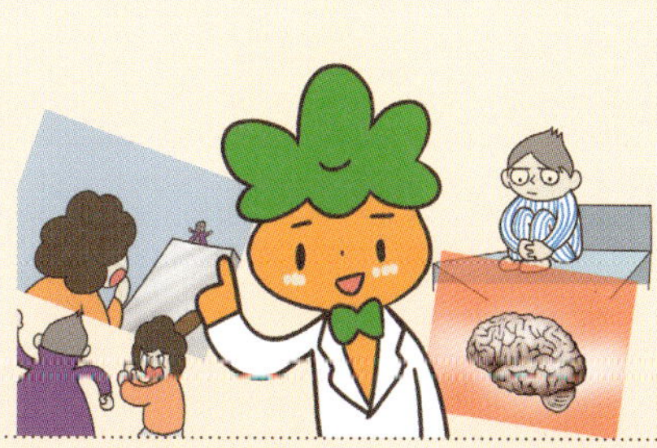

Ⅱ형 양극성 장애

Episode **01**

I형 양극성 장애

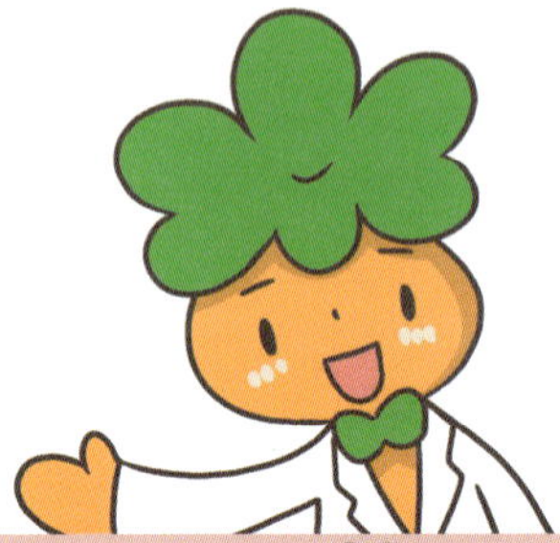

Dr.Dangam

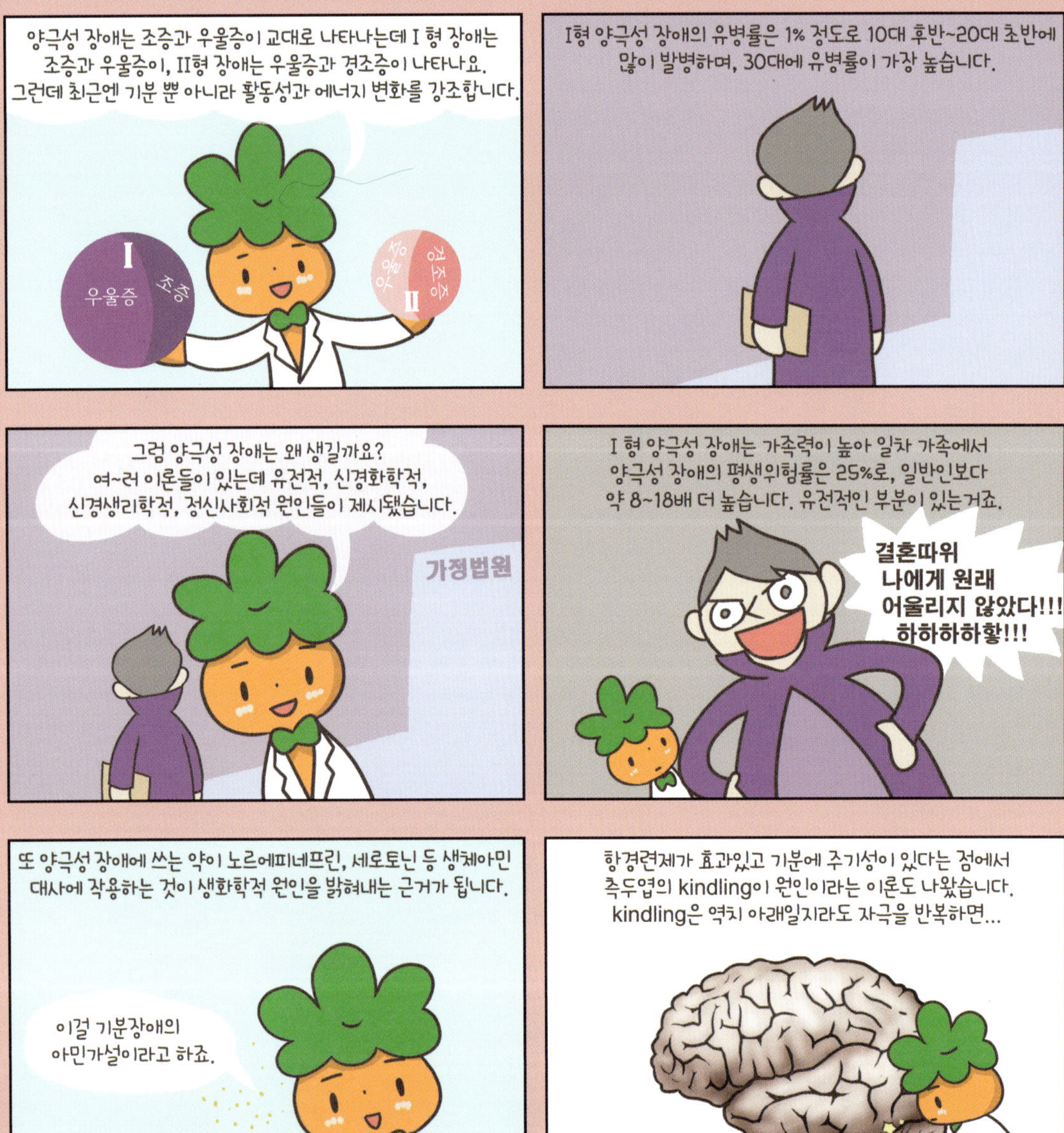

양극성 장애는 조증과 우울증이 교대로 나타나는데 I 형 장애는
조증과 우울증이, II형 장애는 우울증과 경조증이 나타나요.
그런데 최근엔 기분 뿐 아니라 활동성과 에너지 변화를 강조합니다.
I
우울증
조증
우울증
경조증
II
I형 양극성 장애의 유병률은 1% 정도로 10대 후반~20대 초반에
많이 발병하며, 30대에 유병률이 가장 높습니다.
그럼 양극성 장애는 왜 생길까요?
여~러 이론들이 있는데 유전적, 신경화학적,
신경생리학적, 정신사회적 원인들이 제시됐습니다.
가정법원
I 형 양극성 장애는 가족력이 높아 일차 가족에서
양극성 장애의 평생위험률은 25%로, 일반인보다
약 8~18배 더 높습니다. 유전적인 부분이 있는거죠.
결혼따위
나에게 원래
어울리지 않았다!!!
하하하하핳!!!
또 양극성 장애에 쓰는 약이 노르에피네프린, 세로토닌 등 생체아민
대사에 작용하는 것이 생화학적 원인을 밝혀내는 근거가 됩니다.
이걸 기분장애의
아민가설이라고 하죠.
항경련제가 효과있고 기분에 주기성이 있다는 점에서
측두엽의 kindling이 원인이라는 이론도 나왔습니다.
kindling은 역치 아래일지라도 자극을 반복하면...
탁
탁

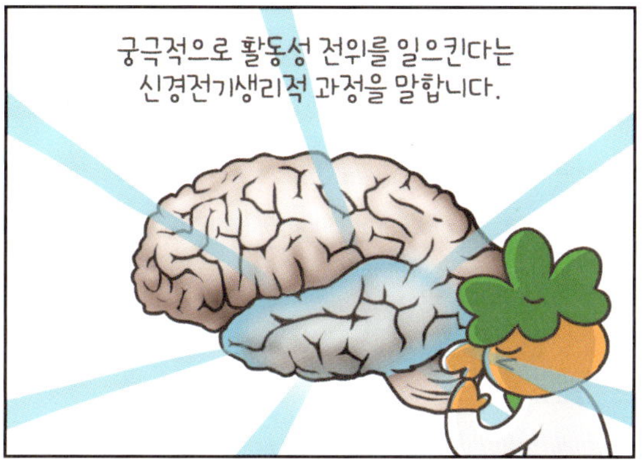
궁극적으로 활동성 전위를 일으킨다는
신경전기생리적 과정을 말합니다.

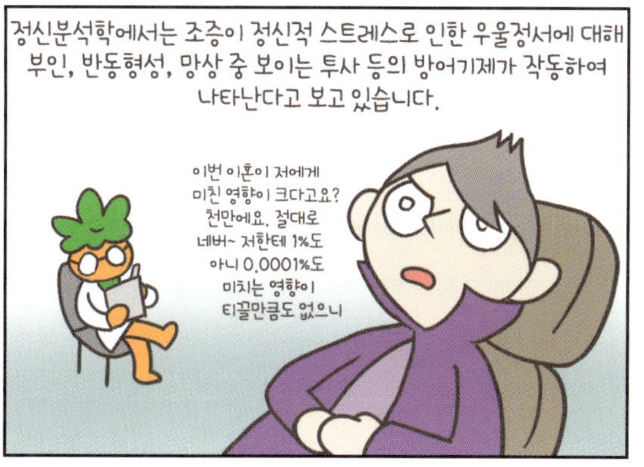
정신분석학에서는 조증이 정신적 스트레스로 인한 우울정서에 대해 부인, 반동형성, 망상 중 보이는 투사 등의 방어기제가 작동하여 나타난다고 보고 있습니다.
이번 이혼이 저에게 미친 영향이 크다고요? 천만에요. 절대로 네버~ 저한테 1%도 아니 0.0001%도 미치는 영향이 티끌만큼도 없으니

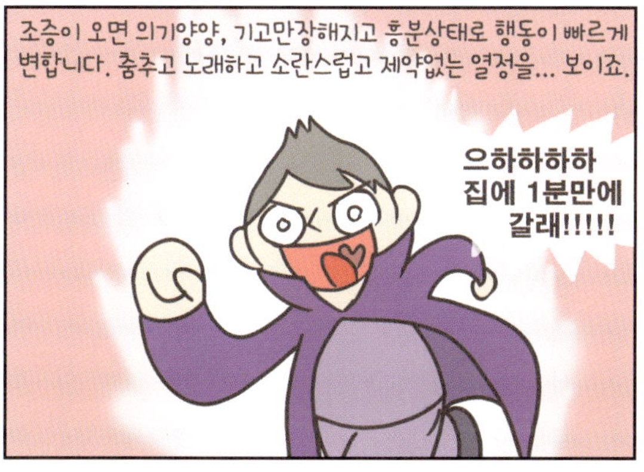
조증이 오면 의기양양, 기고만장해지고 흥분상태로 행동이 빠르게 변합니다. 춤추고 노래하고 소란스럽고 제약없는 열정을... 보이죠.
으하하하하 집에 1분만에 갈래!!!!!

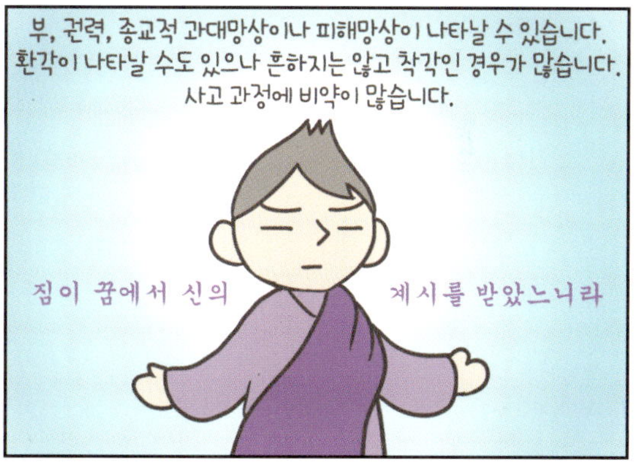
부, 권력, 종교적 과대망상이나 피해망상이 나타날 수 있습니다. 환각이 나타날 수도 있으나 흔하지는 않고 착각인 경우가 많습니다. 사고 과정에 비약이 많습니다.
짐이 꿈에서 신의
계시를 받았느니라

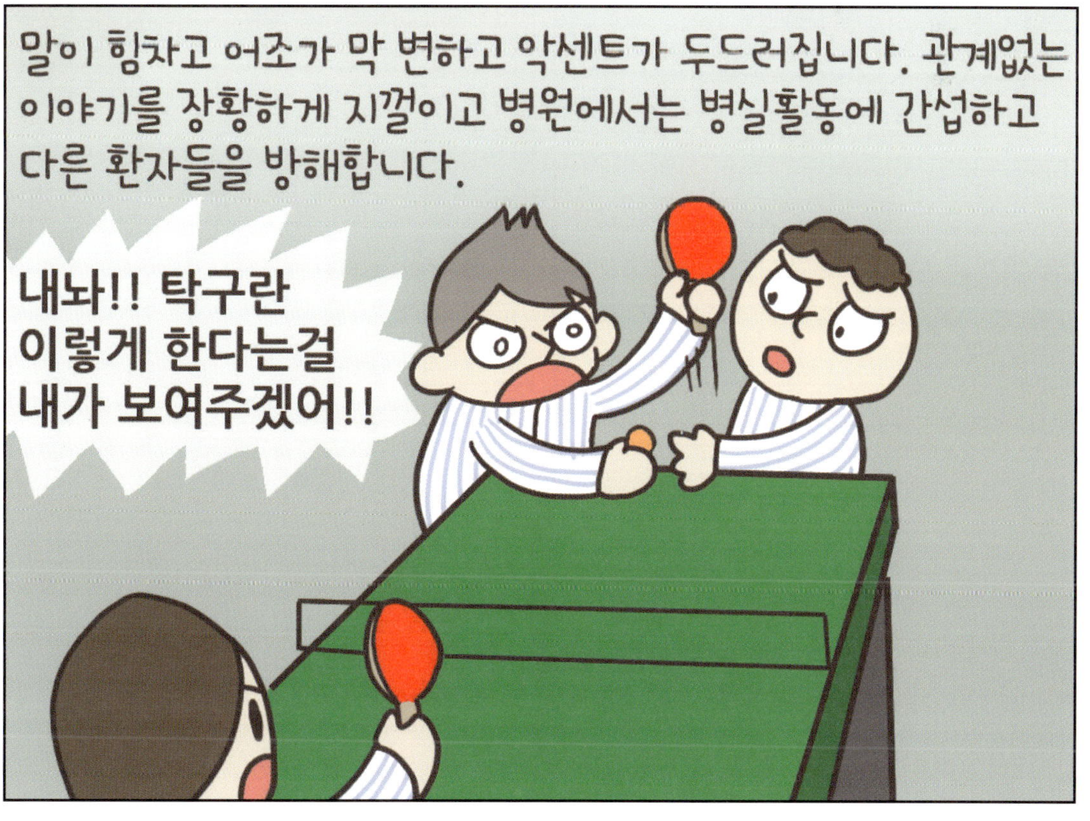
말이 힘차고 어조가 막 변하고 악센트가 두드러집니다. 관계없는 이야기를 장황하게 지껄이고 병원에서는 병실활동에 간섭하고 다른 환자들을 방해합니다.
내놔!! 탁구란 이렇게 한다는걸 내가 보여주겠어!!

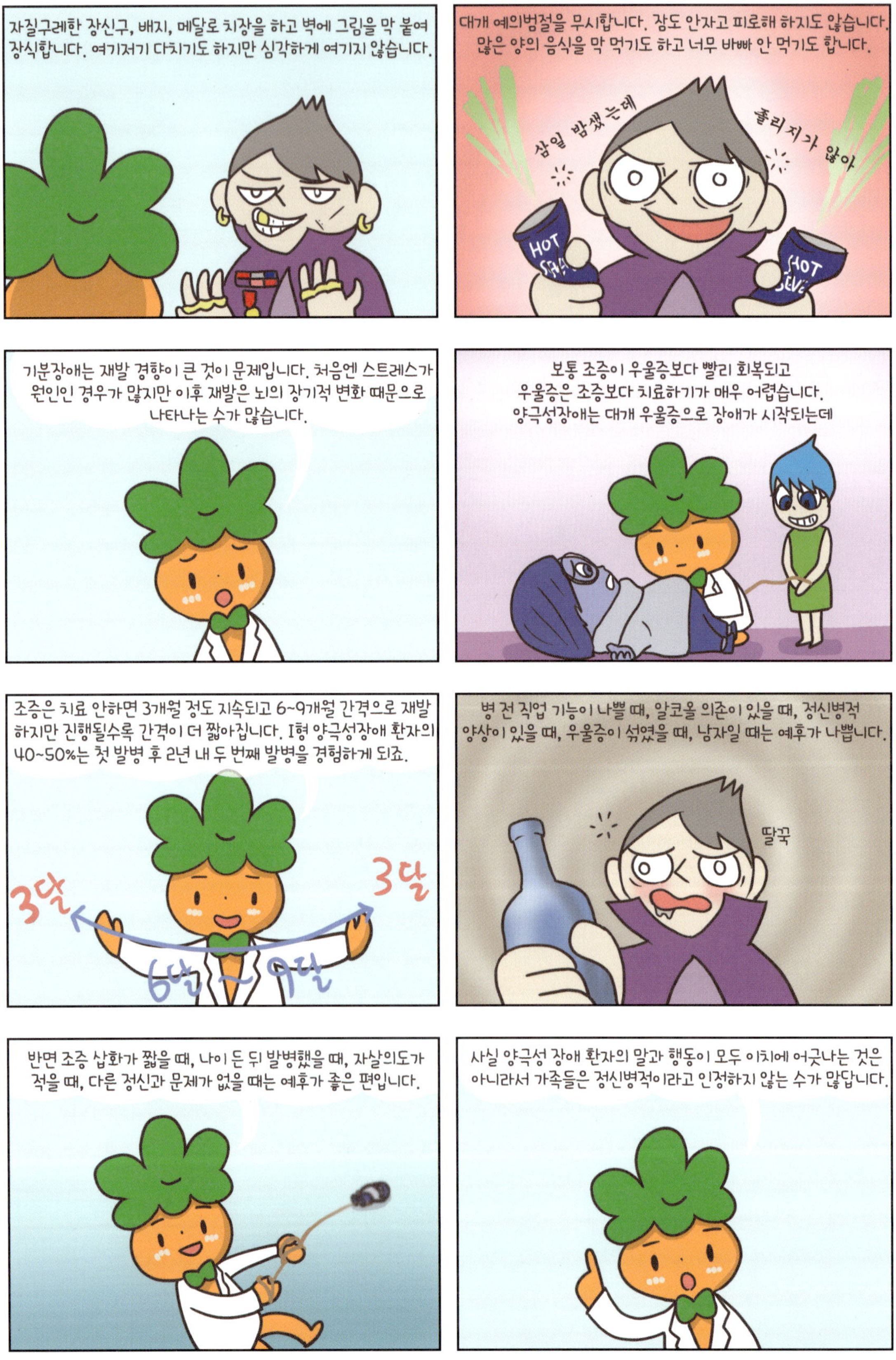
자질구레한 장신구, 배지, 메달로 치장을 하고 벽에 그림을 막 붙여 장식합니다. 여기저기 다치기도 하지만 심각하게 여기지 않습니다.
대개 예의범절을 무시합니다. 잠도 안자고 피로해 하지도 않습니다. 많은 양의 음식을 막 먹기도 하고 너무 바빠 안 먹기도 합니다.
삼일 밤샜는데
졸리지가 않아
기분장애는 재발 경향이 큰 것이 문제입니다. 처음엔 스트레스가 원인인 경우가 많지만 이후 재발은 뇌의 장기적 변화 때문으로 나타나는 수가 많습니다.
보통 조증이 우울증보다 빨리 회복되고 우울증은 조증보다 치료하기가 매우 어렵습니다. 양극성장애는 대개 우울증으로 장애가 시작되는데
조증은 치료 안하면 3개월 정도 지속되고 6~9개월 간격으로 재발하지만 진행될수록 간격이 더 짧아집니다. I형 양극성장애 환자의 40~50%는 첫 발병 후 2년 내 두 번째 발병을 경험하게 되죠.
3달
3달
6달~9달
병 전 직업 기능이 나쁠 때, 알코올 의존이 있을 때, 정신병적 양상이 있을 때, 우울증이 섞였을 때, 남자일 때는 예후가 나쁩니다.
딸꾹
반면 조증 삽화가 짧을 때, 나이 든 뒤 발병했을 때, 자살의도가 적을 때, 다른 정신과 문제가 없을 때는 예후가 좋은 편입니다.
사실 양극성 장애 환자의 말과 행동이 모두 이치에 어긋나는 것은 아니라서 가족들은 정신병적이라고 인정하지 않는 수가 많답니다.

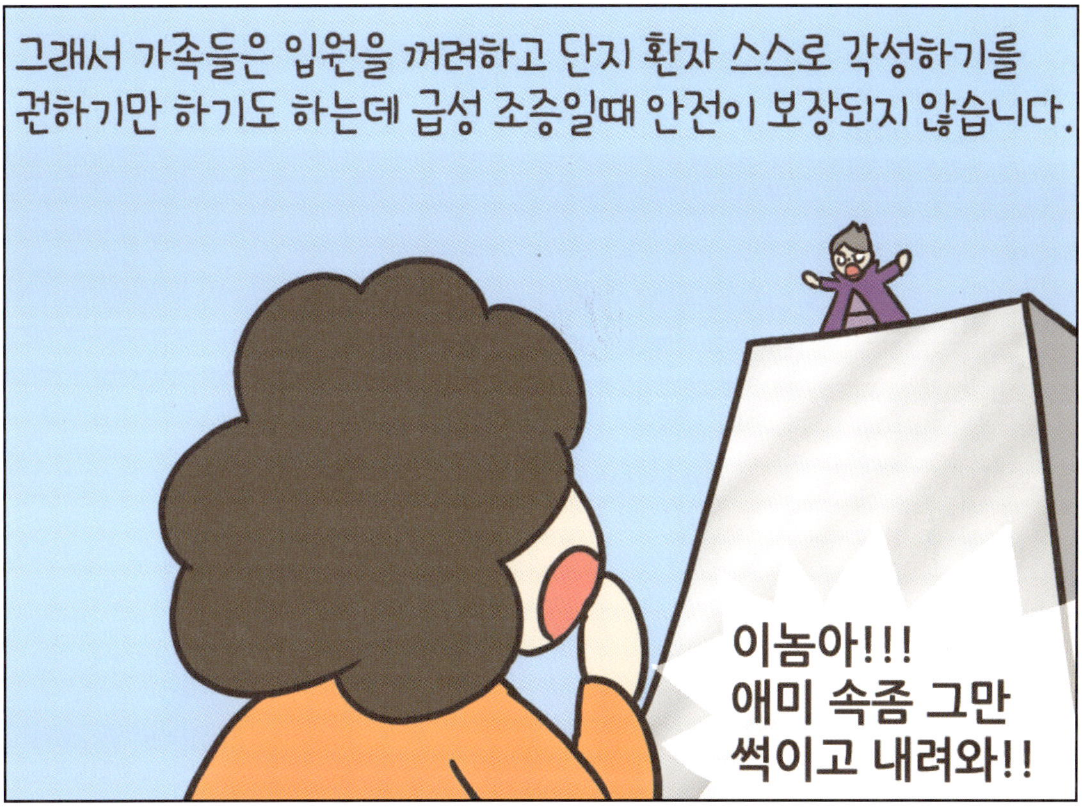
그래서 가족들은 입원을 꺼려하고 단지 환자 스스로 각성하기를 권하기만 하기도 하는데 급성 조증일때 안전이 보장되지 않습니다.
이놈아!!!
애미 속좀 그만
썩이고 내려와!!

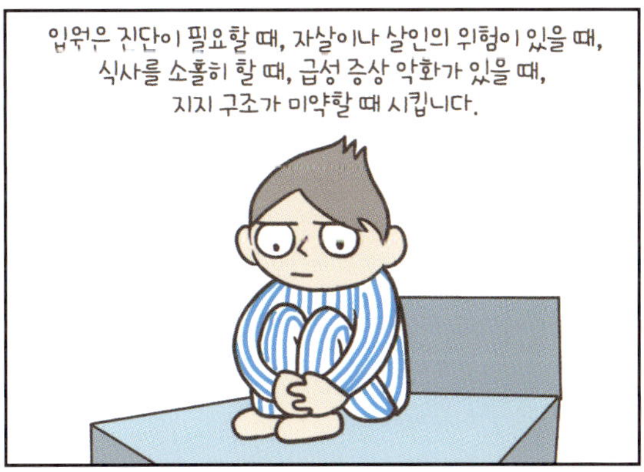
입원은 진단이 필요할 때, 자살이나 살인의 위험이 있을 때, 식사를 소홀히 할 때, 급성 증상 악화가 있을 때, 지지 구조가 미약할 때 시킵니다.

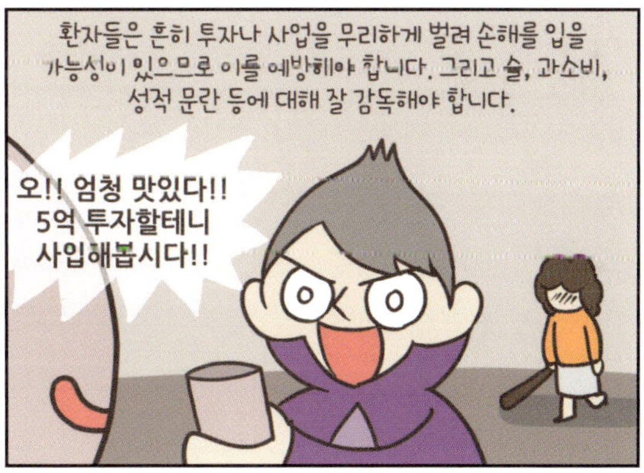
환자들은 흔히 투자나 사업을 무리하게 벌려 손해를 입을 가능성이 있으므로 이를 예방해야 합니다. 그리고 술, 과소비, 성적 문란 등에 대해 잘 감독해야 합니다.
오!! 엄청 맛있다!!
5억 투자할테니
사업해봅시다!!

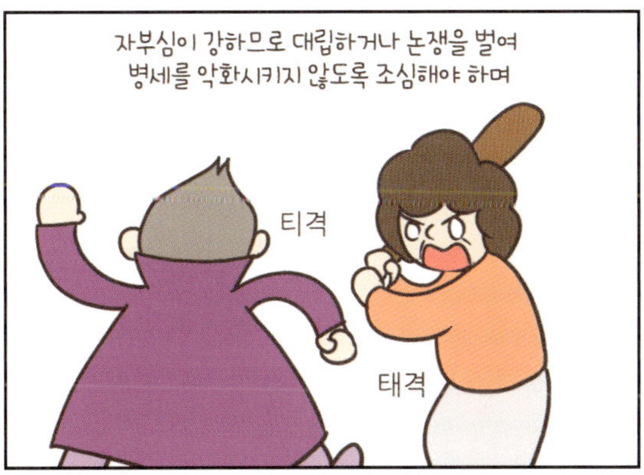
자부심이 강하므로 대립하거나 논쟁을 벌여 병세를 악화시키지 않도록 조심해야 하며
티격
태격

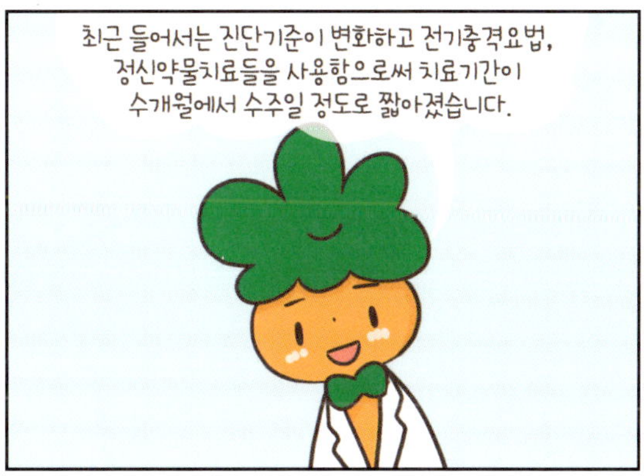
최근 들어서는 진단기준이 변화하고 전기충격요법, 정신약물치료들을 사용함으로써 치료기간이 수개월에서 수주일 정도로 짧아졌습니다.

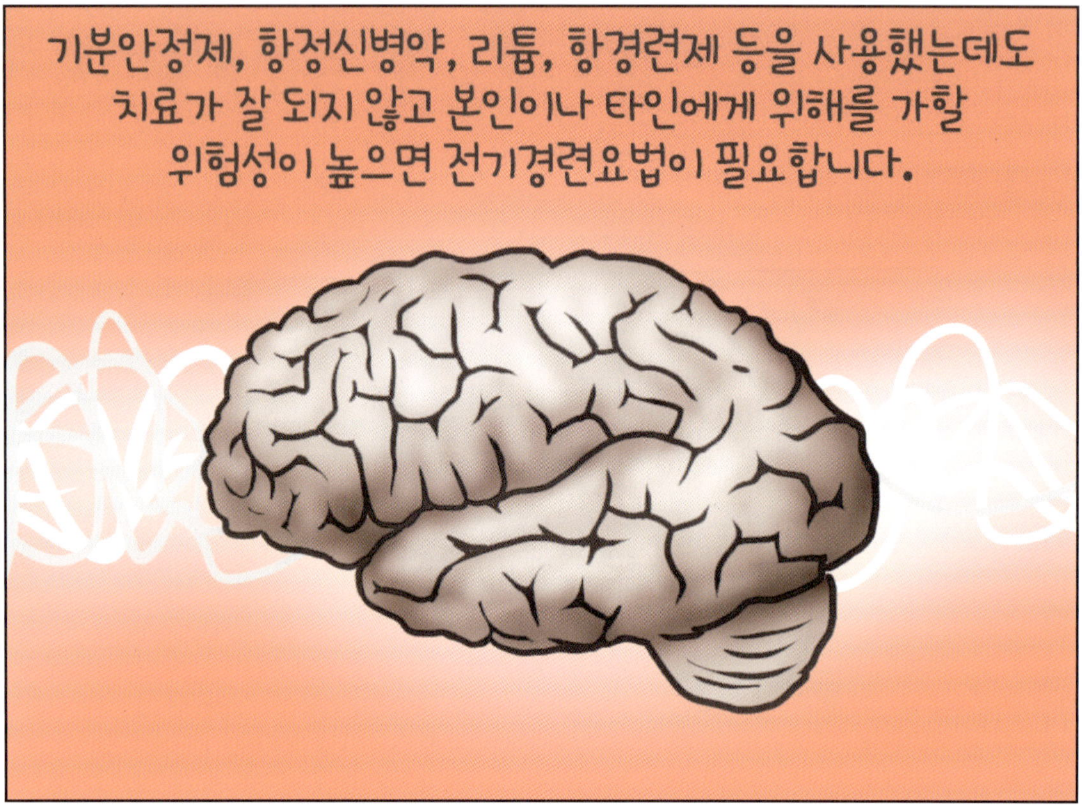
기분안정제, 항정신병약, 리튬, 항경련제 등을 사용했는데도
치료가 잘 되지 않고 본인이나 타인에게 위해를 가할
위험성이 높으면 전기경련요법이 필요합니다.

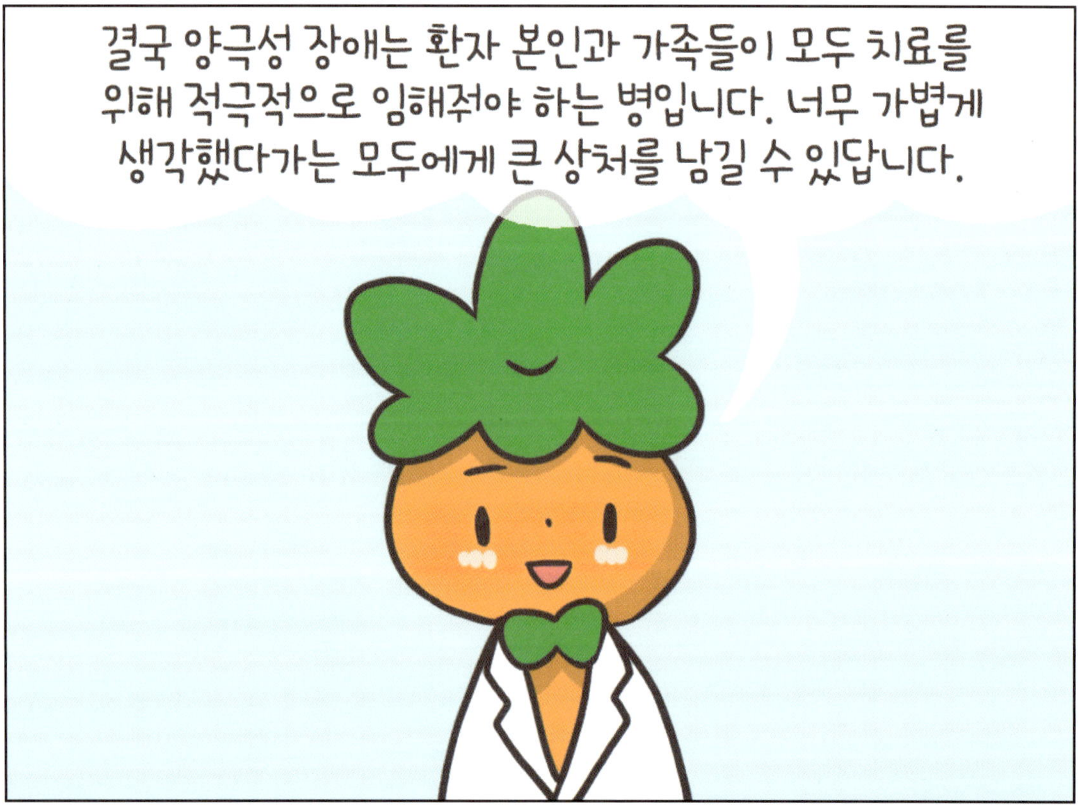
결국 양극성 장애는 환자 본인과 가족들이 모두 치료를
위해 적극적으로 임해줘야 하는 병입니다. 너무 가볍게
생각했다가는 모두에게 큰 상처를 남길 수 있답니다.

Episode 02

II형 양극성 장애

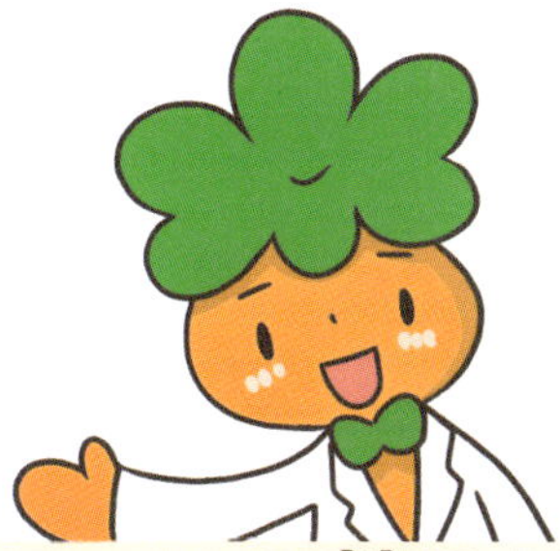

Dr.Dangam

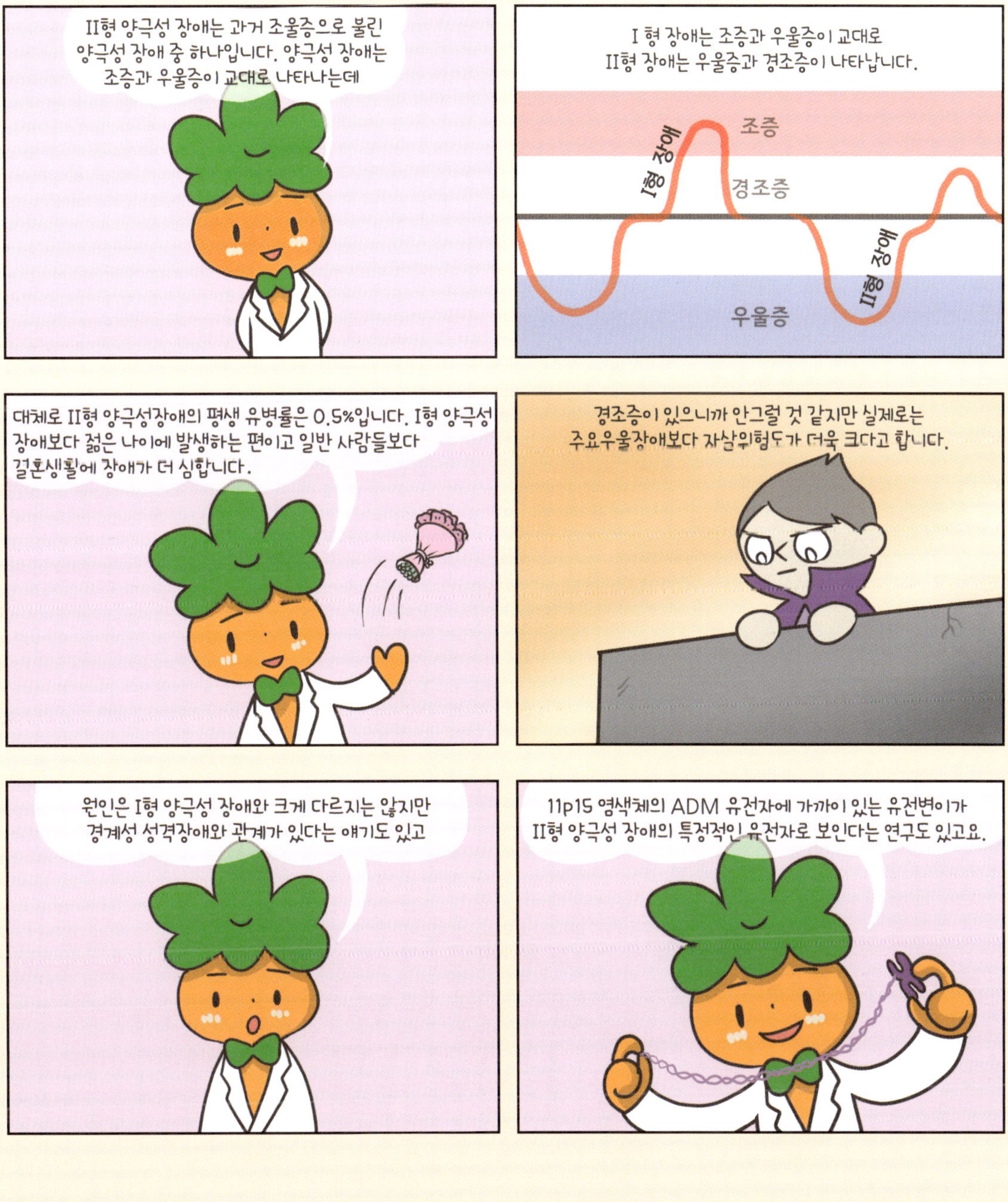
II형 양극성 장애는 과거 조울증으로 불린
양극성 장애 중 하나입니다. 양극성 장애는
조증과 우울증이 교대로 나타나는데
I 형 장애는 조증과 우울증이 교대로
II형 장애는 우울증과 경조증이 나타납니다.
조증
I형 장애
경조증
II형 장애
우울증
대체로 II형 양극성장애의 평생 유병률은 0.5%입니다. I형 양극성
장애보다 젊은 나이에 발생하는 편이고 일반 사람들보다
결혼생활에 장애가 더 심합니다.
경조증이 있으니까 안그럴 것 같지만 실제로는
주요우울장애보다 자살위험도가 더욱 크다고 합니다.
원인은 I형 양극성 장애와 크게 다르지는 않지만
경계성 성격장애와 관계가 있다는 얘기도 있고
11p15 염색체의 ADM 유전자에 가까이 있는 유전변이가
II형 양극성 장애의 특정적인 유전자로 보인다는 연구도 있고요.

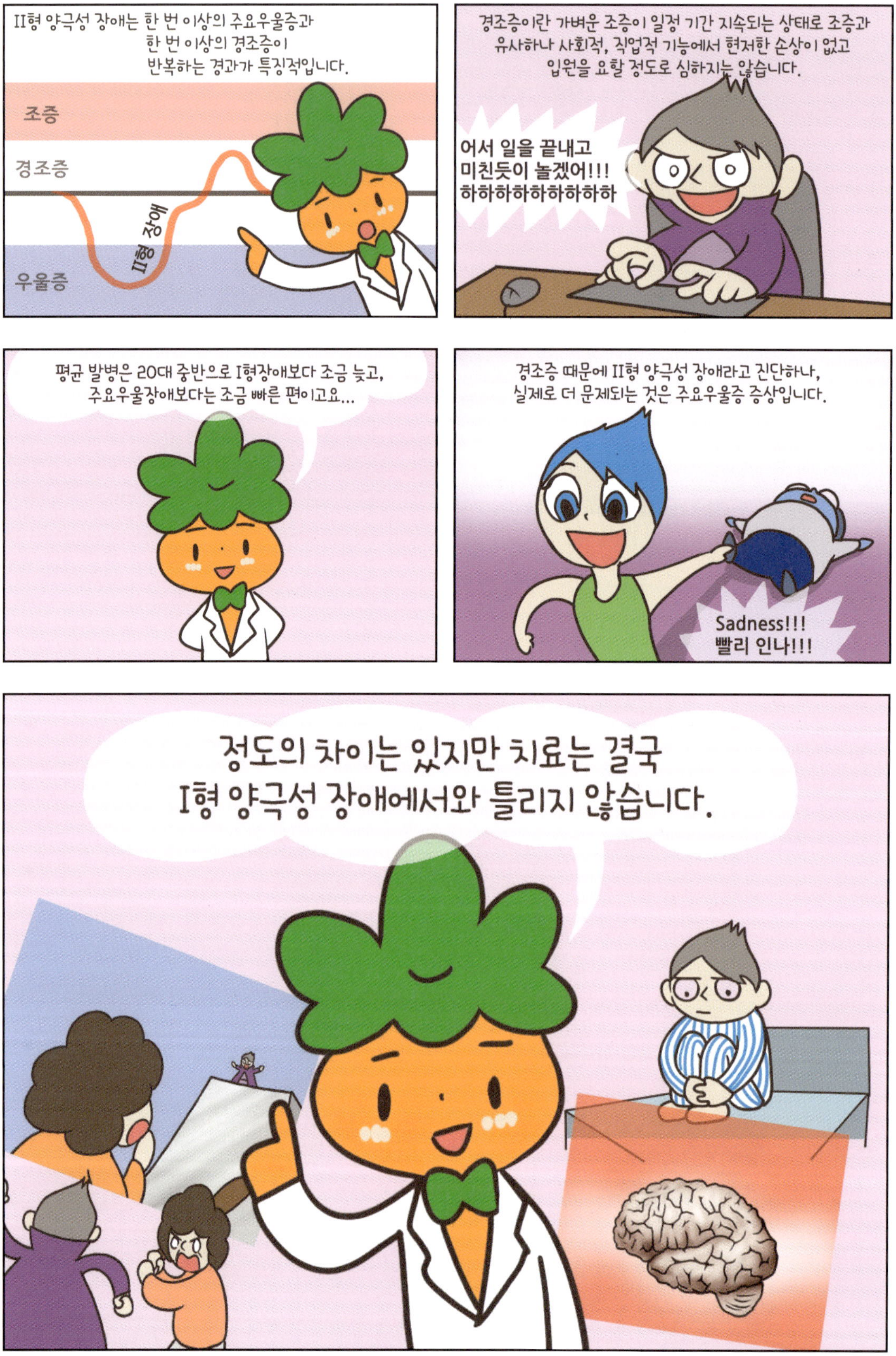
II형 양극성 장애는 한 번 이상의 주요우울증과 한 번 이상의 경조증이 반복하는 경과가 특징적입니다.
조증
경조증
II형 장애
우울증
경조증이란 가벼운 조증이 일정 기간 지속되는 상태로 조증과 유사하나 사회적, 직업적 기능에서 현저한 손상이 없고 입원을 요할 정도로 심하지는 않습니다.
어서 일을 끝내고 미친듯이 놀겠어!!! 하하하하하하하하하
평균 발병은 20대 중반으로 I형장애보다 조금 늦고, 주요우울장애보다는 조금 빠른 편이고요...
경조증 때문에 II형 양극성 장애라고 진단하나, 실제로 더 문제되는 것은 주요우울증 증상입니다.
Sadness!!! 빨리 인나!!!
정도의 차이는 있지만 치료는 결국 I형 양극성 장애에서와 틀리지 않습니다.

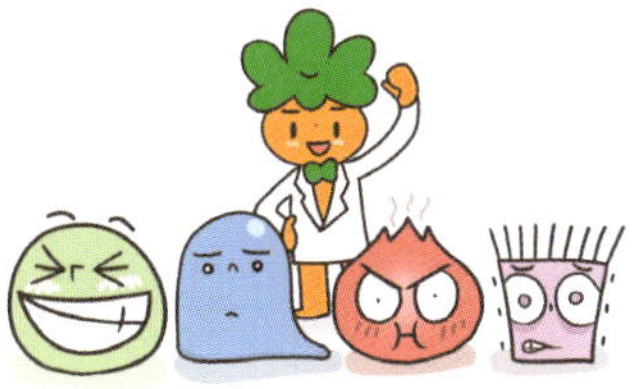

PART 04

우울장애

Episode
01

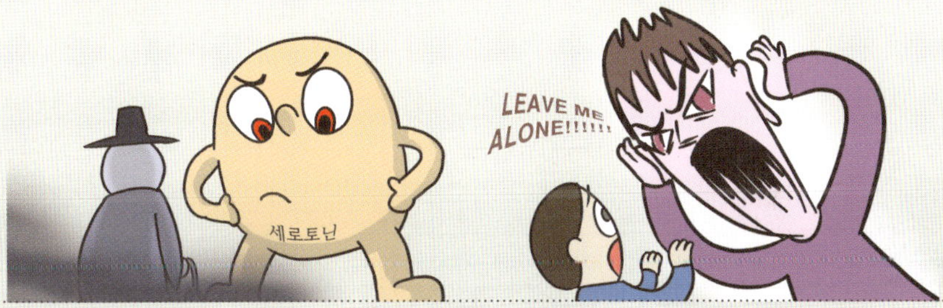

주요우울장애

Episode
02

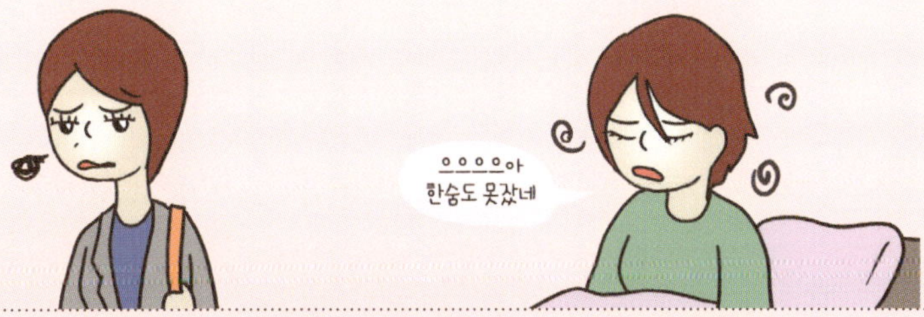

월경전 불쾌장애

Episode **01**

주요우울장애

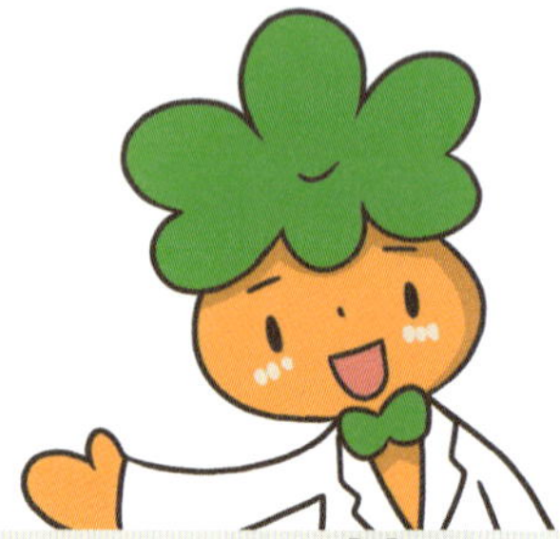

Dr.Dangam

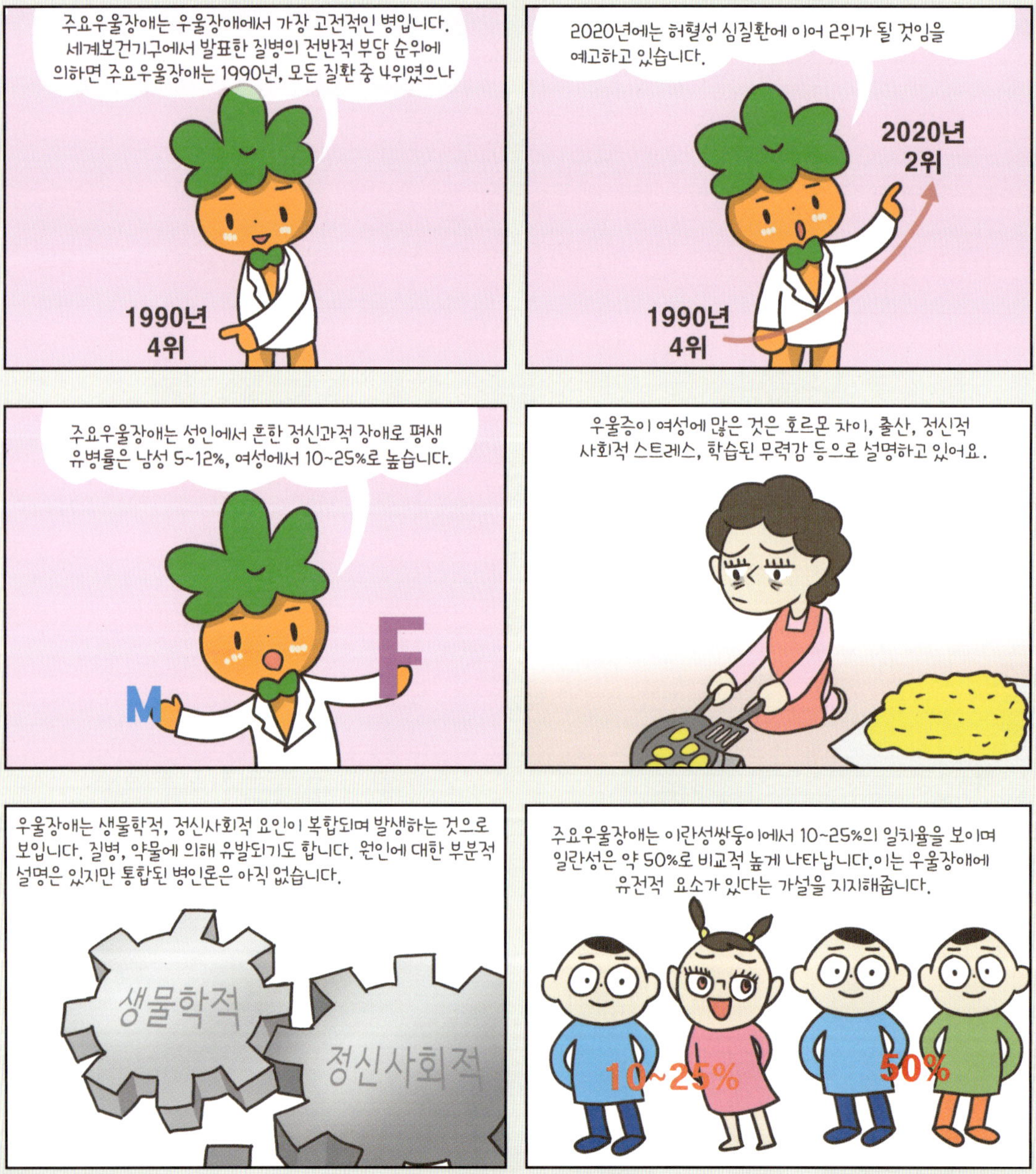

주요우울장애는 우울장애에서 가장 고전적인 병입니다. 세계보건기구에서 발표한 질병의 전반적 부담 순위에 의하면 주요우울장애는 1990년, 모든 질환 중 4위였으나
1990년 4위
2020년에는 허혈성 심질환에 이어 2위가 될 것임을 예고하고 있습니다.
2020년 2위
1990년 4위
주요우울장애는 성인에서 흔한 정신과적 장애로 평생 유병률은 남성 5~12%, 여성에서 10~25%로 높습니다.
M
F
우울증이 여성에 많은 것은 호르몬 차이, 출산, 정신적 사회적 스트레스, 학습된 무력감 등으로 설명하고 있어요.
우울장애는 생물학적, 정신사회적 요인이 복합되며 발생하는 것으로 보입니다. 질병, 약물에 의해 유발되기도 합니다. 원인에 대한 부분적 설명은 있지만 통합된 병인론은 아직 없습니다.
생물학적
정신사회적
주요우울장애는 이란성쌍둥이에서 10~25%의 일치율을 보이며 일란성은 약 50%로 비교적 높게 나타납니다.이는 우울장애에 유전적 요소가 있다는 가설을 지지해줍니다.
10~25%
50%

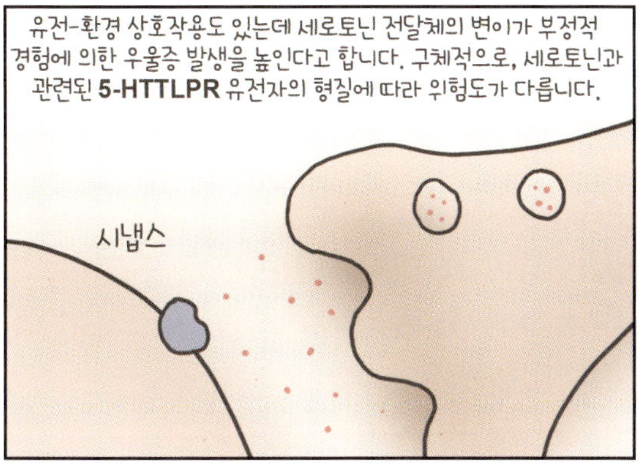
유전-환경 상호작용도 있는데 세로토닌 전달체의 변이가 부정적 경험에 의한 우울증 발생을 높인다고 합니다. 구체적으로, 세로토닌과 관련된 5-HTTLPR 유전자의 형질에 따라 위험도가 다릅니다.
시냅스

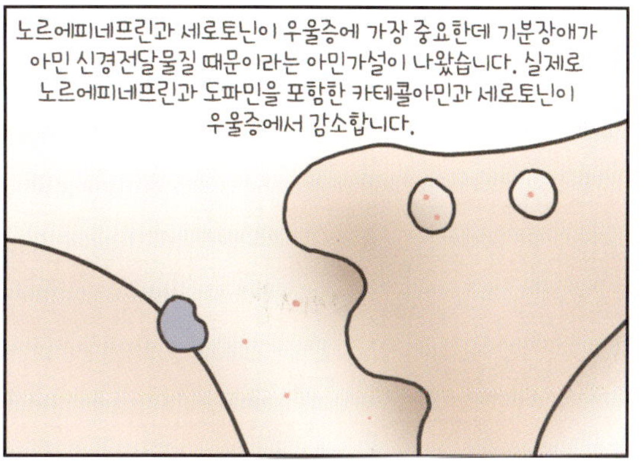
노르에피네프린과 세로토닌이 우울증에 가장 중요한데 기분장애가 아민 신경전달물질 때문이라는 아민가설이 나왔습니다. 실제로 노르에피네프린과 도파민을 포함한 카테콜아민과 세로토닌이 우울증에서 감소합니다.

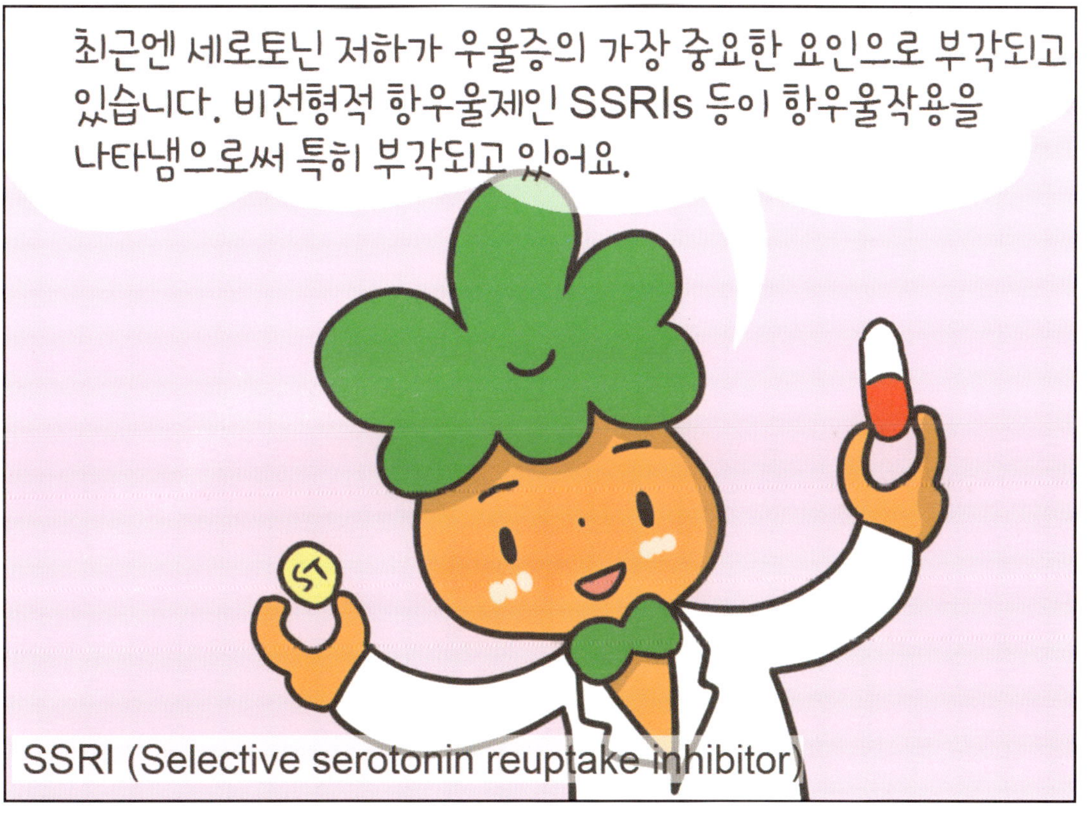
최근엔 세로토닌 저하가 우울증의 가장 중요한 요인으로 부각되고 있습니다. 비전형적 항우울제인 SSRIs 등이 항우울작용을 나타냄으로써 특히 부각되고 있어요.
ST
SSRI (Selective serotonin reuptake inhibitor)

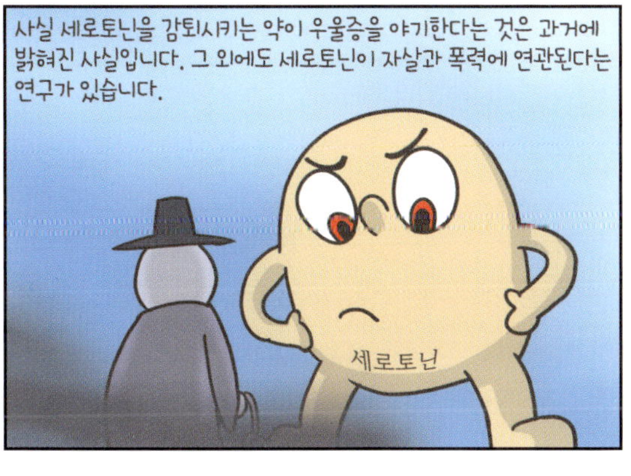
사실 세로토닌을 감퇴시키는 약이 우울증을 야기한다는 것은 과거에 밝혀진 사실입니다. 그 외에도 세로토닌이 자살과 폭력에 연관된다는 연구가 있습니다.
세로토닌

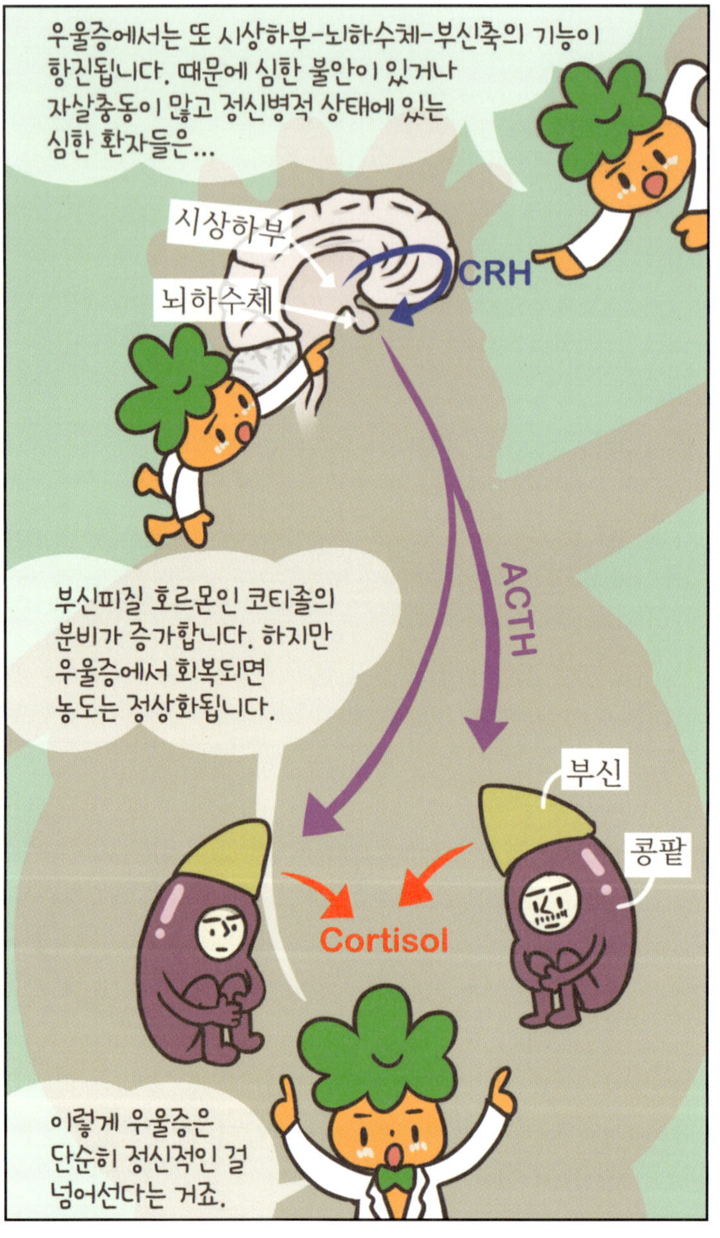
우울증에서는 또 시상하부-뇌하수체-부신축의 기능이 항진됩니다. 때문에 심한 불안이 있거나 자살충동이 많고 정신병적 상태에 있는 심한 환자들은...
시상하부
뇌하수체
CRH
ACTH
부신피질 호르몬인 코티솔의 분비가 증가합니다. 하지만 우울증에서 회복되면 농도는 정상화됩니다.
부신
콩팥
Cortisol
이렇게 우울증은 단순히 정신적인 걸 넘어선다는 거죠.

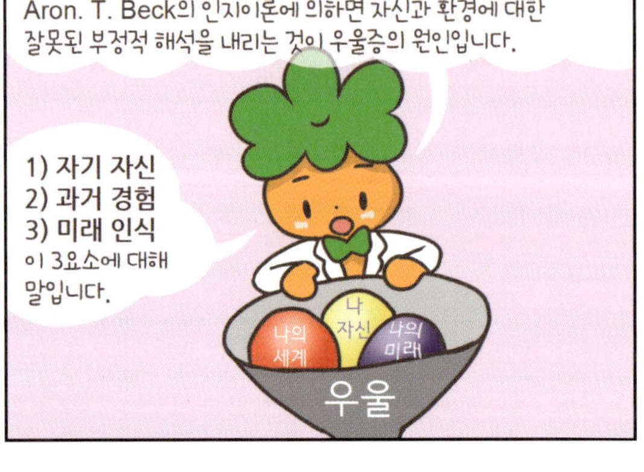
Aron. T. Beck의 인지이론에 의하면 자신과 환경에 대한 잘못된 부정적 해석을 내리는 것이 우울증의 원인입니다.
1) 자기 자신
2) 과거 경험
3) 미래 인식
이 3요소에 대해 말입니다.
나의 세계
나 자신
나의 미래
우울

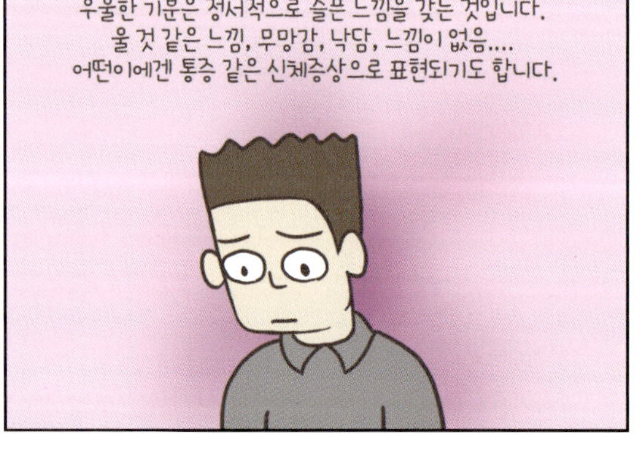
우울한 기분은 정서적으로 슬픈 느낌을 갖는 것입니다.
울 것 같은 느낌, 무망감, 낙담, 느낌이 없음....
어떤이에겐 통증 같은 신체증상으로 표현되기도 합니다.

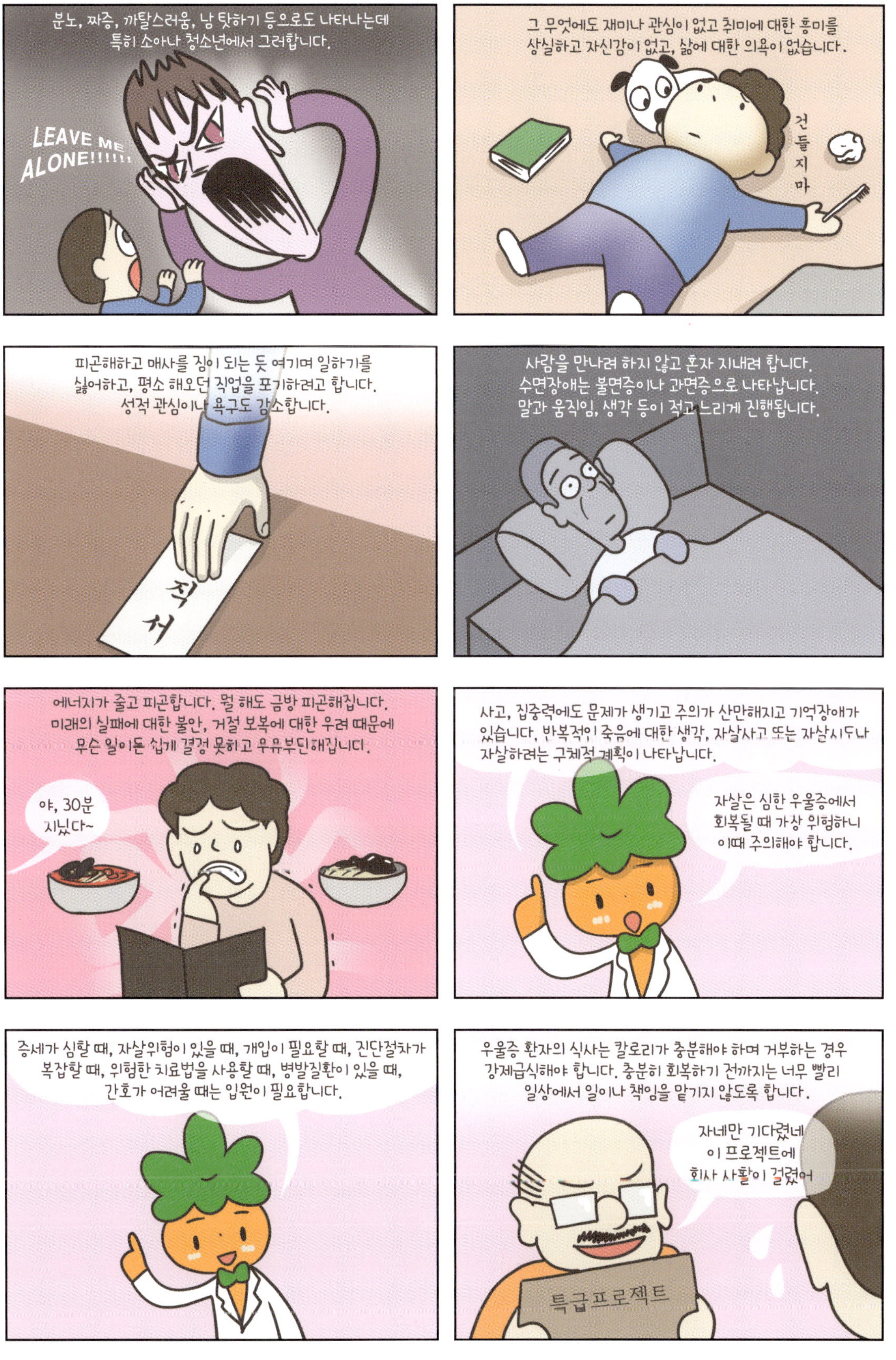
분노, 짜증, 까탈스러움, 남 탓하기 등으로도 나타나는데 특히 소아나 청소년에서 그러합니다.
LEAVE ME ALONE!!!!!!
그 무엇에도 재미나 관심이 없고 취미에 대한 흥미를 상실하고 자신감이 없고, 삶에 대한 의욕이 없습니다.
건들지마
피곤해하고 매사를 짐이 되는 듯 여기며 일하기를 싫어하고, 평소 해오던 직업을 포기하려고 합니다. 성적 관심이나 욕구도 감소합니다.
직서
사람을 만나려 하지 않고 혼자 지내려 합니다. 수면장애는 불면증이나 과면증으로 나타납니다. 말과 움직임, 생각 등이 적고 느리게 진행됩니다.
에너지가 줄고 피곤합니다. 뭘 해도 금방 피곤해집니다. 미래의 실패에 대한 불안, 거절 보복에 대한 우려 때문에 무슨 일이든 쉽게 결정 못하고 우유부단해집니다.
야, 30분 지났다~
사고, 집중력에도 문제가 생기고 주의가 산만해지고 기억장애가 있습니다. 반복적인 죽음에 대한 생각, 자살사고 또는 자살시도나 자살하려는 구체적 계획이 나타납니다.
자살은 심한 우울증에서 회복될 때 가장 위험하니 이때 주의해야 합니다.
증세가 심할 때, 자살위험이 있을 때, 개입이 필요할 때, 진단절차가 복잡할 때, 위험한 치료법을 사용할 때, 병발질환이 있을 때, 간호가 어려울 때는 입원이 필요합니다.
우울증 환자의 식사는 칼로리가 충분해야 하며 거부하는 경우 강제급식해야 합니다. 충분히 회복하기 전까지는 너무 빨리 일상에서 일이나 책임을 맡기지 않도록 합니다.
자네만 기다렸네 이 프로젝트에 회사 사활이 걸렸어
특급프로젝트

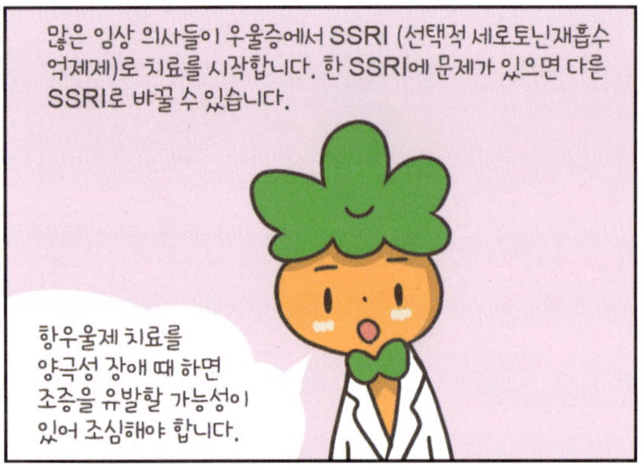
많은 임상 의사들이 우울증에서 SSRI (선택적 세로토닌재흡수 억제제)로 치료를 시작합니다. 한 SSRI에 문제가 있으면 다른 SSRI로 바꿀 수 있습니다.
항우울제 치료를 양극성 장애 때 하면 조증을 유발할 가능성이 있어 조심해야 합니다.

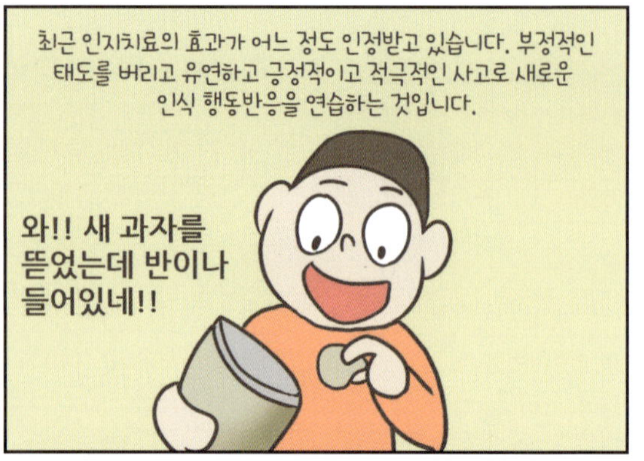
최근 인지치료의 효과가 어느 정도 인정받고 있습니다. 부정적인 태도를 버리고 유연하고 긍정적이고 적극적인 사고로 새로운 인식 행동반응을 연습하는 것입니다.
와!! 새 과자를 뜯었는데 반이나 들어있네!!

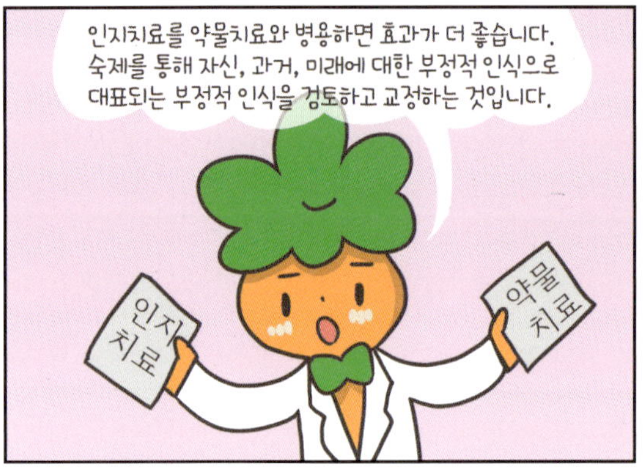
인지치료를 약물치료와 병용하면 효과가 더 좋습니다. 숙제를 통해 자신, 과거, 미래에 대한 부정적 인식으로 대표되는 부정적 인식을 검토하고 교정하는 것입니다.
인지 치료
약물 치료

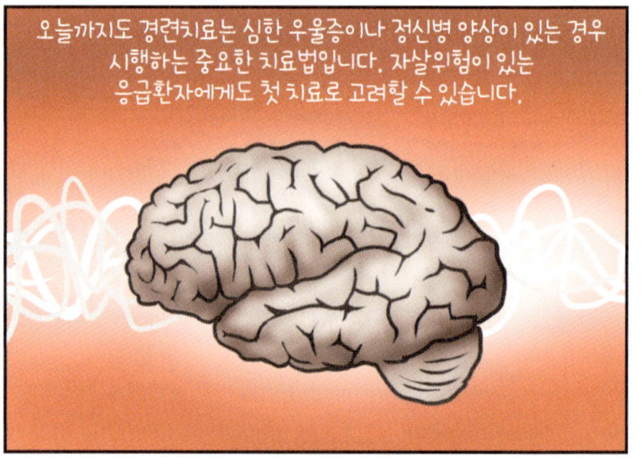
오늘까지도 경련치료는 심한 우울증이나 정신병 양상이 있는 경우 시행하는 중요한 치료법입니다. 자살위험이 있는 응급환자에게도 첫 치료로 고려할 수 있습니다.

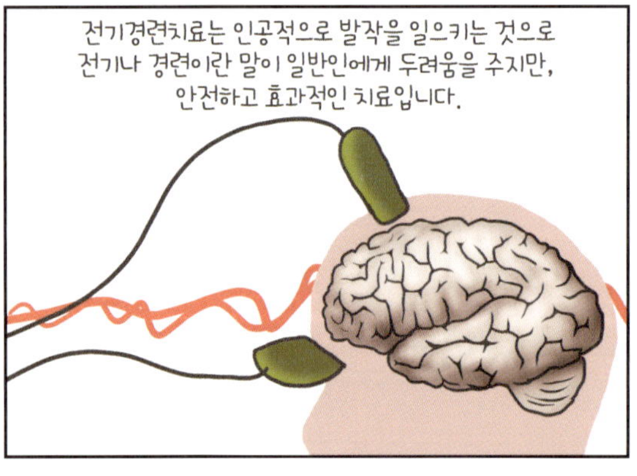
전기경련치료는 인공적으로 발작을 일으키는 것으로 전기나 경련이란 말이 일반인에게 두려움을 주지만, 안전하고 효과적인 치료입니다.

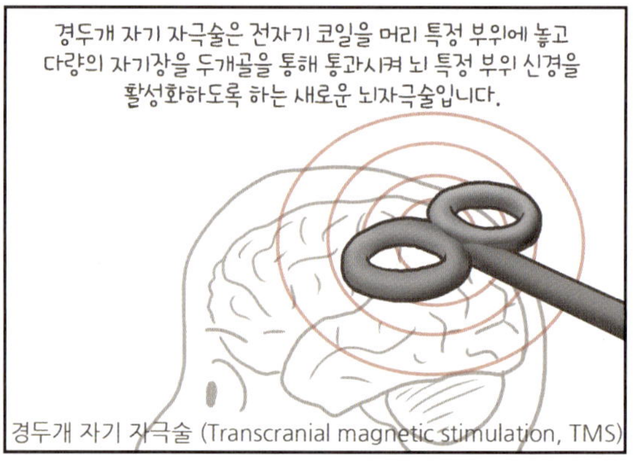
경두개 자기 자극술은 전자기 코일을 머리 특정 부위에 놓고 다량의 자기장을 두개골을 통해 통과시켜 뇌 특정 부위 신경을 활성화하도록 하는 새로운 뇌자극술입니다.
경두개 자기 자극술 (Transcranial magnetic stimulation, TMS)

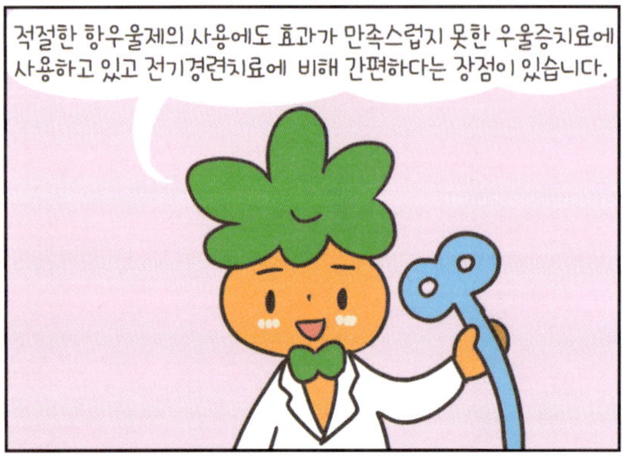
적절한 항우울제의 사용에도 효과가 만족스럽지 못한 우울증치료에 사용하고 있고 전기경련치료에 비해 간편하다는 장점이 있습니다.

Episode **02**

월경전 불쾌장애

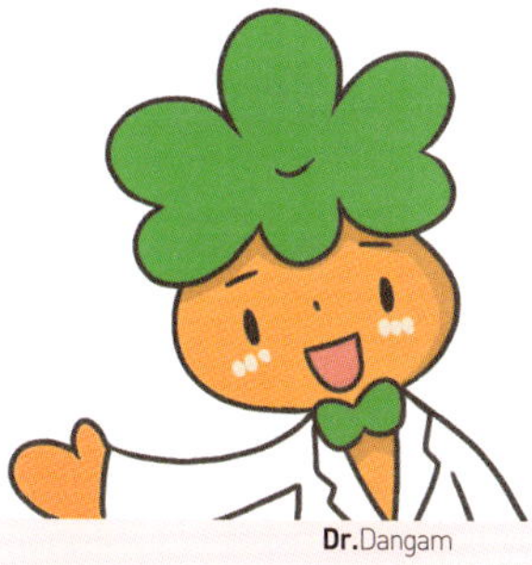
Dr.Dangam

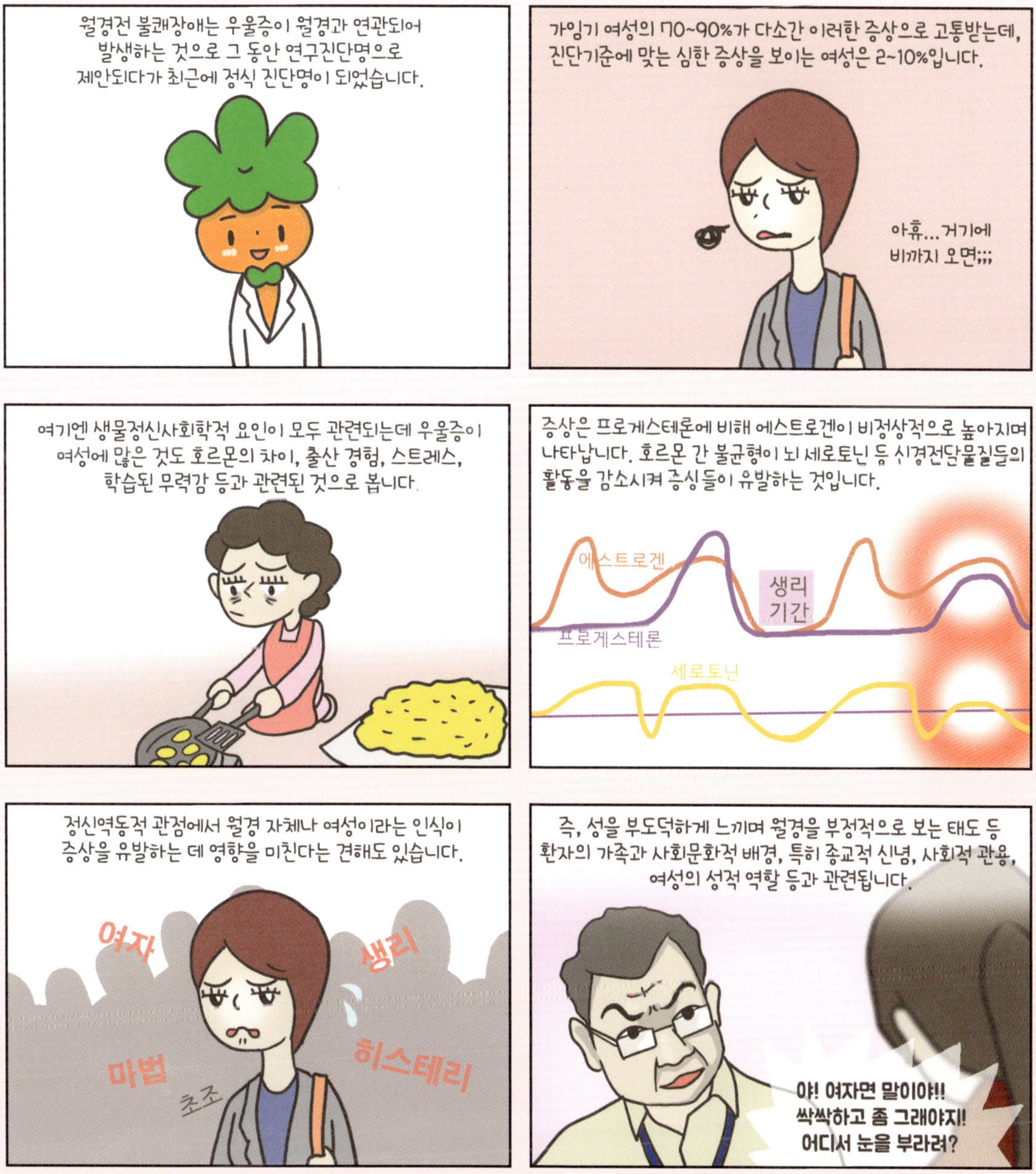
월경전 불쾌장애는 우울증이 월경과 연관되어 발생하는 것으로 그 동안 연구진단명으로 제안되다가 최근에 정식 진단명이 되었습니다.
가임기 여성의 70~90%가 다소간 이러한 증상으로 고통받는데, 진단기준에 맞는 심한 증상을 보이는 여성은 2~10%입니다.
아휴... 거기에 비까지 오면;;;
여기엔 생물정신사회학적 요인이 모두 관련되는데 우울증이 여성에 많은 것도 호르몬의 차이, 출산 경험, 스트레스, 학습된 무력감 등과 관련된 것으로 봅니다.
증상은 프로게스테론에 비해 에스트로겐이 비정상적으로 높아지며 나타납니다. 호르몬 간 불균형이 뇌 세로토닌 등 신경전달물질들의 활동을 감소시켜 증상들이 유발하는 것입니다.
에스트로겐
생리 기간
프로게스테론
세로토닌
정신역동적 관점에서 월경 자체나 여성이라는 인식이 증상을 유발하는 데 영향을 미친다는 견해도 있습니다.
여자
생리
마법
히스테리
초조
즉, 성을 부도덕하게 느끼며 월경을 부정적으로 보는 태도 등 환자의 가족과 사회문화적 배경, 특히 종교적 신념, 사회적 관용, 여성의 성적 역할 등과 관련됩니다.
야! 여자면 말이야!! 싹싹하고 좀 그래야지! 어디서 눈을 부라려?

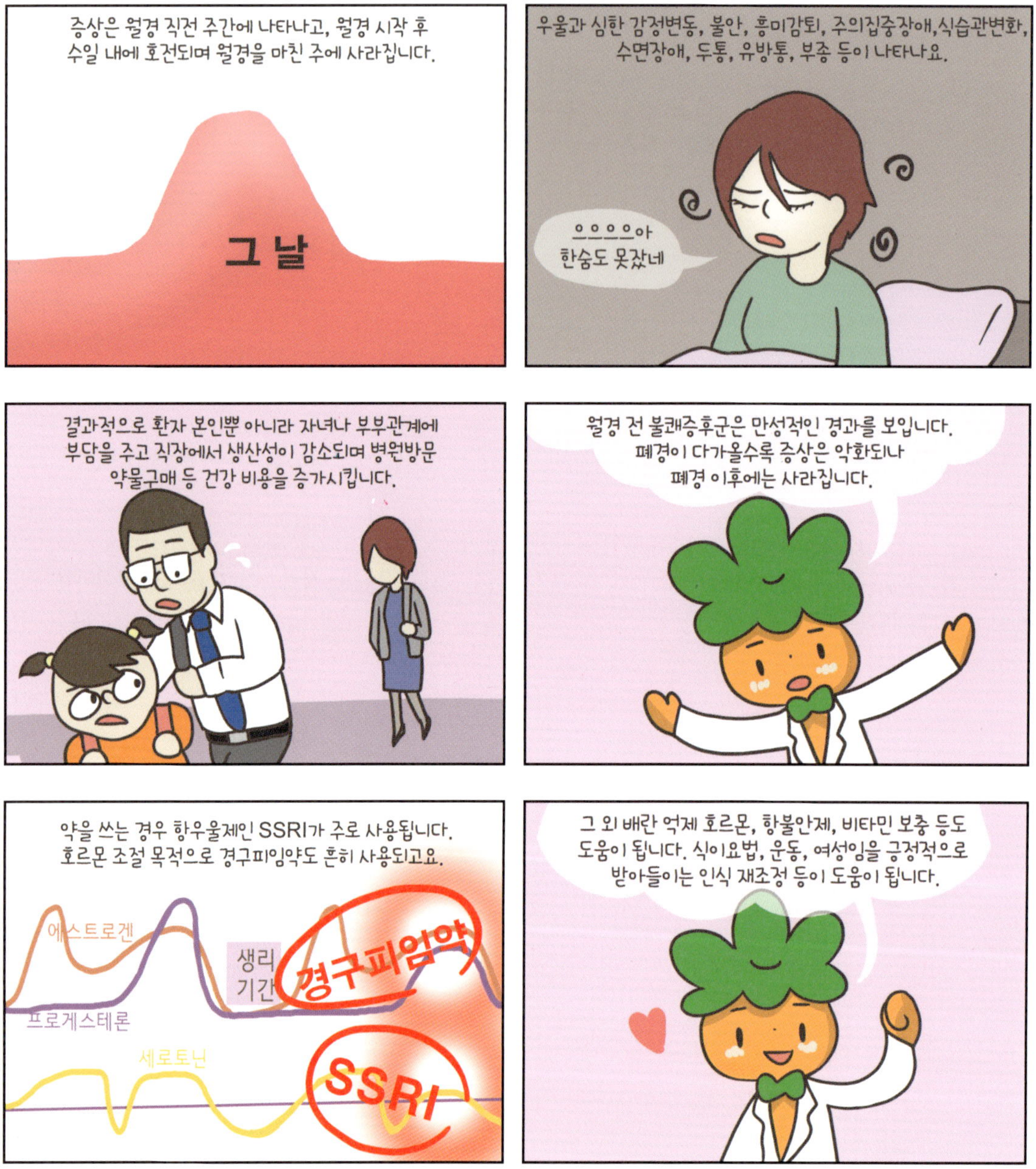
증상은 월경 직전 주간에 나타나고, 월경 시작 후
수일 내에 호전되며 월경을 마친 주에 사라집니다.
그 날
우울과 심한 감정변동, 불안, 흥미감퇴, 주의집중장애, 식습관변화,
수면장애, 두통, 유방통, 부종 등이 나타나요.
으으으으아
한숨도 못잤네
결과적으로 환자 본인뿐 아니라 자녀나 부부관계에
부담을 주고 직장에서 생산성이 감소되며 병원방문
약물구매 등 건강 비용을 증가시킵니다.
월경 전 불쾌증후군은 만성적인 경과를 보입니다.
폐경이 다가올수록 증상은 악화되나
폐경 이후에는 사라집니다.
약을 쓰는 경우 항우울제인 SSRI가 주로 사용됩니다.
호르몬 조절 목적으로 경구피임약도 흔히 사용되고요.
에스트로겐
생리 기간
경구피임약
프로게스테론
세로토닌
SSRI
그 외 배란 억제 호르몬, 항불안제, 비타민 보충 등도
도움이 됩니다. 식이요법, 운동, 여성임을 긍정적으로
받아들이는 인식 재조정 등이 도움이 됩니다.

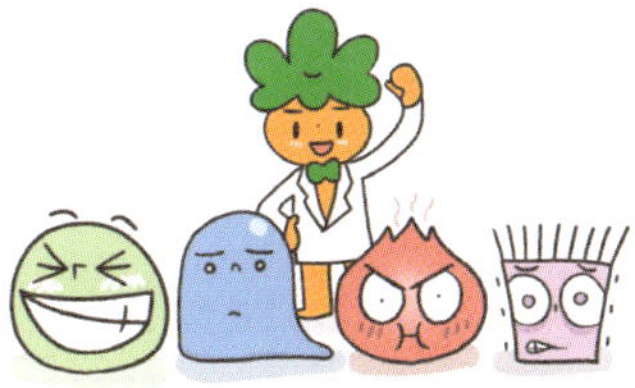

PART 05

불안장애

Episode
01

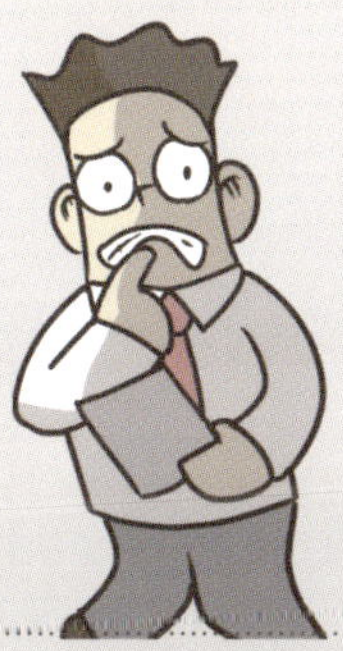

사회불안장애

Episode
02

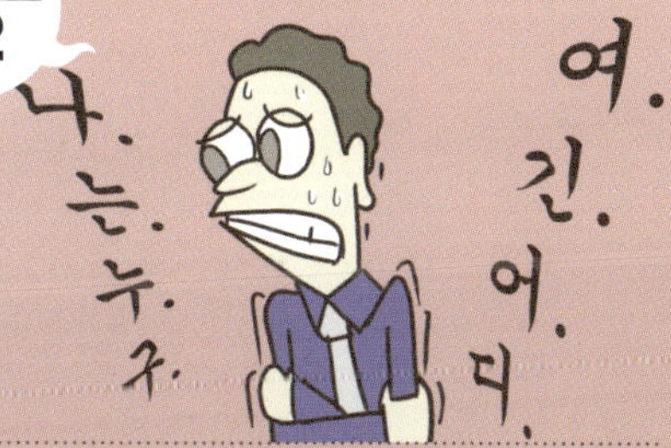

공황장애

Episode
03

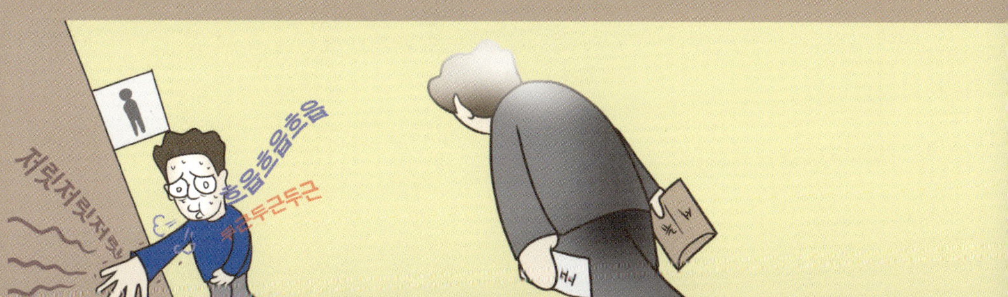

범불안장애

Episode **01**

사회불안장애

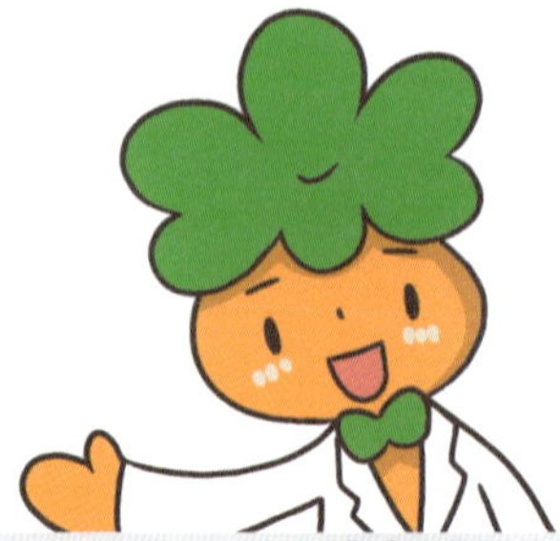

Dr.Dangam

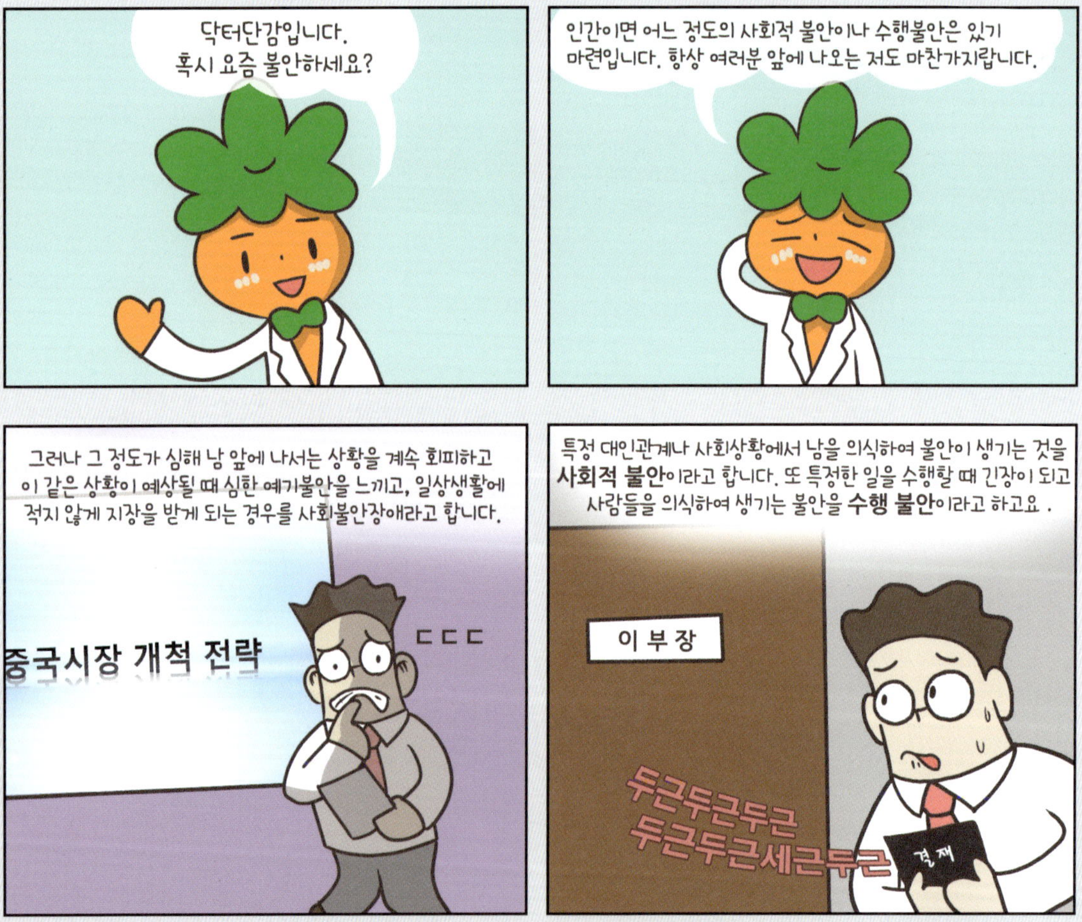
닥터단감입니다.
혹시 요즘 불안하세요?
인간이면 어느 정도의 사회적 불안이나 수행불안은 있기 마련입니다. 항상 여러분 앞에 나오는 저도 마찬가지랍니다.
그러나 그 정도가 심해 남 앞에 나서는 상황을 계속 회피하고 이 같은 상황이 예상될 때 심한 예기불안을 느끼고, 일상생활에 적지 않게 지장을 받게 되는 경우를 사회불안장애라고 합니다.
중국시장 개척 전략
ㄷㄷㄷ
특정 대인관계나 사회상황에서 남을 의식하여 불안이 생기는 것을 **사회적 불안**이라고 합니다. 또 특정한 일을 수행할 때 긴장이 되고 사람들을 의식하여 생기는 불안을 **수행 불안**이라고 하고요.
이 부장
두근두근두근
두근두근세근두근
결재

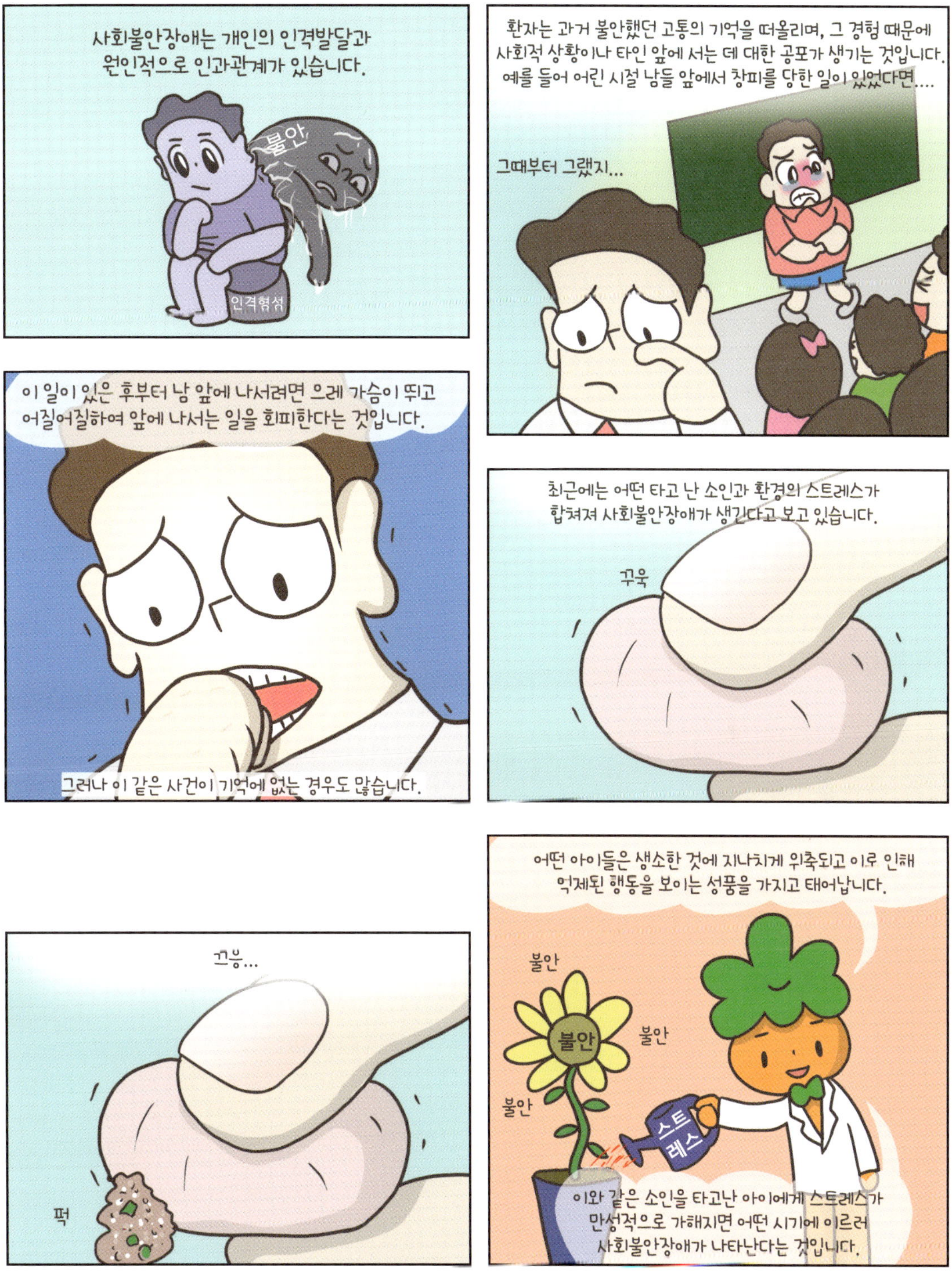
사회불안장애는 개인의 인격발달과 원인적으로 인과관계가 있습니다.
불안
인격형성
환자는 과거 불안했던 고통의 기억을 떠올리며, 그 경험 때문에 사회적 상황이나 타인 앞에 서는 데 대한 공포가 생기는 것입니다. 예를 들어 어린 시절 남들 앞에서 창피를 당한 일이 있었다면....
그때부터 그랬지...
이 일이 있은 후부터 남 앞에 나서려면 으레 가슴이 뛰고 어질어질하여 앞에 나서는 일을 회피한다는 것입니다.
그러나 이 같은 사건이 기억에 없는 경우도 많습니다.
최근에는 어떤 타고 난 소인과 환경의 스트레스가 합쳐져 사회불안장애가 생긴다고 보고 있습니다.
꾸욱
끄응...
퍽
어떤 아이들은 생소한 것에 지나치게 위축되고 이로 인해 억제된 행동을 보이는 성품을 가지고 태어납니다.
불안
불안
불안
불안
스트레스
이와 같은 소인을 타고난 아이에게 스트레스가 만성적으로 가해지면 어떤 시기에 이르러 사회불안장애가 나타난다는 것입니다.

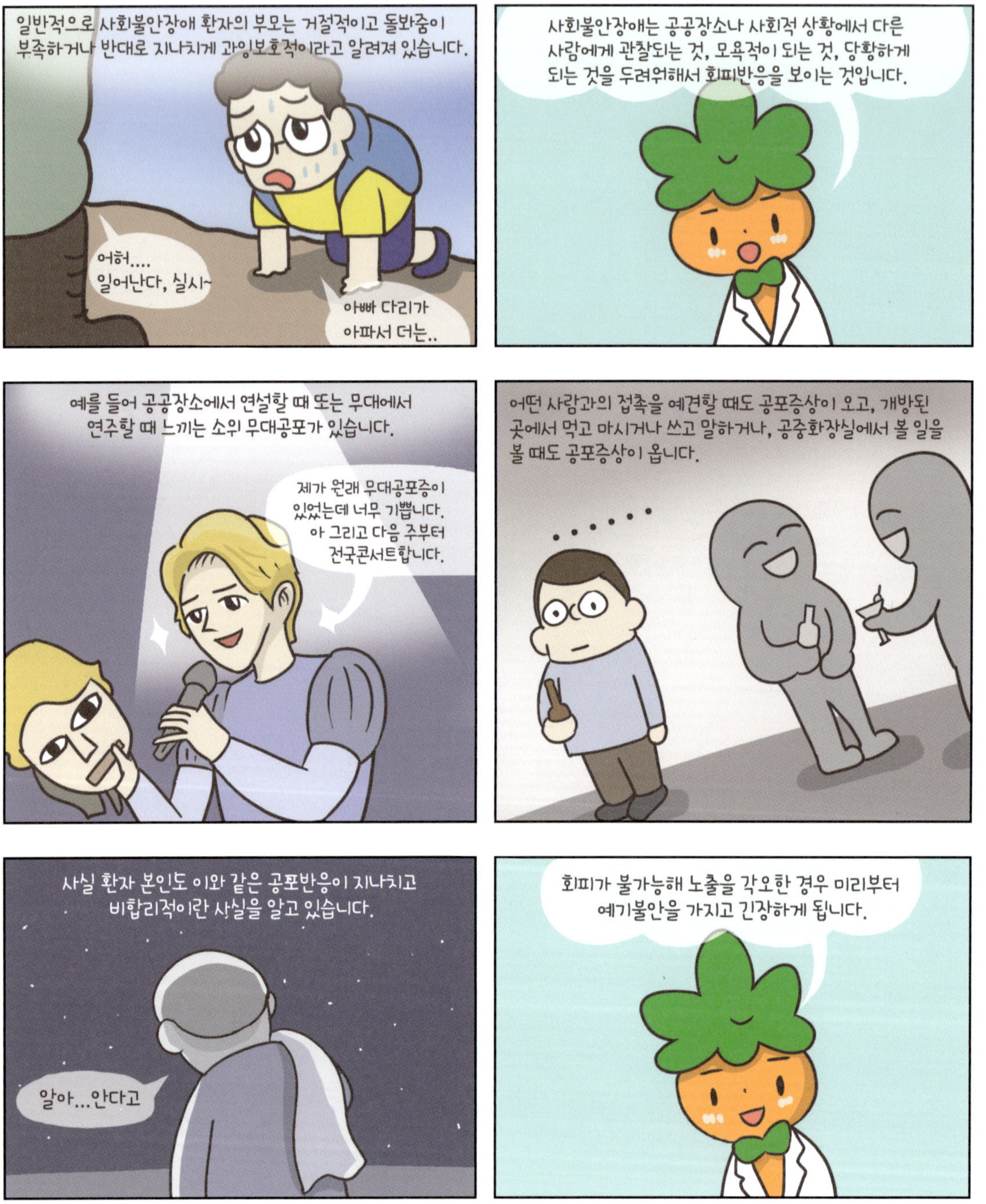
일반적으로 사회불안장애 환자의 부모는 거절적이고 돌봐줌이 부족하거나 반대로 지나치게 과잉보호적이라고 알려져 있습니다.
어허....
일어난다, 실시~
아빠 다리가
아파서 더는..
사회불안장애는 공공장소나 사회적 상황에서 다른 사람에게 관찰되는 것, 모욕적이 되는 것, 당황하게 되는 것을 두려워해서 회피반응을 보이는 것입니다.
예를 들어 공공장소에서 연설할 때 또는 무대에서 연주할 때 느끼는 소위 무대공포가 있습니다.
제가 원래 무대공포증이 있었는데 너무 기쁩니다. 아 그리고 다음 주부터 전국콘서트합니다.
어떤 사람과의 접촉을 예견할 때도 공포증상이 오고, 개방된 곳에서 먹고 마시거나 쓰고 말하거나, 공중화장실에서 볼 일을 볼 때도 공포증상이 옵니다.
......
사실 환자 본인도 이와 같은 공포반응이 지나치고 비합리적이란 사실을 알고 있습니다.
알아...안다고
회피가 불가능해 노출을 각오한 경우 미리부터 예기불안을 가지고 긴장하게 됩니다.

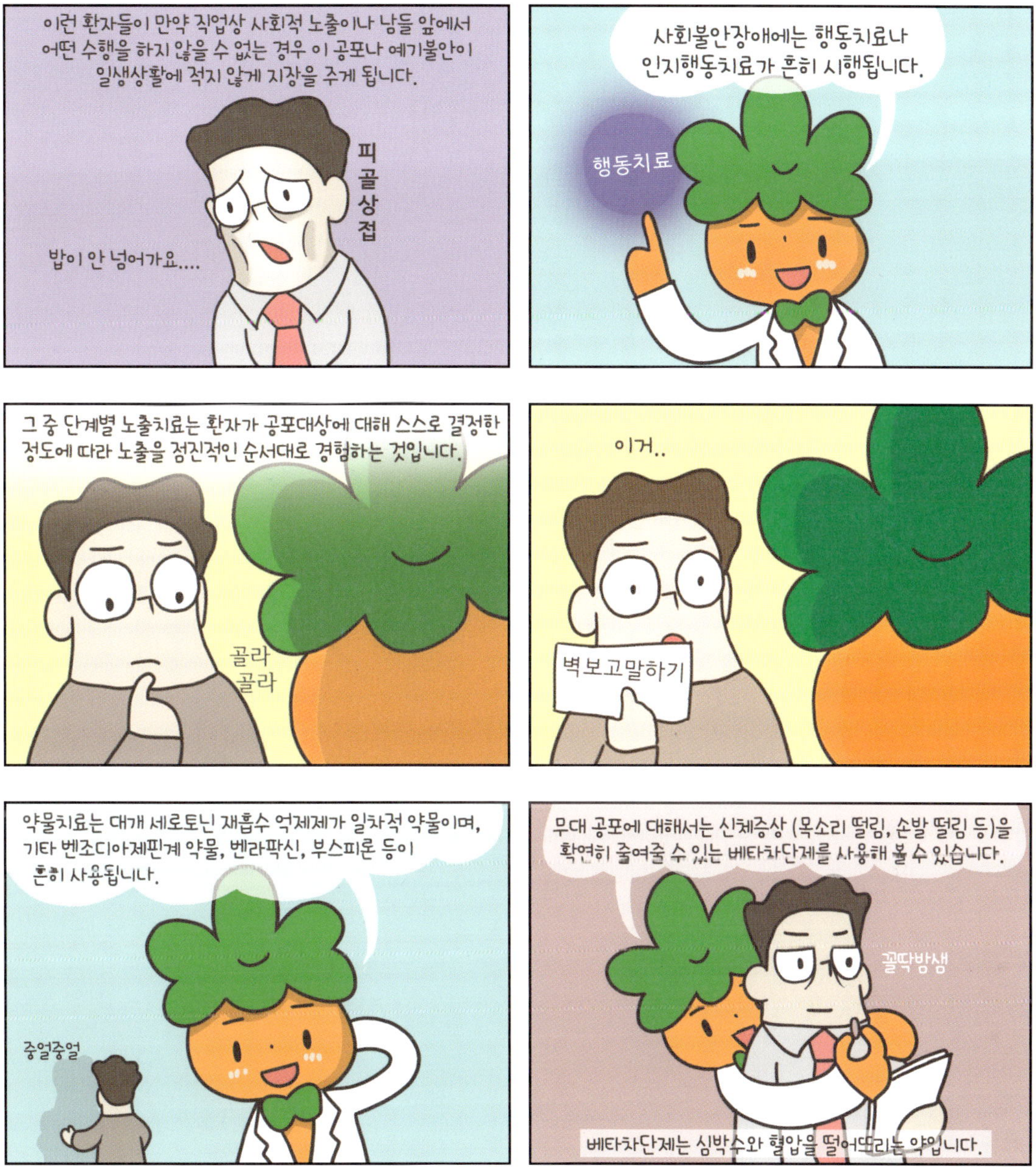

이런 환자들이 만약 직업상 사회적 노출이나 남들 앞에서 어떤 수행을 하지 않을 수 없는 경우 이 공포나 예기불안이 일생생활에 적지 않게 지장을 주게 됩니다.
피골상접
밥이 안 넘어가요....
사회불안장애에는 행동치료나 인지행동치료가 흔히 시행됩니다.
행동치료
그 중 단계별 노출치료는 환자가 공포대상에 대해 스스로 결정한 정도에 따라 노출을 점진적인 순서대로 경험하는 것입니다.
골라 골라
이거..
벽보고말하기
약물치료는 대개 세로토닌 재흡수 억제제가 일차적 약물이며, 기타 벤조디아제핀계 약물, 벤라팍신, 부스피론 등이 흔히 사용됩니나.
중얼중얼
무대 공포에 대해서는 신체증상 (목소리 떨림, 손발 떨림 등)을 확연히 줄여줄 수 있는 베타차단제를 사용해 볼 수 있습니다.
꼴딱밤샘
베타차단제는 심박수와 혈압을 떨어뜨리는 약입니다.

Episode **02**

공황장애

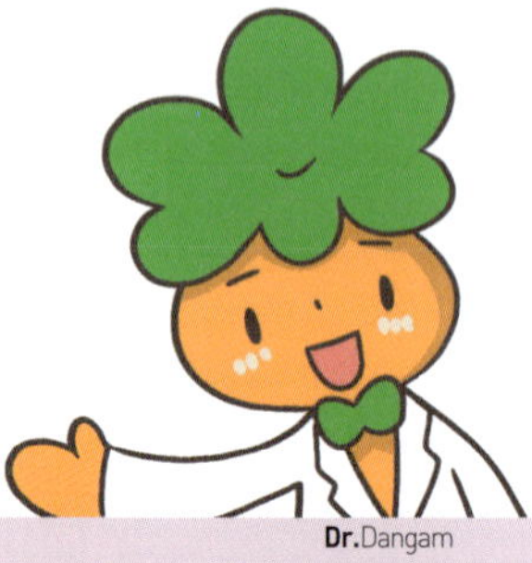

Dr.Dangam

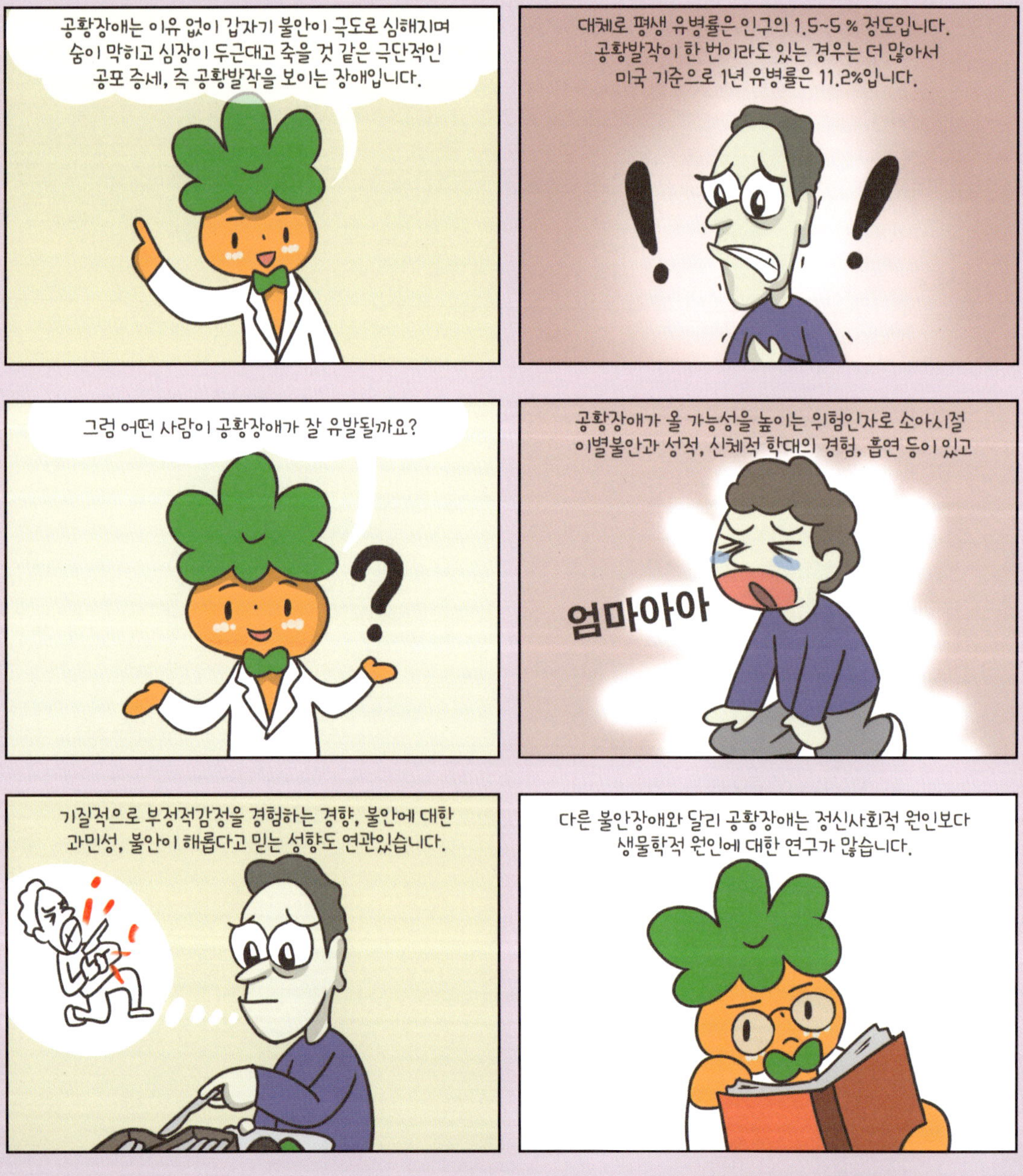

공황장애는 이유 없이 갑자기 불안이 극도로 심해지며 숨이 막히고 심장이 두근대고 죽을 것 같은 극단적인 공포 증세, 즉 공황발작을 보이는 장애입니다.
대체로 평생 유병률은 인구의 1.5~5 % 정도입니다. 공황발작이 한 번이라도 있는 경우는 더 많아서 미국 기준으로 1년 유병률은 11.2%입니다.
그럼 어떤 사람이 공황장애가 잘 유발될까요?
공황장애가 올 가능성을 높이는 위험인자로 소아시절 이별불안과 성적, 신체적 학대의 경험, 흡연 등이 있고
엄마아아
기질적으로 부정적감정을 경험하는 경향, 불안에 대한 과민성, 불안이 해롭다고 믿는 성향도 연관있습니다.
다른 불안장애와 달리 공황장애는 정신사회적 원인보다 생물학적 원인에 대한 연구가 많습니다.

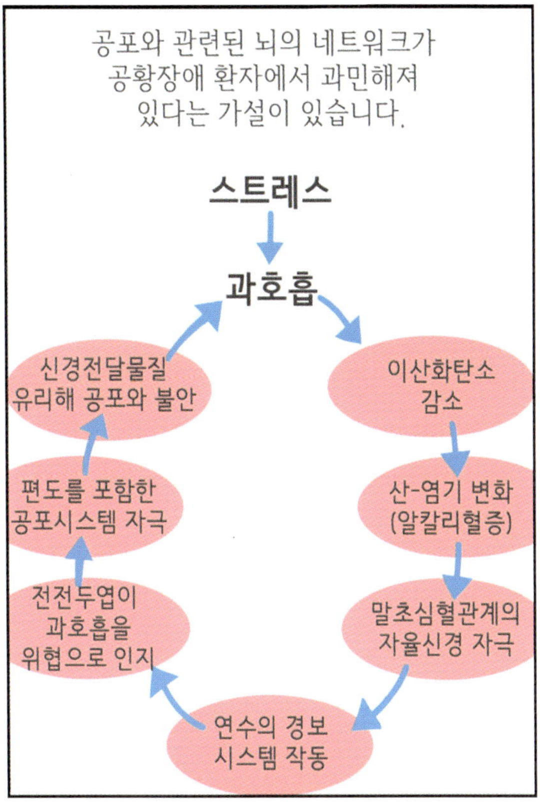
공포와 관련된 뇌의 네트워크가
공황장애 환자에서 과민해져
있다는 가설이 있습니다.
스트레스
과호흡
이산화탄소 감소
산-염기 변화 (알칼리혈증)
말초심혈관계의 자율신경 자극
연수의 경보 시스템 작동
전전두엽이 과호흡을 위협으로 인지
편도를 포함한 공포시스템 자극
신경전달물질 유리해 공포와 불안

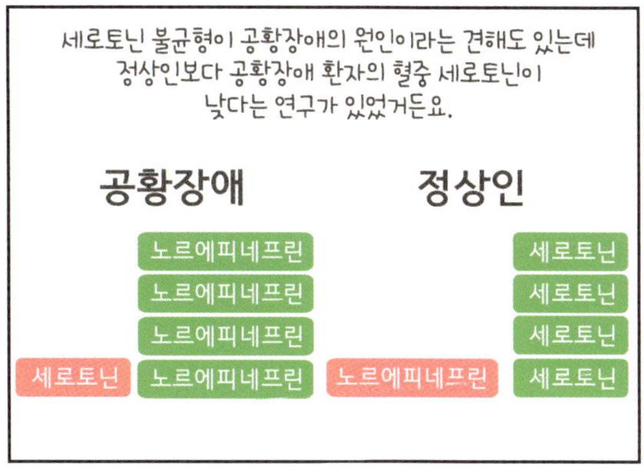
세로토닌 불균형이 공황장애의 원인이라는 견해도 있는데
정상인보다 공황장애 환자의 혈중 세로토닌이
낮다는 연구가 있었거든요.
공황장애
정상인
노르에피네프린
노르에피네프린
노르에피네프린
세로토닌
노르에피네프린
세로토닌
세로토닌
세로토닌
노르에피네프린
세로토닌

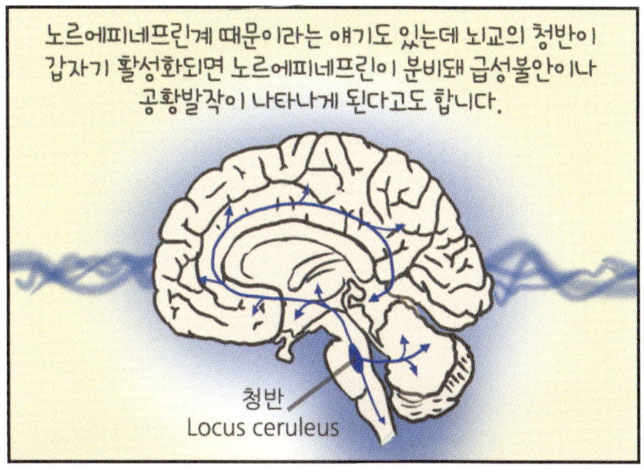
노르에피네프린계 때문이라는 얘기도 있는데 뇌교의 청반이
갑자기 활성화되면 노르에피네프린이 분비돼 급성불안이나
공황발작이 나타나게 된다고도 합니다.
청반
Locus ceruleus

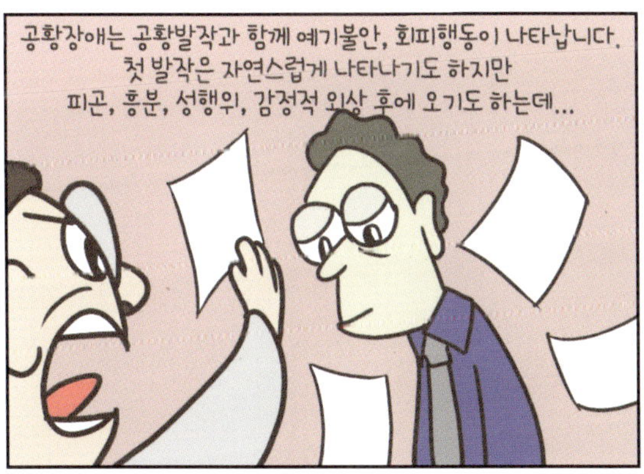
공황장애는 공황발작과 함께 예기불안, 회피행동이 나타납니다.
첫 발작은 자연스럽게 나타나기도 하지만
피곤, 흥분, 성행위, 감정적 외상 후에 오기도 하는데...

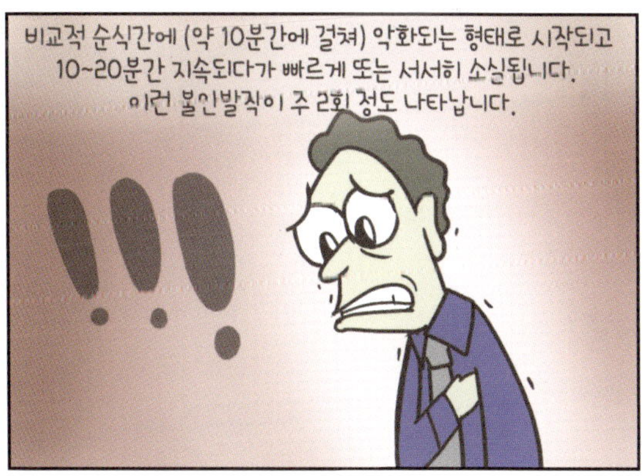
비교적 순식간에 (약 10분간에 걸쳐) 악화되는 형태로 시작되고
10~20분간 지속되다가 빠르게 또는 서서히 소실됩니다.
이런 불인발직이 주 2회 정도 나타납니다.
!!!

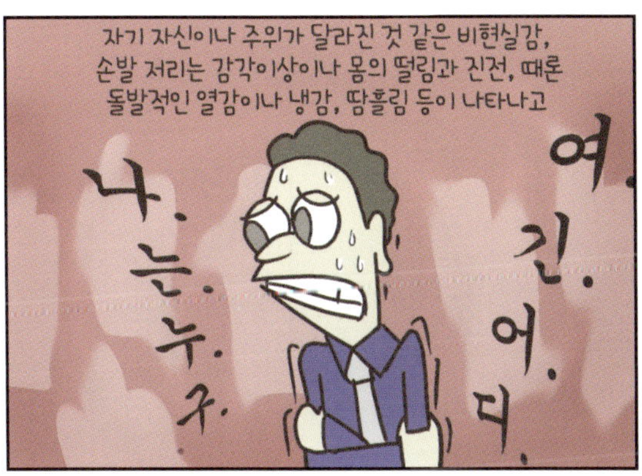
자기 자신이나 주위가 달라진 것 같은 비현실감,
손발 저리는 감각이상이나 몸의 떨림과 진전, 때론
돌발적인 열감이나 냉감, 땀흘림 등이 나타나고
나. 는. 누. 구.
여. 긴. 어. 디.

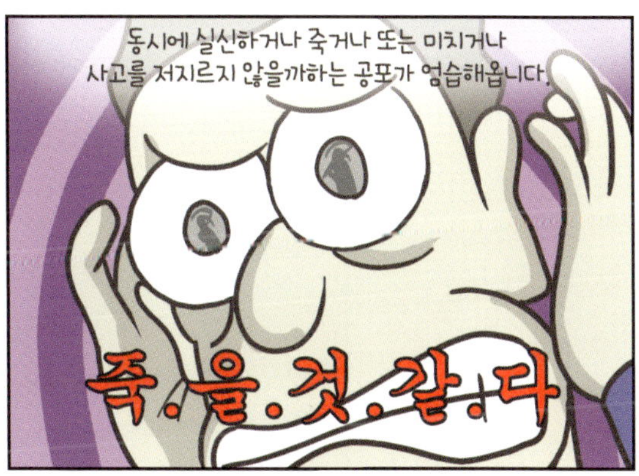
동시에 실신하거나 죽거나 또는 미치거나
사고를 저지르지 않을까하는 공포가 엄습해옵니다.
죽.을.것.같.다

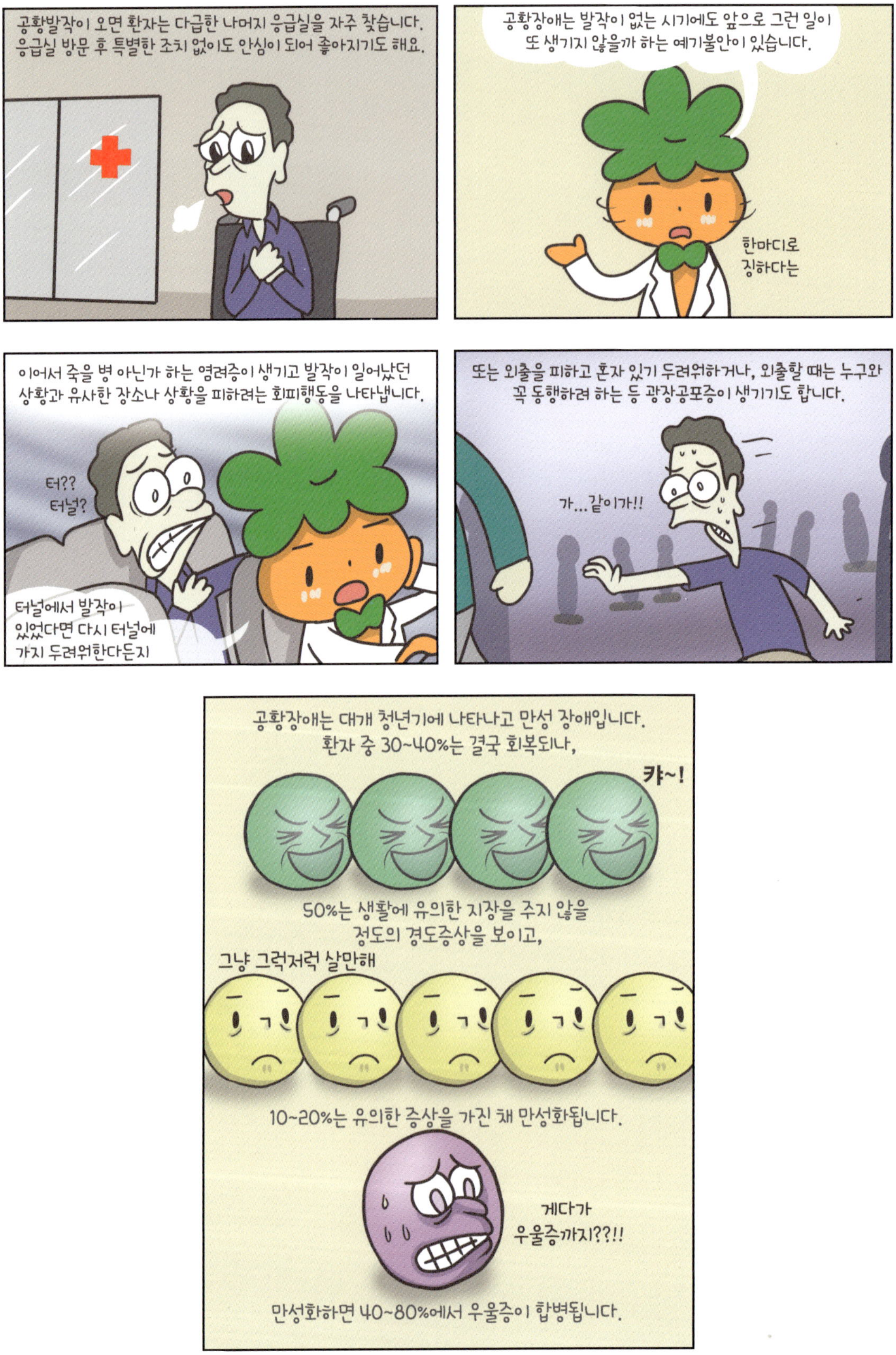
공황발작이 오면 환자는 다급한 나머지 응급실을 자주 찾습니다.
응급실 방문 후 특별한 조치 없이도 안심이 되어 좋아지기도 해요.
공황장애는 발작이 없는 시기에도 앞으로 그런 일이 또 생기지 않을까 하는 예기불안이 있습니다.
한마디로 징하다는
이어서 죽을 병 아닌가 하는 염려증이 생기고 발작이 일어났던 상황과 유사한 장소나 상황을 피하려는 회피행동을 나타냅니다.
터?? 터널?
터널에서 발작이 있었다면 다시 터널에 가지 두려워한다든지
또는 외출을 피하고 혼자 있기 두려워하거나, 외출할 때는 누구와 꼭 동행하려 하는 등 광장공포증이 생기기도 합니다.
가... 같이가!!
공황장애는 대개 청년기에 나타나고 만성 장애입니다.
환자 중 30~40%는 결국 회복되나,
캬~!
50%는 생활에 유의한 지장을 주지 않을 정도의 경도증상을 보이고,
그냥 그럭저럭 살만해
10~20%는 유의한 증상을 가진 채 만성화됩니다.
게다가 우울증까지??!!
만성화하면 40~80%에서 우울증이 합병됩니다.

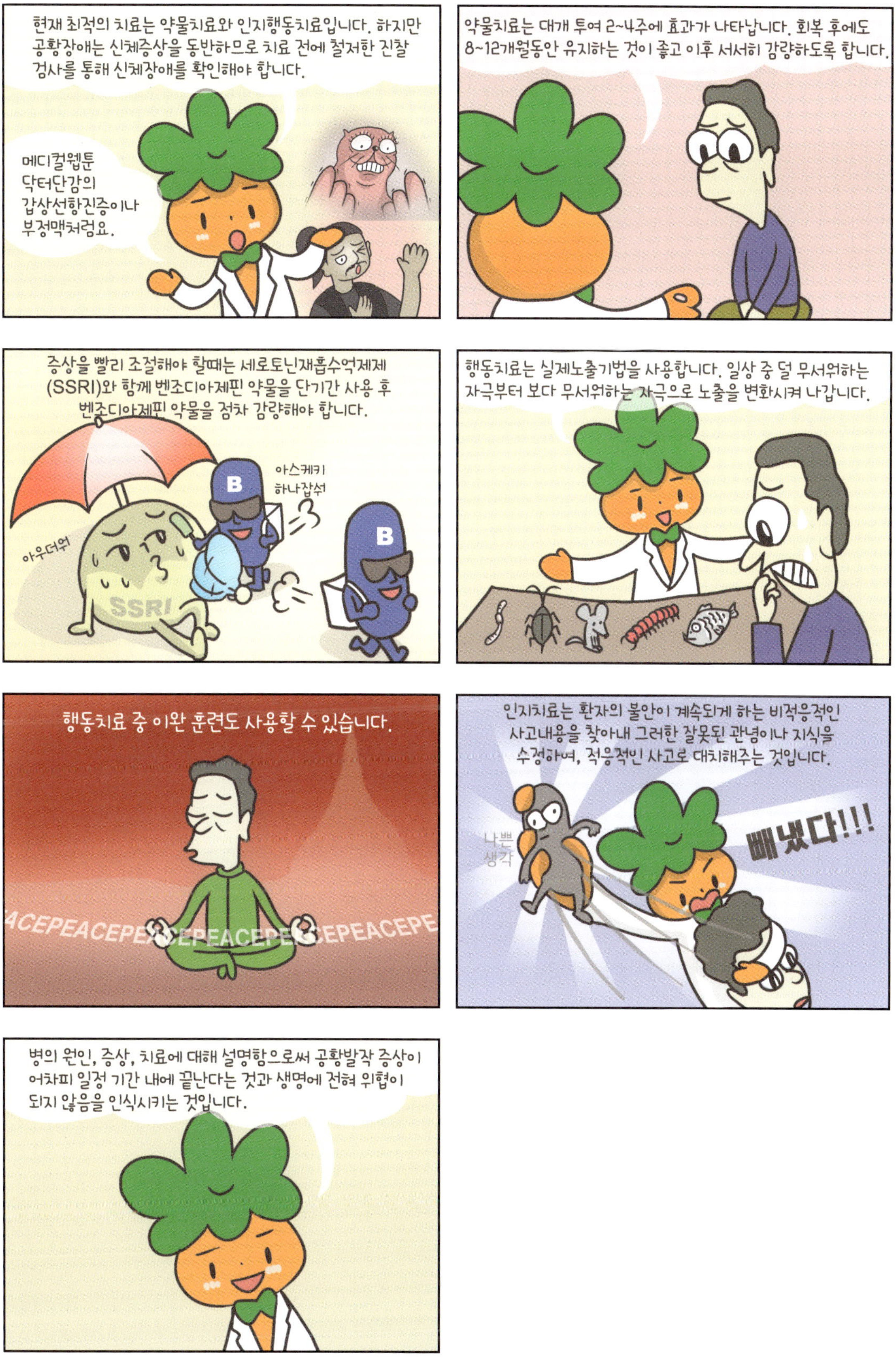

현재 최적의 치료는 약물치료와 인지행동치료입니다. 하지만 공황장애는 신체증상을 동반하므로 치료 전에 철저한 진찰 검사를 통해 신체장애를 확인해야 합니다.
메디컬웹툰 닥터단감의 갑상선항진증이나 부정맥처럼요.
약물치료는 대개 투여 2~4주에 효과가 나타납니다. 회복 후에도 8~12개월동안 유지하는 것이 좋고 이후 서서히 감량하도록 합니다.
증상을 빨리 조절해야 할때는 세로토닌재흡수억제제(SSRI)와 함께 벤조디아제핀 약물을 단기간 사용 후 벤조디아제핀 약물을 점차 감량해야 합니다.
아우더워
아스케키 하나잡쉬
SSRI
행동치료는 실제노출기법을 사용합니다. 일상 중 덜 무서워하는 자극부터 보다 무서워하는 자극으로 노출을 변화시켜 나갑니다.
행동치료 중 이완 훈련도 사용할 수 있습니다.
ACEPEACEPEACEPEACEPEACEPEACEPE
인지치료는 환자의 불안이 계속되게 하는 비적응적인 사고내용을 찾아내 그러한 잘못된 관념이나 지식을 수정하여, 적응적인 사고로 대치해주는 것입니다.
나쁜 생각
빼냈다!!!
병의 원인, 증상, 치료에 대해 설명함으로써 공황발작 증상이 어차피 일정 기간 내에 끝난다는 것과 생명에 전혀 위협이 되지 않음을 인식시키는 것입니다.

Episode 03

범불안장애

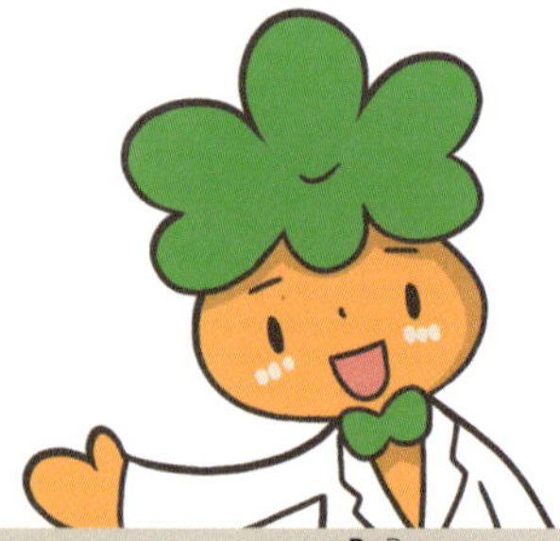

Dr.Dangam

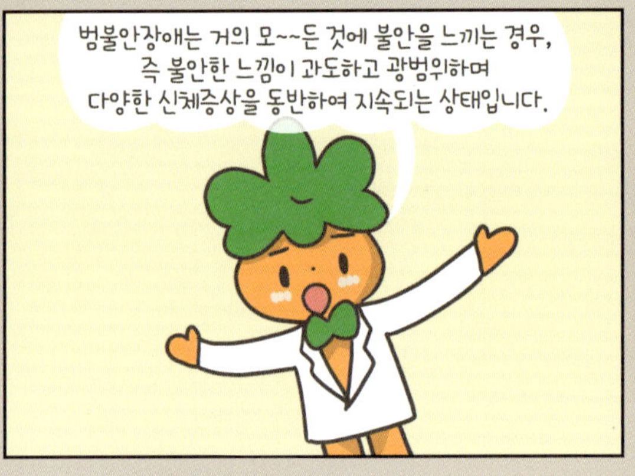
범불안장애는 거의 모~~든 것에 불안을 느끼는 경우,
즉 불안한 느낌이 과도하고 광범위하며
다양한 신체증상을 동반하여 지속되는 상태입니다.

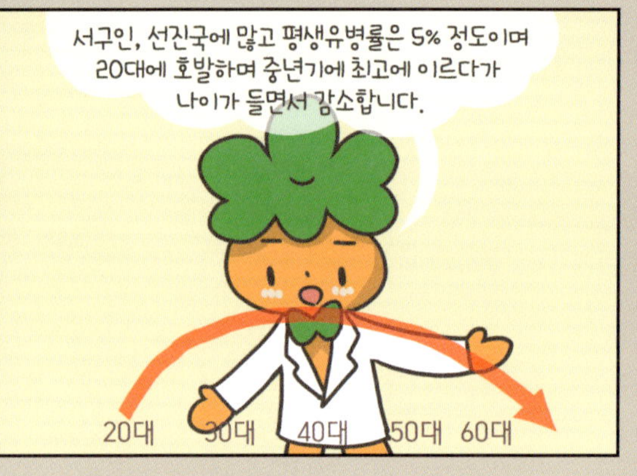
서구인, 선진국에 많고 평생유병률은 5% 정도이며
20대에 호발하며 중년기에 최고에 이르다가
나이가 들면서 감소합니다.
20대
30대
40대
50대
60대

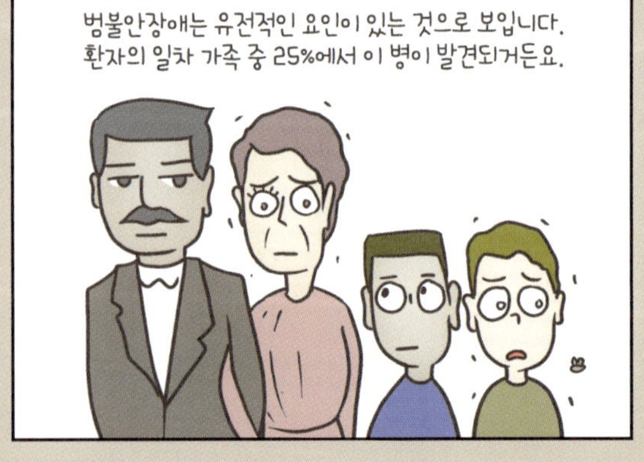
범불안장애는 유전적인 요인이 있는 것으로 보입니다.
환자의 일차 가족 중 25%에서 이 병이 발견되거든요.

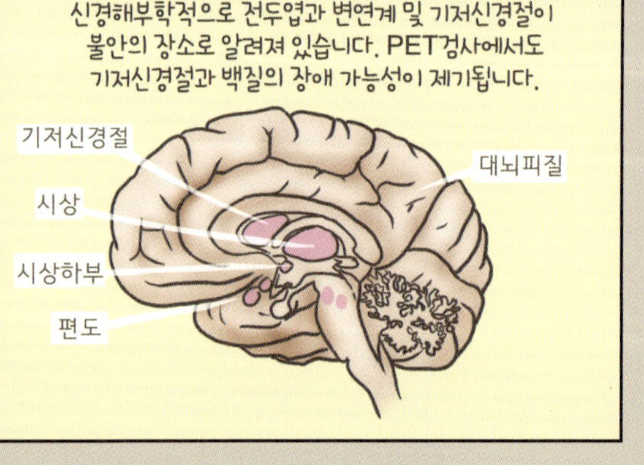

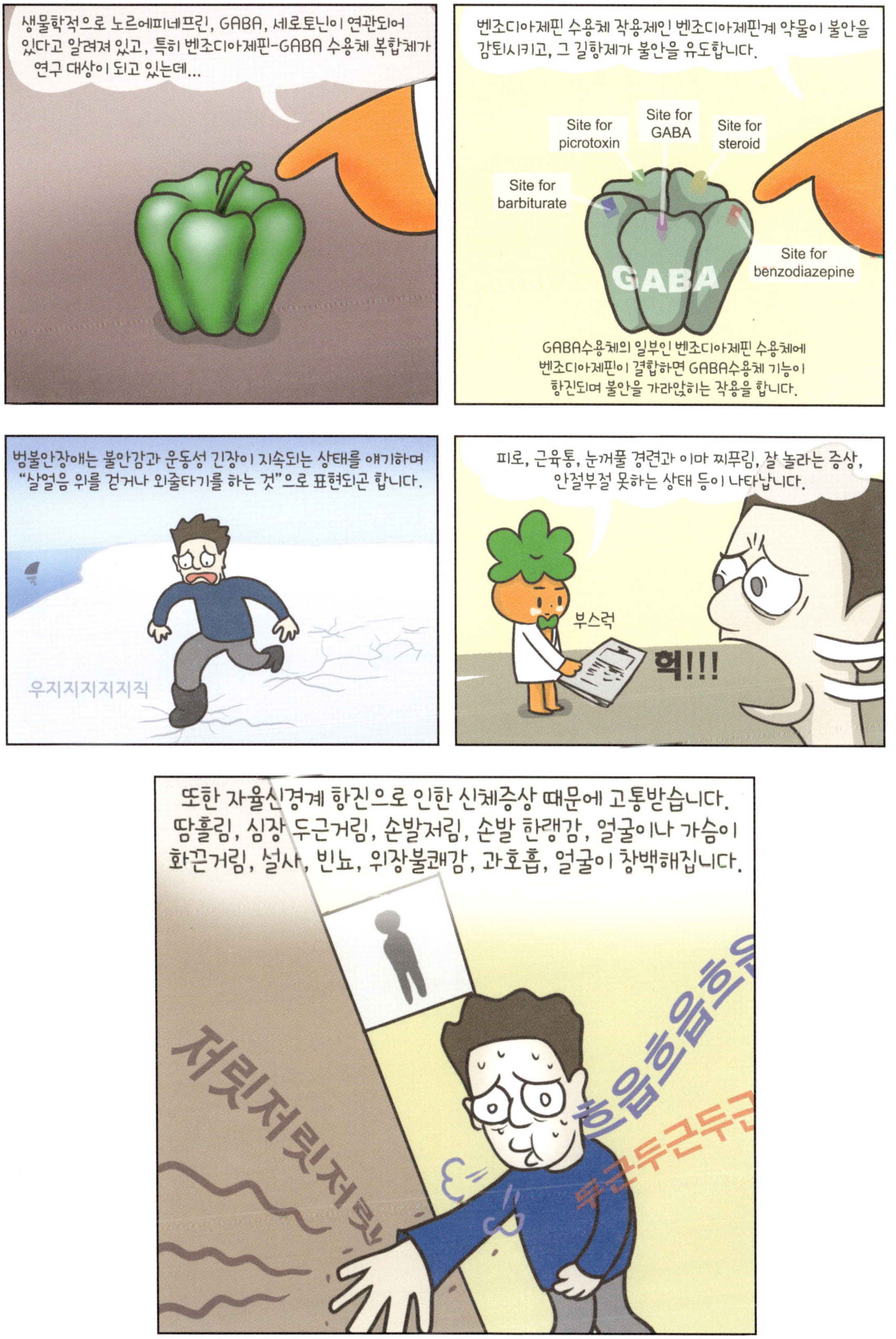
생물학적으로 노르에피네프린, GABA, 세로토닌이 연관되어 있다고 알려져 있고, 특히 벤조디아제핀-GABA 수용체 복합체가 연구 대상이 되고 있는데...
벤조디아제핀 수용체 작용제인 벤조디아제핀계 약물이 불안을 감퇴시키고, 그 길항제가 불안을 유도합니다.
Site for picrotoxin
Site for GABA
Site for steroid
Site for barbiturate
Site for benzodiazepine
GABA
GABA수용체의 일부인 벤조디아제핀 수용체에 벤조디아제핀이 결합하면 GABA수용체 기능이 항진되며 불안을 가라앉히는 작용을 합니다.
범불안장애는 불안감과 운동성 긴장이 지속되는 상태를 얘기하며 "살얼음 위를 걷거나 외줄타기를 하는 것"으로 표현되곤 합니다.
우지지지지지직
피로, 근육통, 눈꺼풀 경련과 이마 찌푸림, 잘 놀라는 증상, 안절부절 못하는 상태 등이 나타납니다.
부스럭
헉!!!
또한 자율신경계 항진으로 인한 신체증상 때문에 고통받습니다. 땀흘림, 심장 두근거림, 손발저림, 손발 한랭감, 얼굴이나 가슴이 화끈거림, 설사, 빈뇨, 위장불쾌감, 과호흡, 얼굴이 창백해집니다.
저릿저릿저릿
흐읍흐읍흐읍
두근두근두근

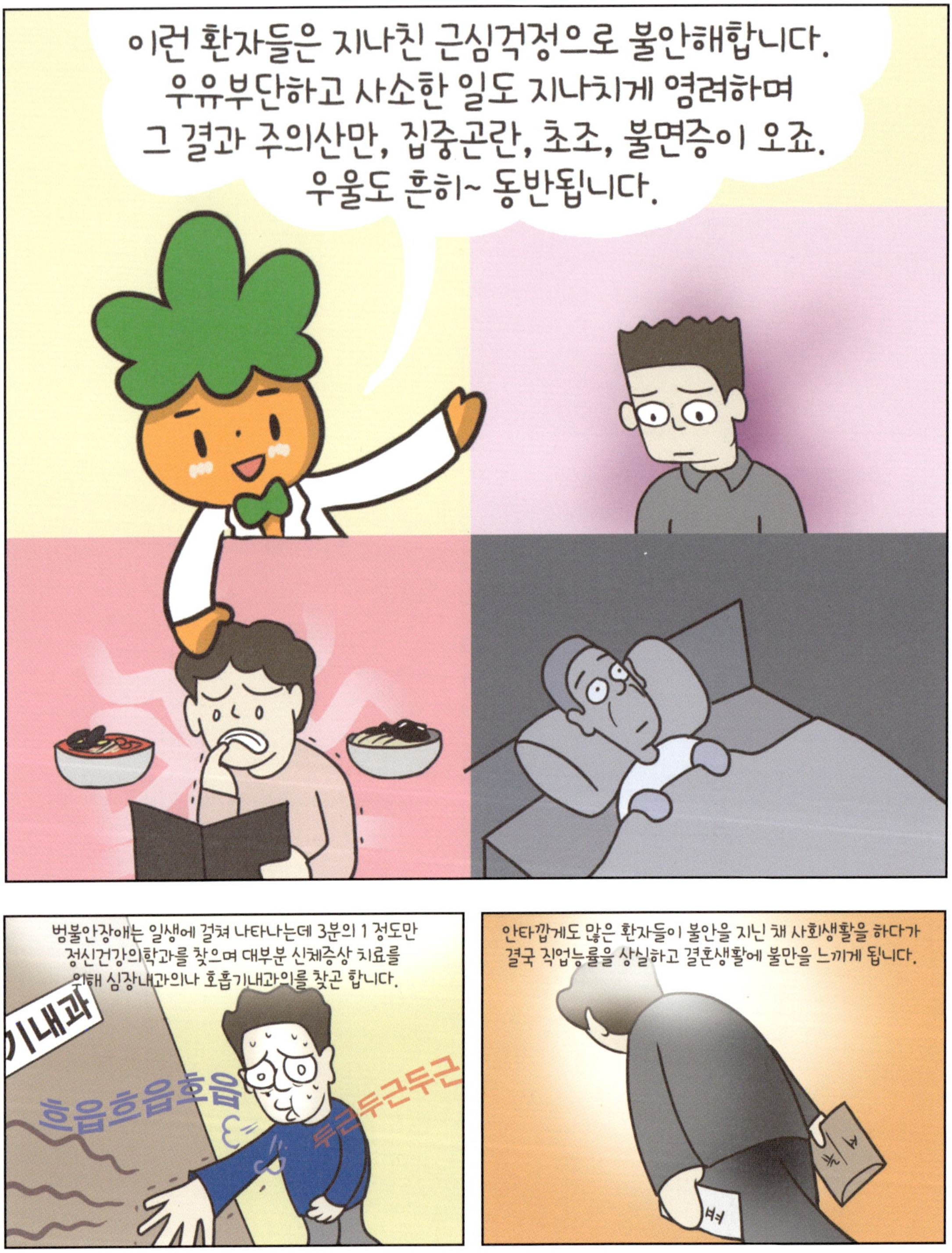
이런 환자들은 지나친 근심걱정으로 불안해합니다.
우유부단하고 사소한 일도 지나치게 염려하며
그 결과 주의산만, 집중곤란, 초조, 불면증이 오죠.
우울도 흔히~ 동반됩니다.
범불안장애는 일생에 걸쳐 나타나는데 3분의 1 정도만
정신건강의학과를 찾으며 대부분 신체증상 치료를
위해 심장내과의나 호흡기내과의를 찾곤 합니다.
기내과
흐읍흐읍흐읍
두근두근두근
안타깝게도 많은 환자들이 불안을 지닌 채 사회생활을 하다가
결국 직업능률을 상실하고 결혼생활에 불만을 느끼게 됩니다.

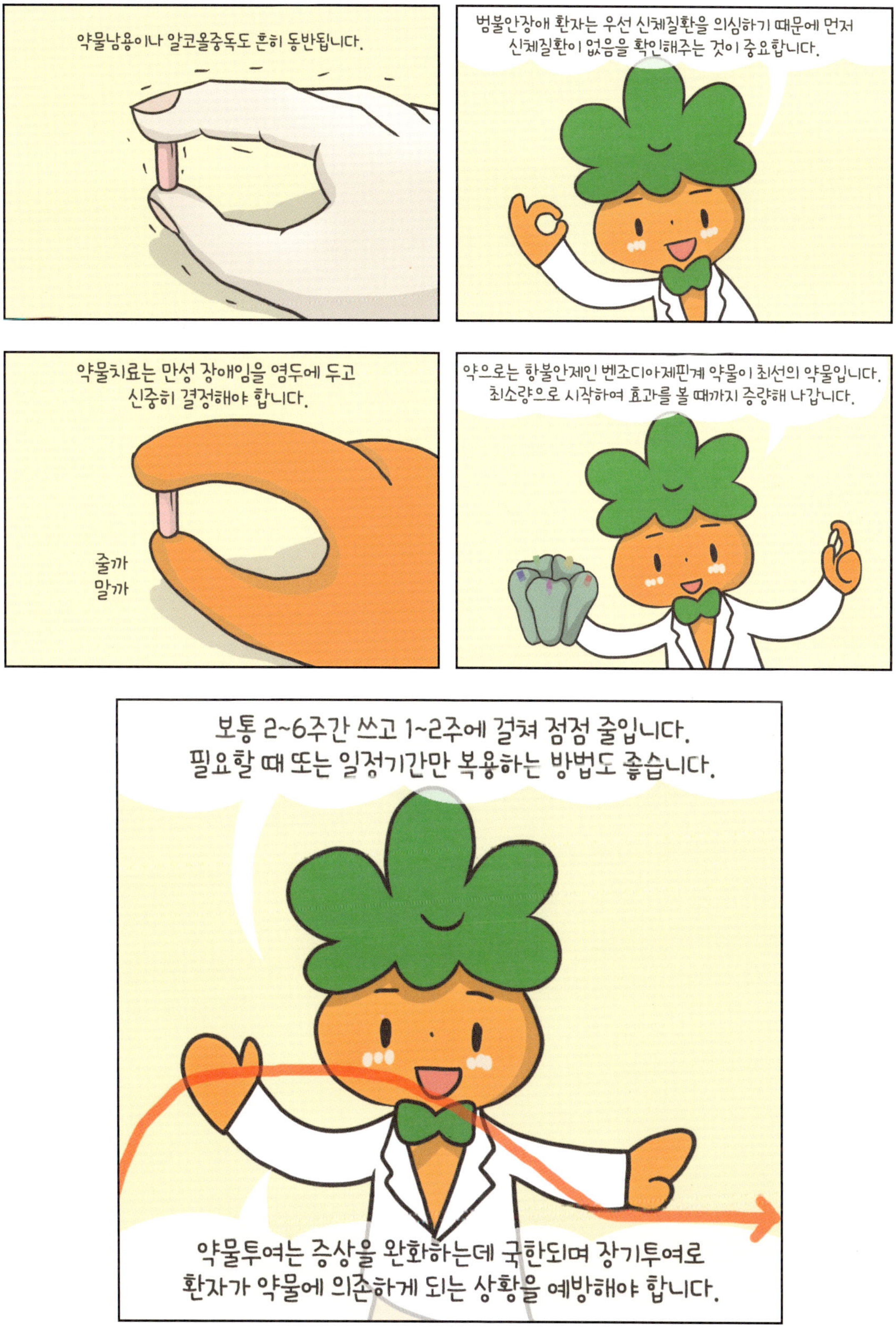
약물남용이나 알코올중독도 흔히 동반됩니다.
범불안장애 환자는 우선 신체질환을 의심하기 때문에 먼저 신체질환이 없음을 확인해주는 것이 중요합니다.
약물치료는 만성 장애임을 염두에 두고 신중히 결정해야 합니다.
줄까 말까
약으로는 항불안제인 벤조디아제핀계 약물이 최선의 약물입니다. 최소량으로 시작하여 효과를 볼 때까지 증량해 나갑니다.
보통 2~6주간 쓰고 1~2주에 걸쳐 점점 줄입니다. 필요할 때 또는 일정기간만 복용하는 방법도 좋습니다.
약물투여는 증상을 완화하는데 국한되며 장기투여로 환자가 약물에 의존하게 되는 상황을 예방해야 합니다.

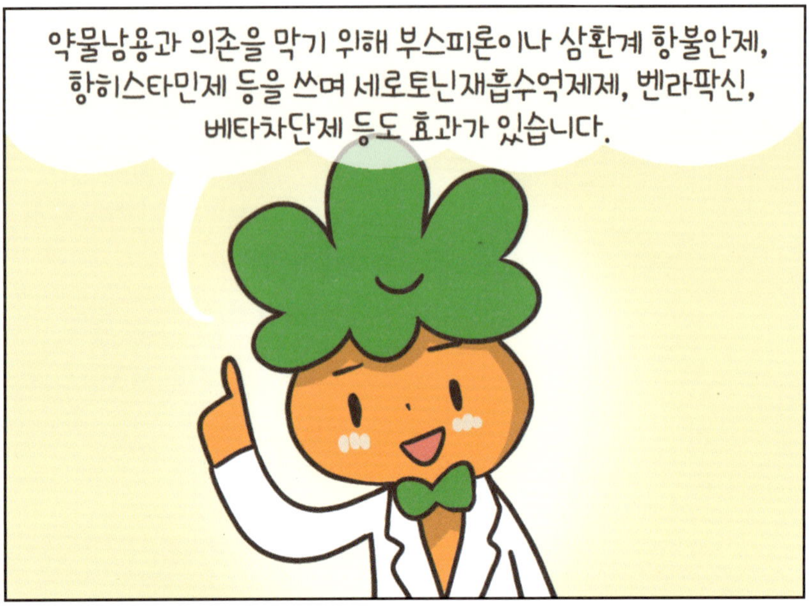
약물남용과 의존을 막기 위해 부스피론이나 삼환계 항불안제,
항히스타민제 등을 쓰며 세로토닌재흡수억제제, 벤라팍신,
베타차단제 등도 효과가 있습니다.

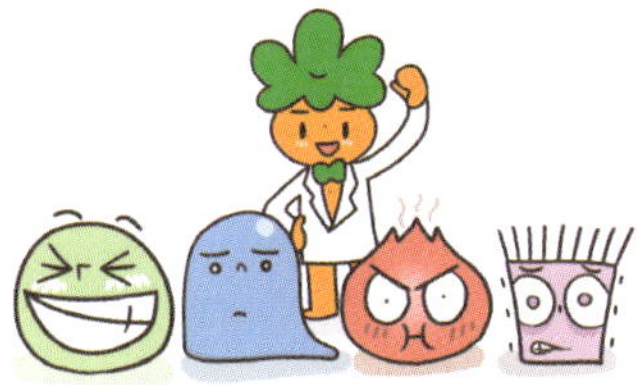

PART 06

강박 및 관련 장애

Episode 01

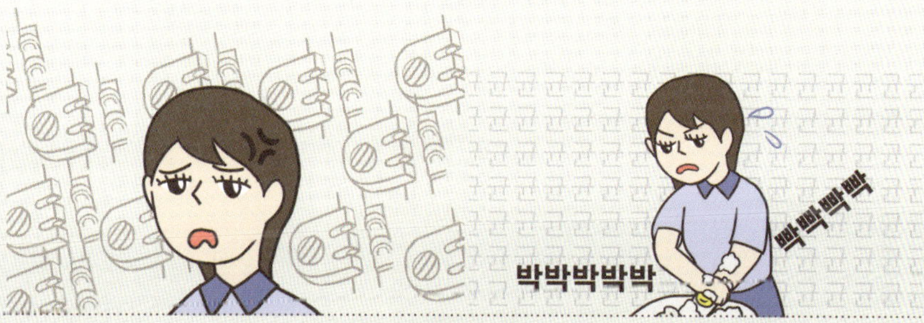

강박장애

Episode 02

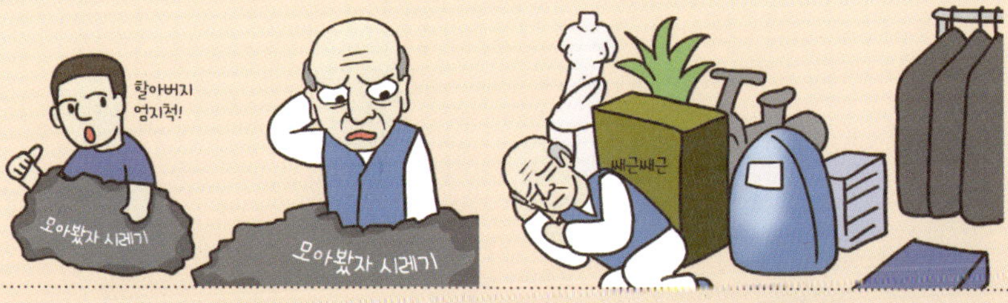

저장장애

Episode **01**

강박장애

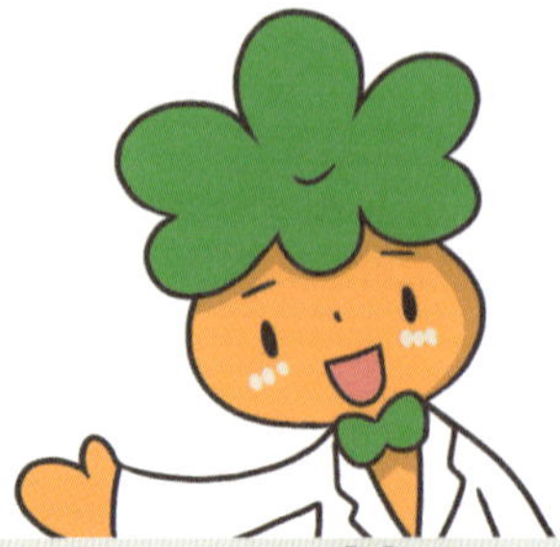

Dr.Dangam

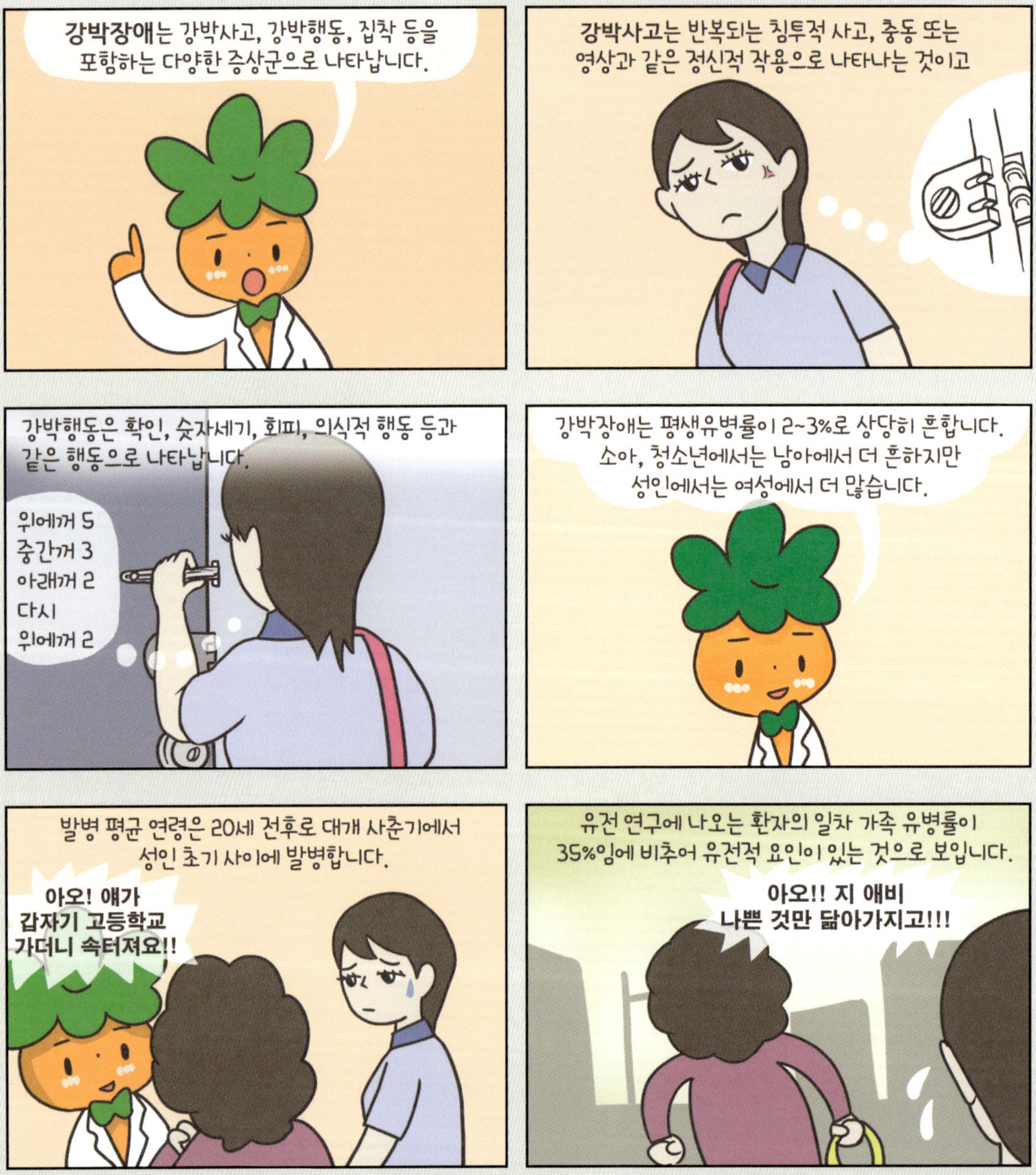
강박장애는 강박사고, 강박행동, 집착 등을 포함하는 다양한 증상군으로 나타납니다.
강박사고는 반복되는 침투적 사고, 충동 또는 영상과 같은 정신적 작용으로 나타나는 것이고
강박행동은 확인, 숫자세기, 회피, 의식적 행동 등과 같은 행동으로 나타납니다.
위에꺼 5 중간꺼 3 아래꺼 2 다시 위에꺼 2
강박장애는 평생유병률이 2~3%로 상당히 흔합니다. 소아, 청소년에서는 남아에서 더 흔하지만 성인에서는 여성에서 더 많습니다.
발병 평균 연령은 20세 전후로 대개 사춘기에서 성인 초기 사이에 발병합니다.
아오! 얘가 갑자기 고등학교 가더니 속터져요!!
유전 연구에 나오는 환자의 일차 가족 유병률이 35%임에 비추어 유전적 요인이 있는 것으로 보입니다.
아오!! 지 애비 나쁜 것만 닮아가지고!!!

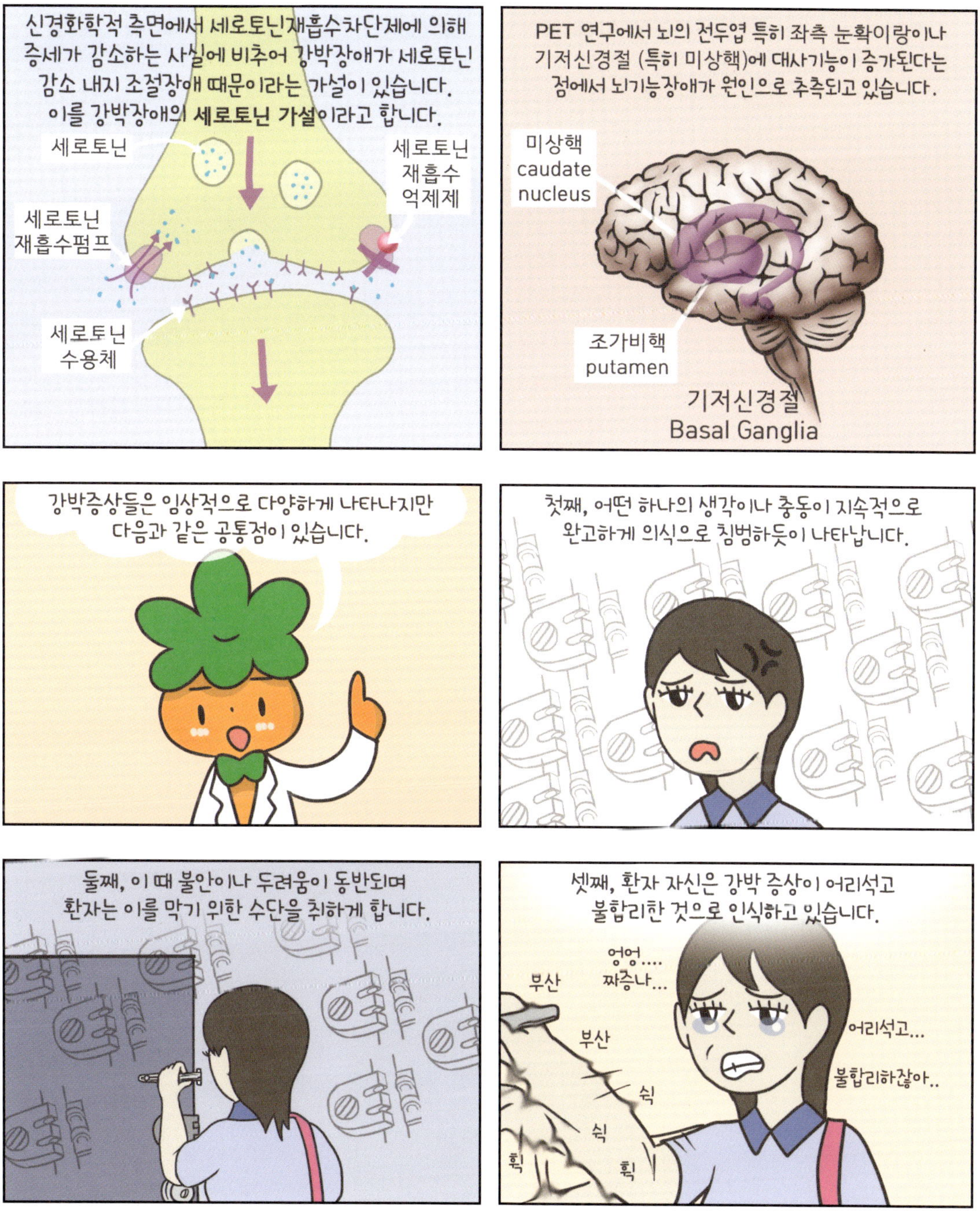
신경화학적 측면에서 세로토닌재흡수차단제에 의해 증세가 감소하는 사실에 비추어 강박장애가 세로토닌 감소 내지 조절장애 때문이라는 가설이 있습니다.
이를 강박장애의 **세로토닌 가설**이라고 합니다.
세로토닌
세로토닌 재흡수 억제제
세로토닌 재흡수펌프
세로토닌 수용체
PET 연구에서 뇌의 전두엽 특히 좌측 눈확이랑이나 기저신경절 (특히 미상핵)에 대사기능이 증가된다는 점에서 뇌기능장애가 원인으로 추측되고 있습니다.
미상핵 caudate nucleus
조가비핵 putamen
기저신경절 Basal Ganglia
강박증상들은 임상적으로 다양하게 나타나지만 다음과 같은 공통점이 있습니다.
첫째, 어떤 하나의 생각이나 충동이 지속적으로 완고하게 의식으로 침범하듯이 나타납니다.
둘째, 이 때 불안이나 두려움이 동반되며 환자는 이를 막기 위한 수단을 취하게 합니다.
셋째, 환자 자신은 강박 증상이 어리석고 불합리한 것으로 인식하고 있습니다.
부산
엉엉.... 짜증나...
부산
쉭
쉭
휙
휙
어리석고...
불합리하잖아..

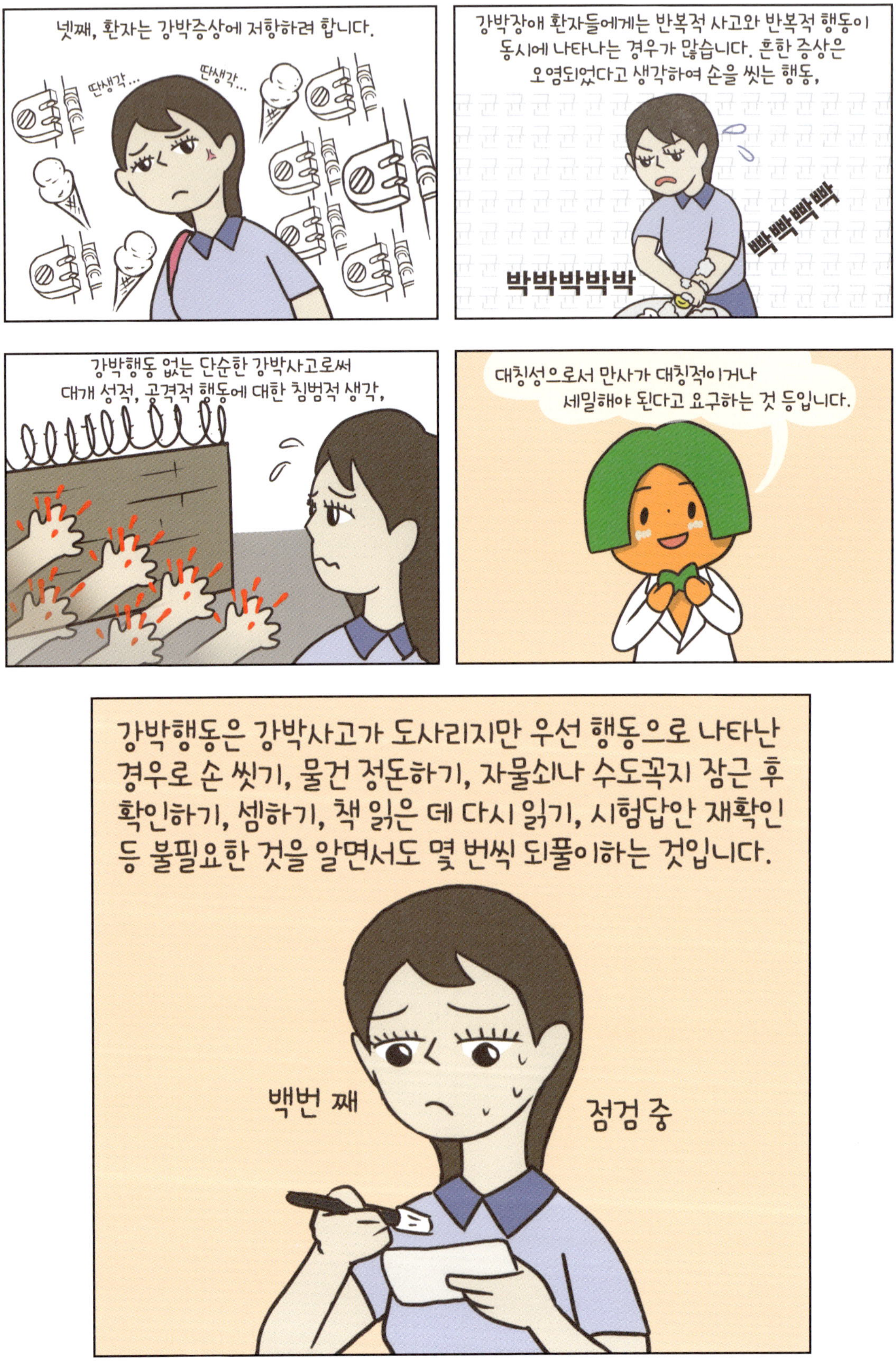
넷째, 환자는 강박증상에 저항하려 합니다.
딴생각...
딴생각...
강박장애 환자들에게는 반복적 사고와 반복적 행동이
동시에 나타나는 경우가 많습니다. 흔한 증상은
오염되었다고 생각하여 손을 씻는 행동,
박박박박박
빡빡빡빡
강박행동 없는 단순한 강박사고로써
대개 성적, 공격적 행동에 대한 침범적 생각,
대칭성으로서 만사가 대칭적이거나
세밀해야 된다고 요구하는 것 등입니다.
강박행동은 강박사고가 도사리지만 우선 행동으로 나타난
경우로 손 씻기, 물건 정돈하기, 자물쇠나 수도꼭지 잠근 후
확인하기, 셈하기, 책 읽은 데 다시 읽기, 시험답안 재확인
등 불필요한 것을 알면서도 몇 번씩 되풀이하는 것입니다.
백번 째
점검 중

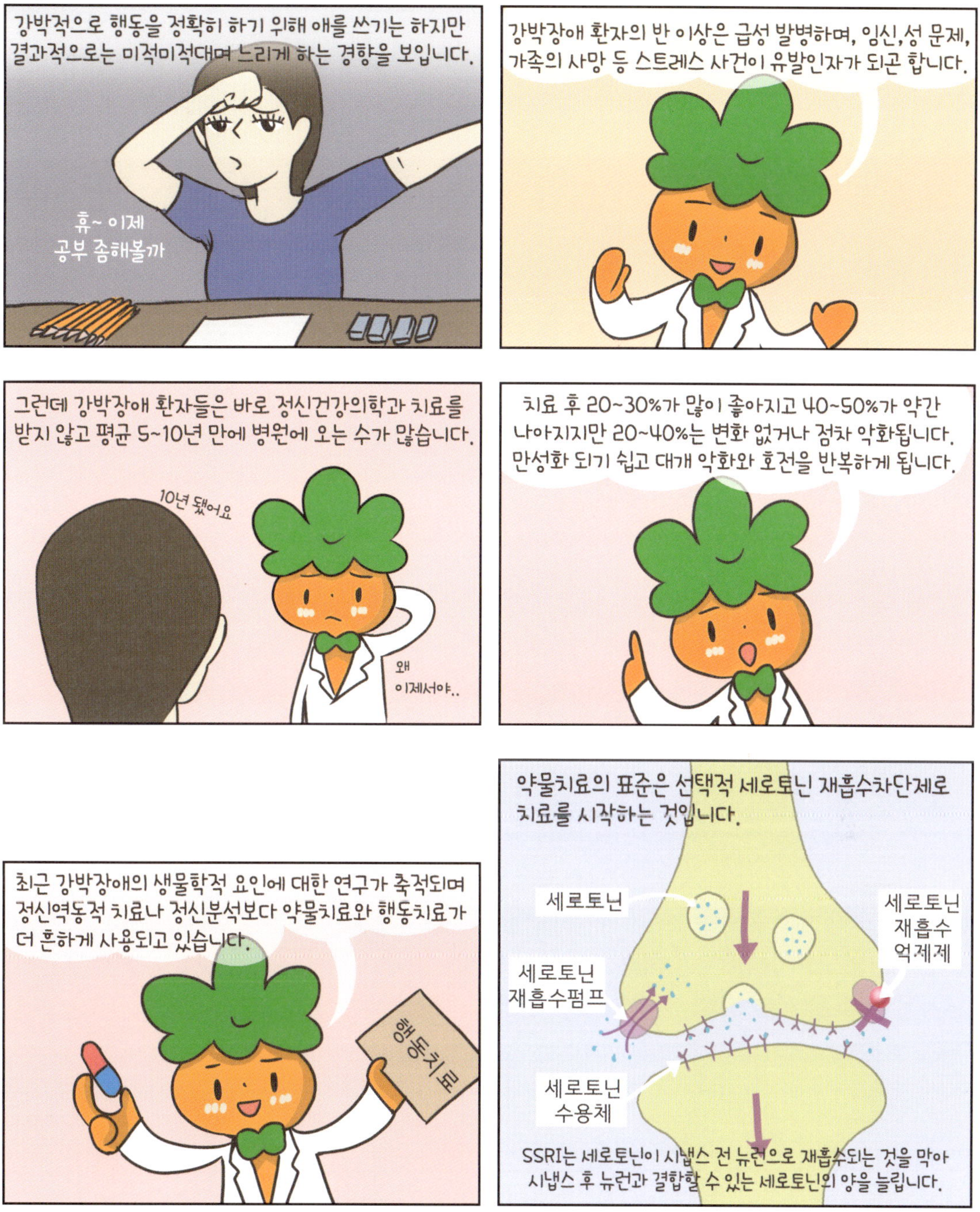
강박적으로 행동을 정확히 하기 위해 애를 쓰기는 하지만 결과적으로는 미적미적대며 느리게 하는 경향을 보입니다.
휴~ 이제 공부 좀해볼까
강박장애 환자의 반 이상은 급성 발병하며, 임신,성 문제, 가족의 사망 등 스트레스 사건이 유발인자가 되곤 합니다.
그런데 강박장애 환자들은 바로 정신건강의학과 치료를 받지 않고 평균 5~10년 만에 병원에 오는 수가 많습니다.
10년 됐어요
왜 이제서야..
치료 후 20~30%가 많이 좋아지고 40~50%가 약간 나아지지만 20~40%는 변화 없거나 점차 악화됩니다. 만성화 되기 쉽고 대개 악화와 호전을 반복하게 됩니다.
최근 강박장애의 생물학적 요인에 대한 연구가 축적되며 정신역동적 치료나 정신분석보다 약물치료와 행동치료가 더 흔하게 사용되고 있습니다.
행동치료
약물치료의 표준은 선택적 세로토닌 재흡수차단제로 치료를 시작하는 것입니다.
세로토닌
세로토닌 재흡수 억제제
세로토닌 재흡수펌프
세로토닌 수용체
SSRI는 세로토닌이 시냅스 전 뉴런으로 재흡수되는 것을 막아 시냅스 후 뉴런과 결합할 수 있는 세로토닌의 양을 늘립니다.

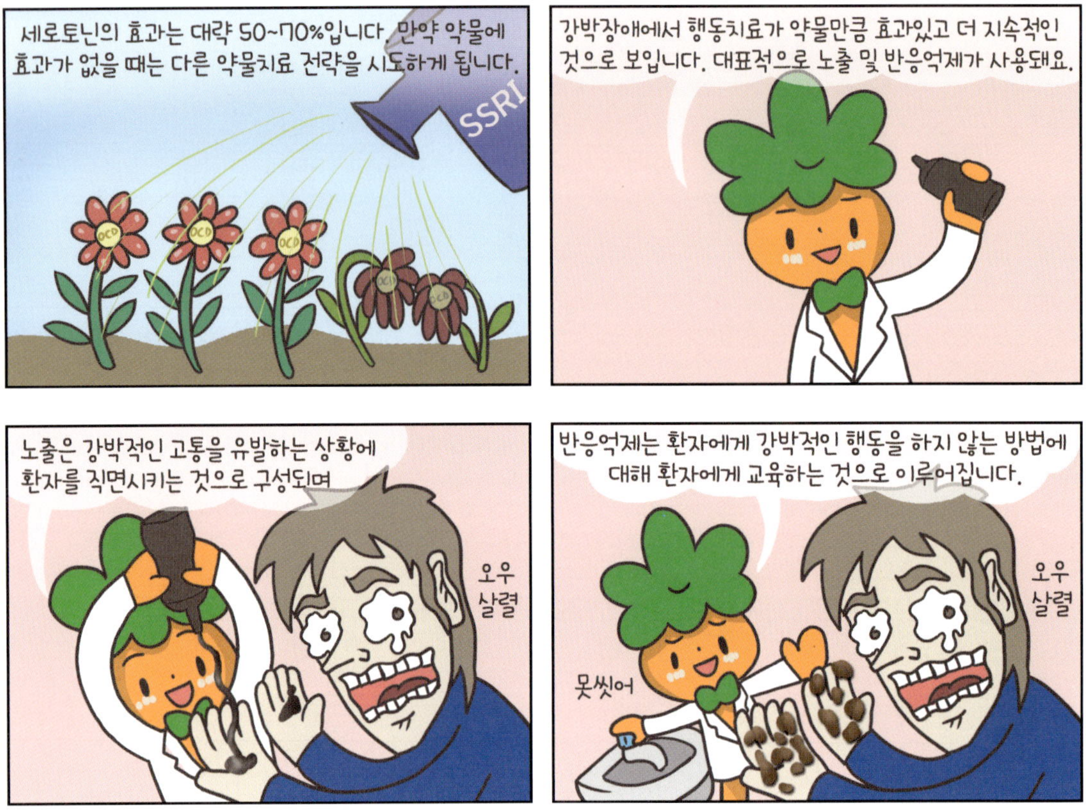
세로토닌의 효과는 대략 50~70%입니다. 만약 약물에
효과가 없을 때는 다른 약물치료 전략을 시도하게 됩니다.
SSRI
OCD
강박장애에서 행동치료가 약물만큼 효과있고 더 지속적인
것으로 보입니다. 대표적으로 노출 및 반응억제가 사용돼요.
노출은 강박적인 고통을 유발하는 상황에
환자를 직면시키는 것으로 구성되며
오우
살결
반응억제는 환자에게 강박적인 행동을 하지 않는 방법에
대해 환자에게 교육하는 것으로 이루어집니다.
못씻어
오우
살결

Episode 02

저장장애

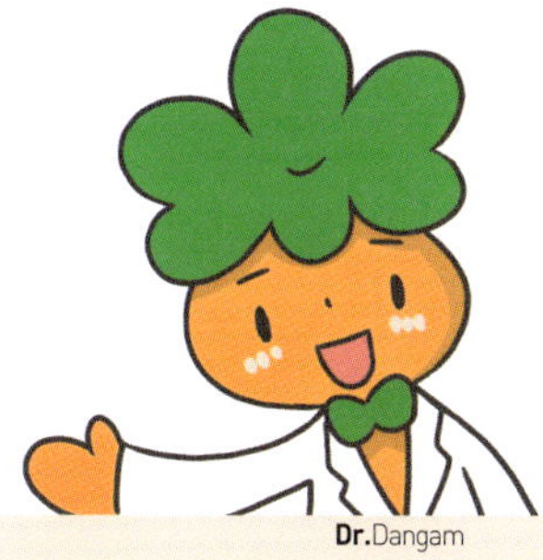
Dr.Dangam

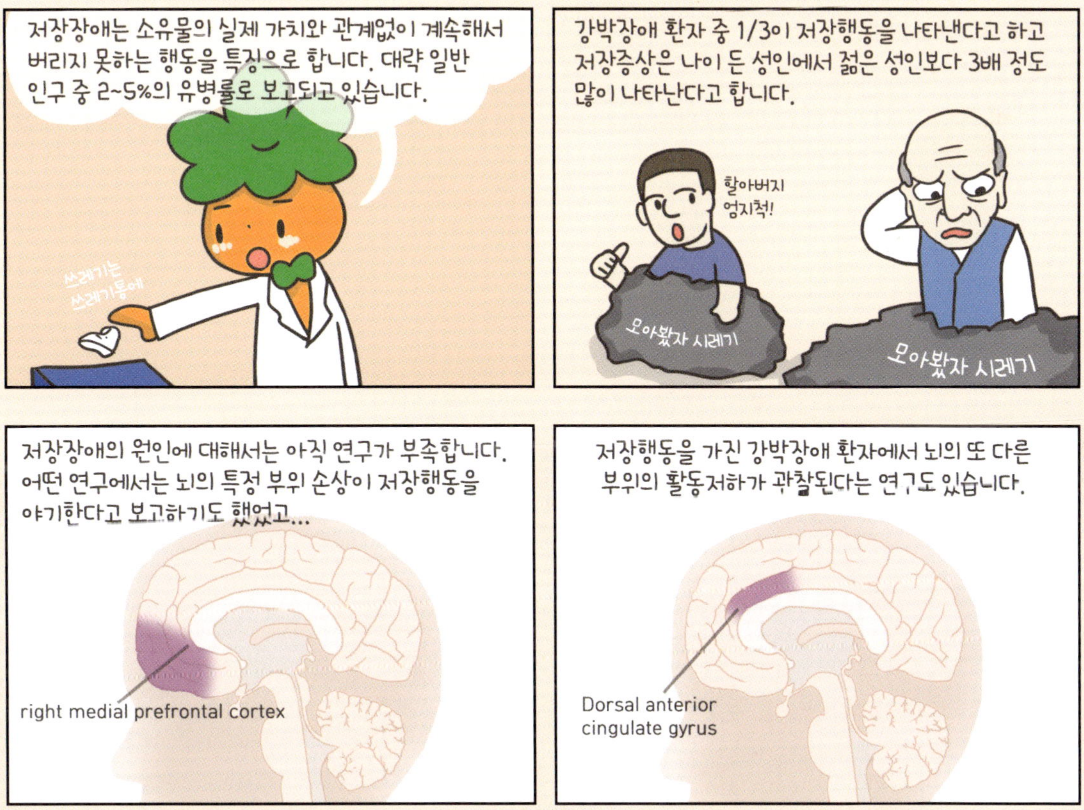
저장장애는 소유물의 실제 가치와 관계없이 계속해서 버리지 못하는 행동을 특징으로 합니다. 대략 일반 인구 중 2~5%의 유병률로 보고되고 있습니다.
쓰레기는 쓰레기통에
강박장애 환자 중 1/3이 저장행동을 나타낸다고 하고 저장증상은 나이 든 성인에서 젊은 성인보다 3배 정도 많이 나타난다고 합니다.
할아버지 엄지척!
모아봤자 시레기
모아봤자 시레기
저장장애의 원인에 대해서는 아직 연구가 부족합니다. 어떤 연구에서는 뇌의 특정 부위 손상이 저장행동을 야기한다고 보고하기도 했었고...
right medial prefrontal cortex
저장행동을 가진 강박장애 환자에서 뇌의 또 다른 부위의 활동저하가 관찰된다는 연구도 있습니다.
Dorsal anterior cingulate gyrus

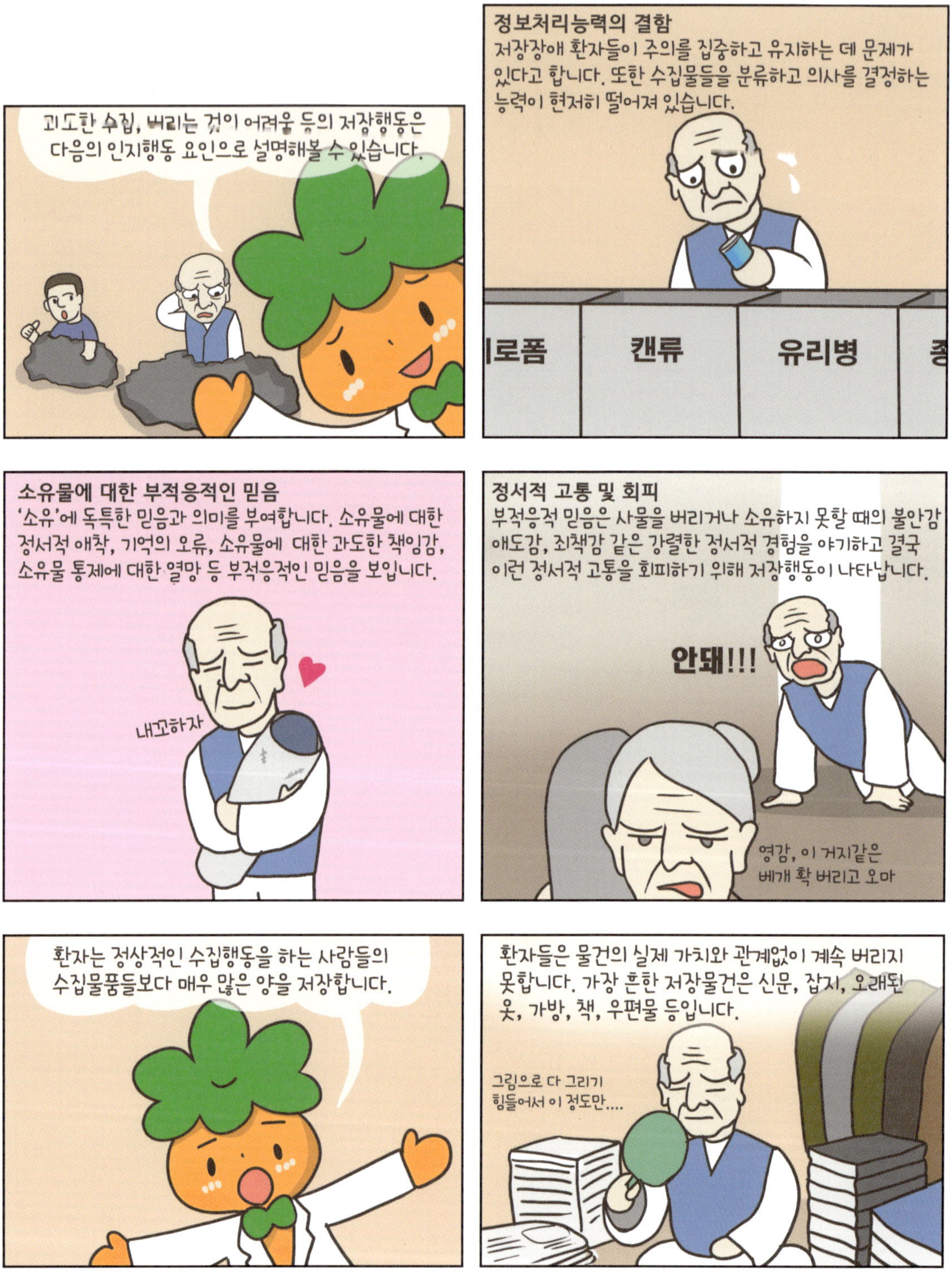
과도한 수집, 버리는 것이 어려움 등의 저장행동은
다음의 인지행동 요인으로 설명해볼 수 있습니다.
정보처리능력의 결함
저장장애 환자들이 주의를 집중하고 유지하는 데 문제가 있다고 합니다. 또한 수집물들을 분류하고 의사를 결정하는 능력이 현저히 떨어져 있습니다.
캔류
유리병
소유물에 대한 부적응적인 믿음
'소유'에 독특한 믿음과 의미를 부여합니다. 소유물에 대한 정서적 애착, 기억의 오류, 소유물에 대한 과도한 책임감, 소유물 통제에 대한 열망 등 부적응적인 믿음을 보입니다.
내꼬하자
정서적 고통 및 회피
부적응적 믿음은 사물을 버리거나 소유하지 못할 때의 불안감, 애도감, 죄책감 같은 강렬한 정서적 경험을 야기하고 결국 이런 정서적 고통을 회피하기 위해 저장행동이 나타납니다.
안돼!!!
영감, 이 거지같은
베개 확 버리고 오마
환자는 정상적인 수집행동을 하는 사람들의
수집물품들보다 매우 많은 양을 저장합니다.
환자들은 물건의 실제 가치와 관계없이 계속 버리지 못합니다. 가장 흔한 저장물건은 신문, 잡지, 오래된 옷, 가방, 책, 우편물 등입니다.
그림으로 다 그리기
힘들어서 이 정도만....

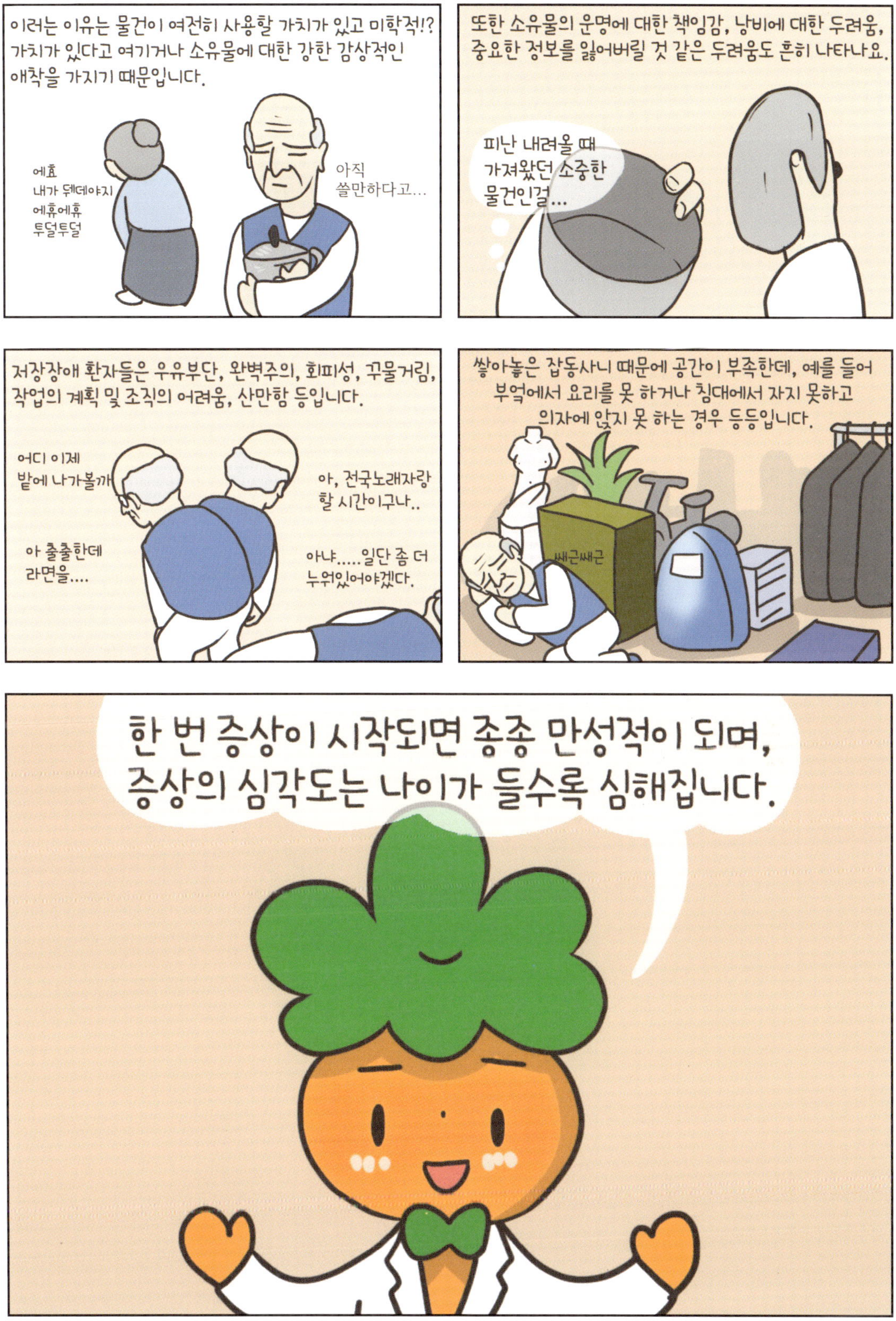
이러는 이유는 물건이 여전히 사용할 가치가 있고 미학적!? 가치가 있다고 여기거나 소유물에 대한 강한 감상적인 애착을 가지기 때문입니다.
에효
내가 뒈데야지
에휴에휴
투덜투덜
아직 쓸만하다고...
또한 소유물의 운명에 대한 책임감, 낭비에 대한 두려움, 중요한 정보를 잃어버릴 것 같은 두려움도 흔히 나타나요.
피난 내려올 때 가져왔던 소중한 물건인걸...
저장장애 환자들은 우유부단, 완벽주의, 회피성, 꾸물거림, 작업의 계획 및 조직의 어려움, 산만함 등입니다.
어디 이제 밭에 나가볼까
아, 전국노래자랑 할 시간이구나..
아 출출한데 라면을....
아냐..... 일단 좀 더 누워있어야겠다.
쌓아놓은 잡동사니 때문에 공간이 부족한데, 예를 들어 부엌에서 요리를 못 하거나 침대에서 자지 못하고 의자에 앉지 못 하는 경우 등등입니다.
쌔근쌔근
한 번 증상이 시작되면 종종 만성적이 되며, 증상의 심각도는 나이가 들수록 심해집니다.

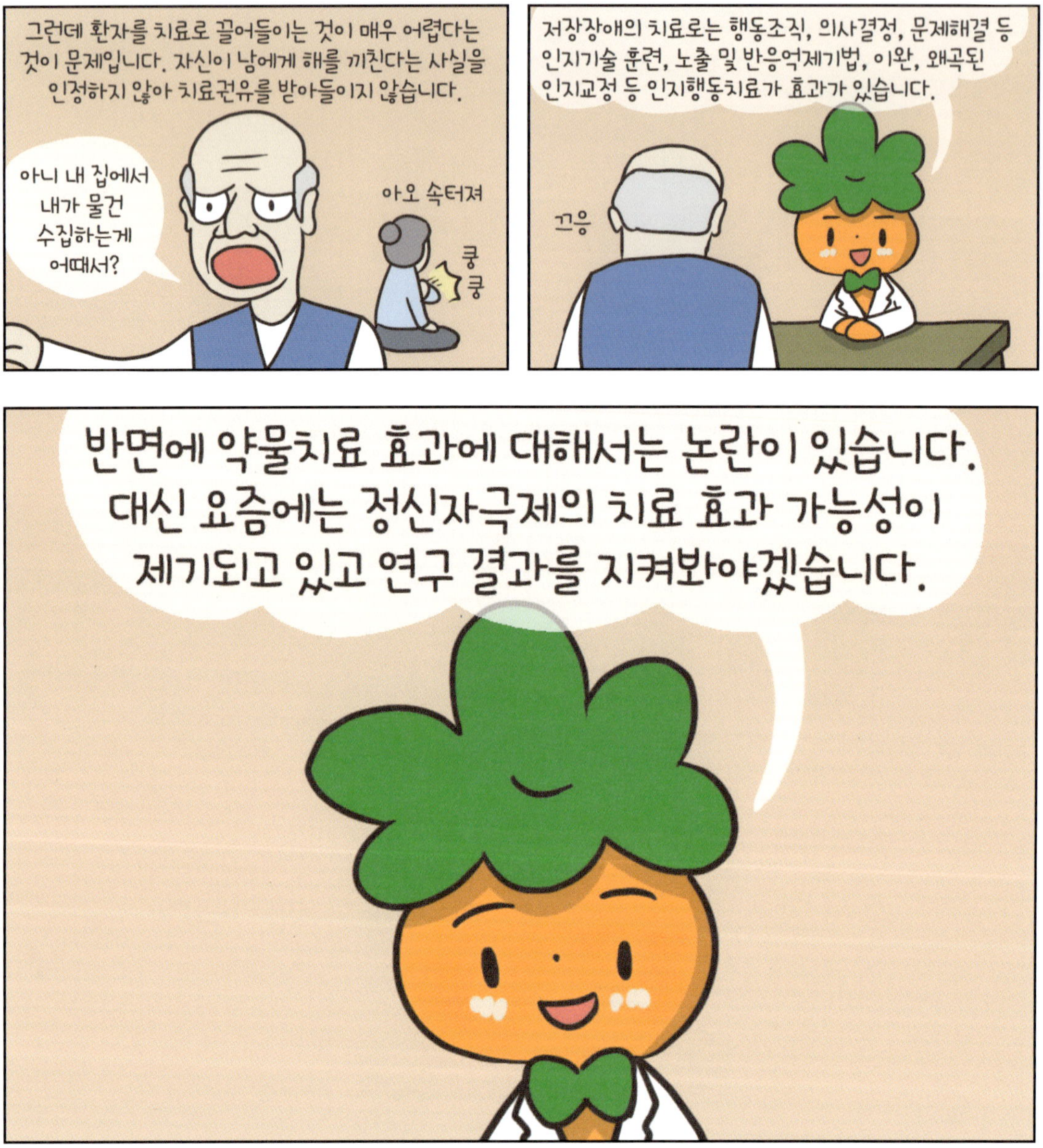
그런데 환자를 치료로 끌어들이는 것이 매우 어렵다는 것이 문제입니다. 자신이 남에게 해를 끼친다는 사실을 인정하지 않아 치료권유를 받아들이지 않습니다.
아니 내 집에서 내가 물건 수집하는게 어때서?
아오 속터져
쿵 쿵
저장장애의 치료로는 행동조직, 의사결정, 문제해결 등 인지기술 훈련, 노출 및 반응억제기법, 이완, 왜곡된 인지교정 등 인지행동치료가 효과가 있습니다.
끄응
반면에 약물치료 효과에 대해서는 논란이 있습니다. 대신 요즘에는 정신자극제의 치료 효과 가능성이 제기되고 있고 연구 결과를 지켜봐야겠습니다.

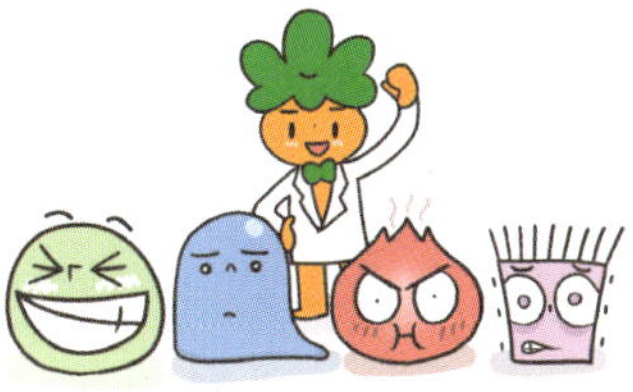

PART 07

외상 및 스트레스 관련 장애

Episode
01

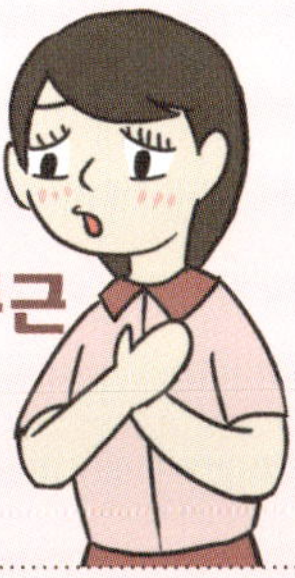

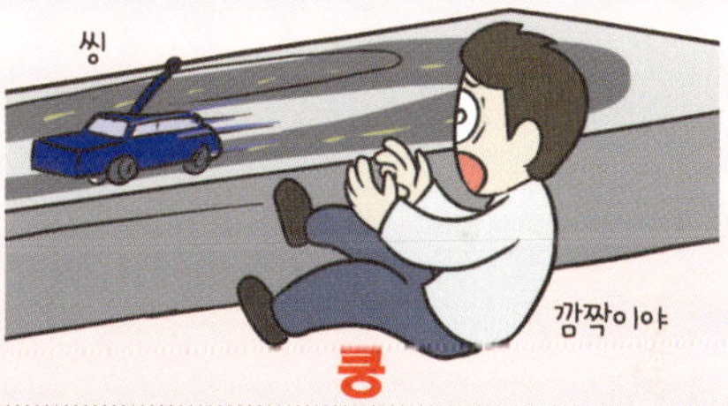

외상후스트레스장애

Episode
02

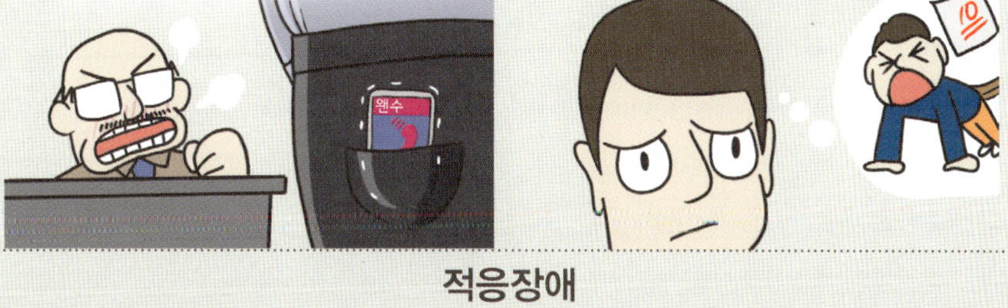

적응장애

Episode 01

외상후스트레스장애

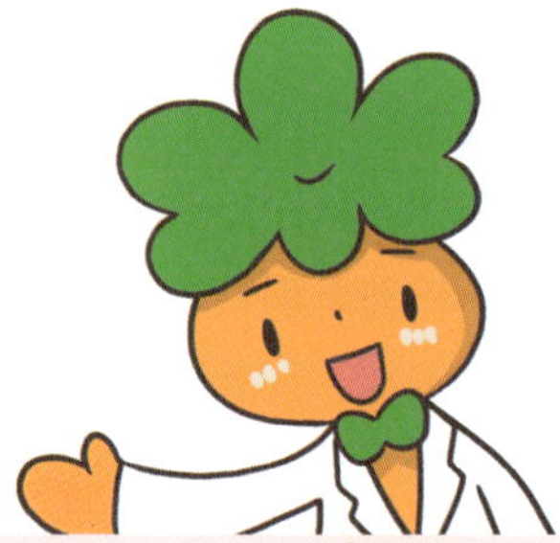

Dr.Dangam

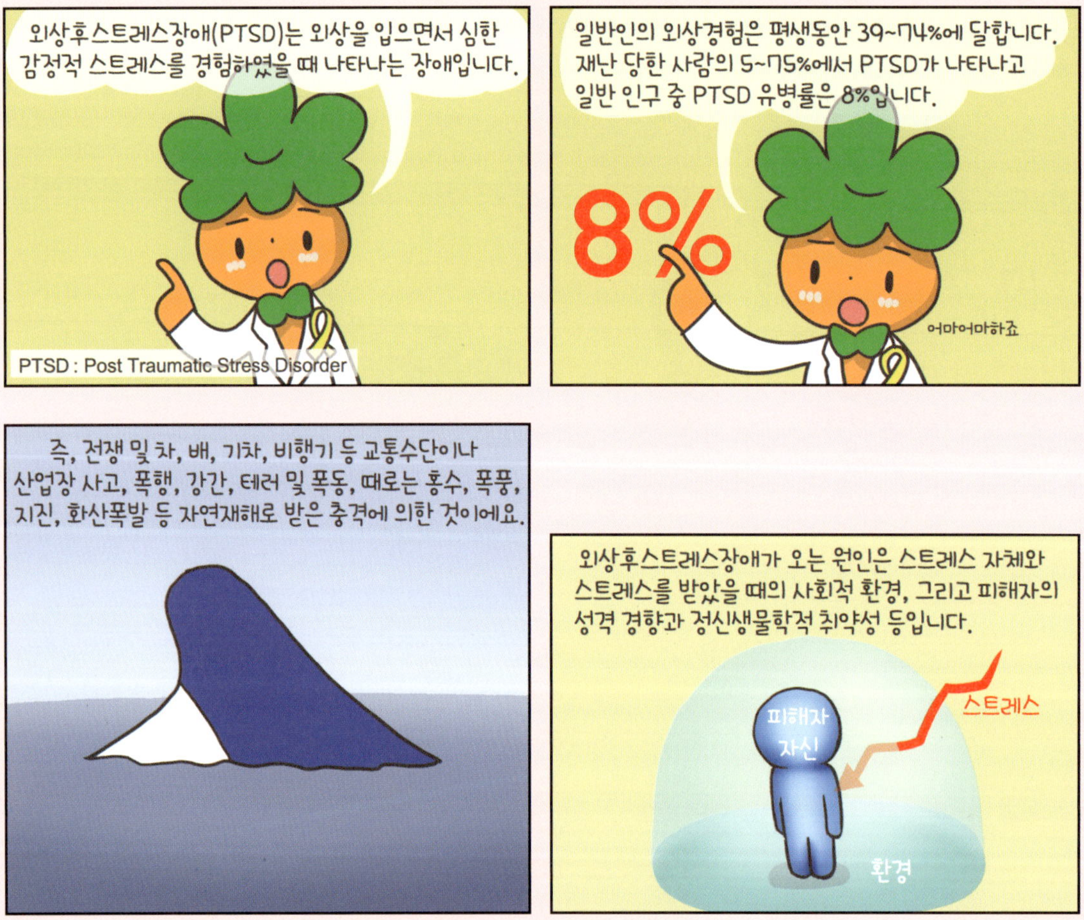

외상후스트레스장애(PTSD)는 외상을 입으면서 심한 감정적 스트레스를 경험하였을 때 나타나는 장애입니다.
PTSD : Post Traumatic Stress Disorder
일반인의 외상경험은 평생동안 39~74%에 달합니다. 재난 당한 사람의 5~75%에서 PTSD가 나타나고 일반 인구 중 PTSD 유병률은 8%입니다.
8%
어마어마하죠
즉, 전쟁 및 차, 배, 기차, 비행기 등 교통수단이나 산업장 사고, 폭행, 강간, 테러 및 폭동, 때로는 홍수, 폭풍, 지진, 화산폭발 등 자연재해로 받은 충격에 의한 것이에요.
외상후스트레스장애가 오는 원인은 스트레스 자체와 스트레스를 받았을 때의 사회적 환경, 그리고 피해자의 성격 경향과 정신생물학적 취약성 등입니다.
피해자 자신
스트레스
환경

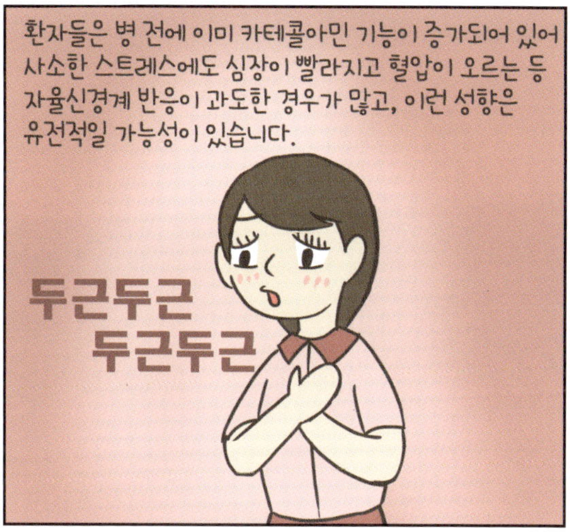
환자들은 병 전에 이미 카테콜아민 기능이 증가되어 있어 사소한 스트레스에도 심장이 빨라지고 혈압이 오르는 등 자율신경계 반응이 과도한 경우가 많고, 이런 성향은 유전적일 가능성이 있습니다.
두근두근
두근두근

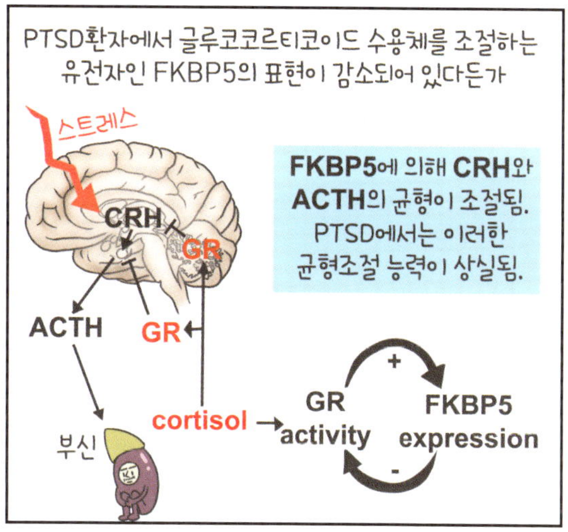
PTSD환자에서 글루코코르티코이드 수용체를 조절하는 유전자인 FKBP5의 표현이 감소되어 있다든가
스트레스
CRH
GR
ACTH
GR
부신
cortisol
FKBP5에 의해 CRH와 ACTH의 균형이 조절됨. PTSD에서는 이러한 균형조절 능력이 상실됨.
+
GR activity
FKBP5 expression
-

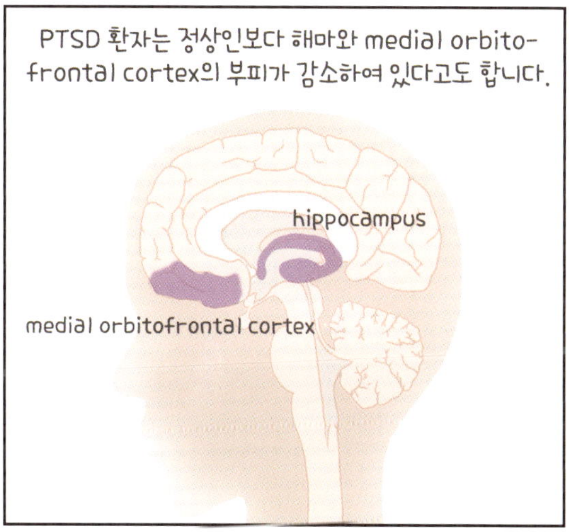
PTSD 환자는 정상인보다 해마와 medial orbito-frontal cortex의 부피가 감소하여 있다고도 합니다.
hippocampus
medial orbitofrontal cortex

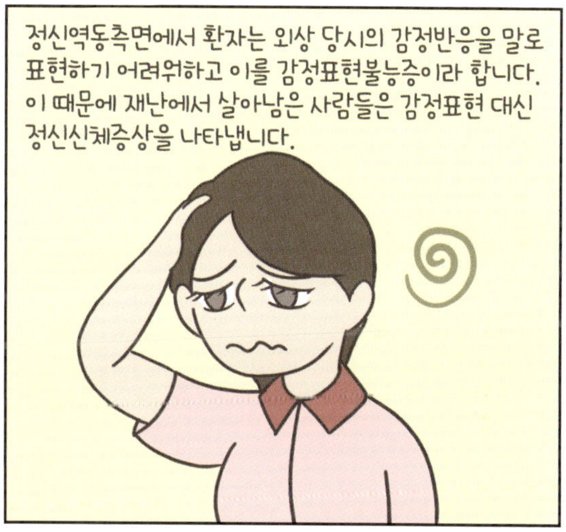
정신역동측면에서 환자는 외상 당시의 감정반응을 말로 표현하기 어려워하고 이를 감정표현불능증이라 합니다. 이 때문에 재난에서 살아남은 사람들은 감정표현 대신 정신신체증상을 나타냅니다.

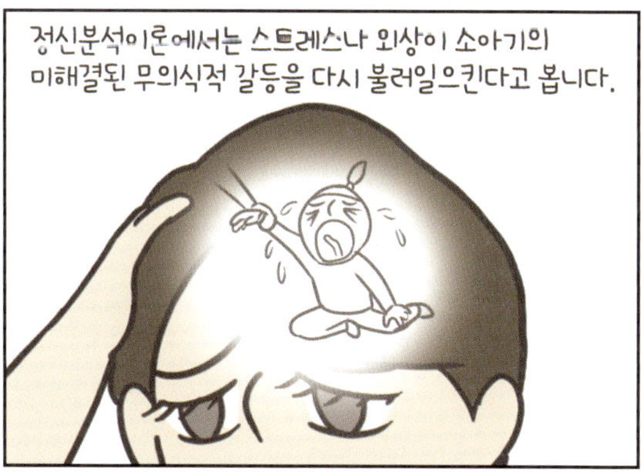
정신분석이론에서는 스트레스나 외상이 소아기의 미해결된 무의식적 갈등을 다시 불러일으킨다고 봅니다.

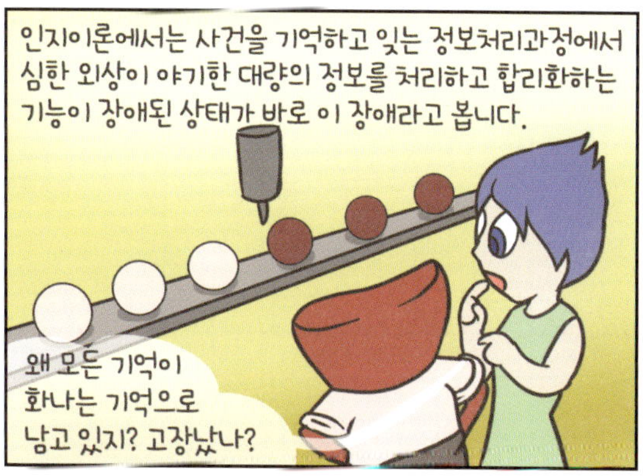
인지이론에서는 사건을 기억하고 잊는 정보처리과정에서 심한 외상이 야기한 대량의 정보를 처리하고 합리화하는 기능이 장애된 상태가 바로 이 장애라고 봅니다.
왜 모든 기억이
화나는 기억으로
남고 있지? 고장났나?

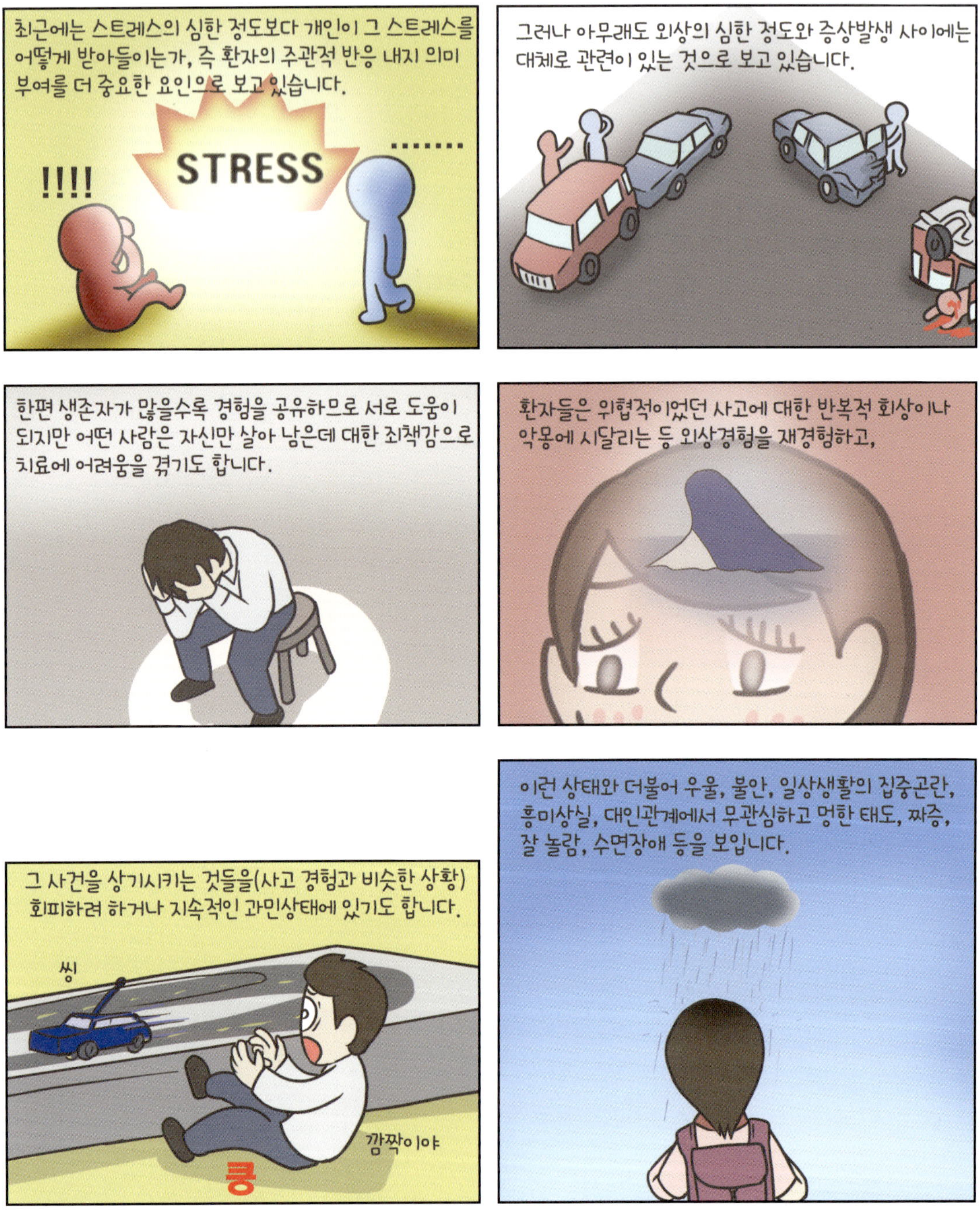
최근에는 스트레스의 심한 정도보다 개인이 그 스트레스를 어떻게 받아들이는가, 즉 환자의 주관적 반응 내지 의미 부여를 더 중요한 요인으로 보고 있습니다.
STRESS
!!!!
....
그러나 아무래도 외상의 심한 정도와 증상발생 사이에는 대체로 관련이 있는 것으로 보고 있습니다.
한편 생존자가 많을수록 경험을 공유하므로 서로 도움이 되지만 어떤 사람은 자신만 살아 남은데 대한 죄책감으로 치료에 어려움을 겪기도 합니다.
환자들은 위협적이었던 사고에 대한 반복적 회상이나 악몽에 시달리는 등 외상경험을 재경험하고,
그 사건을 상기시키는 것들을(사고 경험과 비슷한 상황) 회피하려 하거나 지속적인 과민상태에 있기도 합니다.
씽
깜짝이야
쿵
이런 상태와 더불어 우울, 불안, 일상생활의 집중곤란, 흥미상실, 대인관계에서 무관심하고 멍한 태도, 짜증, 잘 놀람, 수면장애 등을 보입니다.

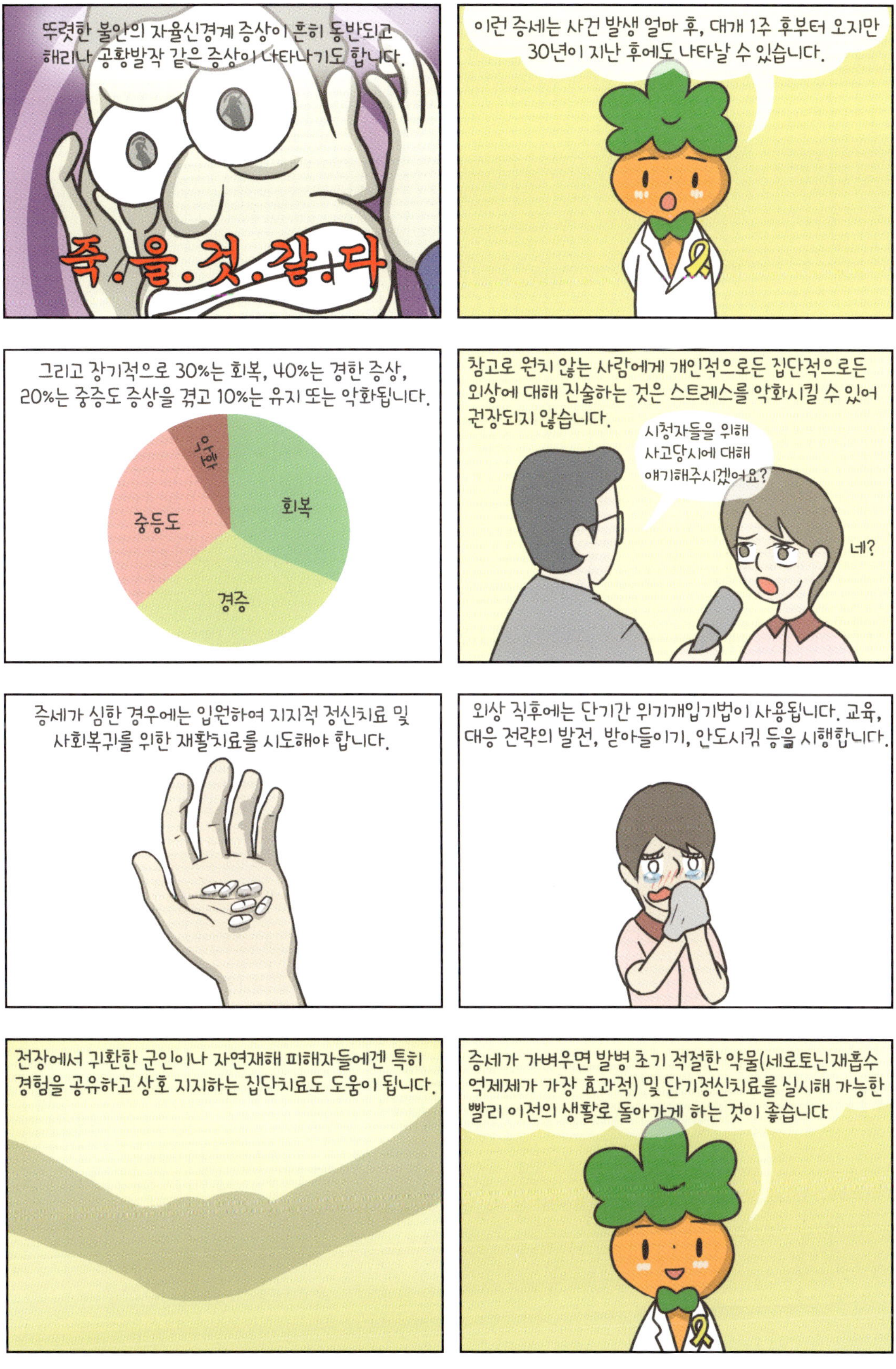
뚜렷한 불안의 자율신경계 증상이 흔히 동반되고 해리나 공황발작 같은 증상이 나타나기도 합니다.
죽.을.것.같.다
이런 증세는 사건 발생 얼마 후, 대개 1주 후부터 오지만 30년이 지난 후에도 나타날 수 있습니다.
그리고 장기적으로 30%는 회복, 40%는 경한 증상, 20%는 중증도 증상을 겪고 10%는 유지 또는 악화됩니다.
악화
회복
중등도
경증
참고로 원치 않는 사람에게 개인적으로든 집단적으로든 외상에 대해 진술하는 것은 스트레스를 악화시킬 수 있어 권장되지 않습니다.
시청자들을 위해 사고당시에 대해 얘기해주시겠어요?
네?
증세가 심한 경우에는 입원하여 지지적 정신치료 및 사회복귀를 위한 재활치료를 시도해야 합니다.
외상 직후에는 단기간 위기개입기법이 사용됩니다. 교육, 대응 전략의 발전, 받아들이기, 안도시킴 등을 시행합니다.
전장에서 귀환한 군인이나 자연재해 피해자들에겐 특히 경험을 공유하고 상호 지지하는 집단치료도 도움이 됩니다.
증세가 가벼우면 발병 초기 적절한 약물(세로토닌재흡수 억제제가 가장 효과적) 및 단기정신치료를 실시해 가능한 빨리 이전의 생활로 돌아가게 하는 것이 좋습니다.

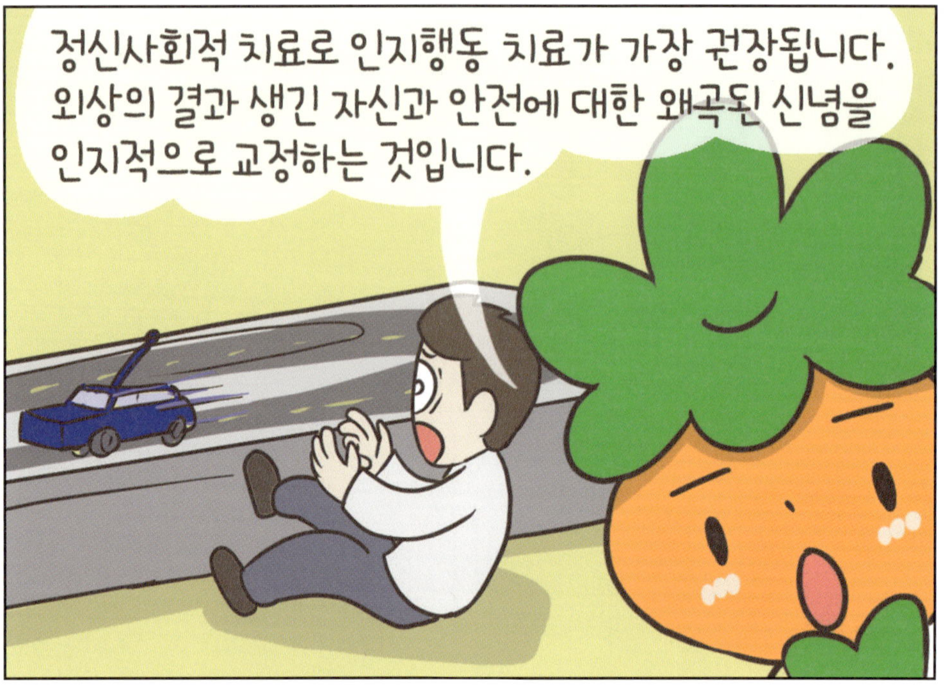
정신사회적 치료로 인지행동 치료가 가장 권장됩니다. 외상의 결과 생긴 자신과 안전에 대한 왜곡된 신념을 인지적으로 교정하는 것입니다.

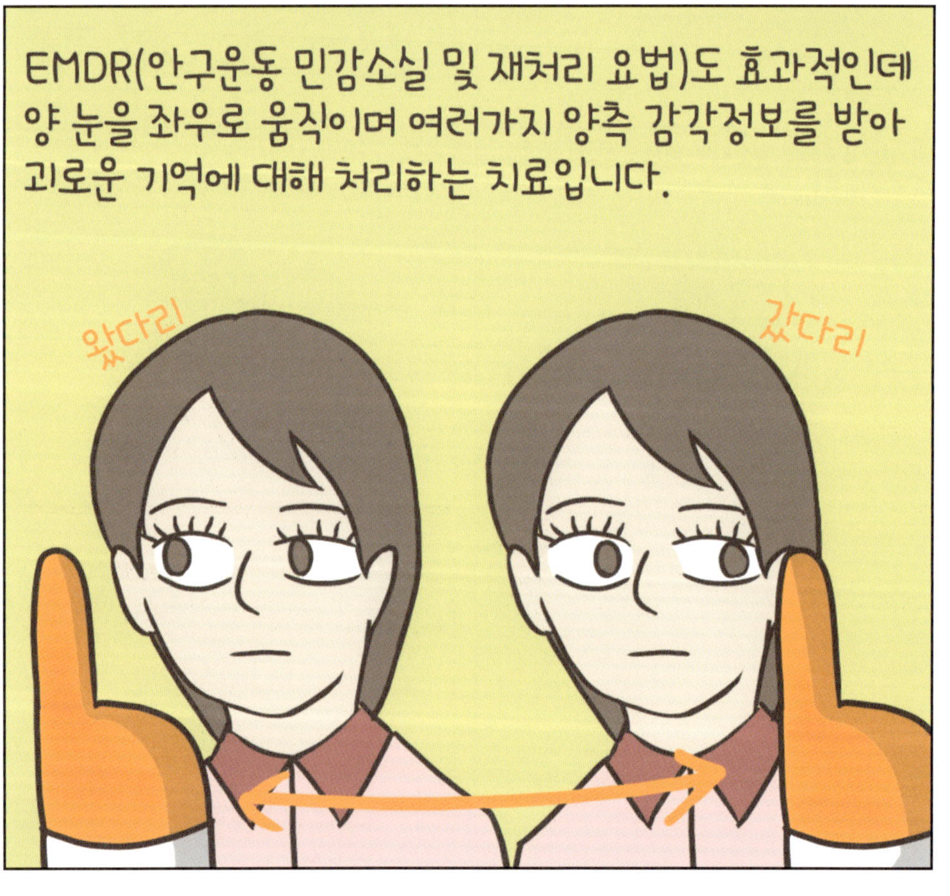
EMDR(안구운동 민감소실 및 재처리 요법)도 효과적인데 양 눈을 좌우로 움직이며 여러가지 양측 감각정보를 받아 괴로운 기억에 대해 처리하는 치료입니다.
왔다리
갔다리

Episode **02**

적응장애

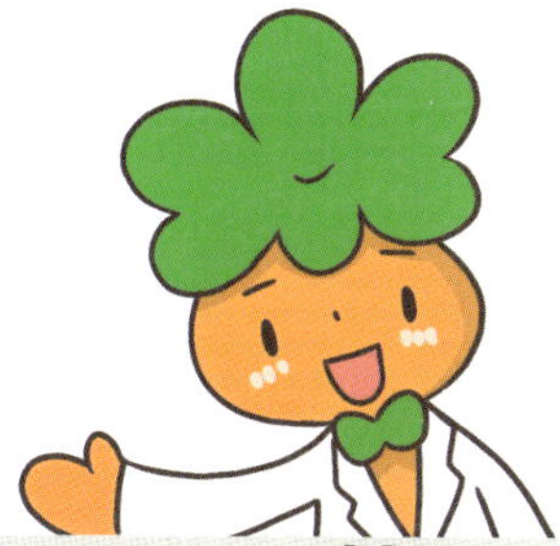

Dr.Dangam

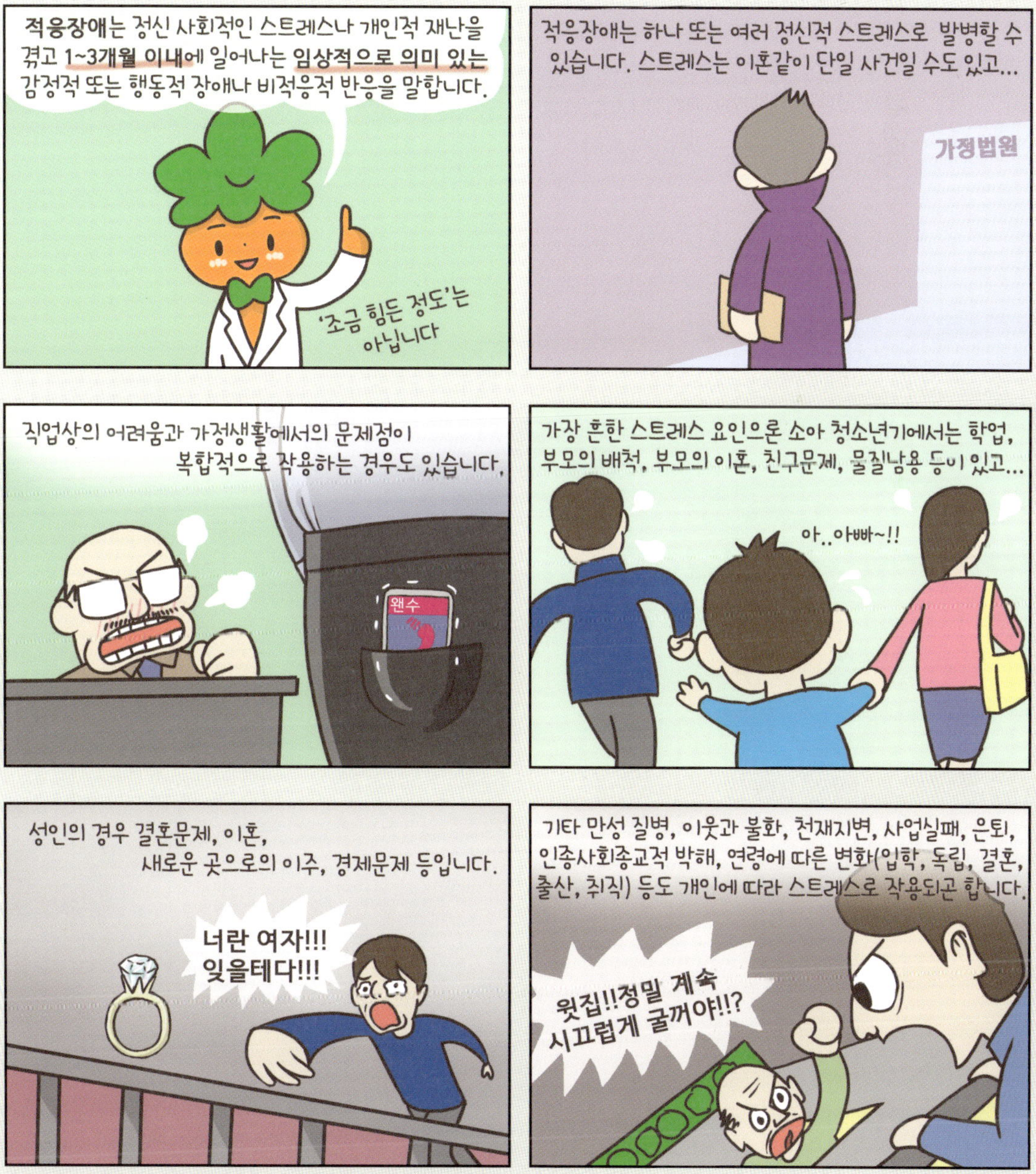
적응장애는 정신 사회적인 스트레스나 개인적 재난을 겪고 1~3개월 이내에 일어나는 임상적으로 의미 있는 감정적 또는 행동적 장애나 비적응적 반응을 말합니다.
'조금 힘든 정도'는 아닙니다
적응장애는 하나 또는 여러 정신적 스트레스로 발병할 수 있습니다. 스트레스는 이혼같이 단일 사건일 수도 있고...
가정법원
직업상의 어려움과 가정생활에서의 문제점이 복합적으로 작용하는 경우도 있습니다.
왠수
가장 흔한 스트레스 요인으론 소아 청소년기에서는 학업, 부모의 배척, 부모의 이혼, 친구문제, 물질남용 등이 있고...
아..아빠~!!
성인의 경우 결혼문제, 이혼, 새로운 곳으로의 이주, 경제문제 등입니다.
너란 여자!!! 잊을테다!!!
기타 만성 질병, 이웃과 불화, 천재지변, 사업실패, 은퇴, 인종사회종교적 박해, 연령에 따른 변화(입학, 독립, 결혼, 출산, 취직) 등도 개인에 따라 스트레스로 작용되곤 합니다.
윗집!!정말 계속 시끄럽게 굴꺼야!!?

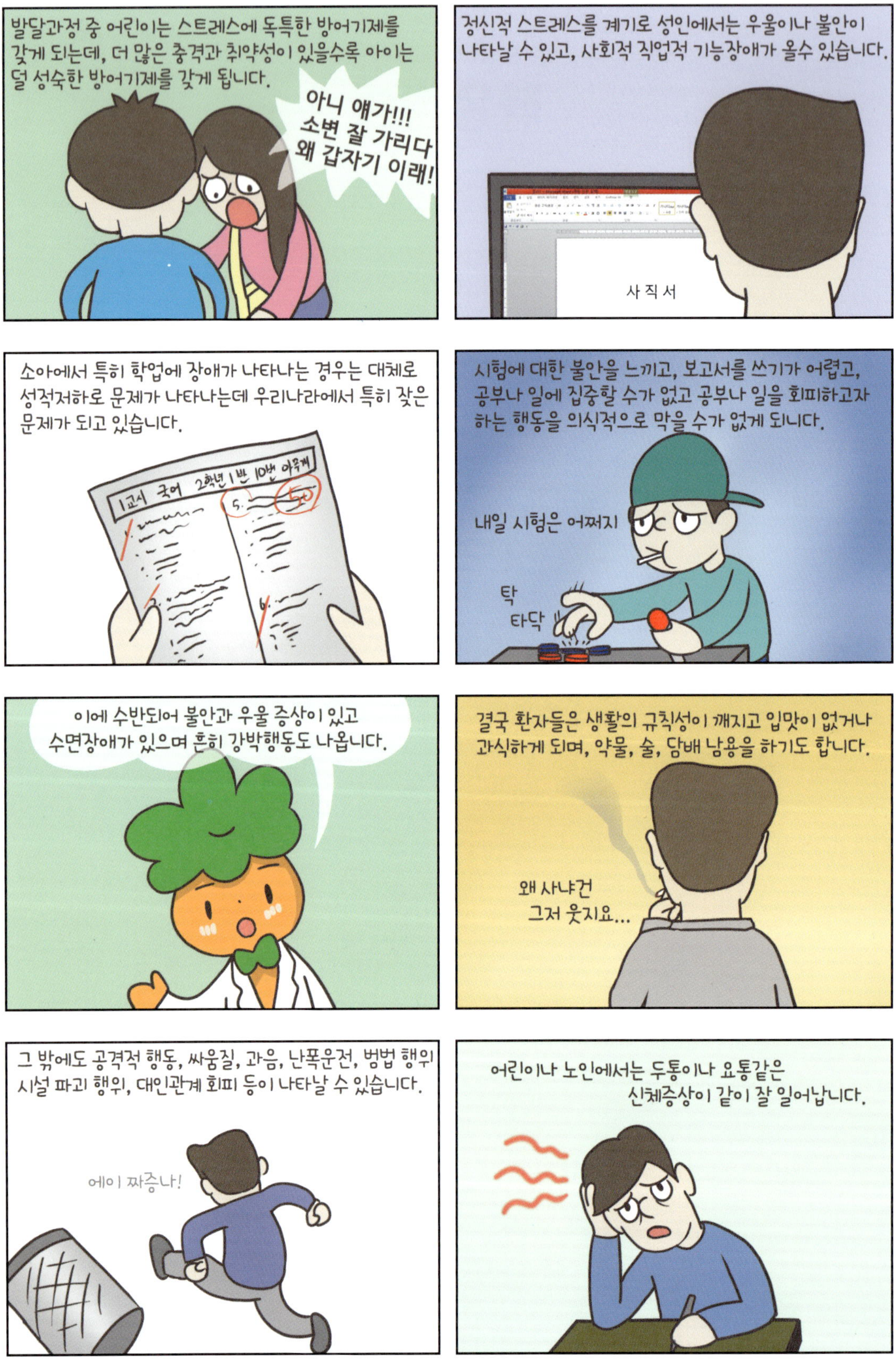
발달과정 중 어린이는 스트레스에 독특한 방어기제를 갖게 되는데, 더 많은 충격과 취약성이 있을수록 아이는 덜 성숙한 방어기제를 갖게 됩니다.
아니 얘가!!! 소변 잘 가리다 왜 갑자기 이래!
정신적 스트레스를 계기로 성인에서는 우울이나 불안이 나타날 수 있고, 사회적 직업적 기능장애가 올수 있습니다.
사 직 서
소아에서 특히 학업에 장애가 나타나는 경우는 대체로 성적저하로 문제가 나타나는데 우리나라에서 특히 잦은 문제가 되고 있습니다.
시험에 대한 불안을 느끼고, 보고서를 쓰기가 어렵고, 공부나 일에 집중할 수가 없고 공부나 일을 회피하고자 하는 행동을 의식적으로 막을 수가 없게 되니다.
내일 시험은 어쩌지
탁
타닥
이에 수반되어 불안과 우울 증상이 있고 수면장애가 있으며 흔히 강박행동도 나옵니다.
결국 환자들은 생활의 규칙성이 깨지고 입맛이 없거나 과식하게 되며, 약물, 술, 담배 남용을 하기도 합니다.
왜 사냐건 그저 웃지요...
그 밖에도 공격적 행동, 싸움질, 과음, 난폭운전, 범법 행위 시설 파괴 행위, 대인관계 회피 등이 나타날 수 있습니다.
에이 짜증나!
어린이나 노인에서는 두통이나 요통같은 신체증상이 같이 잘 일어납니다.

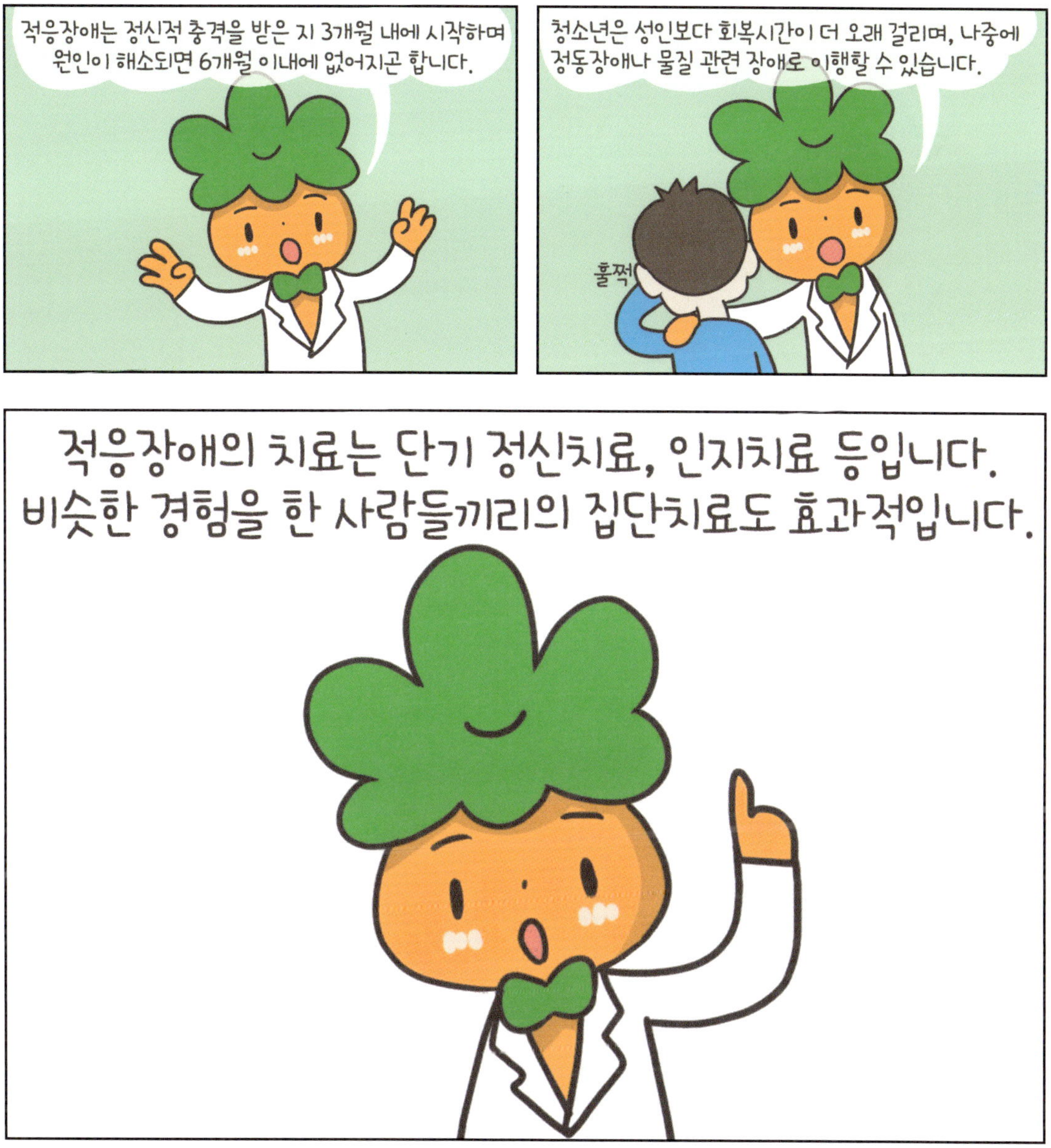
적응장애는 정신적 충격을 받은 지 3개월 내에 시작하며 원인이 해소되면 6개월 이내에 없어지곤 합니다.
청소년은 성인보다 회복시간이 더 오래 걸리며, 나중에 정동장애나 물질 관련 장애로 이행할 수 있습니다.
훌쩍
적응장애의 치료는 단기 정신치료, 인지치료 등입니다. 비슷한 경험을 한 사람들끼리의 집단치료도 효과적입니다.

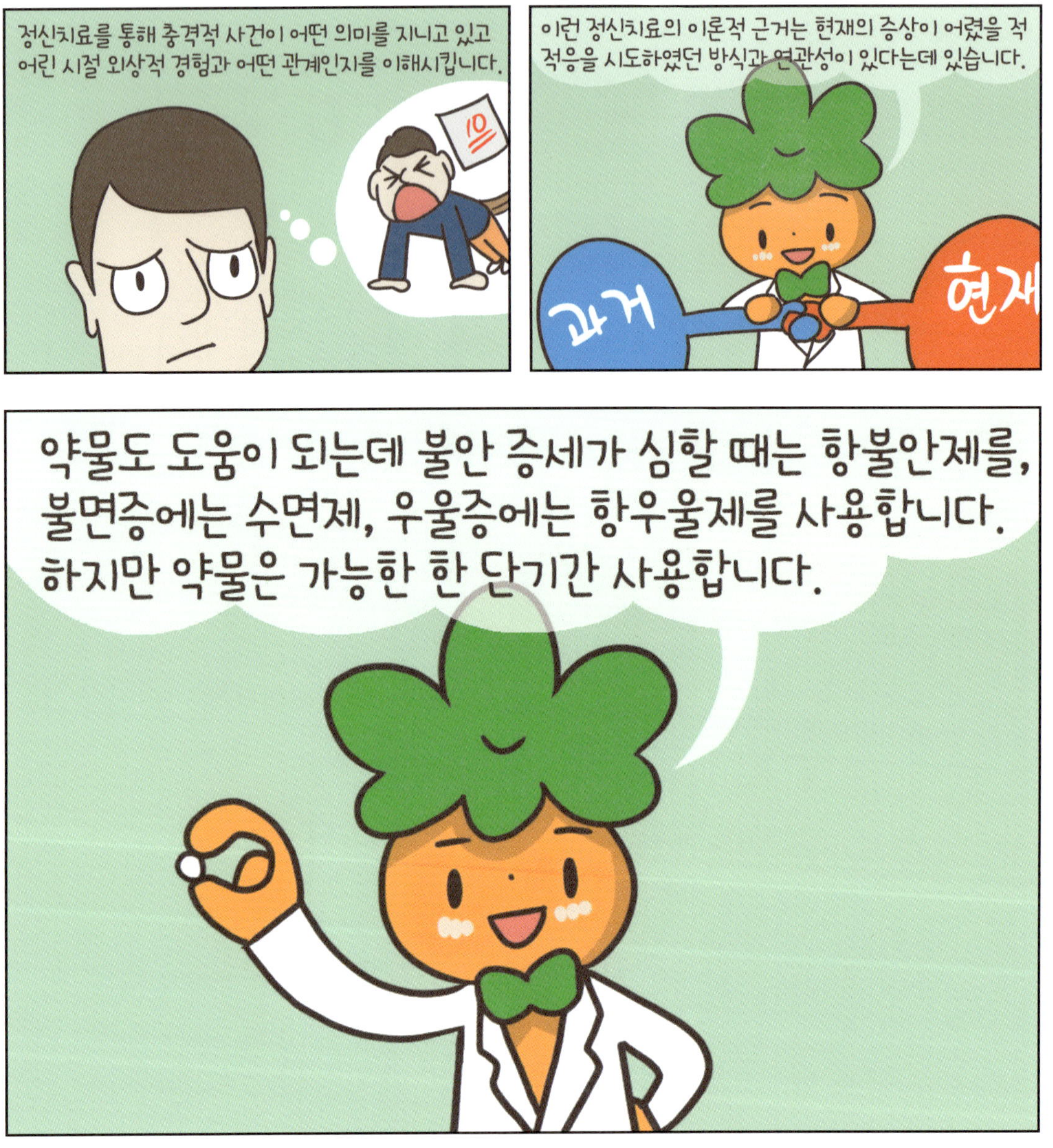
정신치료를 통해 충격적 사건이 어떤 의미를 지니고 있고 어린 시절 외상적 경험과 어떤 관계인지를 이해시킵니다.
이런 정신치료의 이론적 근거는 현재의 증상이 어렸을 적 적응을 시도하였던 방식과 연관성이 있다는데 있습니다.
과거
현재
약물도 도움이 되는데 불안 증세가 심할 때는 항불안제를,
불면증에는 수면제, 우울증에는 항우울제를 사용합니다.
하지만 약물은 가능한 한 단기간 사용합니다.

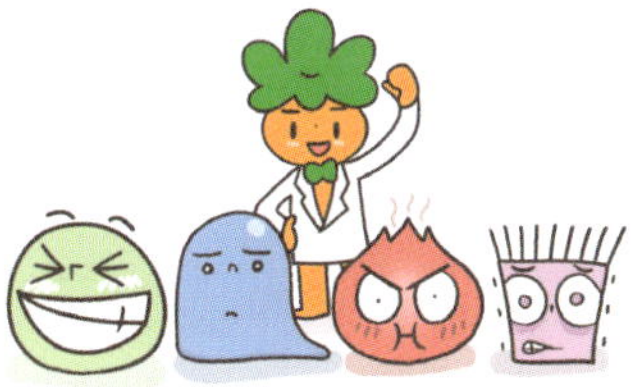

PART 08

해리장애

Episode
01

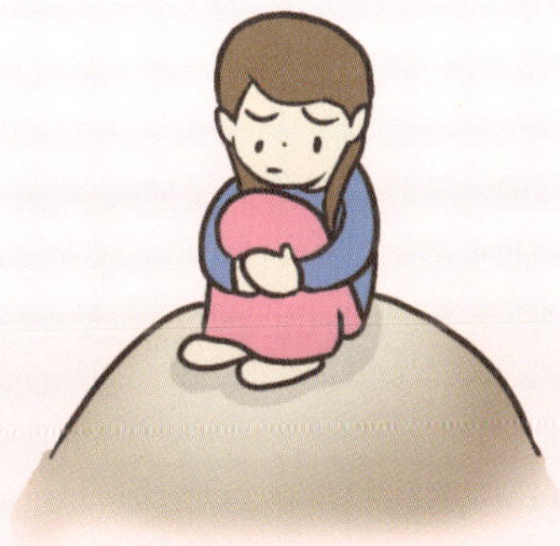

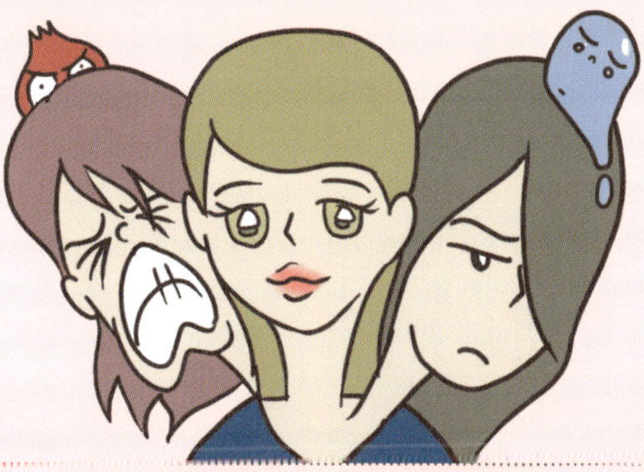

해리성 정체성 장애

Episode **01**

해리성 정체성 장애

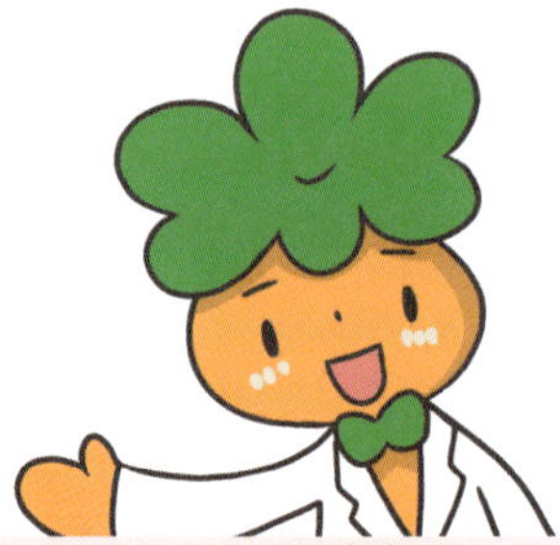
Dr.Dangam

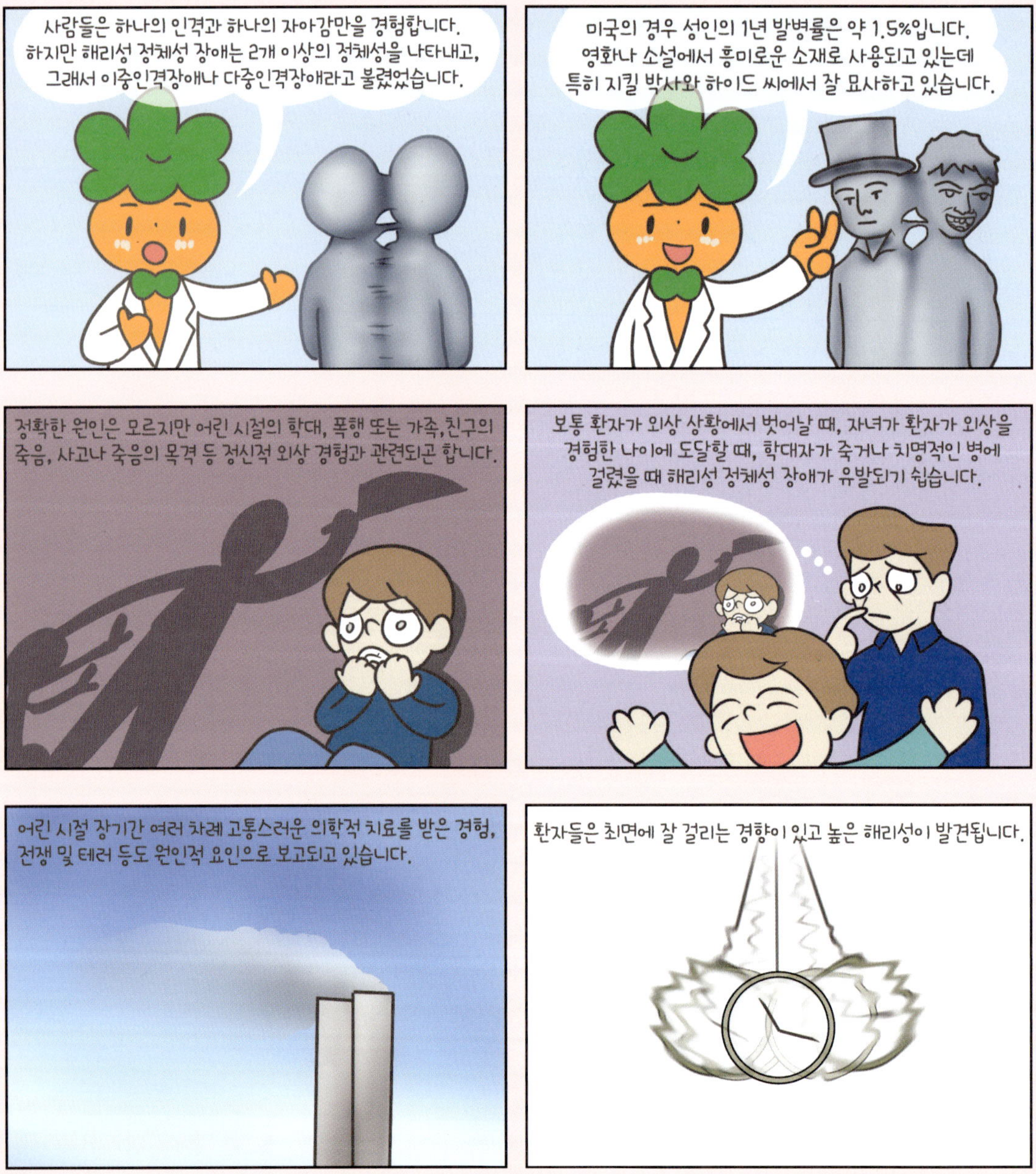
사람들은 하나의 인격과 하나의 자아감만을 경험합니다. 하지만 해리성 정체성 장애는 2개 이상의 정체성을 나타내고, 그래서 이중인격장애나 다중인격장애라고 불렸었습니다.
미국의 경우 성인의 1년 발병률은 약 1.5%입니다. 영화나 소설에서 흥미로운 소재로 사용되고 있는데 특히 지킬 박사와 하이드 씨에서 잘 묘사하고 있습니다.
정확한 원인은 모르지만 어린 시절의 학대, 폭행 또는 가족, 친구의 죽음, 사고나 죽음의 목격 등 정신적 외상 경험과 관련되곤 합니다.
보통 환자가 외상 상황에서 벗어날 때, 자녀가 환자가 외상을 경험한 나이에 도달할 때, 학대자가 죽거나 치명적인 병에 걸렸을 때 해리성 정체성 장애가 유발되기 쉽습니다.
어린 시절 장기간 여러 차례 고통스러운 의학적 치료를 받은 경험, 전쟁 및 테러 등도 원인적 요인으로 보고되고 있습니다.
환자들은 최면에 잘 걸리는 경향이 있고 높은 해리성이 발견됩니다.

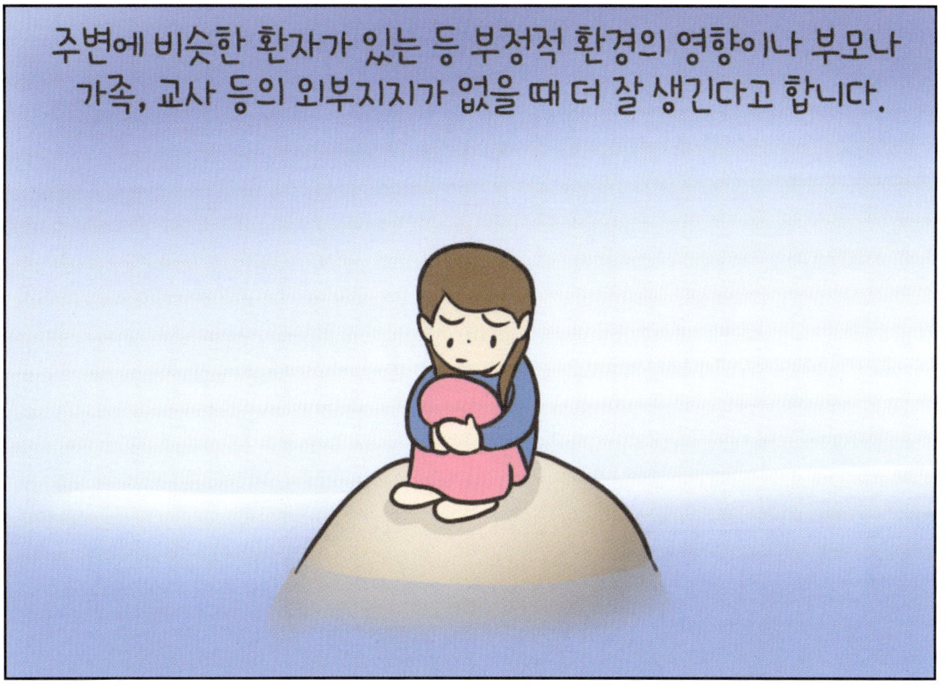
주변에 비슷한 환자가 있는 등 부정적 환경의 영향이나 부모나
가족, 교사 등의 외부지지가 없을 때 더 잘 생긴다고 합니다.

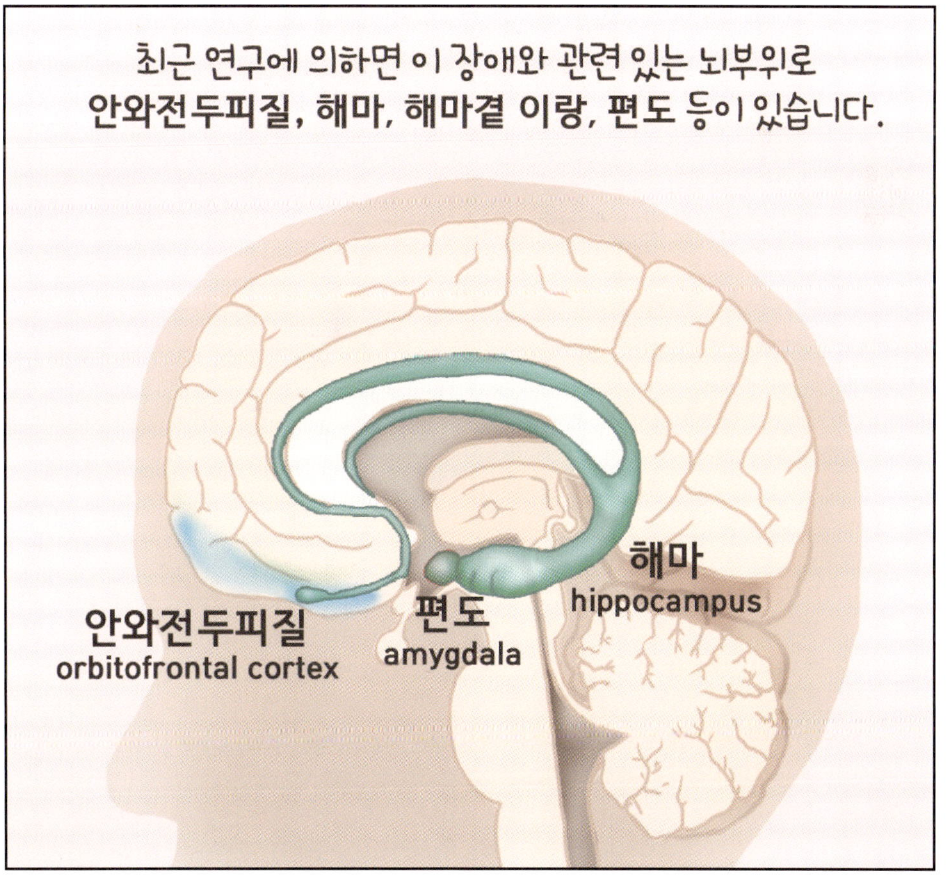
최근 연구에 의하면 이 장애와 관련 있는 뇌부위로
안와전두피질, 해마, 해마곁 이랑, 편도 등이 있습니다.
해마
hippocampus
편도
amygdala
안와전두피질
orbitofrontal cortex

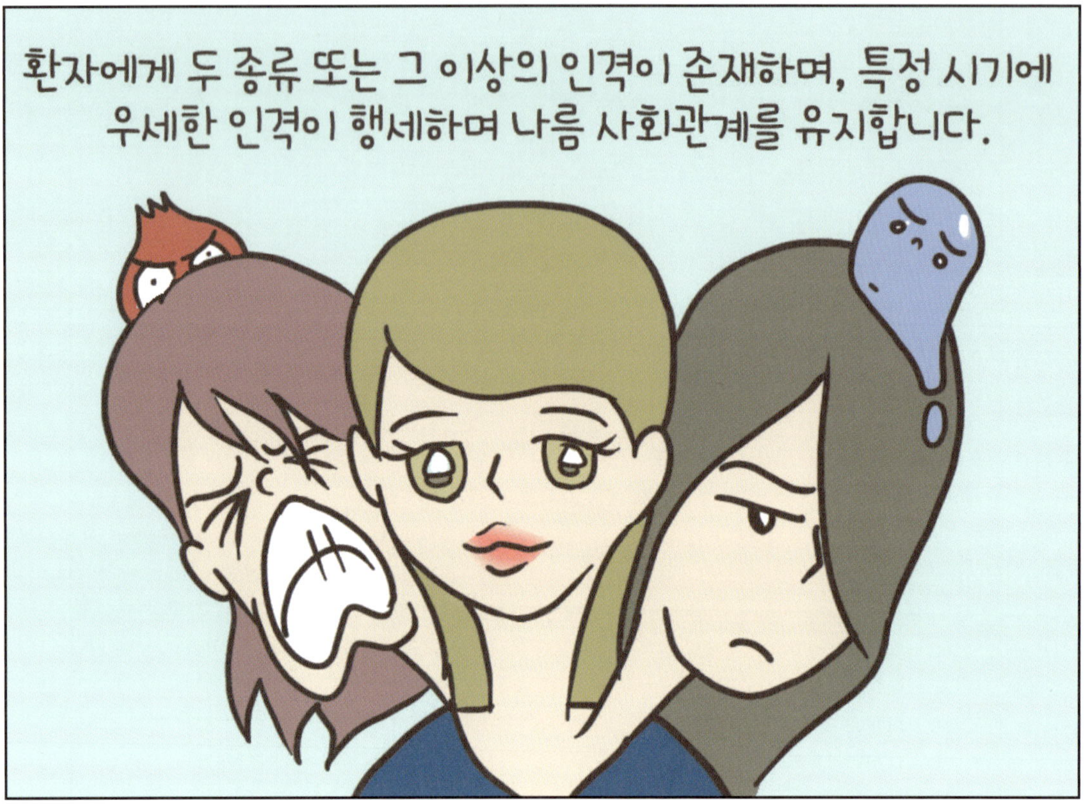
환자에게 두 종류 또는 그 이상의 인격이 존재하며, 특정 시기에
우세한 인격이 행세하며 나름 사회관계를 유지합니다.

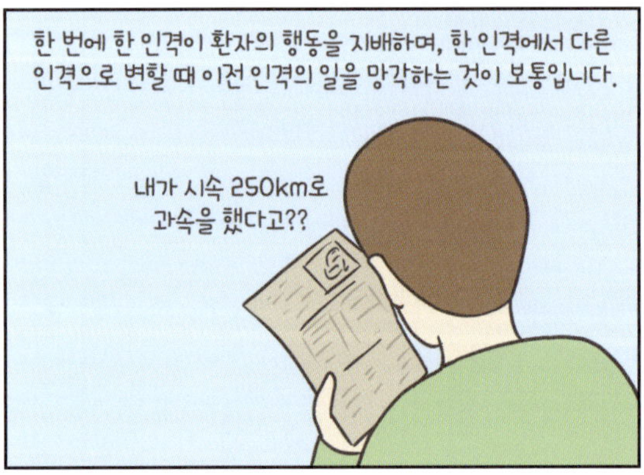
한 번에 한 인격이 환자의 행동을 지배하며, 한 인격에서 다른
인격으로 변할 때 이전 인격의 일을 망각하는 것이 보통입니다.
내가 시속 250km로
과속을 했다고??

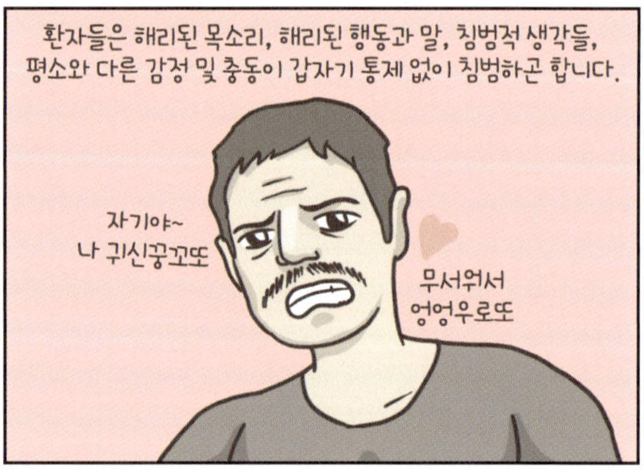
환자들은 해리된 목소리, 해리된 행동과 말, 침범적 생각들,
평소와 다른 감정 및 충동이 갑자기 통제 없이 침범하곤 합니다.
자기야~
나 귀신꿈꼬또
무서워서
엉엉우로또

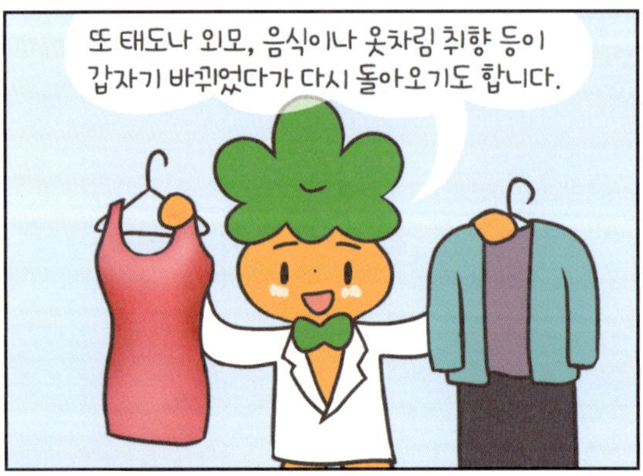
또 태도나 외모, 음식이나 옷차림 취향 등이
갑자기 바뀌었다가 다시 돌아오기도 합니다.

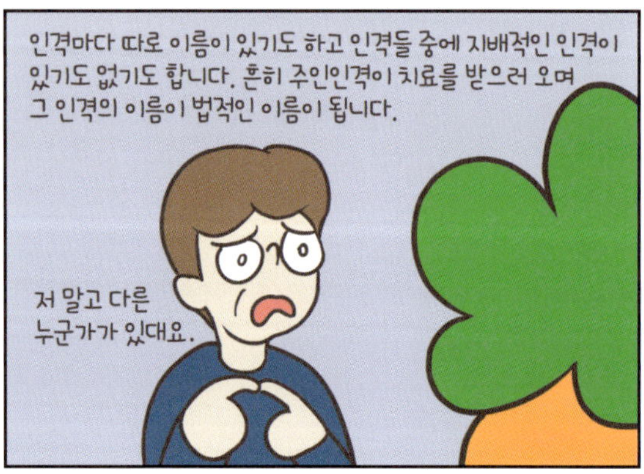
인격마다 따로 이름이 있기도 하고 인격들 중에 지배적인 인격이
있기도 없기도 합니다. 흔히 주인인격이 치료를 받으러 오며
그 인격의 이름이 법적인 이름이 됩니다.
저 말고 다른
누군가가 있대요.

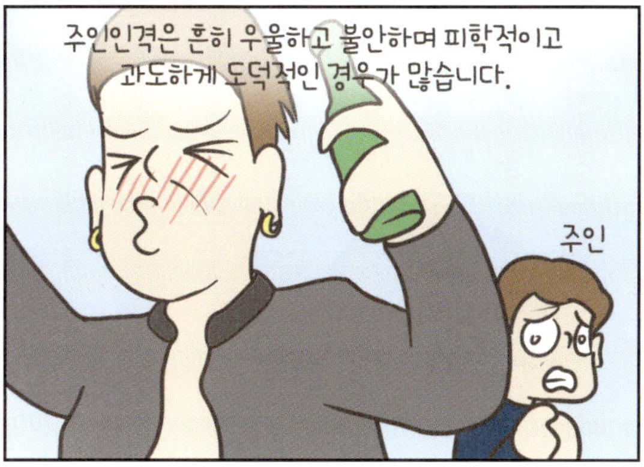
주인인격은 흔히 우울하고 불안하며 피학적이고
과도하게 도덕적인 경우가 많습니다.
주인

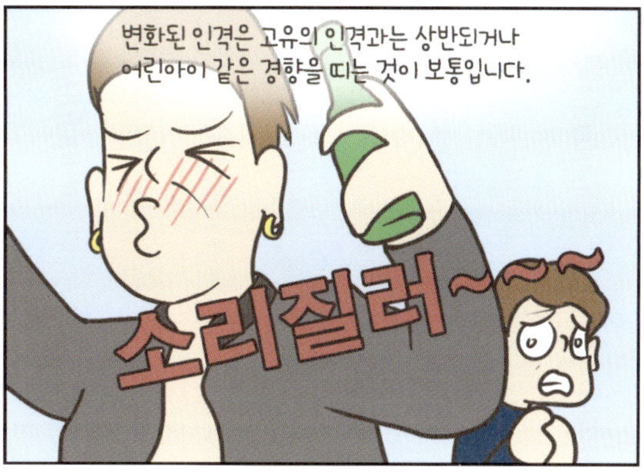
변화된 인격은 고유의 인격과는 상반되거나
어린아이 같은 경향을 띠는 것이 보통입니다.
소리질러~~~

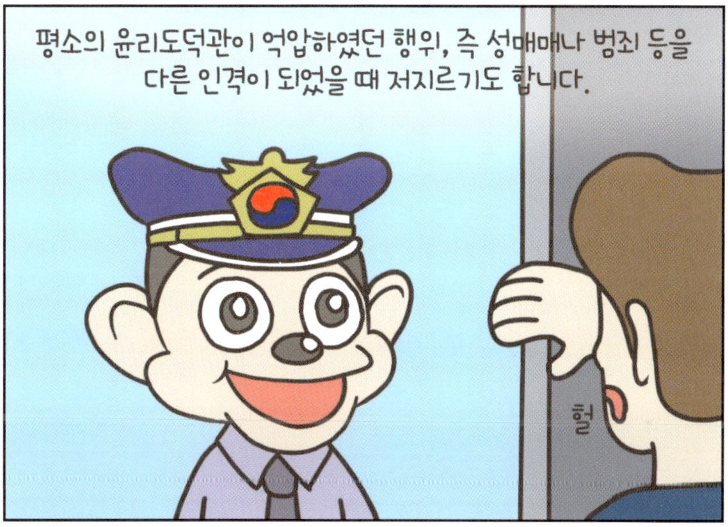
평소의 윤리도덕관이 억압하였던 행위, 즉 성매매나 범죄 등을
다른 인격이 되었을 때 저지르기도 합니다.
헐

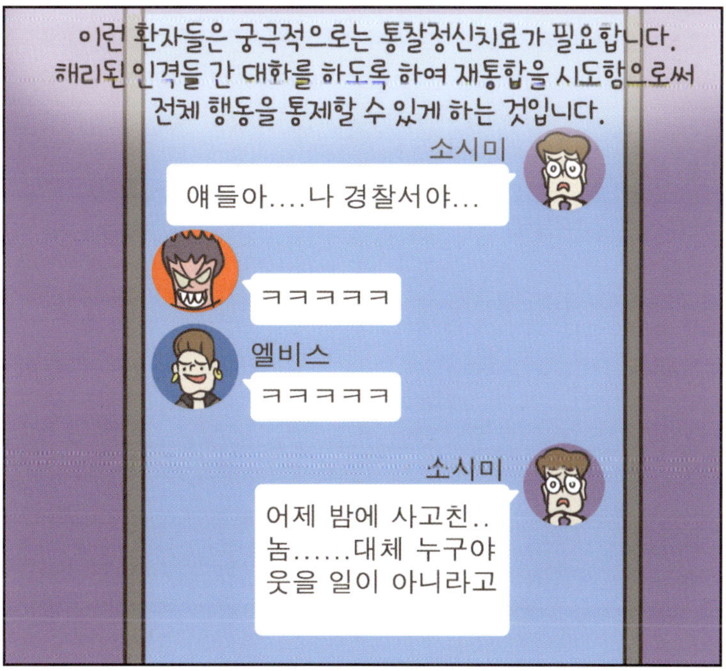
이런 환자들은 궁극적으로는 통찰정신치료가 필요합니다.
해리된 인격들 간 대화를 하도록 하여 재통합을 시도함으로써
전체 행동을 통제할 수 있게 하는 것입니다.
소시미
얘들아....나 경찰서야...
ㅋㅋㅋㅋㅋ
엘비스
ㅋㅋㅋㅋㅋ
소시미
어제 밤에 사고친..
놈......대체 누구야
웃을 일이 아니라고

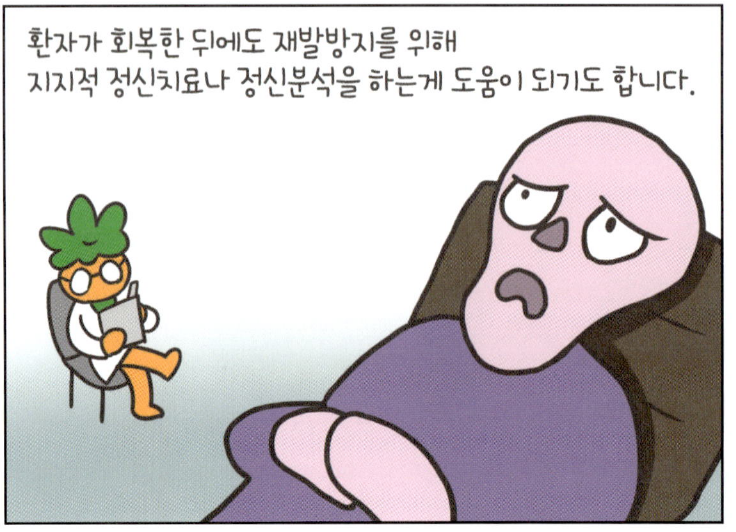
환자가 회복한 뒤에도 재발방지를 위해
지지적 정신치료나 정신분석을 하는게 도움이 되기도 합니다.

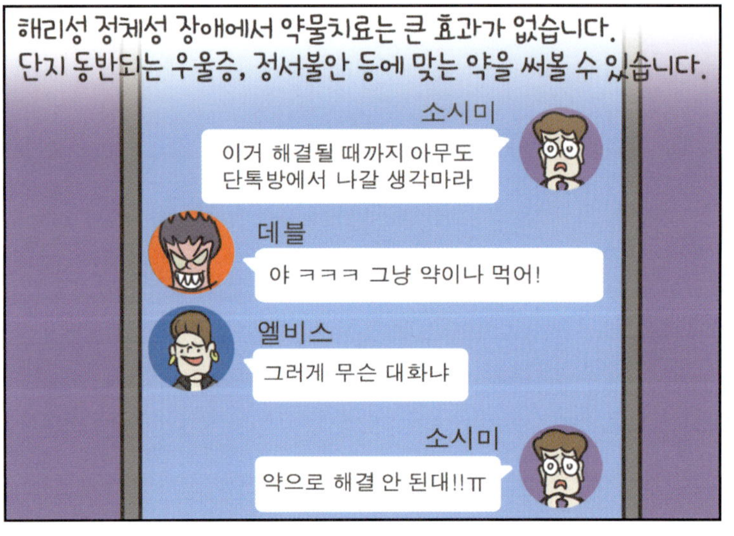
해리성 정체성 장애에서 약물치료는 큰 효과가 없습니다.
단지 동반되는 우울증, 정서불안 등에 맞는 약을 써볼 수 있습니다.
소시미
이거 해결될 때까지 아무도
단톡방에서 나갈 생각마라
데블
야 ㅋㅋㅋ 그냥 약이나 먹어!
엘비스
그러게 무슨 대화냐
소시미
약으로 해결 안 된대!!ㅠ

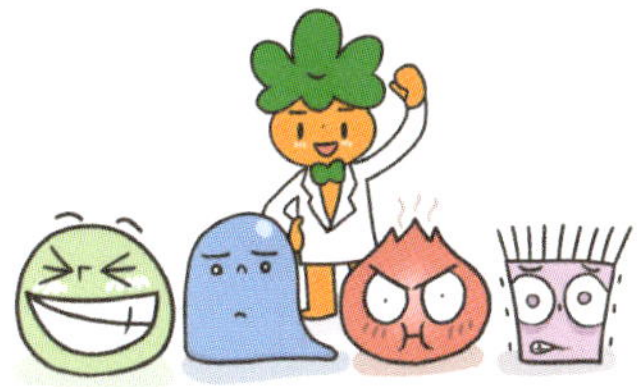

PART 09

신체증상 및 관련 장애

Episode
01

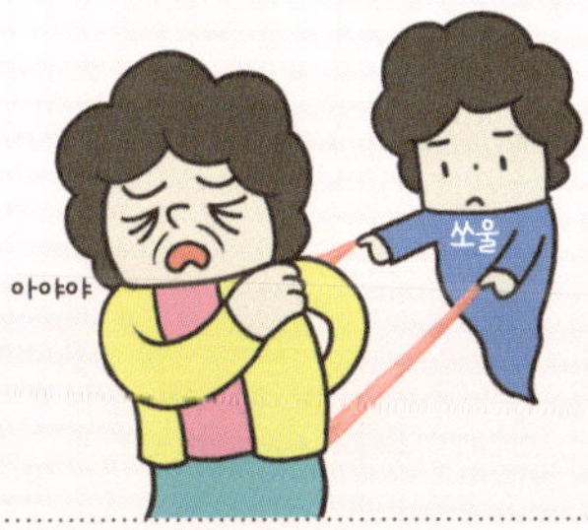

신체증상장애

Episode
02

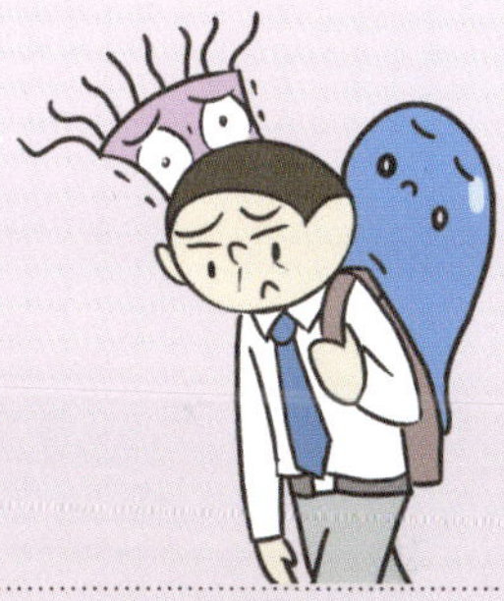

질병불안장애

Episode
03

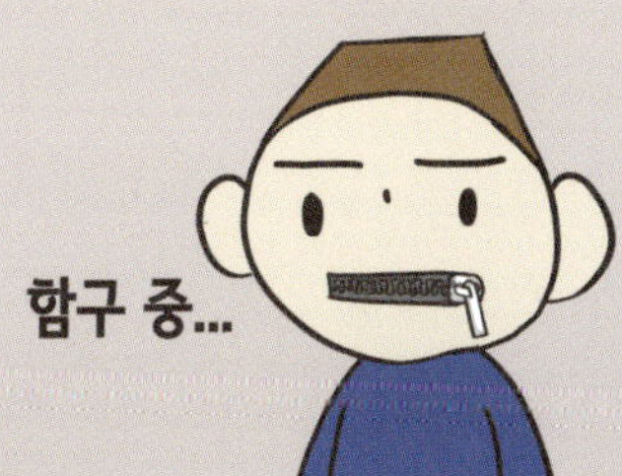

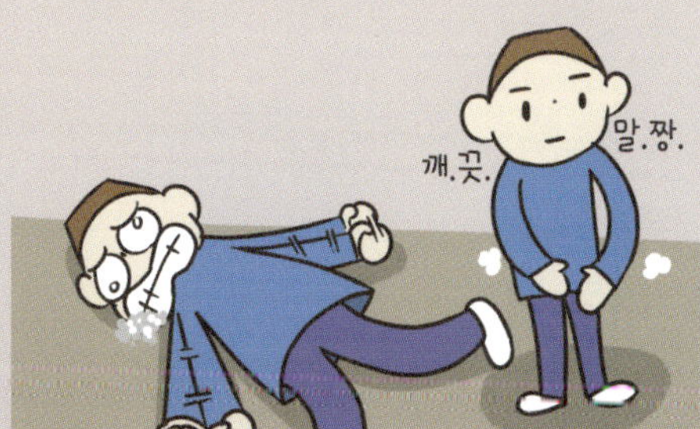

전환장애

Episode 01

신체증상장애

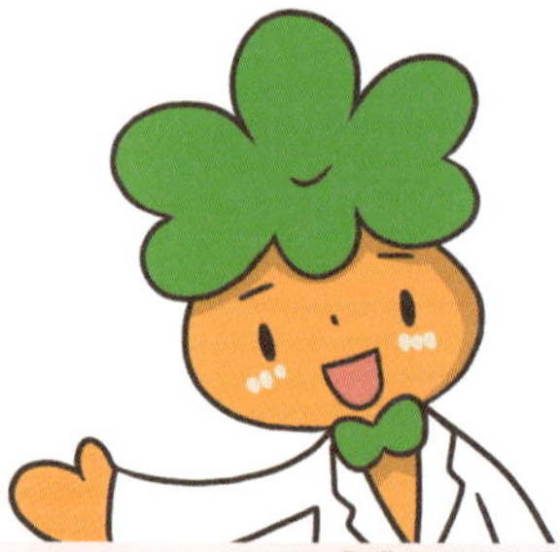

Dr.Dangam

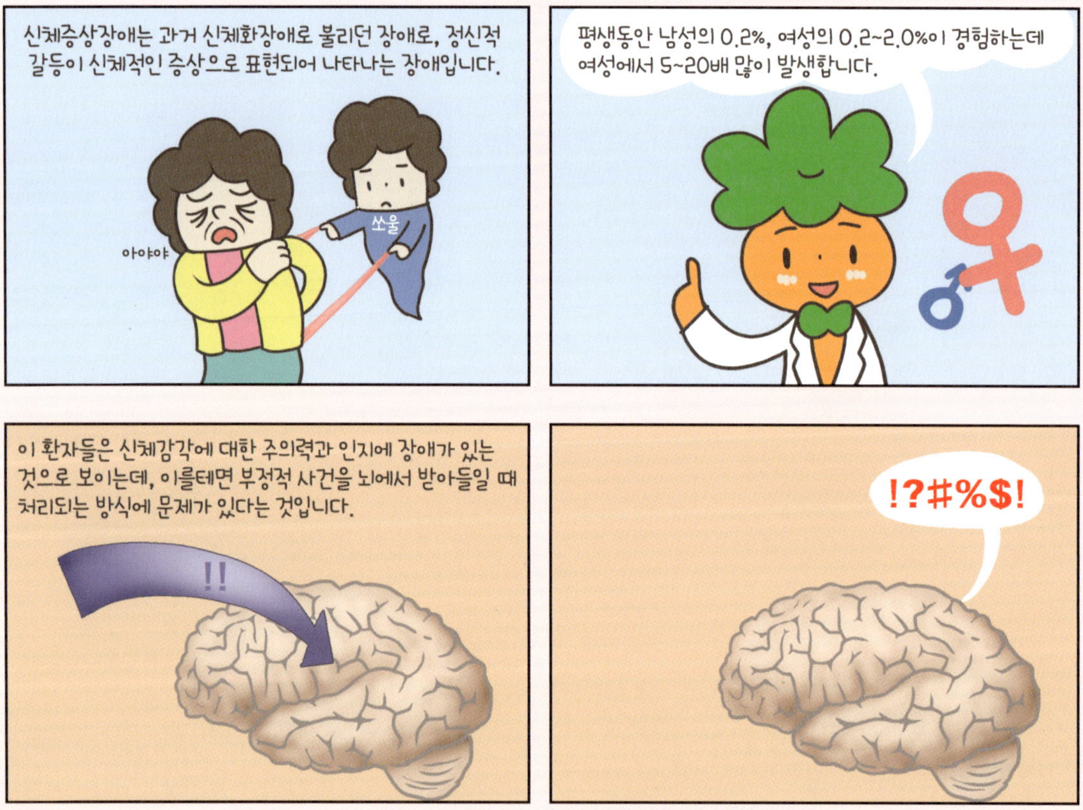

신체증상장애는 과거 신체화장애로 불리던 장애로, 정신적 갈등이 신체적인 증상으로 표현되어 나타나는 장애입니다.
아야야
쏘울
평생동안 남성의 0.2%, 여성의 0.2~2.0%이 경험하는데 여성에서 5~20배 많이 발생합니다.
이 환자들은 신체감각에 대한 주의력과 인지에 장애가 있는 것으로 보이는데, 이를테면 부정적 사건을 뇌에서 받아들일 때 처리되는 방식에 문제가 있다는 것입니다.
!!
!?#%$!

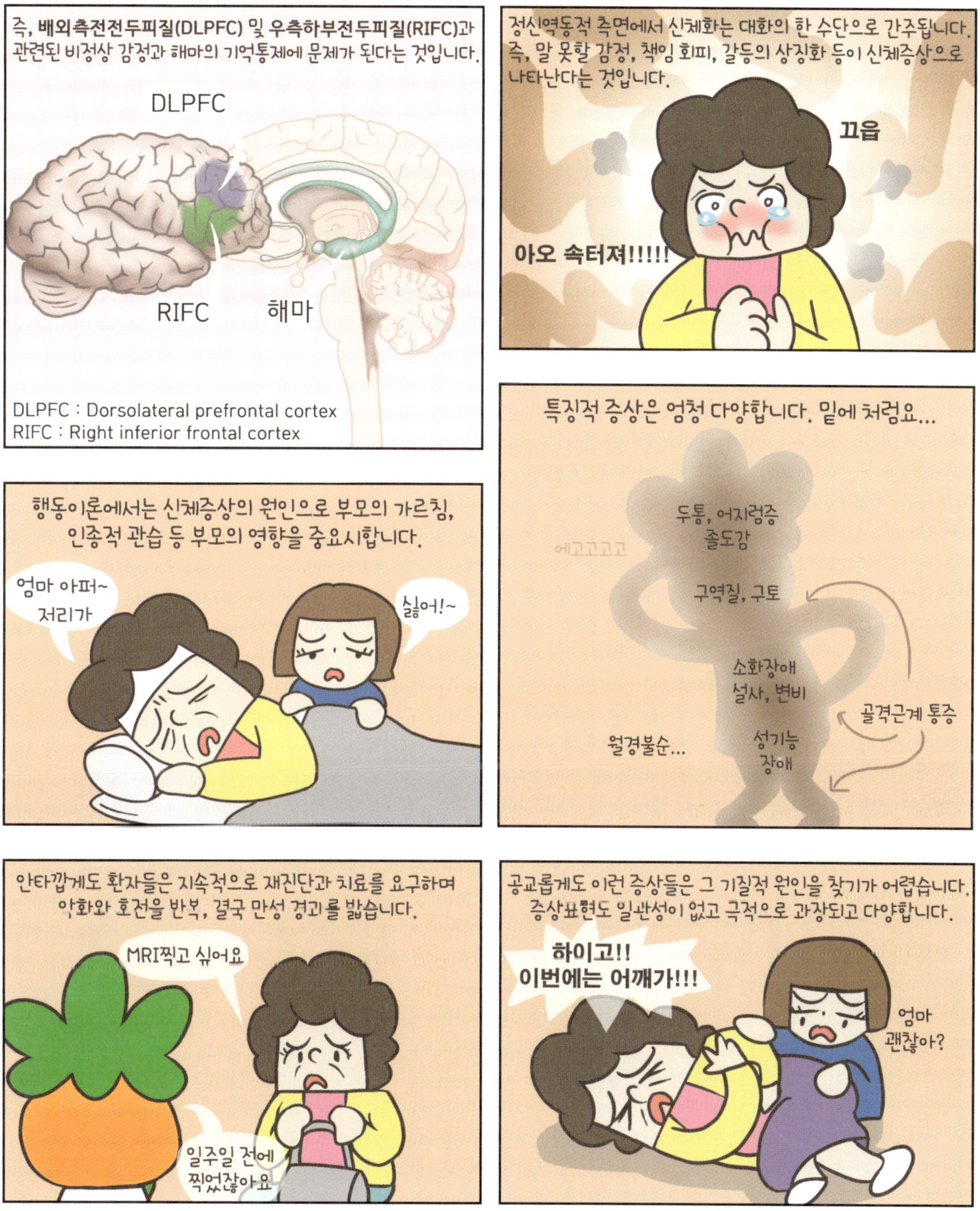
즉, 배외측전전두피질(DLPFC) 및 우측하부전두피질(RIFC)과 관련된 비정상 감정과 해마의 기억통제에 문제가 된다는 것입니다.
DLPFC
RIFC
해마
DLPFC : Dorsolateral prefrontal cortex
RIFC : Right inferior frontal cortex
정신역동적 측면에서 신체화는 대화의 한 수단으로 간주됩니다. 즉, 말 못할 감정, 책임 회피, 갈등의 상징화 등이 신체증상으로 나타난다는 것입니다.
끄읍
아오 속터져!!!!!
행동이론에서는 신체증상의 원인으로 부모의 가르침, 인종적 관습 등 부모의 영향을 중요시합니다.
엄마 아퍼~ 저리가
싫어!~
특징적 증상은 엄청 다양합니다. 밑에 처럼요...
에고고고고
두통, 어지럼증 졸도감
구역질, 구토
소화장애 설사, 변비
골격근계 통증
월경불순...
성기능 장애
안타깝게도 환자들은 지속적으로 재진단과 치료를 요구하며 악화와 호전을 반복, 결국 만성 경과를 밟습니다.
MRI찍고 싶어요
일주일 전에 찍었잖아요
공교롭게도 이런 증상들은 그 기질적 원인을 찾기가 어렵습니다. 증상표현도 일관성이 없고 극적으로 과장되고 다양합니다.
하이고!! 이번에는 어깨가!!!
엄마 괜찮아?

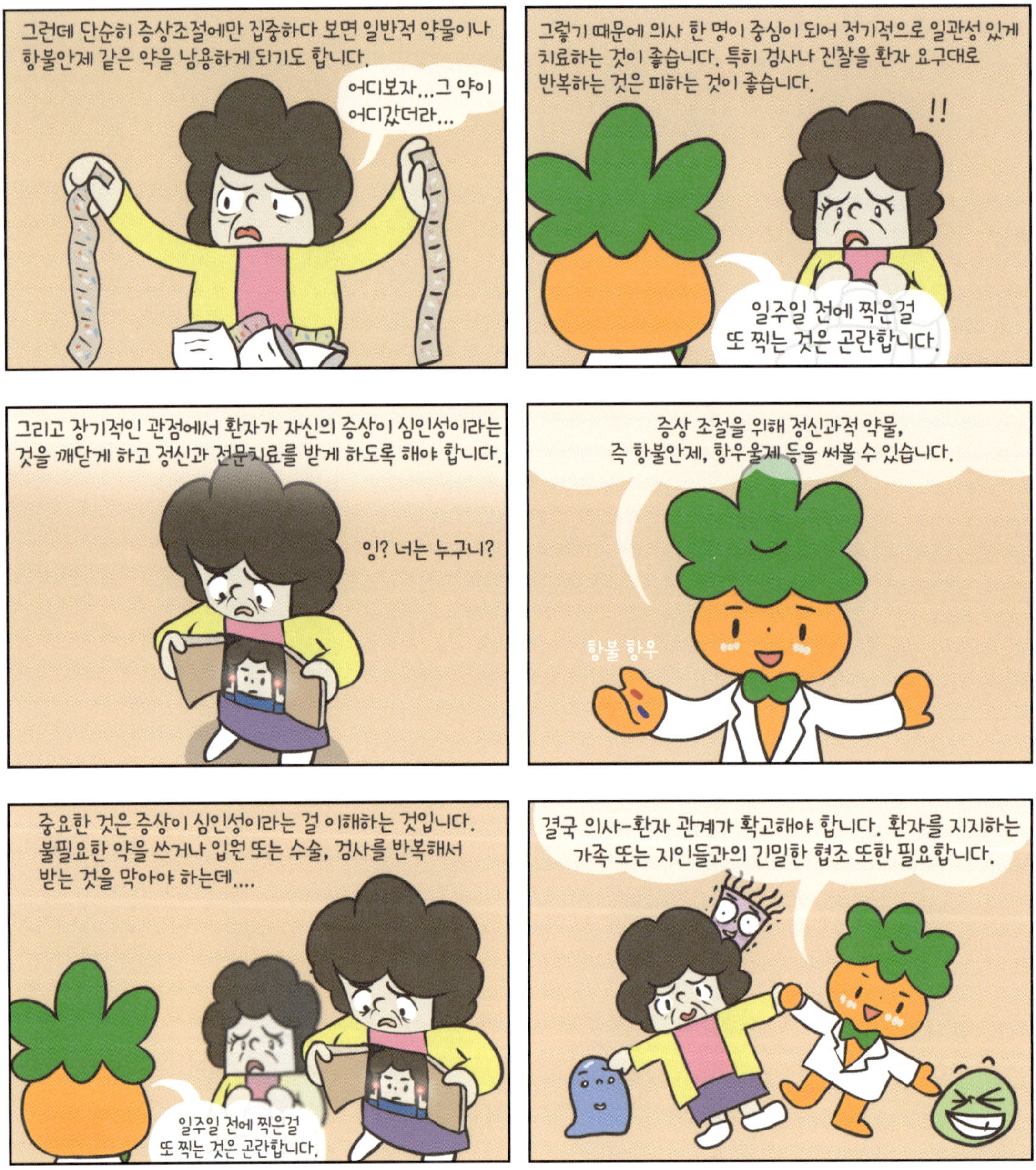
그런데 단순히 증상조절에만 집중하다 보면 일반적 약물이나 항불안제 같은 약을 남용하게 되기도 합니다.
어디보자...그 약이 어디갔더라...
그렇기 때문에 의사 한 명이 중심이 되어 정기적으로 일관성 있게 치료하는 것이 좋습니다. 특히 검사나 진찰을 환자 요구대로 반복하는 것은 피하는 것이 좋습니다.
!!
일주일 전에 찍은걸 또 찍는 것은 곤란합니다.
그리고 장기적인 관점에서 환자가 자신의 증상이 심인성이라는 것을 깨닫게 하고 정신과 전문치료를 받게 하도록 해야 합니다.
잉? 너는 누구니?
증상 조절을 위해 정신과적 약물, 즉 항불안제, 항우울제 등을 써볼 수 있습니다.
항불 항우
중요한 것은 증상이 심인성이라는 걸 이해하는 것입니다. 불필요한 약을 쓰거나 입원 또는 수술, 검사를 반복해서 받는 것을 막아야 하는데....
일주일 전에 찍은걸 또 찍는 것은 곤란합니다.
결국 의사-환자 관계가 확고해야 합니다. 환자를 지지하는 가족 또는 지인들과의 긴밀한 협조 또한 필요합니다.

Episode 02

질병불안장애

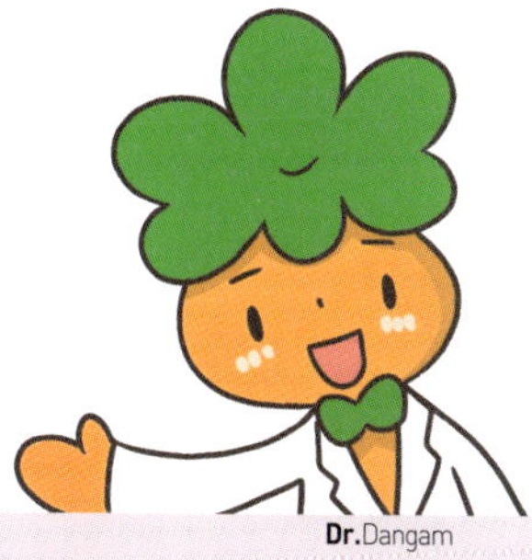
Dr.Dangam

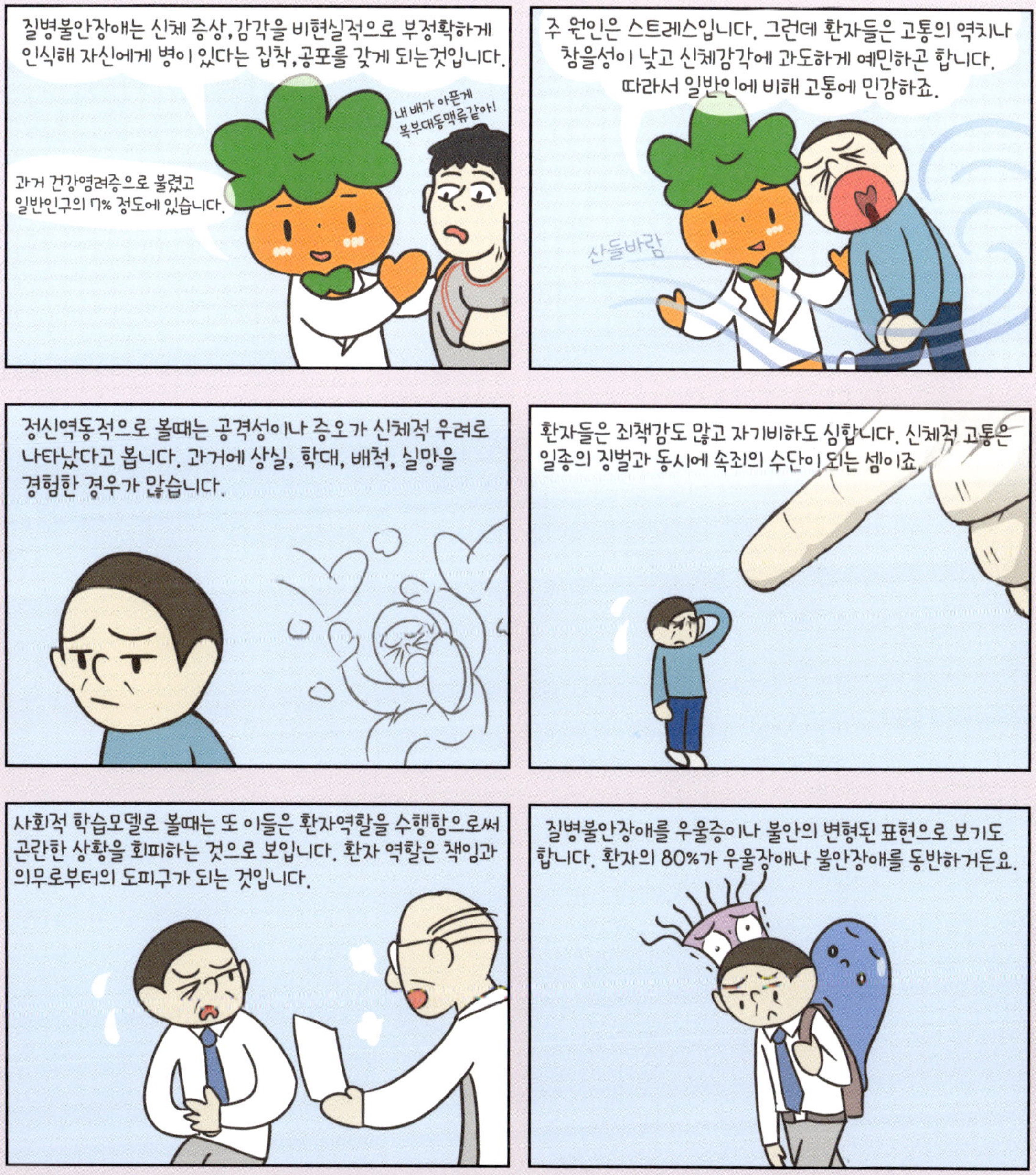
질병불안장애는 신체 증상, 감각을 비현실적으로 부정확하게 인식해 자신에게 병이 있다는 집착, 공포를 갖게 되는것입니다.
내 배가 아픈게 복부대동맥류같아!
과거 건강염려증으로 불렸고 일반인구의 7% 정도에 있습니다.
주 원인은 스트레스입니다. 그런데 환자들은 고통의 역치나 참을성이 낮고 신체감각에 과도하게 예민하곤 합니다. 따라서 일반인에 비해 고통에 민감하죠.
산들바람
정신역동적으로 볼때는 공격성이나 증오가 신체적 우려로 나타났다고 봅니다. 과거에 상실, 학대, 배척, 실망을 경험한 경우가 많습니다.
환자들은 죄책감도 많고 자기비하도 심합니다. 신체적 고통은 일종의 징벌과 동시에 속죄의 수단이 되는 셈이죠.
사회적 학습모델로 볼때는 또 이들은 환자역할을 수행함으로써 곤란한 상황을 회피하는 것으로 보입니다. 환자 역할은 책임과 의무로부터의 도피구가 되는 것입니다.
질병불안장애를 우울증이나 불안의 변형된 표현으로 보기도 합니다. 환자의 80%가 우울장애나 불안장애를 동반하거든요.

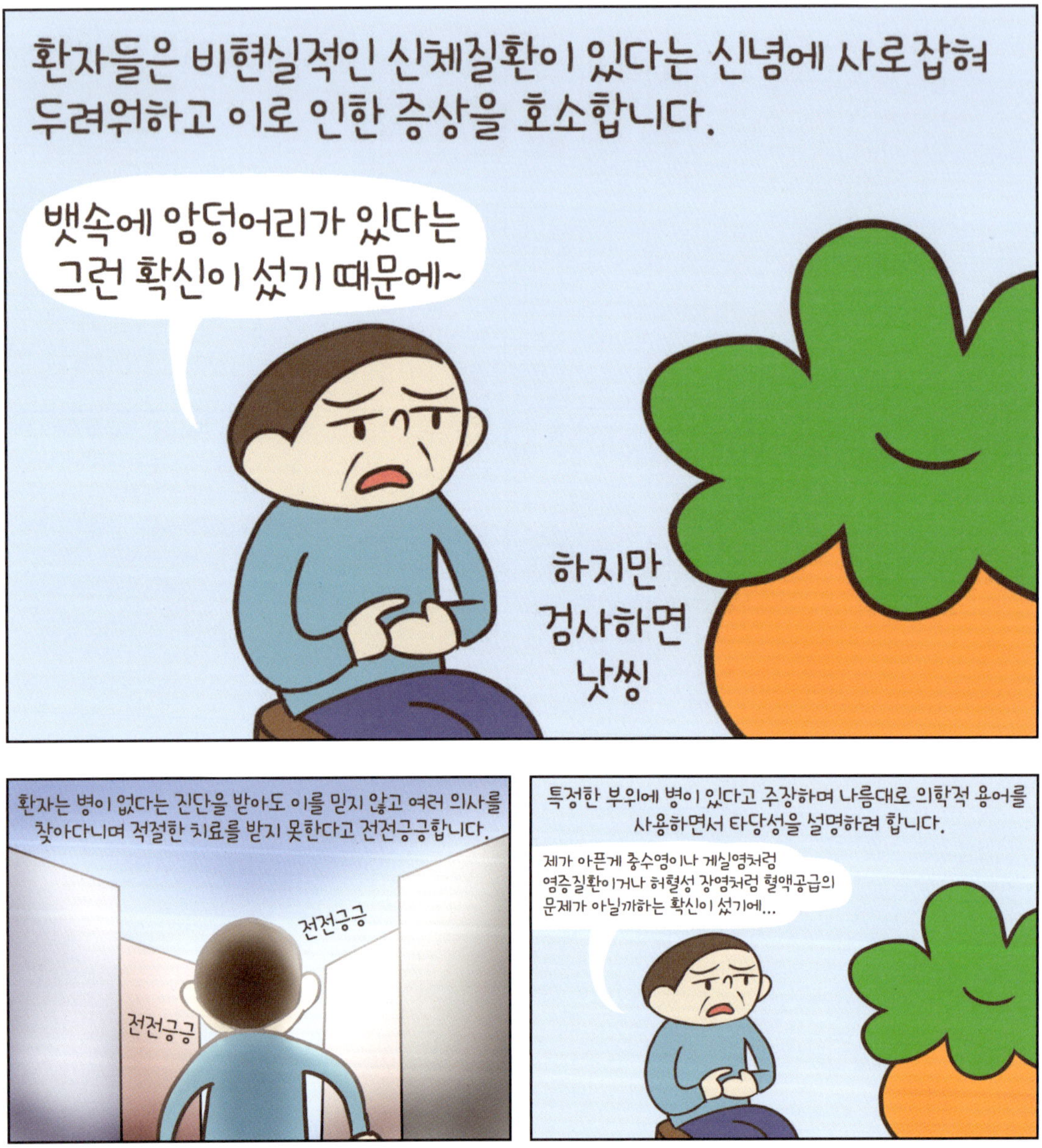
환자들은 비현실적인 신체질환이 있다는 신념에 사로잡혀 두려워하고 이로 인한 증상을 호소합니다.
뱃속에 암덩어리가 있다는 그런 확신이 섰기 때문에~
하지만 검사하면 낫씽
환자는 병이 없다는 진단을 받아도 이를 믿지 않고 여러 의사를 찾아다니며 적절한 치료를 받지 못한다고 전전긍긍합니다.
전전긍긍
전전긍긍
특정한 부위에 병이 있다고 주장하며 나름대로 의학적 용어를 사용하면서 타당성을 설명하려 합니다.
제가 아픈게 충수염이나 게실염처럼 염증질환이거나 허혈성 장염처럼 혈액공급의 문제가 아닐까하는 확신이 섰기에...

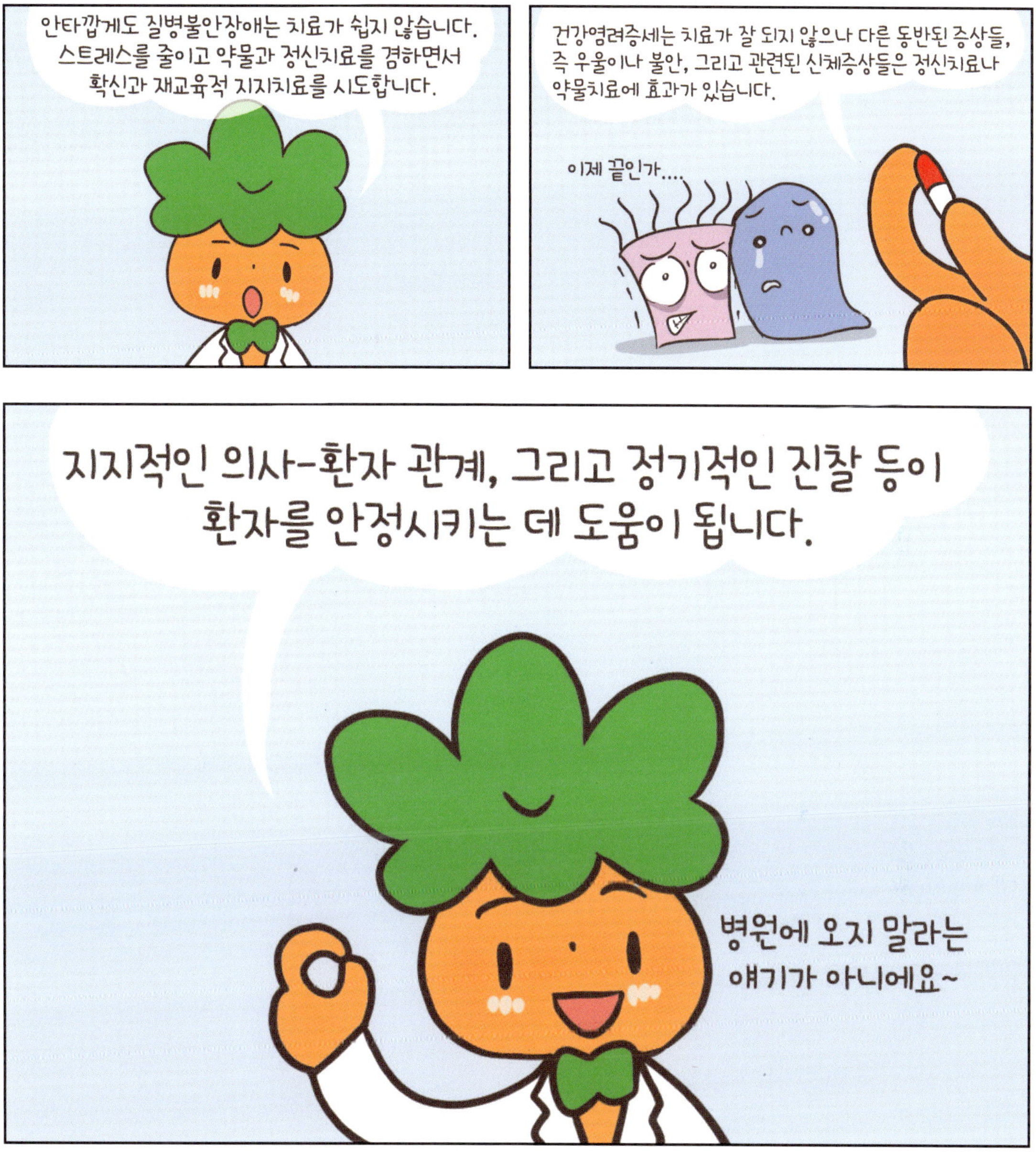
안타깝게도 질병불안장애는 치료가 쉽지 않습니다. 스트레스를 줄이고 약물과 정신치료를 겸하면서 확신과 재교육적 지지치료를 시도합니다.
건강염려증세는 치료가 잘 되지 않으나 다른 동반된 증상들, 즉 우울이나 불안, 그리고 관련된 신체증상들은 정신치료나 약물치료에 효과가 있습니다.
이제 끝인가....
지지적인 의사-환자 관계, 그리고 정기적인 진찰 등이 환자를 안정시키는 데 도움이 됩니다.
병원에 오지 말라는 얘기가 아니에요~

Episode 03

전환장애

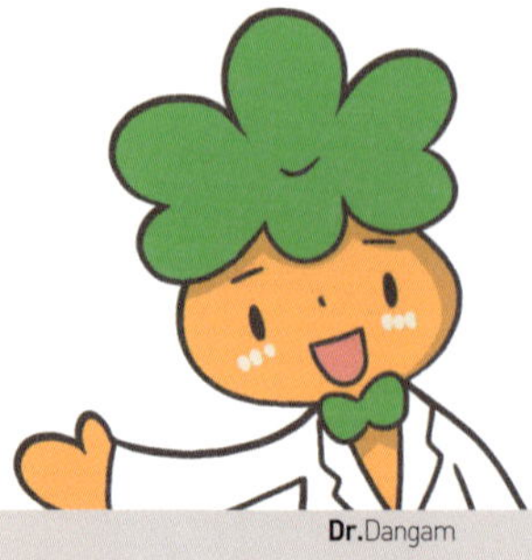
Dr.Dangam

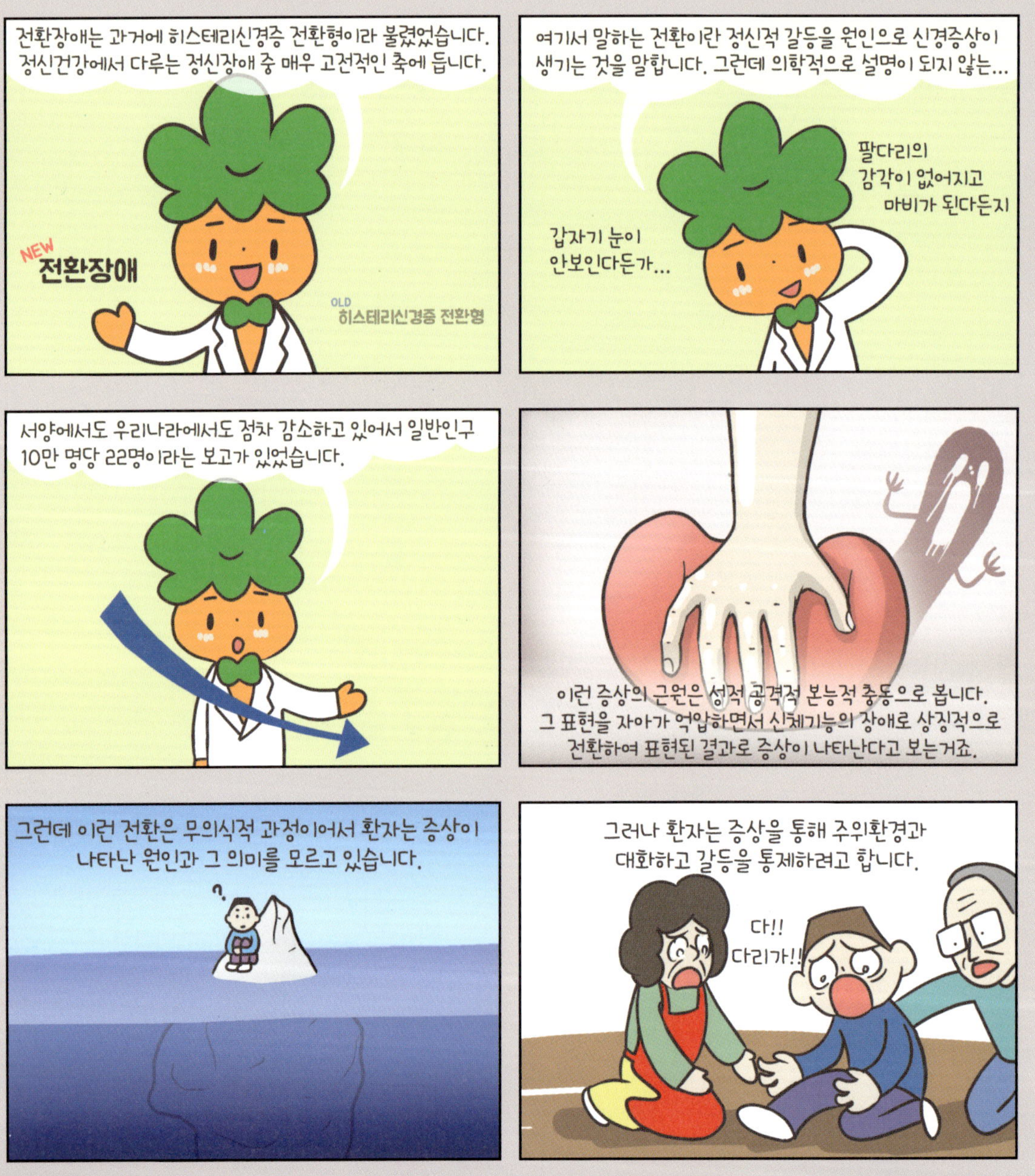
전환장애는 과거에 히스테리신경증 전환형이라 불렸었습니다.
정신건강에서 다루는 정신장애 중 매우 고전적인 축에 듭니다.
NEW 전환장애
OLD 히스테리신경증 전환형
여기서 말하는 전환이란 정신적 갈등을 원인으로 신경증상이 생기는 것을 말합니다. 그런데 의학적으로 설명이 되지 않는...
팔다리의 감각이 없어지고 마비가 된다든지
갑자기 눈이 안보인다든가...
서양에서도 우리나라에서도 점차 감소하고 있어서 일반인구 10만 명당 22명이라는 보고가 있었습니다.
이런 증상의 근원은 성적 공격적 본능적 충동으로 봅니다.
그 표현을 자아가 억압하면서 신체기능의 장애로 상징적으로 전환하여 표현된 결과로 증상이 나타난다고 보는거죠.
그런데 이런 전환은 무의식적 과정이어서 환자는 증상이 나타난 원인과 그 의미를 모르고 있습니다.
?
그러나 환자는 증상을 통해 주위환경과 대화하고 갈등을 통제하려고 합니다.
다!!
다리가!!

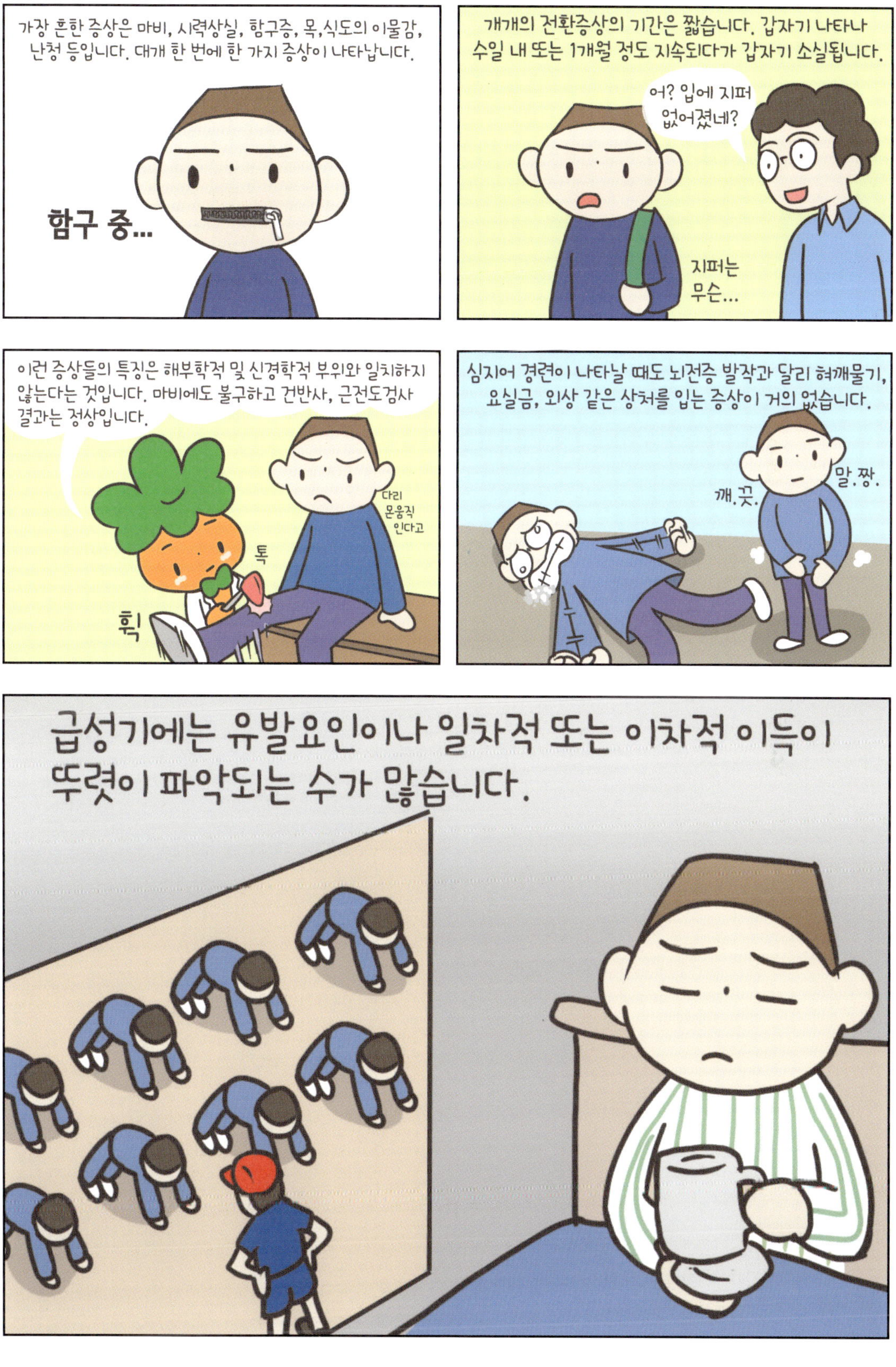
가장 흔한 증상은 마비, 시력상실, 함구증, 목,식도의 이물감, 난청 등입니다. 대개 한 번에 한 가지 증상이 나타납니다.
함구 중...
개개의 전환증상의 기간은 짧습니다. 갑자기 나타나 수일 내 또는 1개월 정도 지속되다가 갑자기 소실됩니다.
어? 입에 지퍼 없어졌네?
지퍼는 무슨...
이런 증상들의 특징은 해부학적 및 신경학적 부위와 일치하지 않는다는 것입니다. 마비에도 불구하고 건반사, 근전도검사 결과는 정상입니다.
다리 몬움직 인다고
톡
휙
심지어 경련이 나타날 때도 뇌전증 발작과 달리 혀깨물기, 요실금, 외상 같은 상처를 입는 증상이 거의 없습니다.
깨.끗.
말.짱.
급성기에는 유발요인이나 일차적 또는 이차적 이득이 뚜렷이 파악되는 수가 많습니다.

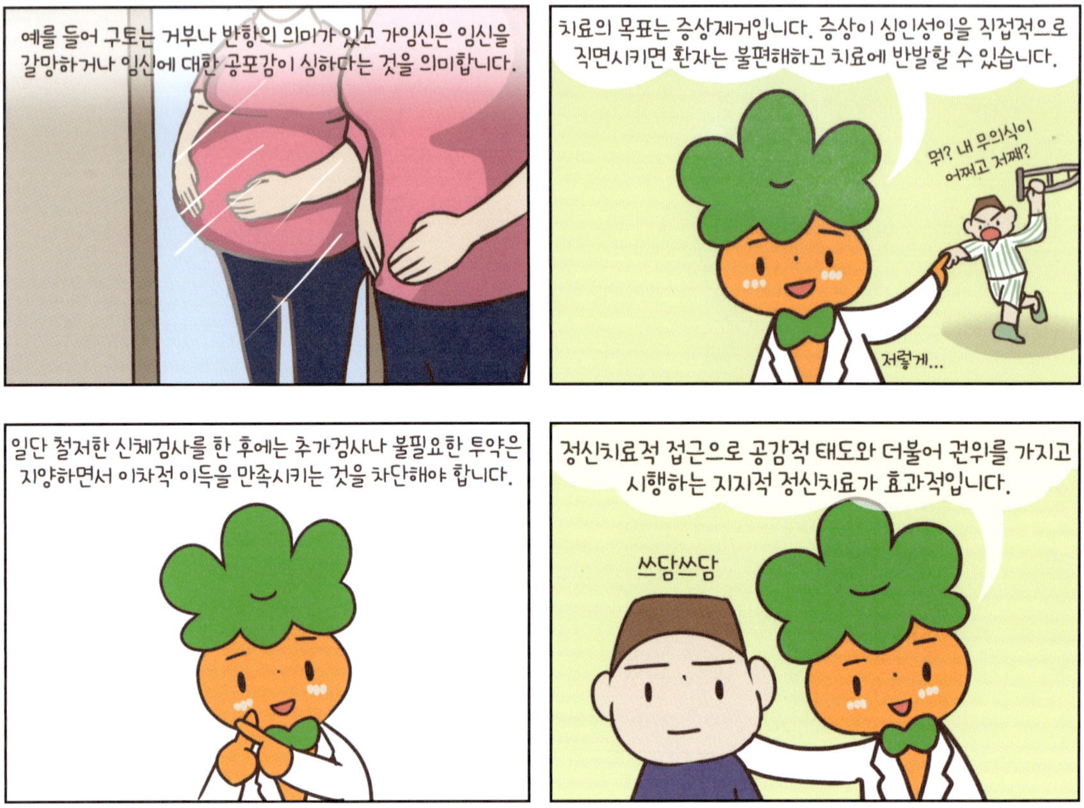
예를 들어 구토는 거부나 반항의 의미가 있고 가임신은 임신을 갈망하거나 임신에 대한 공포감이 심하다는 것을 의미합니다.
치료의 목표는 증상제거입니다. 증상이 심인성임을 직접적으로 직면시키면 환자는 불편해하고 치료에 반발할 수 있습니다.
뭐? 내 무의식이 어쩌고 저쩌?
저렇게...
일단 철저한 신체검사를 한 후에는 추가검사나 불필요한 투약은 지양하면서 이차적 이득을 만족시키는 것을 차단해야 합니다.
정신치료적 접근으로 공감적 태도와 더불어 권위를 가지고 시행하는 지지적 정신치료가 효과적입니다.
쓰담쓰담

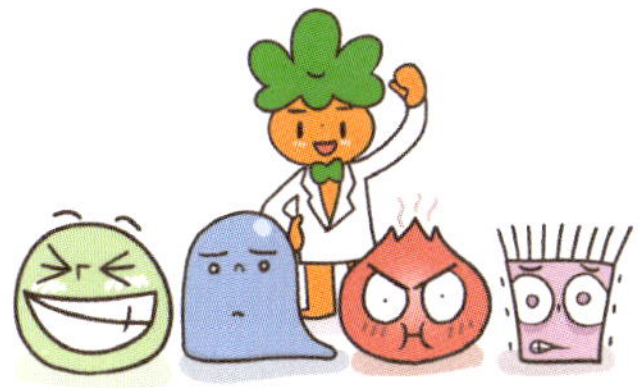

PART 10

급식 및 섭식 장애

Episode
01

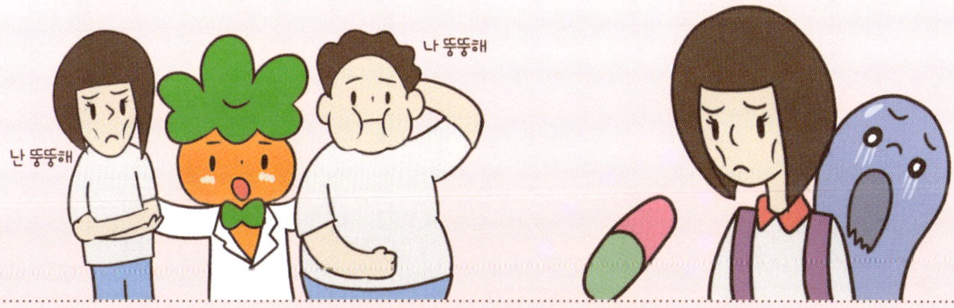

신경성 식욕부진증

Episode
02

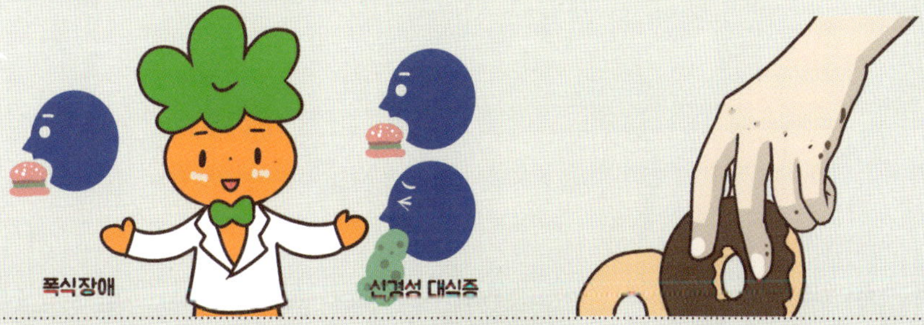

폭식장애

Episode **01**

신경성 식욕부진증

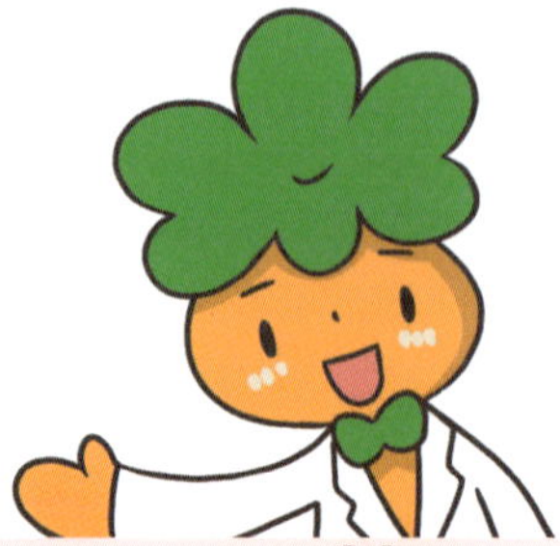

Dr.Dangam

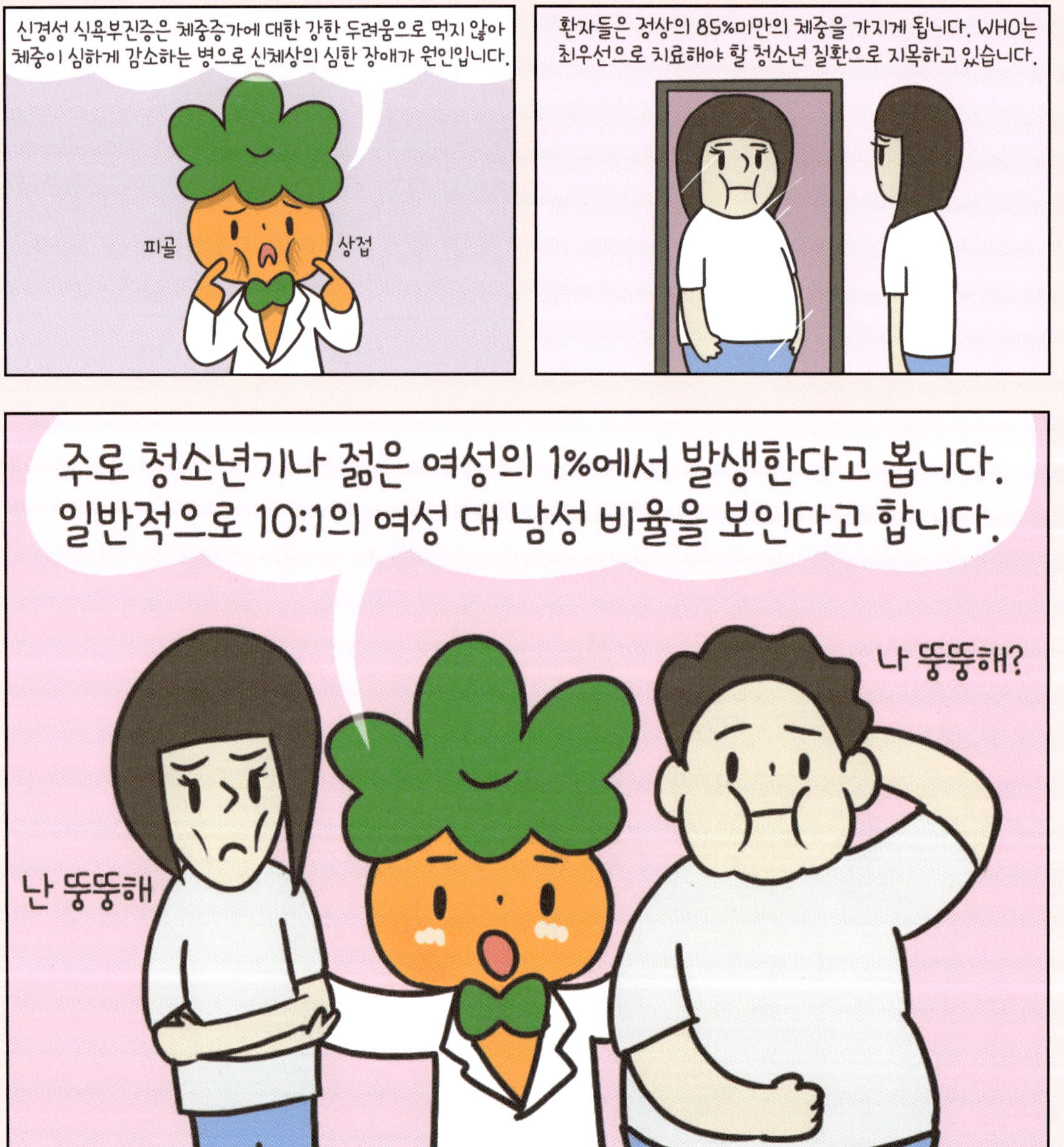
신경성 식욕부진증은 체중증가에 대한 강한 두려움으로 먹지 않아 체중이 심하게 감소하는 병으로 신체상의 심한 장애가 원인입니다.
피골
상접
환자들은 정상의 85%미만의 체중을 가지게 됩니다. WHO는 최우선으로 치료해야 할 청소년 질환으로 지목하고 있습니다.
주로 청소년기나 젊은 여성의 1%에서 발생한다고 봅니다. 일반적으로 10:1의 여성 대 남성 비율을 보인다고 합니다.
나 뚱뚱해?
난 뚱뚱해

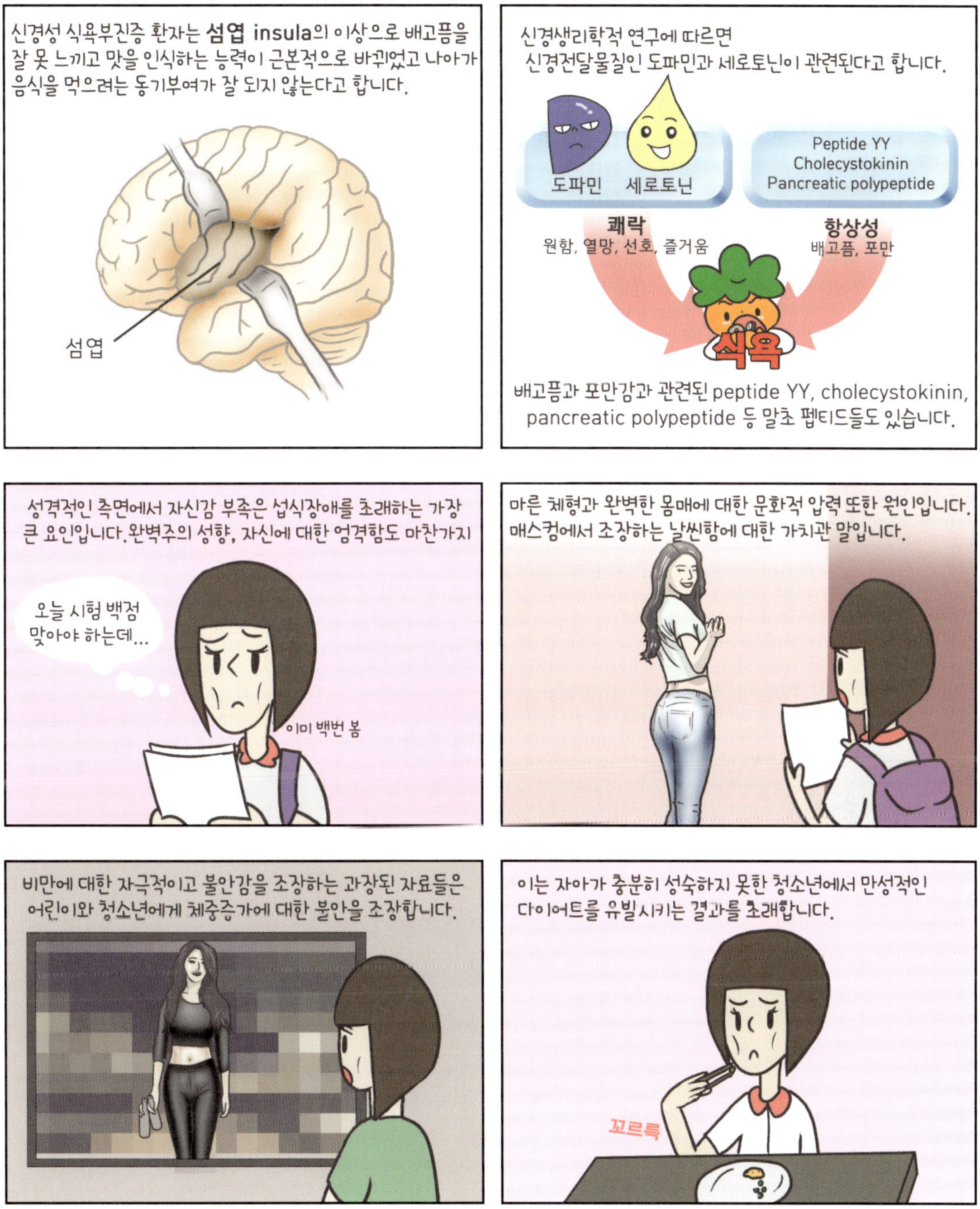
신경성 식욕부진증 환자는 섬엽 insula의 이상으로 배고픔을 잘 못 느끼고 맛을 인식하는 능력이 근본적으로 바뀌었고 나아가 음식을 먹으려는 동기부여가 잘 되지 않는다고 합니다.
섬엽
신경생리학적 연구에 따르면 신경전달물질인 도파민과 세로토닌이 관련된다고 합니다.
도파민 세로토닌
Peptide YY
Cholecystokinin
Pancreatic polypeptide
쾌락
원함, 열망, 선호, 즐거움
항상성
배고픔, 포만
식욕
배고픔과 포만감과 관련된 peptide YY, cholecystokinin, pancreatic polypeptide 등 말초 펩티드들도 있습니다.
성격적인 측면에서 자신감 부족은 섭식장애를 초래하는 가장 큰 요인입니다. 완벽주의 성향, 자신에 대한 엄격함도 마찬가지
오늘 시험 백점 맞아야 하는데...
이미 백번 봄
마른 체형과 완벽한 몸매에 대한 문화적 압력 또한 원인입니다. 매스컴에서 조장하는 날씬함에 대한 가치관 말입니다.
비만에 대한 자극적이고 불안감을 조장하는 과장된 자료들은 어린이와 청소년에게 체중증가에 대한 불안을 조장합니다.
이는 자아가 충분히 성숙하지 못한 청소년에서 만성적인 다이어트를 유빌시키는 결과를 초래합니다.
꼬르륵

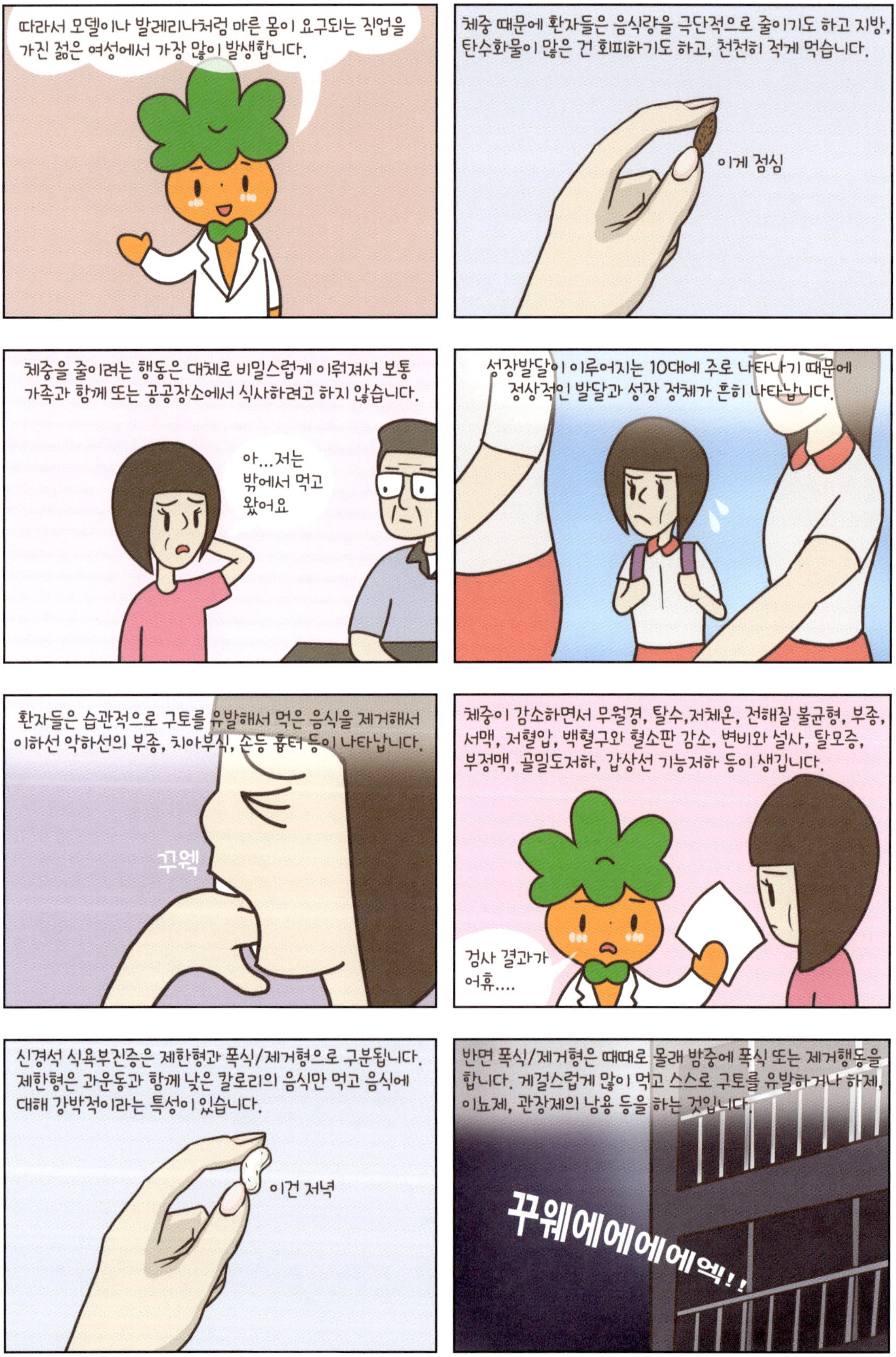
따라서 모델이나 발레리나처럼 마른 몸이 요구되는 직업을 가진 젊은 여성에서 가장 많이 발생합니다.
체중 때문에 환자들은 음식량을 극단적으로 줄이기도 하고 지방, 탄수화물이 많은 건 회피하기도 하고, 천천히 적게 먹습니다.
이게 점심
체중을 줄이려는 행동은 대체로 비밀스럽게 이뤄져서 보통 가족과 함께 또는 공공장소에서 식사하려고 하지 않습니다.
아...저는 밖에서 먹고 왔어요
성장발달이 이루어지는 10대에 주로 나타나기 때문에 정상적인 발달과 성장 정체가 흔히 나타납니다.
환자들은 습관적으로 구토를 유발해서 먹은 음식을 제거해서 이하선 악하선의 부종, 치아부식, 손등 흉터 등이 나타납니다.
꾸웩
체중이 감소하면서 무월경, 탈수,저체온, 전해질 불균형, 부종, 서맥, 저혈압, 백혈구와 혈소판 감소, 변비와 설사, 탈모증, 부정맥, 골밀도저하, 갑상선 기능저하 등이 생깁니다.
검사 결과가 어휴....
신경성 식욕부진증은 제한형과 폭식/제거형으로 구분됩니다. 제한형은 과운동과 함께 낮은 칼로리의 음식만 먹고 음식에 대해 강박적이라는 특성이 있습니다.
이건 저녁
반면 폭식/제거형은 때때로 몰래 밤중에 폭식 또는 제거행동을 합니다. 게걸스럽게 많이 먹고 스스로 구토를 유발하거나 하제, 이뇨제, 관장제의 남용 등을 하는 것입니다.
꾸웨에에에에엑!!

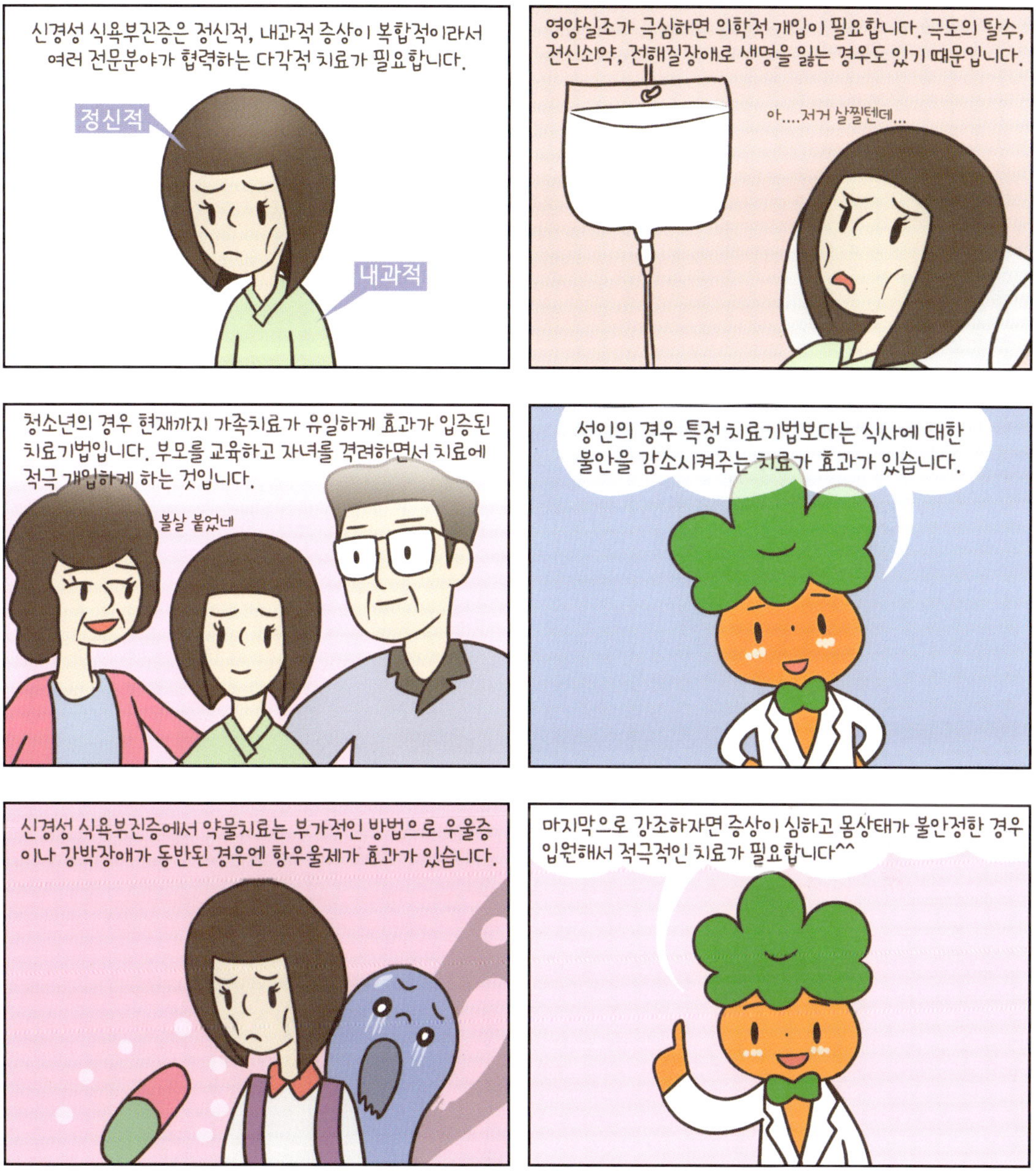
신경성 식욕부진증은 정신적, 내과적 증상이 복합적이라서 여러 전문분야가 협력하는 다각적 치료가 필요합니다.
정신적
내과적
영양실조가 극심하면 의학적 개입이 필요합니다. 극도의 탈수, 전신쇠약, 전해질장애로 생명을 잃는 경우도 있기 때문입니다.
아.... 저거 살찔텐데...
청소년의 경우 현재까지 가족치료가 유일하게 효과가 입증된 치료기법입니다. 부모를 교육하고 자녀를 격려하면서 치료에 적극 개입하게 하는 것입니다.
볼살 붙었네
성인의 경우 특정 치료기법보다는 식사에 대한 불안을 감소시켜주는 치료가 효과가 있습니다.
신경성 식욕부진증에서 약물치료는 부가적인 방법으로 우울증이나 강박장애가 동반된 경우엔 항우울제가 효과가 있습니다.
마지막으로 강조하자면 증상이 심하고 몸상태가 불안정한 경우 입원해서 적극적인 치료가 필요합니다^^

Episode 02

폭식장애

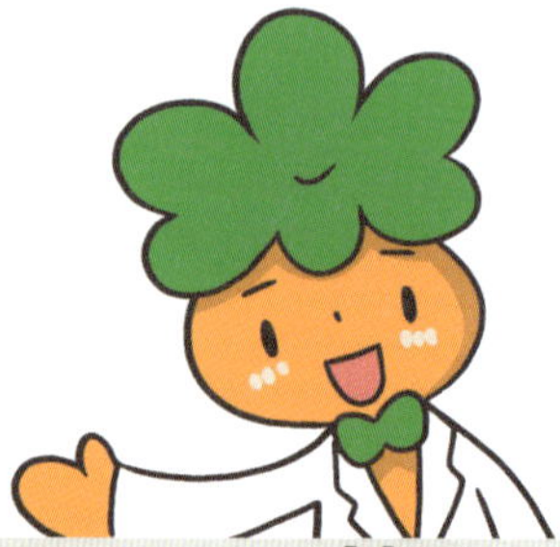
Dr.Dangam

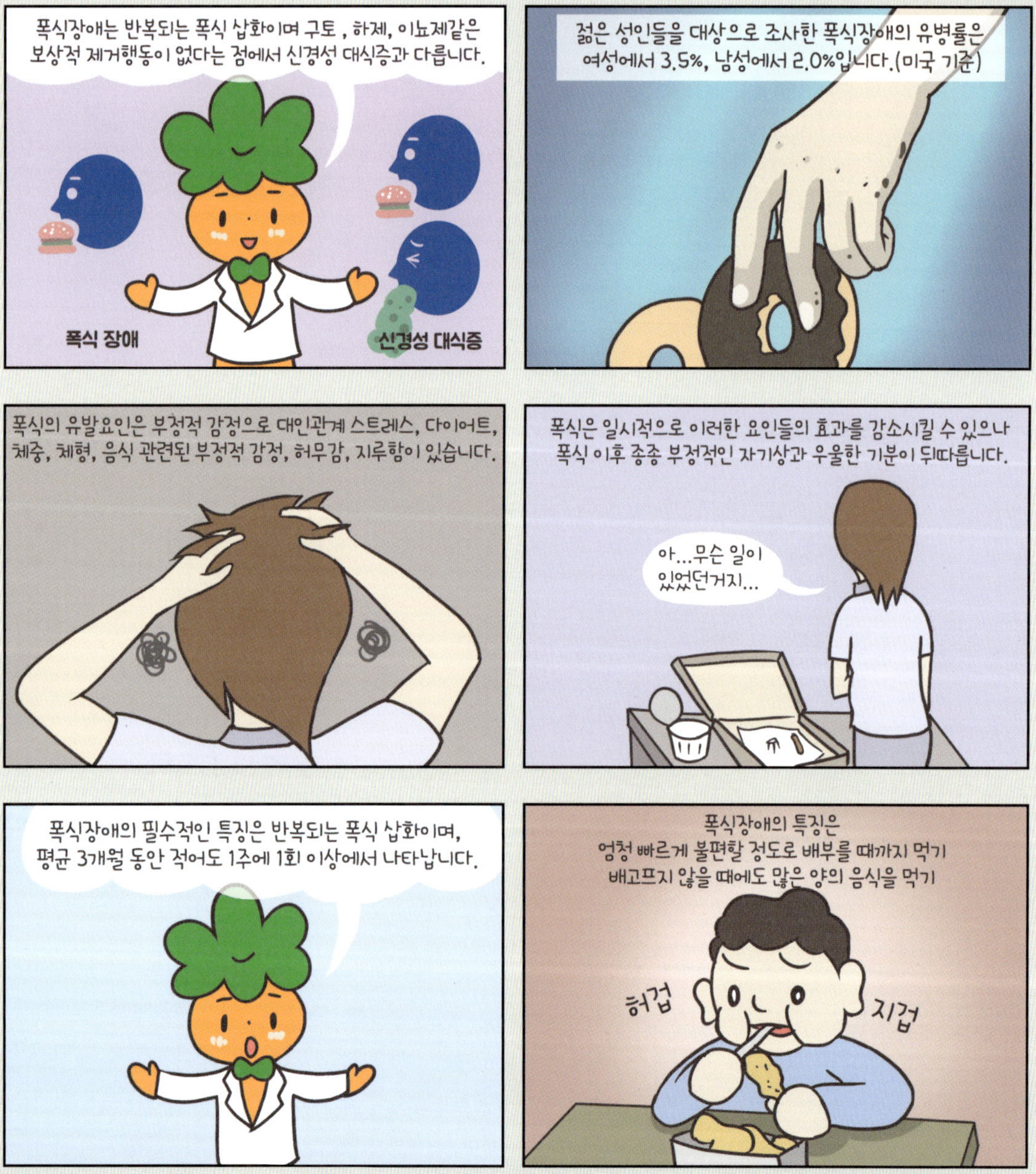

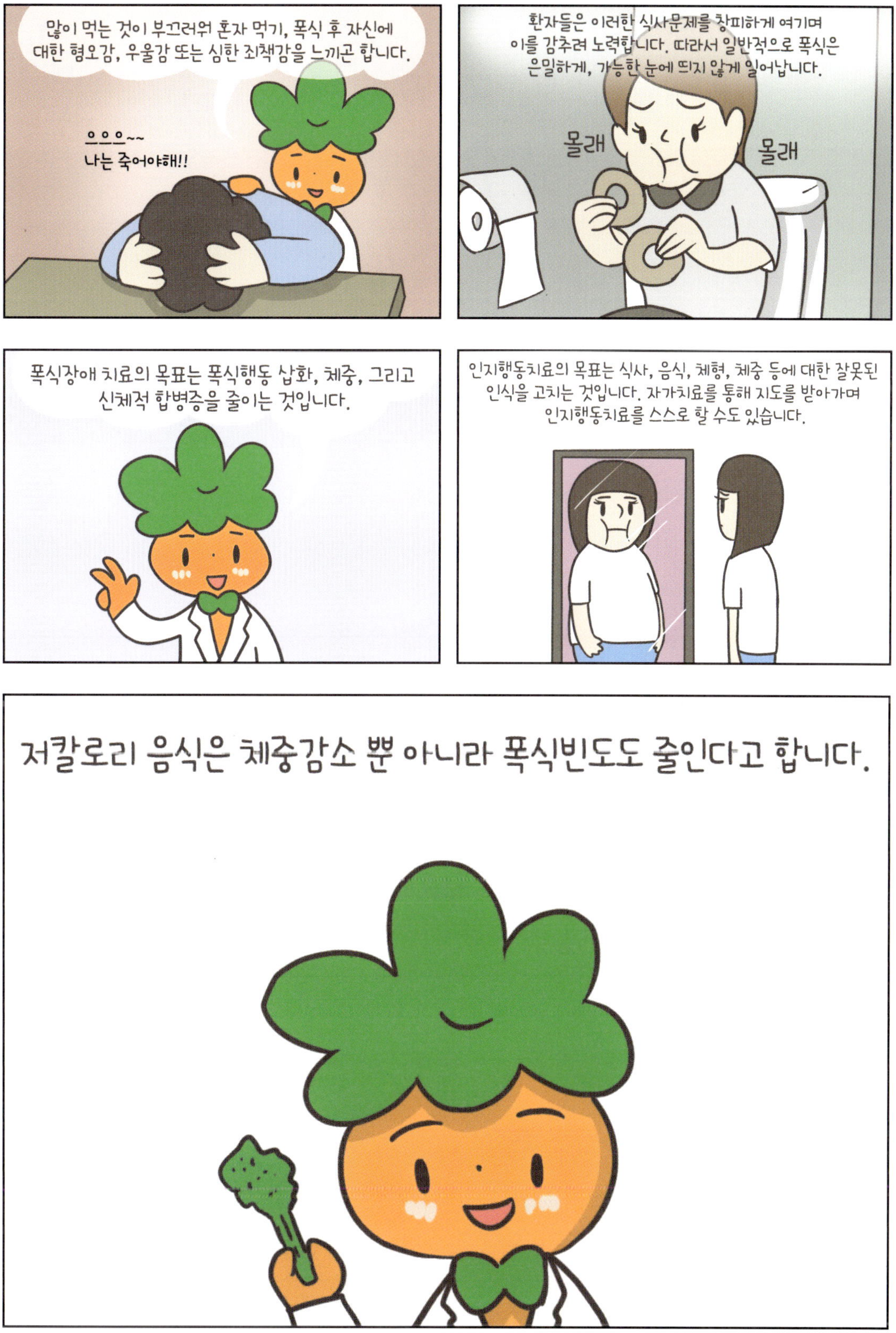
많이 먹는 것이 부끄러워 혼자 먹기, 폭식 후 자신에
대한 혐오감, 우울감 또는 심한 죄책감을 느끼곤 합니다.
으으으~~
나는 죽어야해!!
환자들은 이러한 식사문제를 창피하게 여기며
이를 감추려 노력합니다. 따라서 일반적으로 폭식은
은밀하게, 가능한 눈에 띄지 않게 일어납니다.
몰래
몰래
폭식장애 치료의 목표는 폭식행동 삽화, 체중, 그리고
신체적 합병증을 줄이는 것입니다.
인지행동치료의 목표는 식사, 음식, 체형, 체중 등에 대한 잘못된
인식을 고치는 것입니다. 자가치료를 통해 지도를 받아가며
인지행동치료를 스스로 할 수도 있습니다.
저칼로리 음식은 체중감소 뿐 아니라 폭식빈도도 줄인다고 합니다.

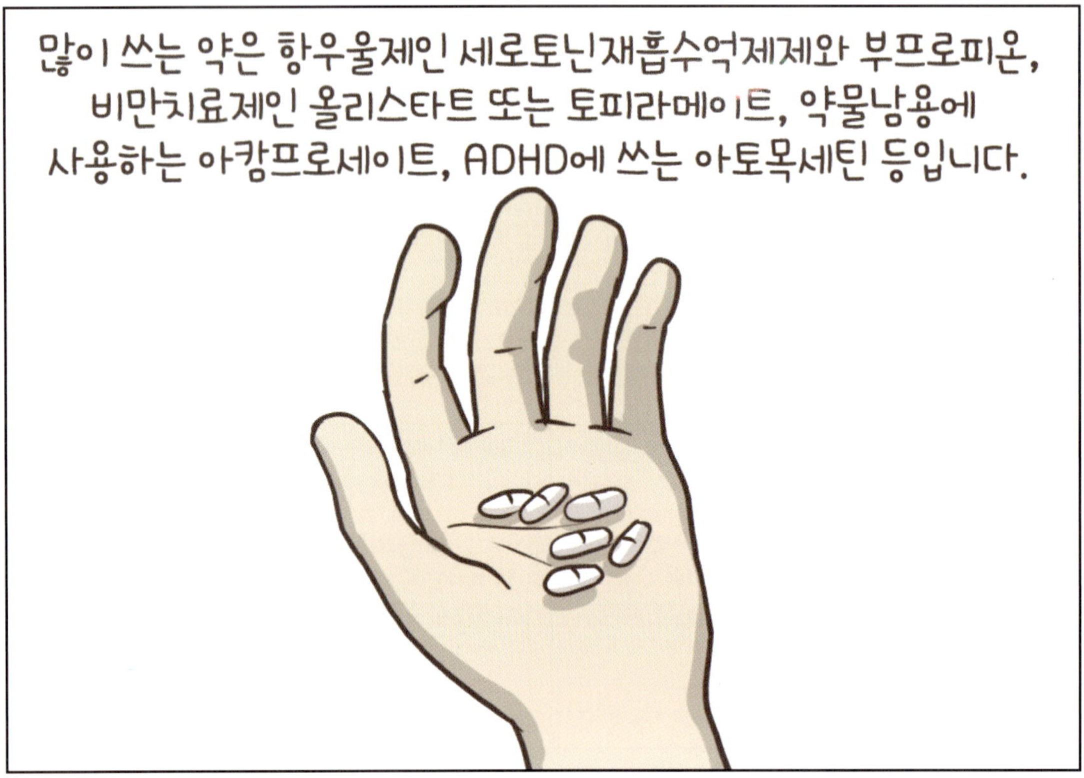
많이 쓰는 약은 항우울제인 세로토닌재흡수억제제와 부프로피온,
비만치료제인 올리스타트 또는 토피라메이트, 약물남용에
사용하는 아캄프로세이트, ADHD에 쓰는 아토목세틴 등입니다.

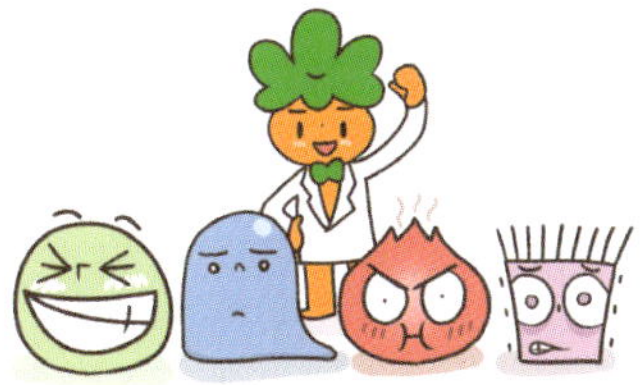

PART 11

배설장애

Episode 01

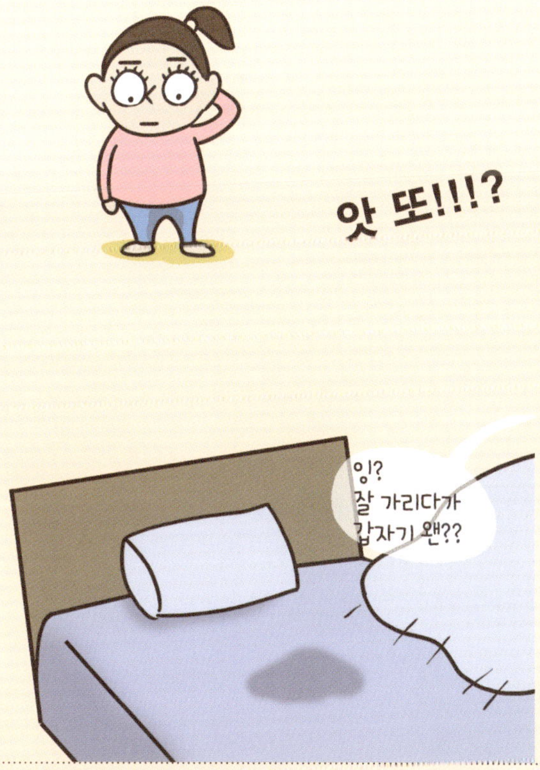

유뇨증

Episode 01

유뇨증

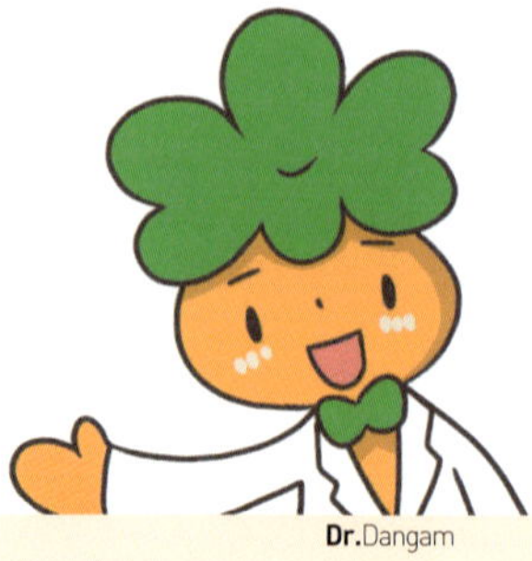
Dr.Dangam

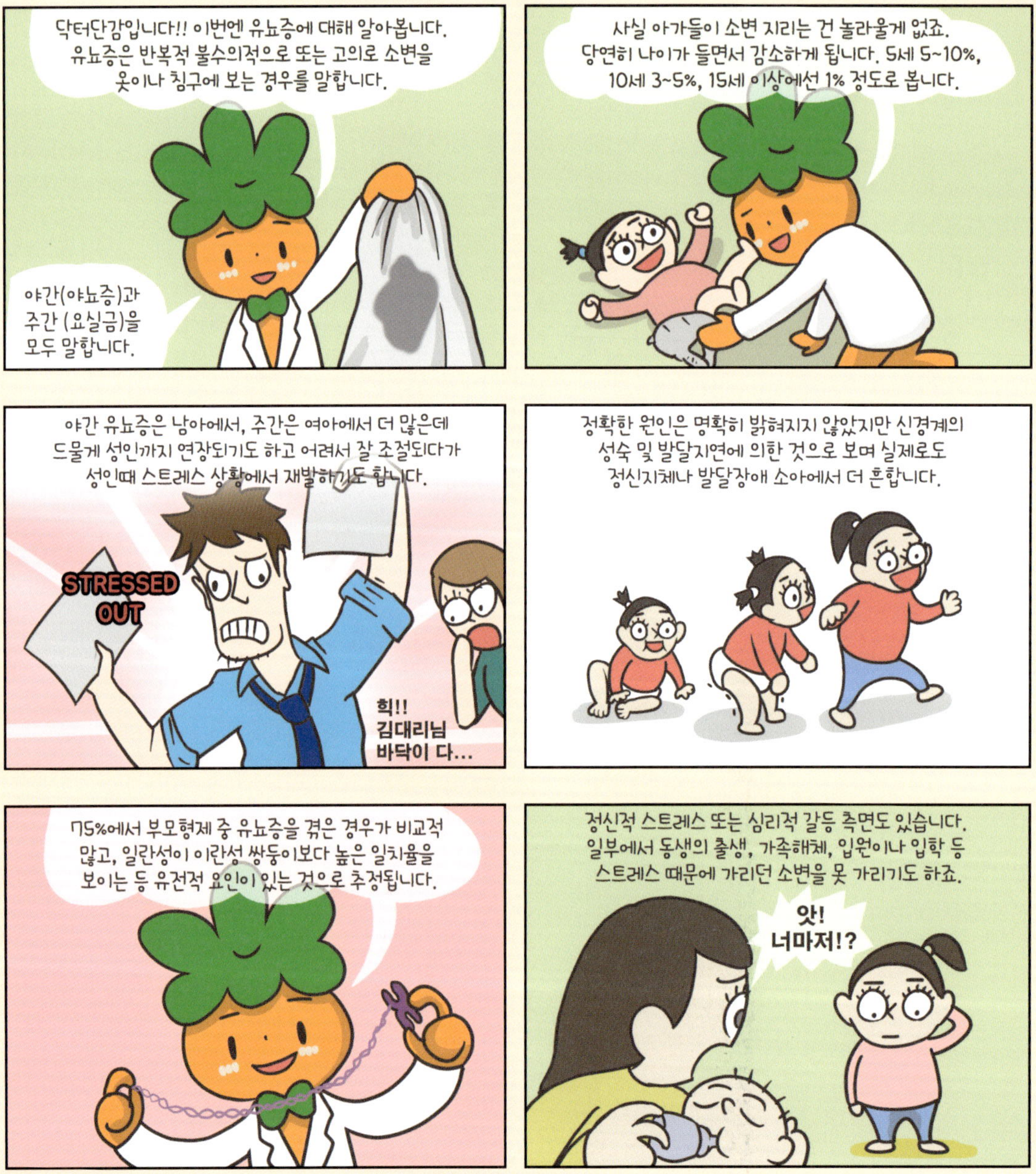
닥터단감입니다!! 이번엔 유뇨증에 대해 알아봅니다.
유뇨증은 반복적 불수의적으로 또는 고의로 소변을
옷이나 침구에 보는 경우를 말합니다.
야간(야뇨증)과
주간 (요실금)을
모두 말합니다.
사실 아가들이 소변 지리는 건 놀라울게 없죠.
당연히 나이가 들면서 감소하게 됩니다. 5세 5~10%,
10세 3~5%, 15세 이상에선 1% 정도로 봅니다.
야간 유뇨증은 남아에서, 주간은 여아에서 더 많은데
드물게 성인까지 연장되기도 하고 어려서 잘 조절되다가
성인때 스트레스 상황에서 재발하기도 합니다.
STRESSED OUT
헉!!
김대리님
바닥이 다…
정확한 원인은 명확히 밝혀지지 않았지만 신경계의
성숙 및 발달지연에 의한 것으로 보며 실제로도
정신지체나 발달장애 소아에서 더 흔합니다.
75%에서 부모형제 중 유뇨증을 겪은 경우가 비교적
많고, 일란성이 이란성 쌍둥이보다 높은 일치율을
보이는 등 유전적 요인이 있는 것으로 추정됩니다.
정신적 스트레스 또는 심리적 갈등 측면도 있습니다.
일부에서 동생의 출생, 가족해체, 입원이나 입학 등
스트레스 때문에 가리던 소변을 못 가리기도 하죠.
앗!
너마저!?

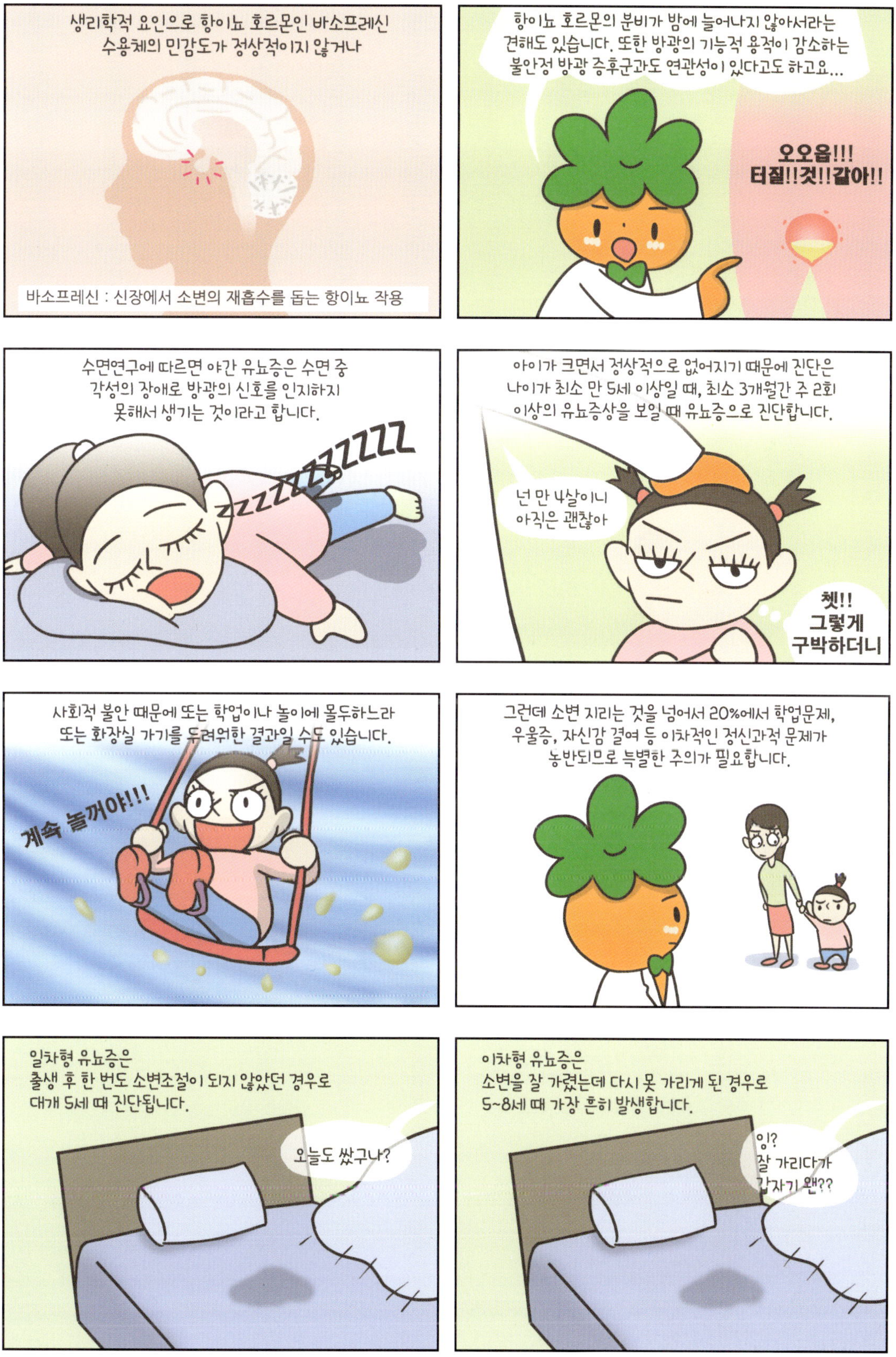
생리학적 요인으로 항이뇨 호르몬인 바소프레신 수용체의 민감도가 정상적이지 않거나
바소프레신 : 신장에서 소변의 재흡수를 돕는 항이뇨 작용
항이뇨 호르몬의 분비가 밤에 늘어나지 않아서라는 견해도 있습니다. 또한 방광의 기능적 용적이 감소하는 불안정 방광 증후군과도 연관성이 있다고도 하고요...
오오윽!!! 터질!!것!!같아!!
수면연구에 따르면 야간 유뇨증은 수면 중 각성의 장애로 방광의 신호를 인지하지 못해서 생기는 것이라고 합니다.
ZZZZZZZZZZZZ
아이가 크면서 정상적으로 없어지기 때문에 진단은 나이가 최소 만 5세 이상일 때, 최소 3개월간 주 2회 이상의 유뇨증상을 보일 때 유뇨증으로 진단합니다.
넌 만 4살이니 아직은 괜찮아
쳇!! 그렇게 구박하더니
사회적 불안 때문에 또는 학업이나 놀이에 몰두하느라 또는 화장실 가기를 두려워한 결과일 수도 있습니다.
계속 놀꺼야!!!
그런데 소변 지리는 것을 넘어서 20%에서 학업문제, 우울증, 자신감 결여 등 이차적인 정신과적 문제가 동반되므로 특별한 주의가 필요합니다.
일차형 유뇨증은
출생 후 한 번도 소변조절이 되지 않았던 경우로
대개 5세 때 진단됩니다.
오늘도 쌌구나?
이차형 유뇨증은
소변을 잘 가렸는데 다시 못 가리게 된 경우로
5~8세 때 가장 흔히 발생합니다.
잉?
잘 가리다가
갑자기 왜??

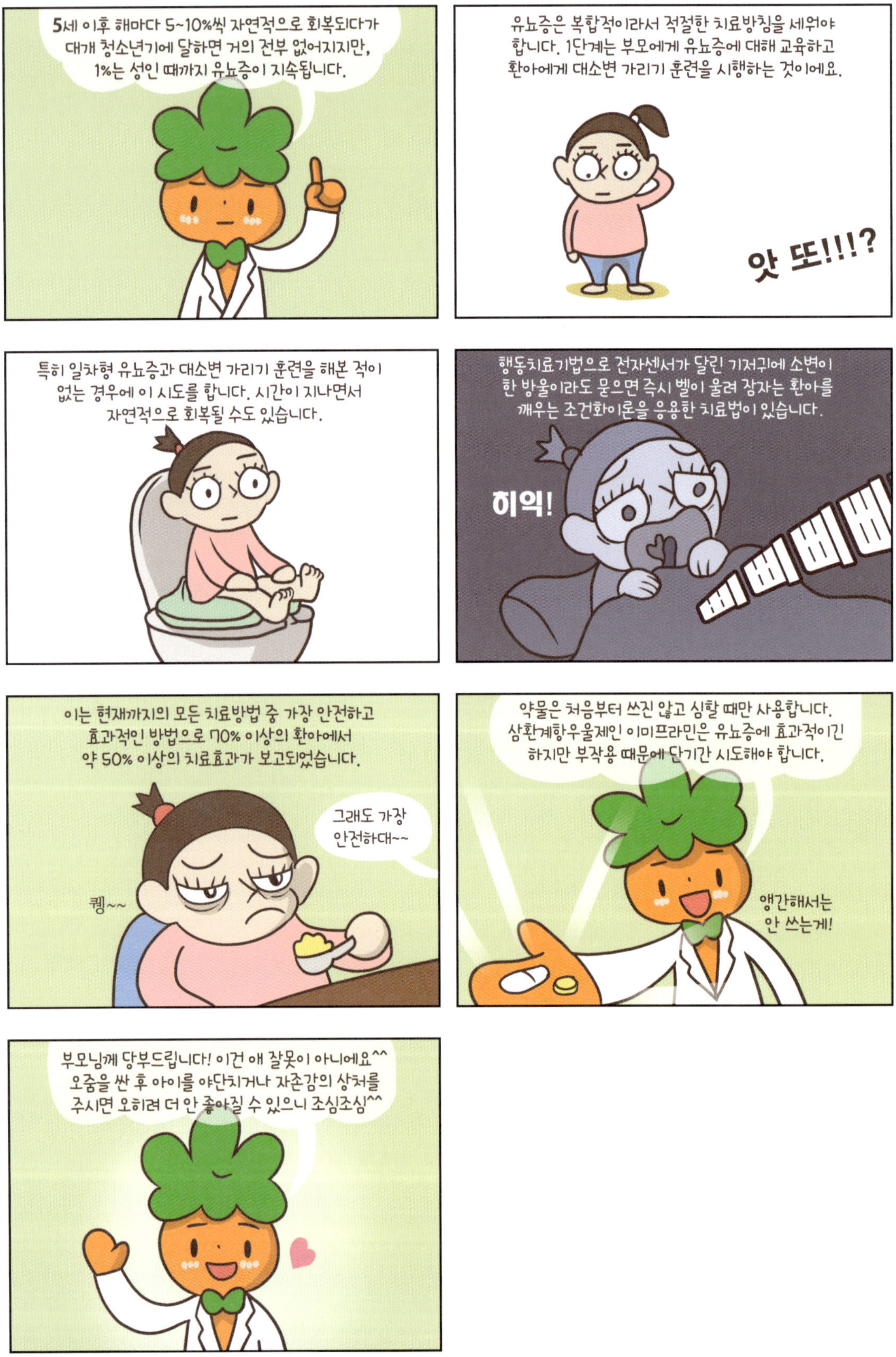
5세 이후 해마다 5~10%씩 자연적으로 회복되다가
대개 청소년기에 달하면 거의 전부 없어지지만,
1%는 성인 때까지 유뇨증이 지속됩니다.
유뇨증은 복합적이라서 적절한 치료방침을 세워야
합니다. 1단계는 부모에게 유뇨증에 대해 교육하고
환아에게 대소변 가리기 훈련을 시행하는 것이에요.
앗 또!!!?
특히 일차형 유뇨증과 대소변 가리기 훈련을 해본 적이
없는 경우에 이 시도를 합니다. 시간이 지나면서
자연적으로 회복될 수도 있습니다.
행동치료기법으로 전자센서가 달린 기저귀에 소변이
한 방울이라도 묻으면 즉시 벨이 울려 잠자는 환아를
깨우는 조건화이론을 응용한 치료법이 있습니다.
히익!
삐삐삐삐
이는 현재까지의 모든 치료방법 중 가장 안전하고
효과적인 방법으로 70% 이상의 환아에서
약 50% 이상의 치료효과가 보고되었습니다.
그래도 가장
안전하대~~
쾡~~
약물은 처음부터 쓰진 않고 심할 때만 사용합니다.
삼환계항우울제인 이미프라민은 유뇨증에 효과적이긴
하지만 부작용 때문에 단기간 시도해야 합니다.
앵간해서는
안 쓰는게!
부모님께 당부드립니다! 이건 애 잘못이 아니에요^^
오줌을 싼 후 아이를 야단치거나 자존감의 상처를
주시면 오히려 더 안 좋아질 수 있으니 조심조심^^

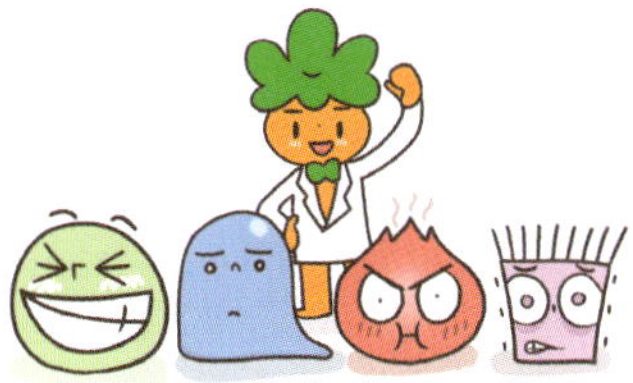

PART 12

수면-각성장애

Episode 01

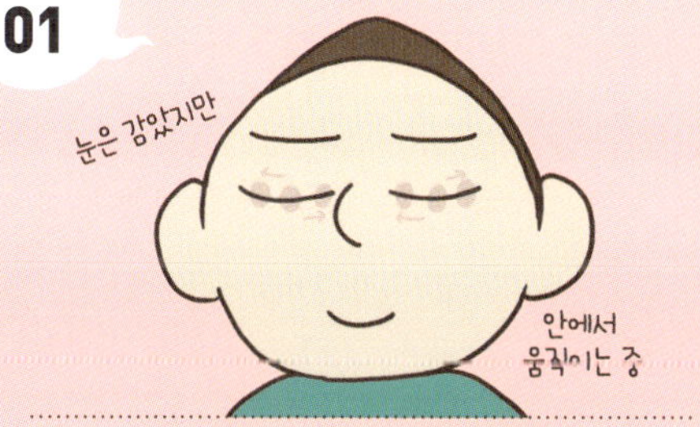
눈은 감았지만
안에서 움직이는 중

수면의 구조와 기능

Episode 02

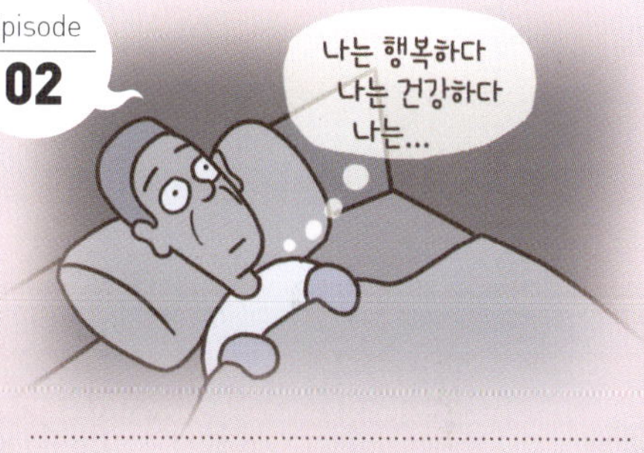
나는 행복하다
나는 건강하다
나는...

수면-각성장애

Episode 03

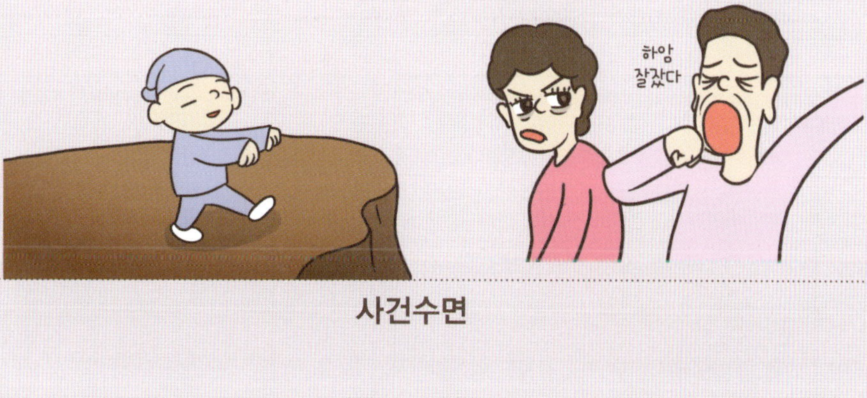

사건수면

Episode 01

수면의 구조와 기능

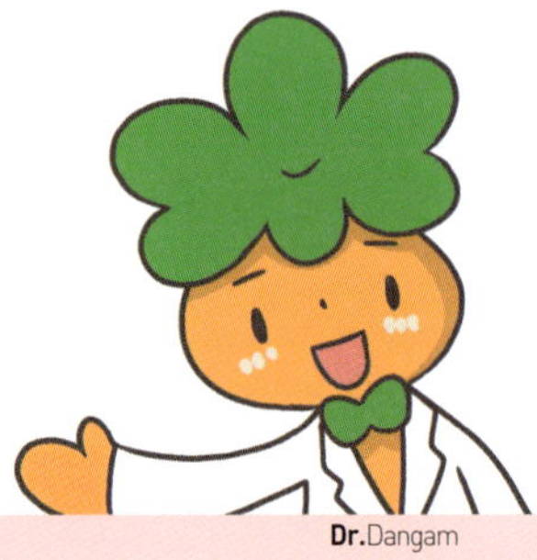

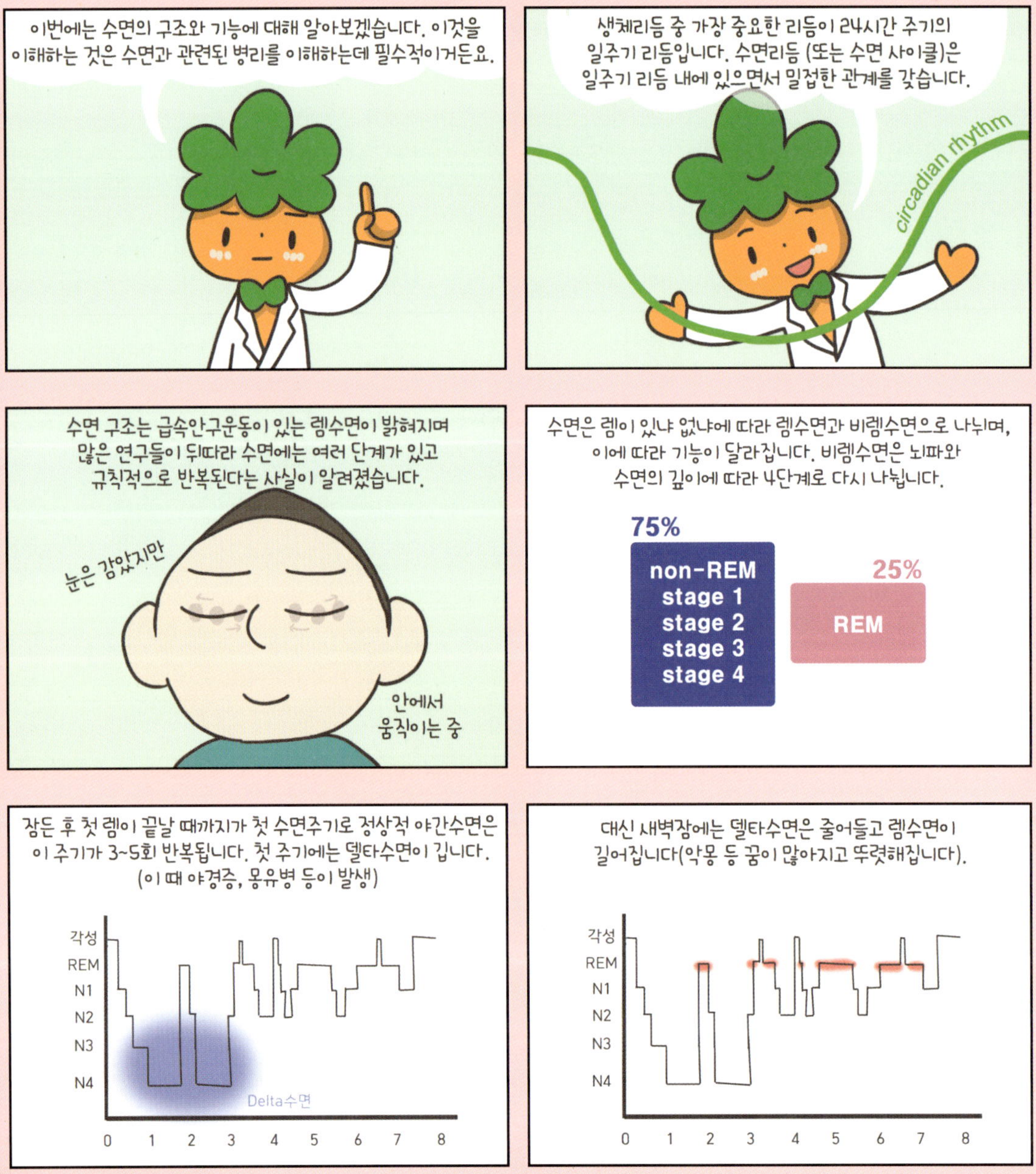

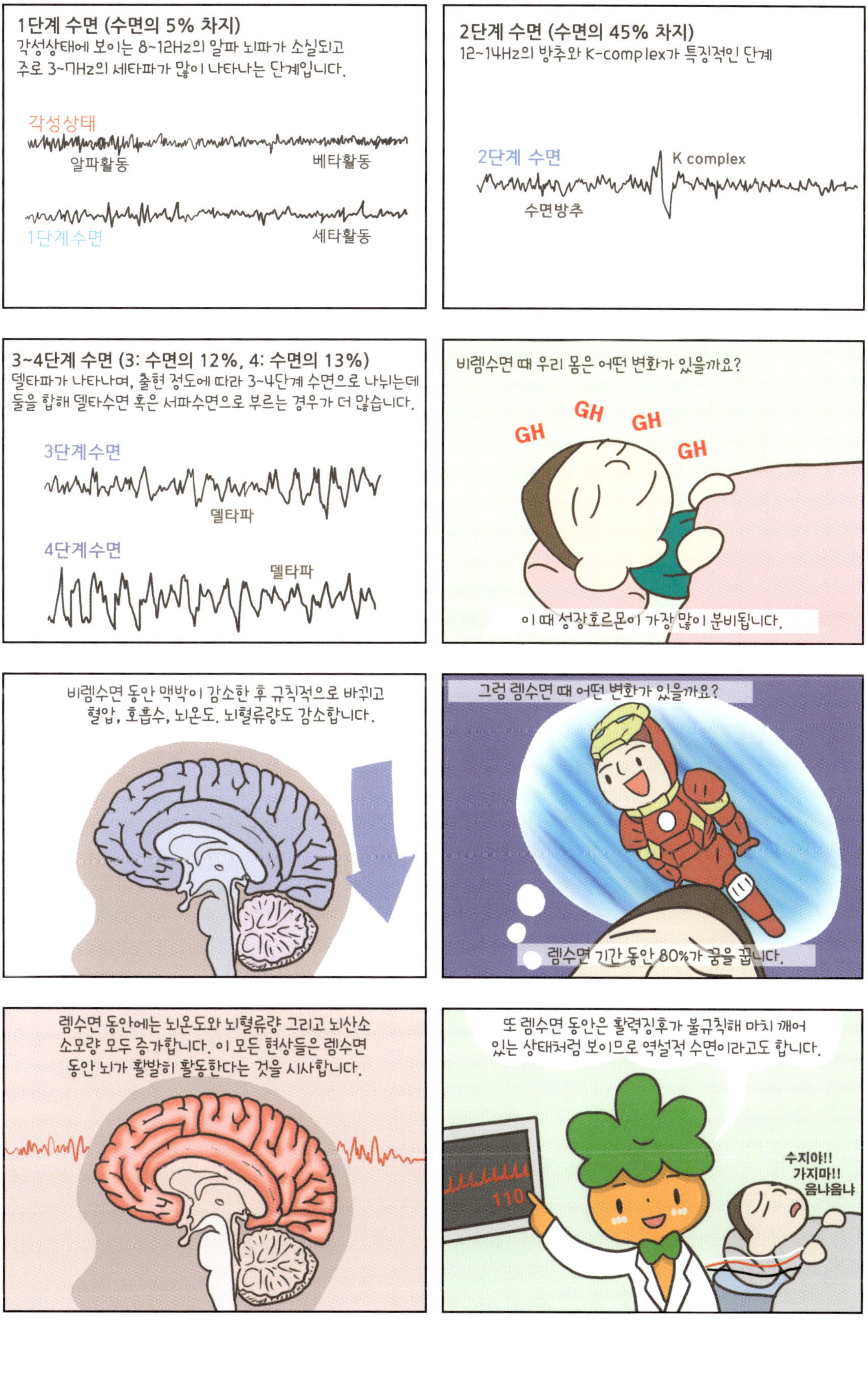
1단계 수면 (수면의 5% 차지)
각성상태에 보이는 8~12Hz의 알파 뇌파가 소실되고
주로 3~7Hz의 세타파가 많이 나타나는 단계입니다.
각성상태
알파활동
베타활동
1단계수면
세타활동
2단계 수면 (수면의 45% 차지)
12~14Hz의 방추와 K-complex가 특징적인 단계
2단계 수면
K complex
수면방추
3~4단계 수면 (3: 수면의 12%, 4: 수면의 13%)
델타파가 나타나며, 출현 정도에 따라 3~4단계 수면으로 나뉘는데
둘을 합해 델타수면 혹은 서파수면으로 부르는 경우가 더 많습니다.
3단계수면
델타파
4단계수면
델타파
비렘수면 때 우리 몸은 어떤 변화가 있을까요?
GH
GH
GH
GH
이 때 성장호르몬이 가장 많이 분비됩니다.
비렘수면 동안 맥박이 감소한 후 규칙적으로 바뀌고
혈압, 호흡수, 뇌온도, 뇌혈류량도 감소합니다.
그럼 렘수면 때 어떤 변화가 있을까요?
렘수면 기간 동안 80%가 꿈을 꿉니다.
렘수면 동안에는 뇌온도와 뇌혈류량 그리고 뇌산소
소모량 모두 증가합니다. 이 모든 현상들은 렘수면
동안 뇌가 활발히 활동한다는 것을 시사합니다.
또 렘수면 동안은 활력징후가 불규칙해 마치 깨어
있는 상태처럼 보이므로 역설적 수면이라고도 합니다.
110
수지야!!
가지마!!
음나음냐

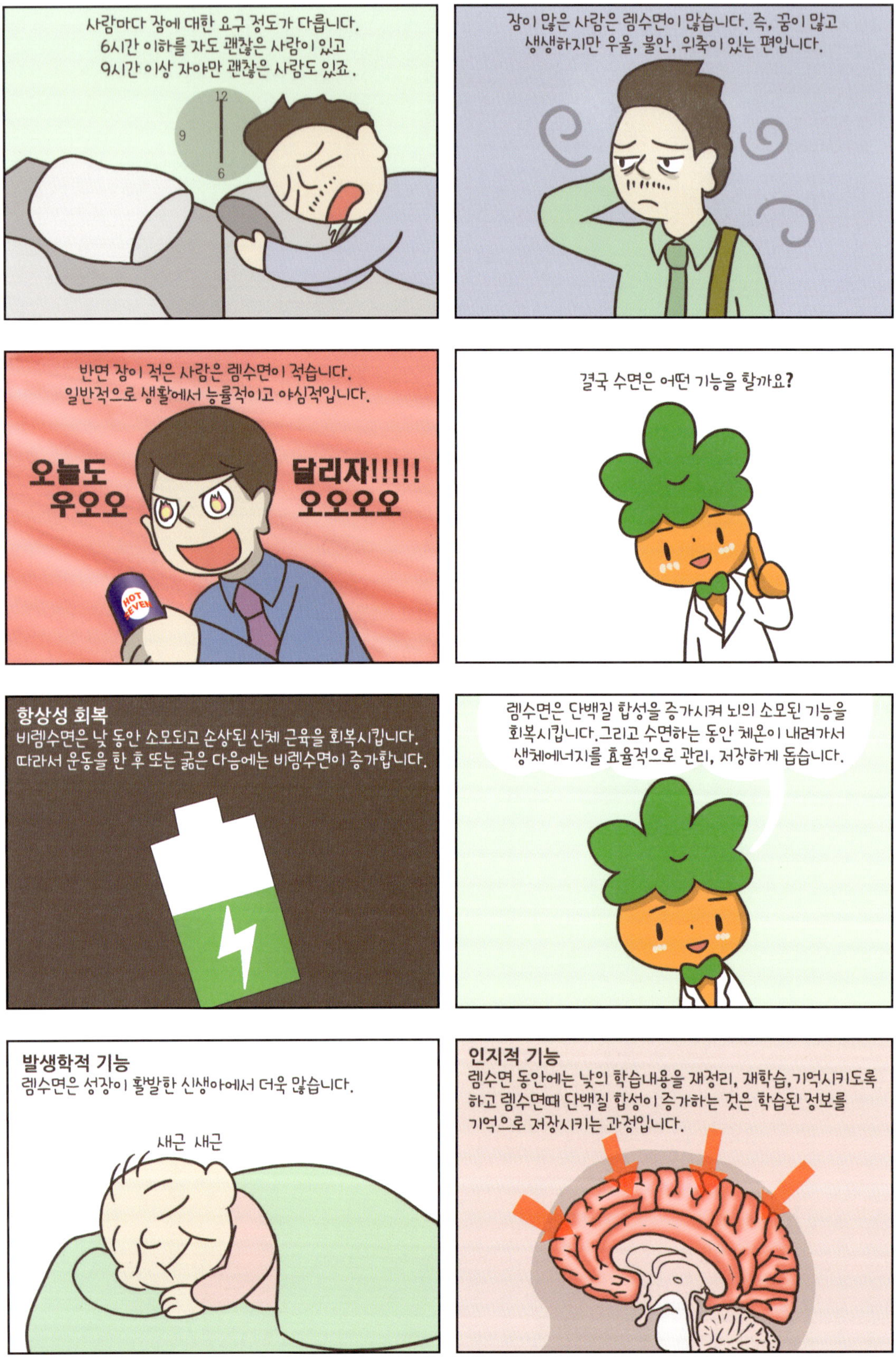
사람마다 잠에 대한 요구 정도가 다릅니다.
6시간 이하를 자도 괜찮은 사람이 있고
9시간 이상 자야만 괜찮은 사람도 있죠.
잠이 많은 사람은 렘수면이 많습니다. 즉, 꿈이 많고
생생하지만 우울, 불안, 위축이 있는 편입니다.
반면 잠이 적은 사람은 렘수면이 적습니다.
일반적으로 생활에서 능률적이고 야심적입니다.
오늘도 우오오
달리자!!!!! 오오오오
HOT SEVEN
결국 수면은 어떤 기능을 할까요?
항상성 회복
비렘수면은 낮 동안 소모되고 손상된 신체 근육을 회복시킵니다.
따라서 운동을 한 후 또는 굶은 다음에는 비렘수면이 증가합니다.
렘수면은 단백질 합성을 증가시켜 뇌의 소모된 기능을
회복시킵니다. 그리고 수면하는 동안 체온이 내려가서
생체에너지를 효율적으로 관리, 저장하게 돕습니다.
발생학적 기능
렘수면은 성장이 활발한 신생아에서 더욱 많습니다.
새근 새근
인지적 기능
렘수면 동안에는 낮의 학습내용을 재정리, 재학습, 기억시키도록
하고 렘수면때 단백질 합성이 증가하는 것은 학습된 정보를
기억으로 저장시키는 과정입니다.

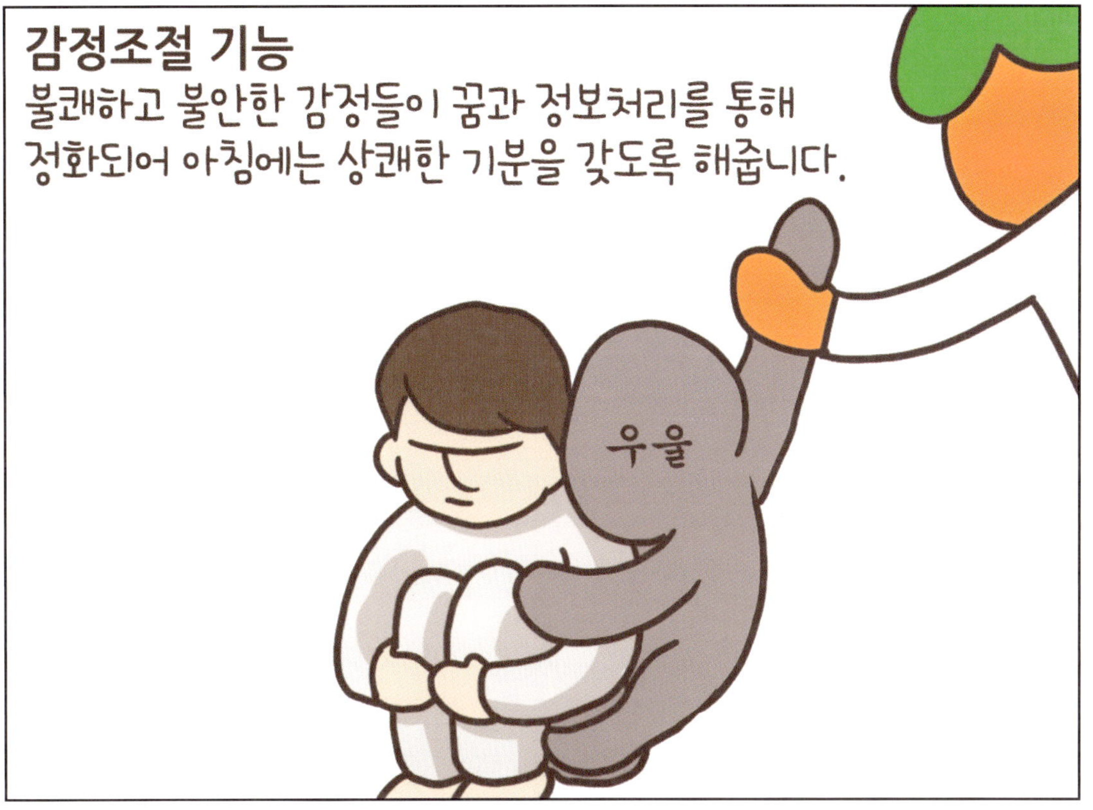
감정조절 기능
불쾌하고 불안한 감정들이 꿈과 정보처리를 통해 정화되어 아침에는 상쾌한 기분을 갖도록 해줍니다.
우울

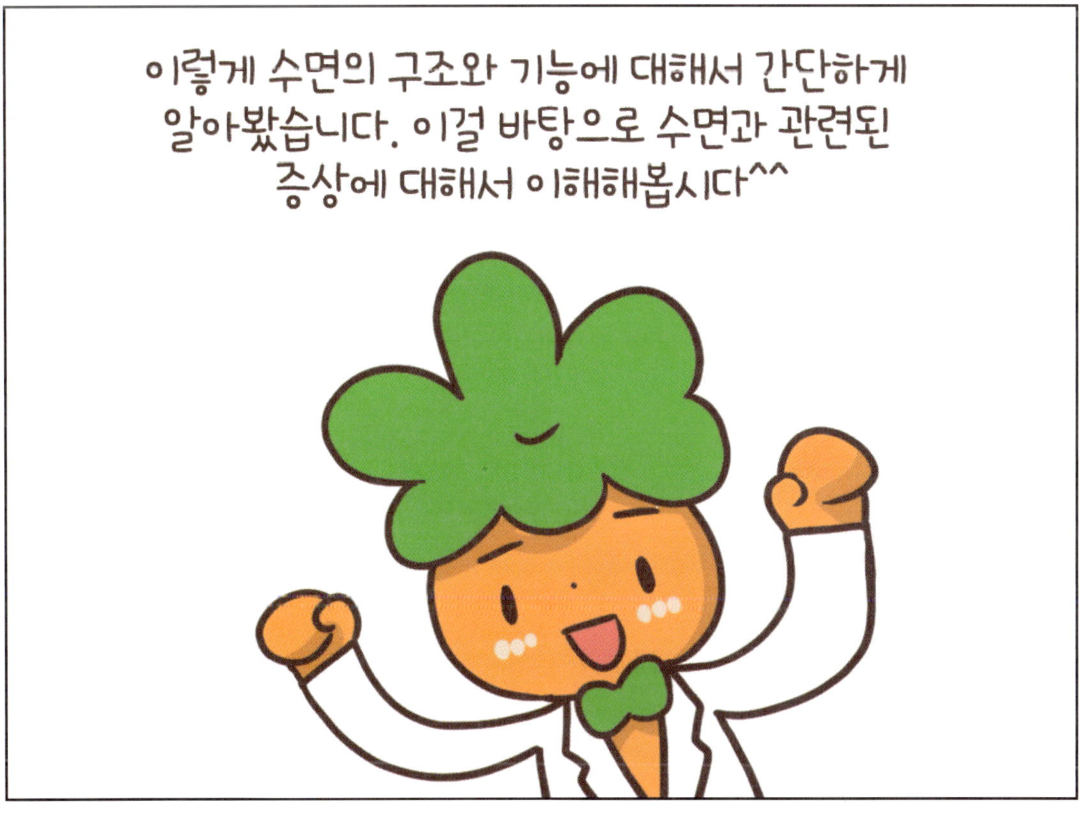
이렇게 수면의 구조와 기능에 대해서 간단하게 알아봤습니다. 이걸 바탕으로 수면과 관련된 증상에 대해서 이해해봅시다^^

Episode **02**

수면-각성장애

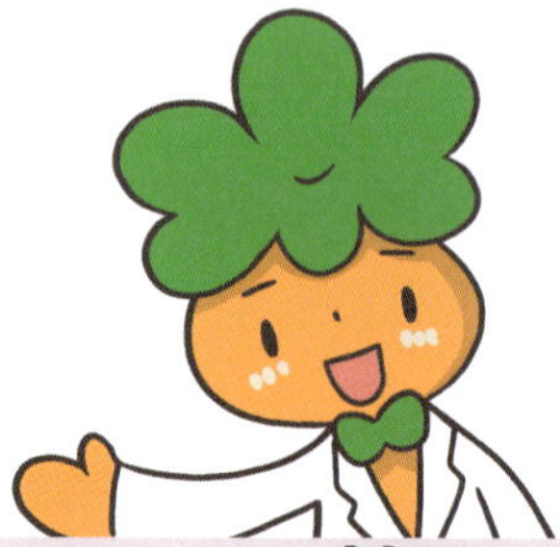

Dr.Dangam

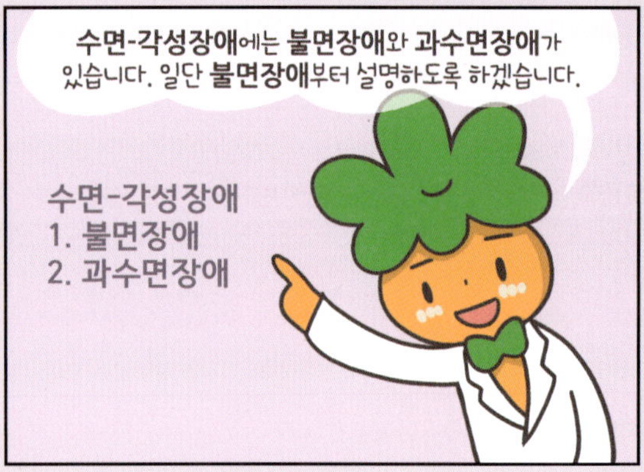

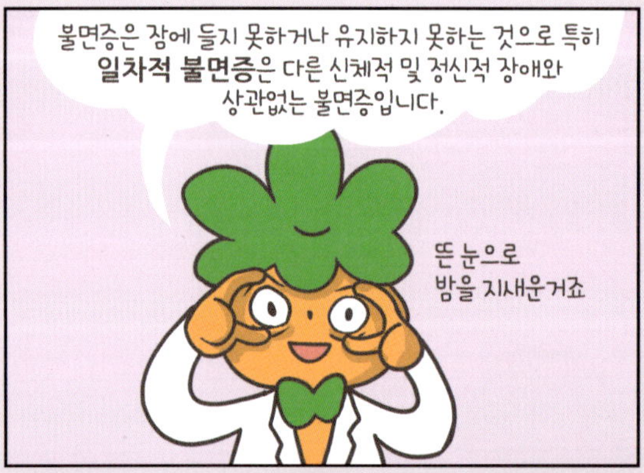

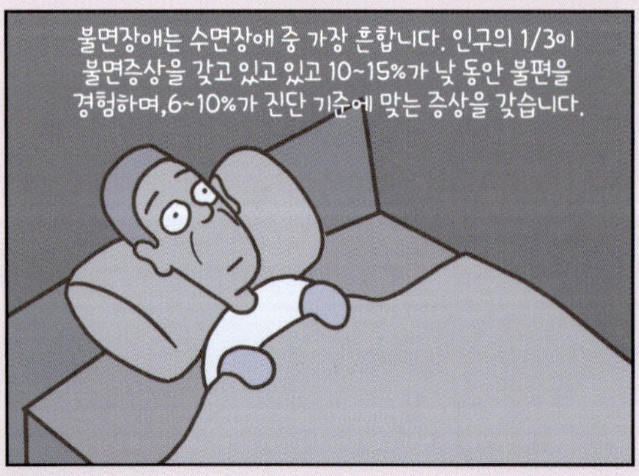

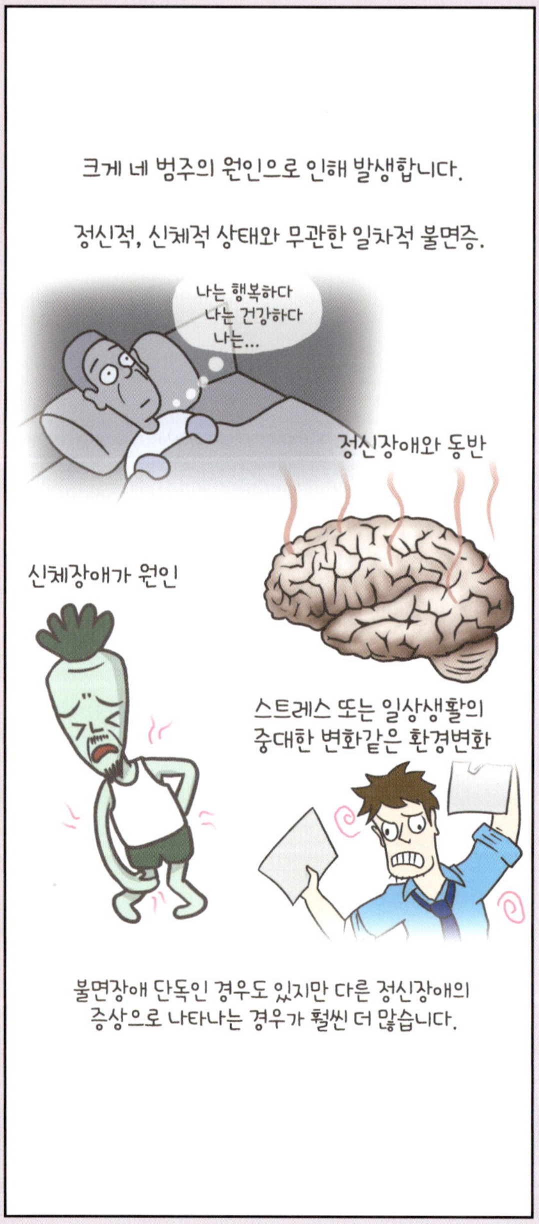

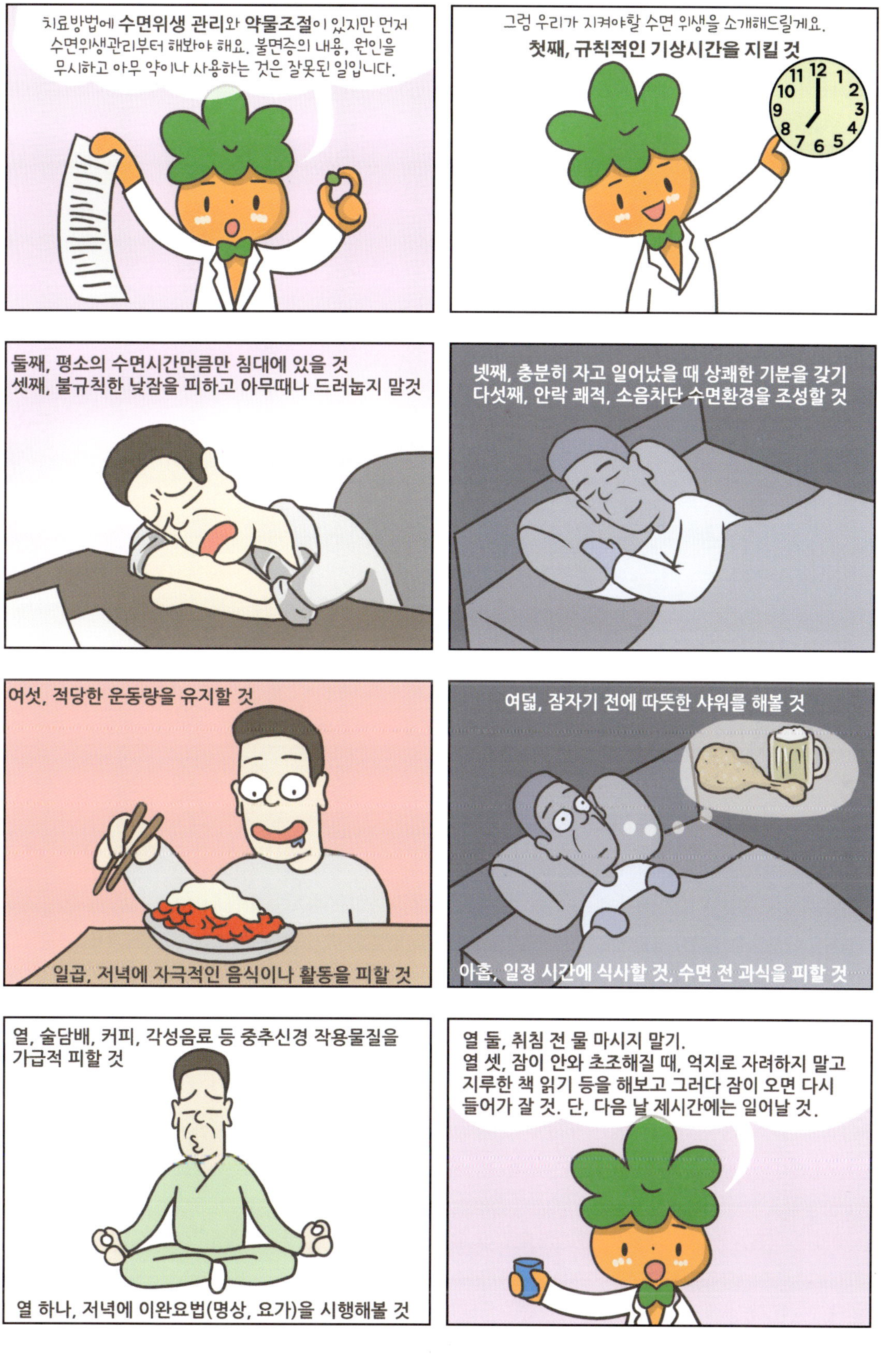
치료방법에 수면위생 관리와 약물조절이 있지만 먼저 수면위생관리부터 해봐야 해요. 불면증의 내용, 원인을 무시하고 아무 약이나 사용하는 것은 잘못된 일입니다.
그럼 우리가 지켜야할 수면 위생을 소개해드릴게요.
첫째, 규칙적인 기상시간을 지킬 것
12 1 2 3 4 5 6 7 8 9 10 11
둘째, 평소의 수면시간만큼만 침대에 있을 것
셋째, 불규칙한 낮잠을 피하고 아무때나 드러눕지 말것
넷째, 충분히 자고 일어났을 때 상쾌한 기분을 갖기
다섯째, 안락 쾌적, 소음차단 수면환경을 조성할 것
여섯, 적당한 운동량을 유지할 것
일곱, 저녁에 자극적인 음식이나 활동을 피할 것
여덟, 잠자기 전에 따뜻한 샤워를 해볼 것
아홉, 일정 시간에 식사할 것, 수면 전 과식을 피할 것
열, 술담배, 커피, 각성음료 등 중추신경 작용물질을 가급적 피할 것
열 하나, 저녁에 이완요법(명상, 요가)을 시행해볼 것
열 둘, 취침 전 물 마시지 말기.
열 셋, 잠이 안와 초조해질 때, 억지로 자려하지 말고 지루한 책 읽기 등을 해보고 그러다 잠이 오면 다시 들어가 잘 것. 단, 다음 날 제시간에는 일어날 것.

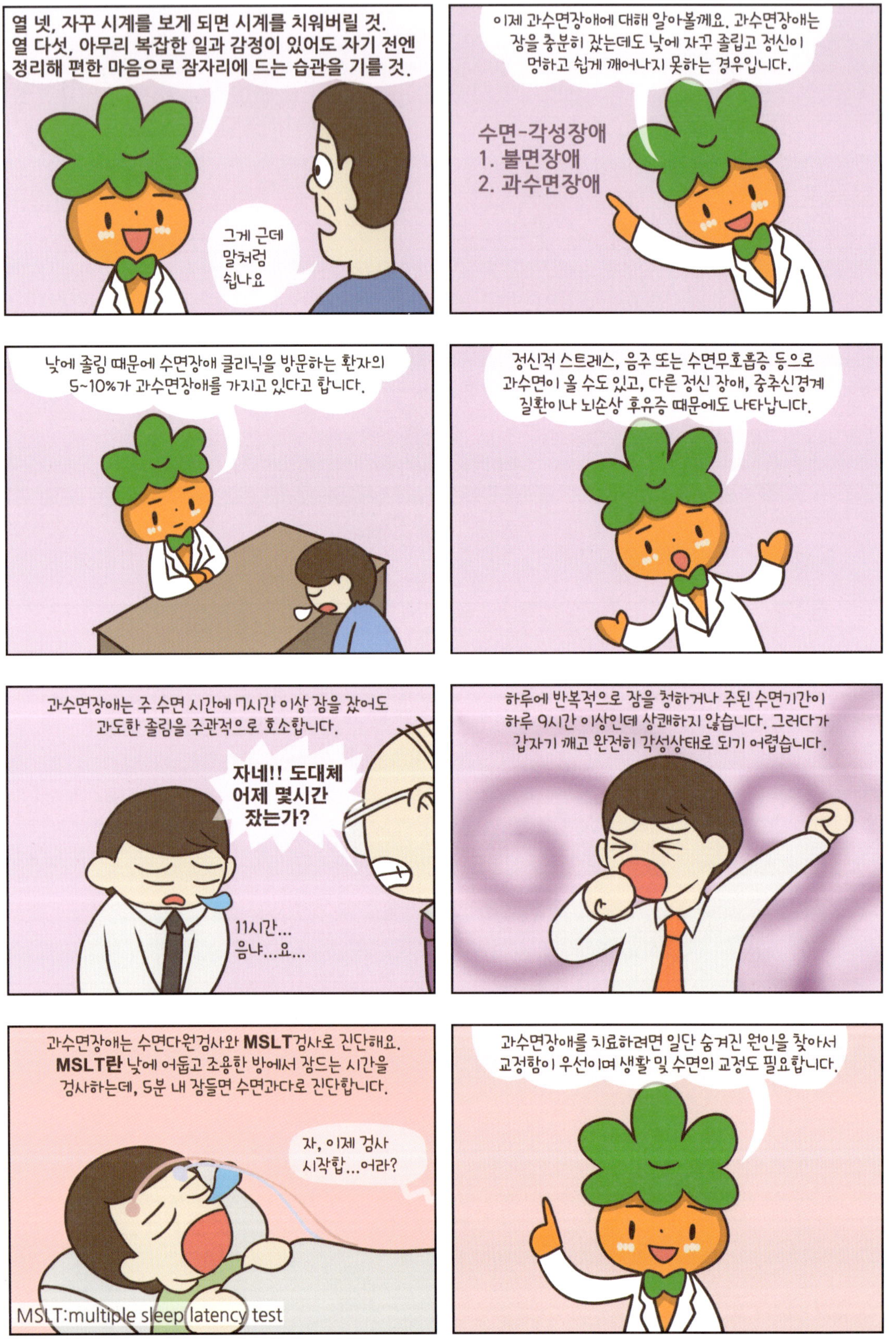
열 넷, 자꾸 시계를 보게 되면 시계를 치워버릴 것.
열 다섯, 아무리 복잡한 일과 감정이 있어도 자기 전엔 정리해 편한 마음으로 잠자리에 드는 습관을 기를 것.
그게 근데 말처럼 쉽나요
이제 과수면장애에 대해 알아볼께요. 과수면장애는 잠을 충분히 잤는데도 낮에 자꾸 졸립고 정신이 멍하고 쉽게 깨어나지 못하는 경우입니다.
수면-각성장애
1. 불면장애
2. 과수면장애
낮에 졸림 때문에 수면장애 클리닉을 방문하는 환자의 5~10%가 과수면장애를 가지고 있다고 합니다.
정신적 스트레스, 음주 또는 수면무호흡증 등으로 과수면이 올 수도 있고, 다른 정신 장애, 중추신경계 질환이나 뇌손상 후유증 때문에도 나타납니다.
과수면장애는 주 수면 시간에 7시간 이상 잠을 잤어도 과도한 졸림을 주관적으로 호소합니다.
자네!! 도대체 어제 몇시간 잤는가?
11시간... 음냐...요...
하루에 반복적으로 잠을 청하거나 주된 수면기간이 하루 9시간 이상인데 상쾌하지 않습니다. 그러다가 갑자기 깨고 완전히 각성상태로 되기 어렵습니다.
과수면장애는 수면다원검사와 MSLT검사로 진단해요. MSLT란 낮에 어둡고 조용한 방에서 잠드는 시간을 검사하는데, 5분 내 잠들면 수면과다로 진단합니다.
자, 이제 검사 시작합...어라?
MSLT:multiple sleep latency test
과수면장애를 치료하려면 일단 숨겨진 원인을 찾아서 교정함이 우선이며 생활 및 수면의 교정도 필요합니다.

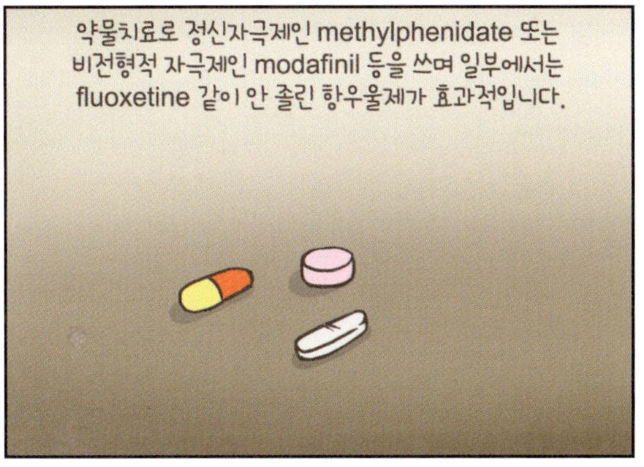
약물치료로 정신자극제인 methylphenidate 또는
비전형적 자극제인 modafinil 등을 쓰며 일부에서는
fluoxetine 같이 안 졸린 항우울제가 효과적입니다.

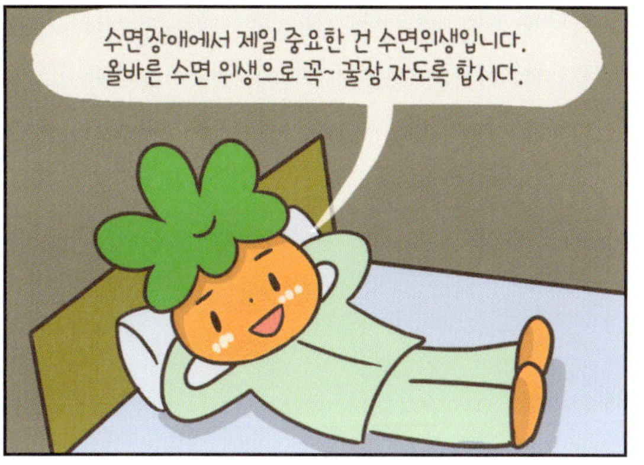
수면장애에서 제일 중요한 건 수면위생입니다.
올바른 수면 위생으로 꼭~ 꿀잠 자도록 합시다.

Episode 03

사건수면

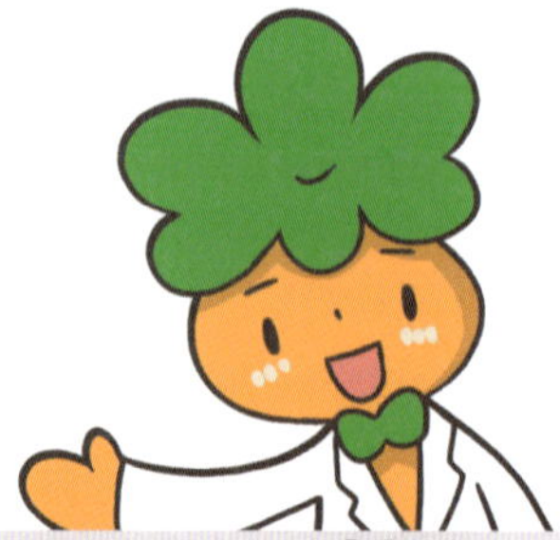

Dr.Dangam

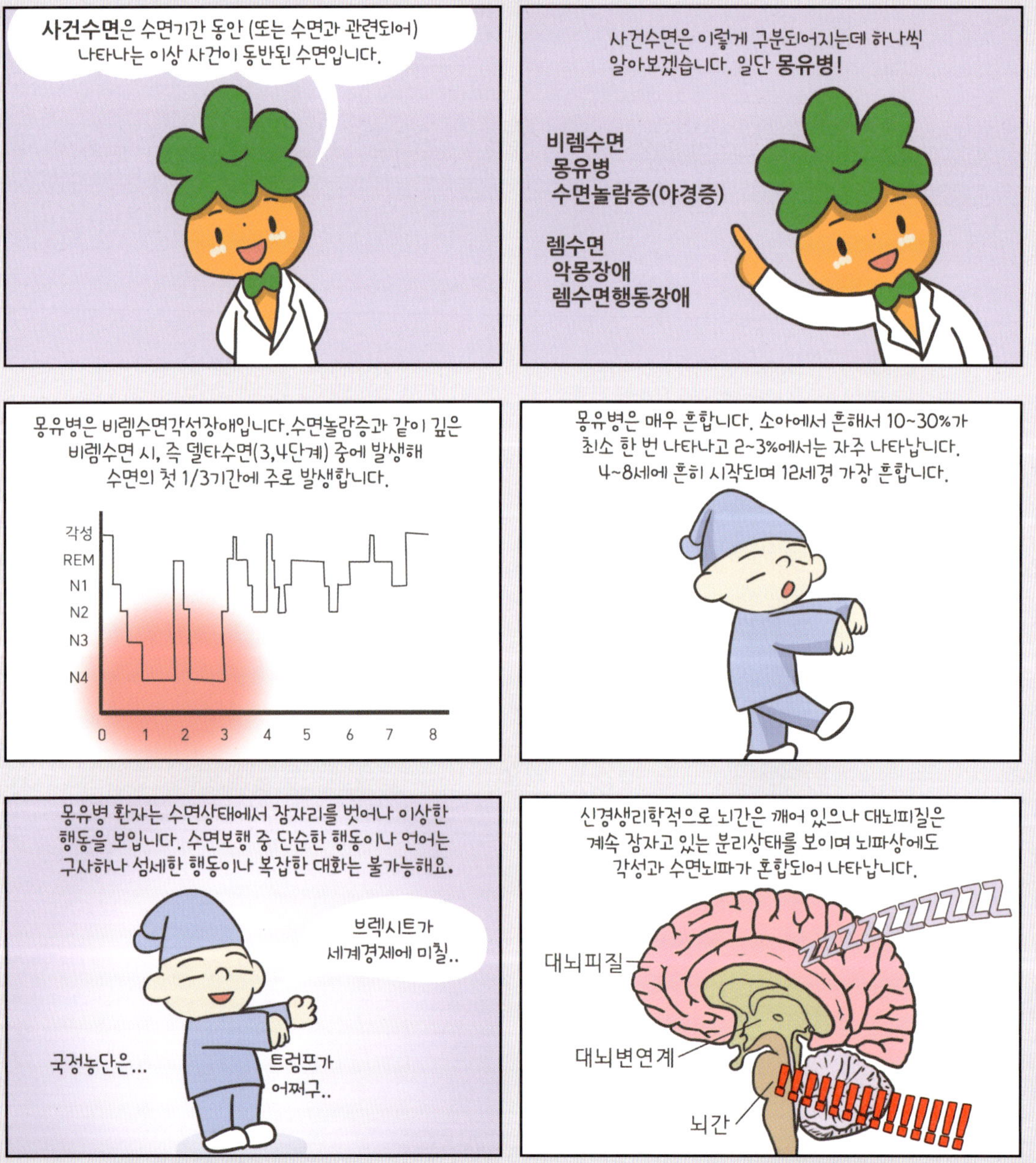

사건수면은 수면기간 동안 (또는 수면과 관련되어) 나타나는 이상 사건이 동반된 수면입니다.
사건수면은 이렇게 구분되어지는데 하나씩 알아보겠습니다. 일단 몽유병!
비렘수면
몽유병
수면놀람증(야경증)
렘수면
악몽장애
렘수면행동장애
몽유병은 비렘수면각성장애입니다. 수면놀람증과 같이 깊은 비렘수면 시, 즉 델타수면(3,4단계) 중에 발생해 수면의 첫 1/3기간에 주로 발생합니다.
각성
REM
N1
N2
N3
N4
0 1 2 3 4 5 6 7 8
몽유병은 매우 흔합니다. 소아에서 흔해서 10~30%가 최소 한 번 나타나고 2~3%에서는 자주 나타납니다. 4~8세에 흔히 시작되며 12세경 가장 흔합니다.
몽유병 환자는 수면상태에서 잠자리를 벗어나 이상한 행동을 보입니다. 수면보행 중 단순한 행동이나 언어는 구사하나 섬세한 행동이나 복잡한 대화는 불가능해요.
브렉시트가 세계경제에 미칠..
국정농단은...
트럼프가 어쩌구..
신경생리학적으로 뇌간은 깨어 있으나 대뇌피질은 계속 잠자고 있는 분리상태를 보이며 뇌파상에도 각성과 수면뇌파가 혼합되어 나타납니다.
대뇌피질
대뇌변연계
뇌간

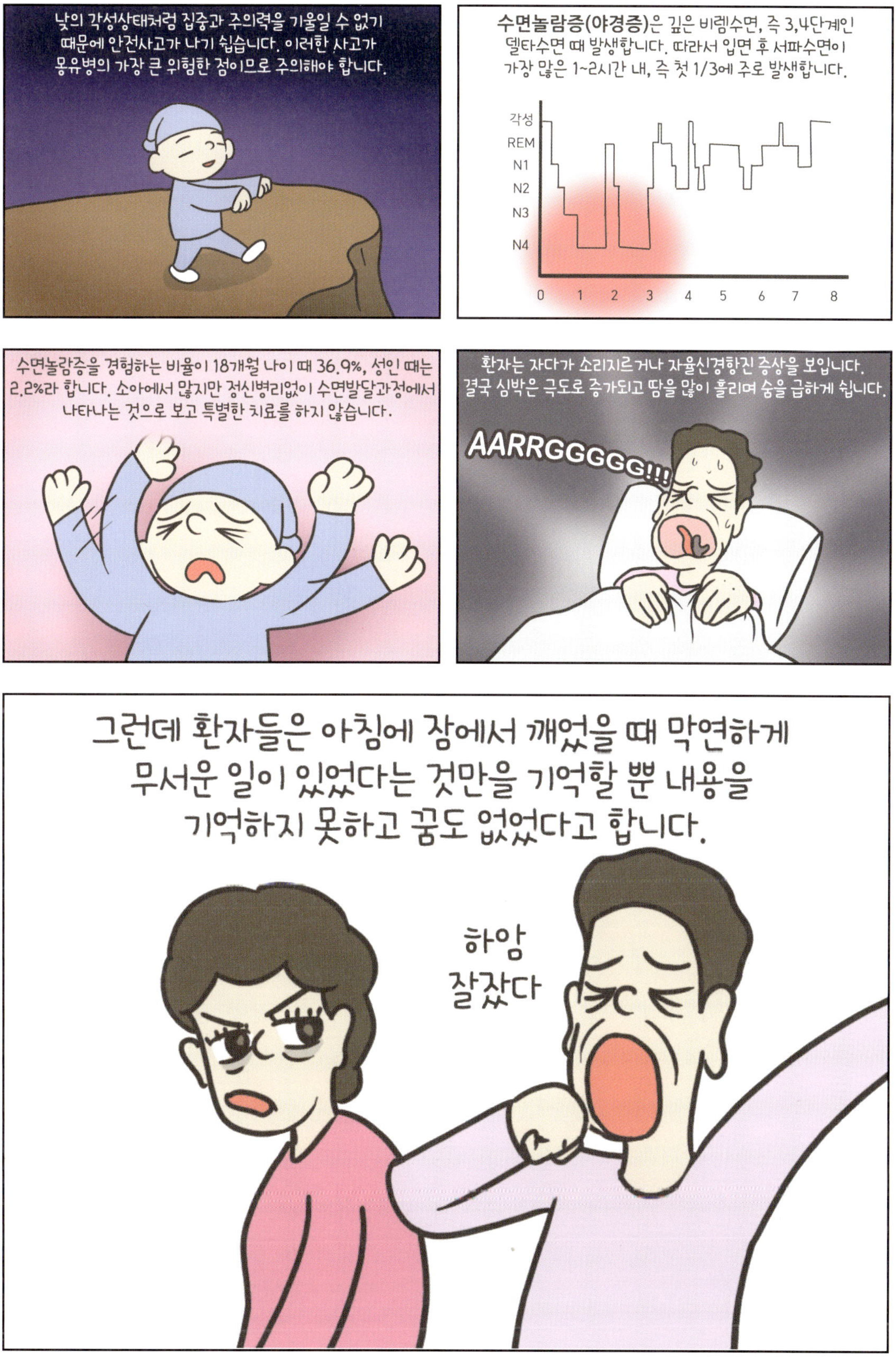
낮의 각성상태처럼 집중과 주의력을 기울일 수 없기
때문에 안전사고가 나기 쉽습니다. 이러한 사고가
몽유병의 가장 큰 위험한 점이므로 주의해야 합니다.
수면놀람증(야경증)은 깊은 비렘수면, 즉 3,4단계인
델타수면 때 발생합니다. 따라서 입면 후 서파수면이
가장 많은 1~2시간 내, 즉 첫 1/3에 주로 발생합니다.
각성
REM
N1
N2
N3
N4
0 1 2 3 4 5 6 7 8
수면놀람증을 경험하는 비율이 18개월 나이 때 36.9%, 성인 때는
2.2%라 합니다. 소아에서 많지만 정신병리없이 수면발달과정에서
나타나는 것으로 보고 특별한 치료를 하지 않습니다.
환자는 자다가 소리지르거나 자율신경항진 증상을 보입니다.
결국 심박은 극도로 증가되고 땀을 많이 흘리며 숨을 급하게 쉽니다.
AARRGGGGGG!!!
그런데 환자들은 아침에 잠에서 깨었을 때 막연하게
무서운 일이 있었다는 것만을 기억할 뿐 내용을
기억하지 못하고 꿈도 없었다고 합니다.
하암
잘잤다

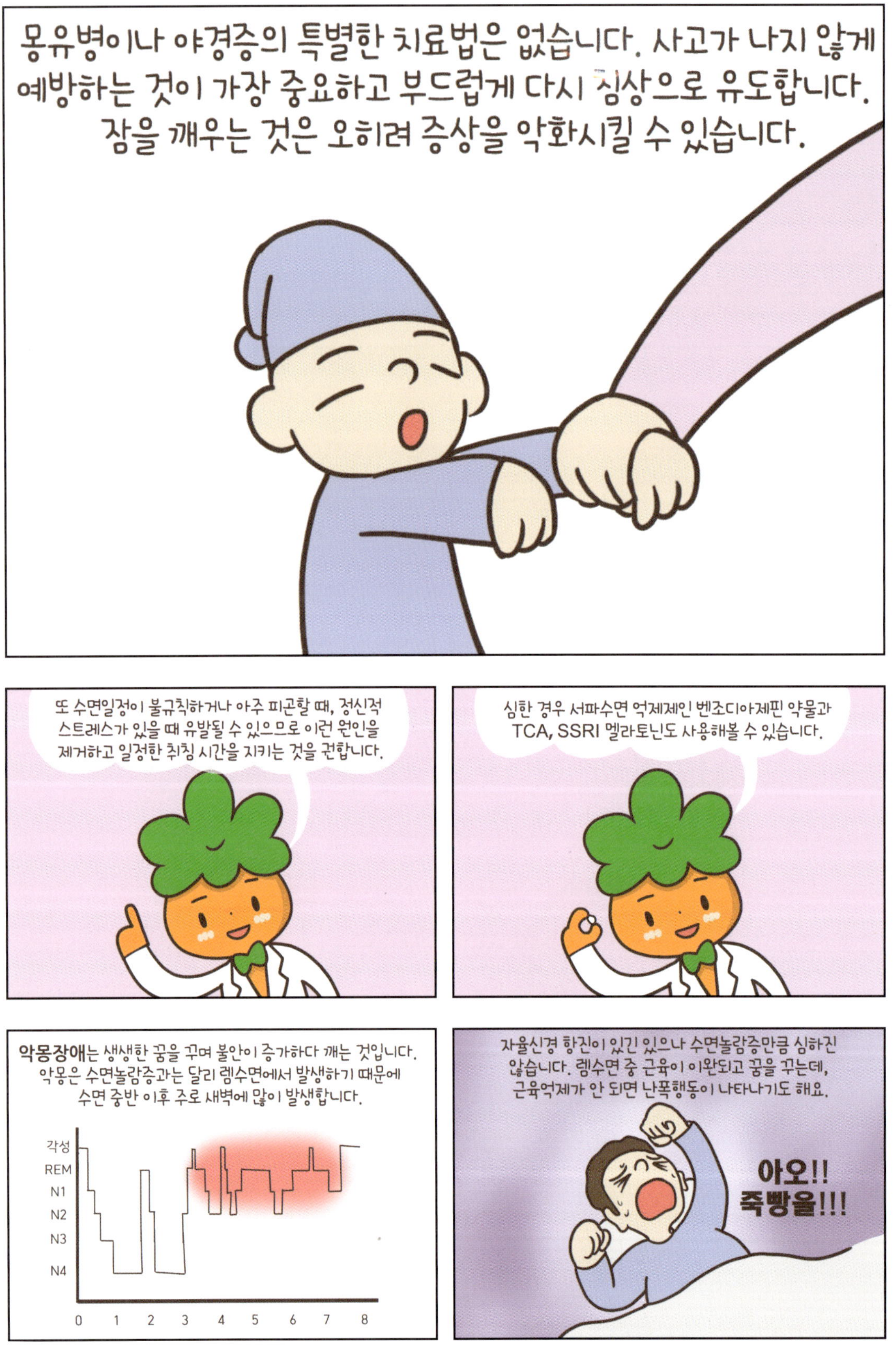
몽유병이나 야경증의 특별한 치료법은 없습니다. 사고가 나지 않게
예방하는 것이 가장 중요하고 부드럽게 다시 침상으로 유도합니다.
잠을 깨우는 것은 오히려 증상을 악화시킬 수 있습니다.
또 수면일정이 불규칙하거나 아주 피곤할 때, 정신적
스트레스가 있을 때 유발될 수 있으므로 이런 원인을
제거하고 일정한 취침 시간을 지키는 것을 권합니다.
심한 경우 서파수면 억제제인 벤조디아제핀 약물과
TCA, SSRI 멜라토닌도 사용해볼 수 있습니다.
악몽장애는 생생한 꿈을 꾸며 불안이 증가하다 깨는 것입니다.
악몽은 수면놀람증과는 달리 렘수면에서 발생하기 때문에
수면 중반 이후 주로 새벽에 많이 발생합니다.
각성
REM
N1
N2
N3
N4
0 1 2 3 4 5 6 7 8
자율신경 항진이 있긴 있으나 수면놀람증만큼 심하진
않습니다. 렘수면 중 근육이 이완되고 꿈을 꾸는데,
근육억제가 안 되면 난폭행동이 나타나기도 해요.
아오!!
죽빵을!!!

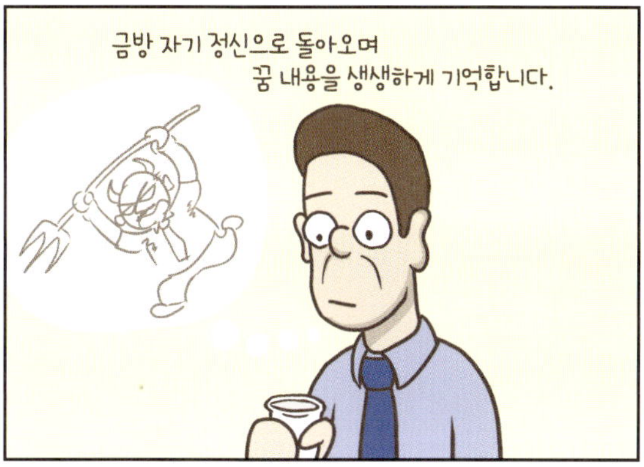
금방 자기 정신으로 돌아오며
꿈 내용을 생생하게 기억합니다.

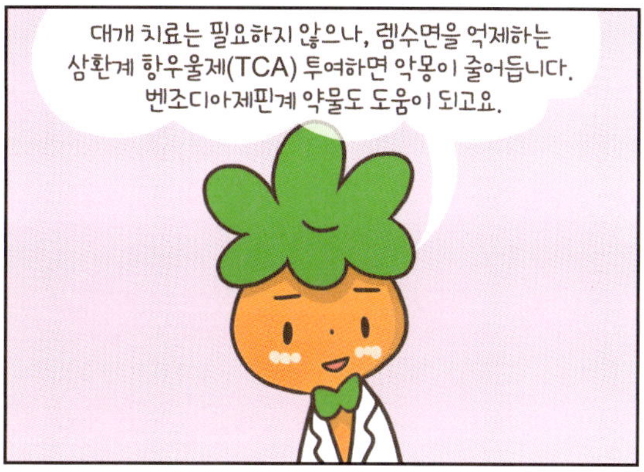
대개 치료는 필요하지 않으나, 렘수면을 억제하는
삼환계 항우울제(TCA) 투여하면 악몽이 줄어듭니다.
벤조디아제핀계 약물도 도움이 되고요.

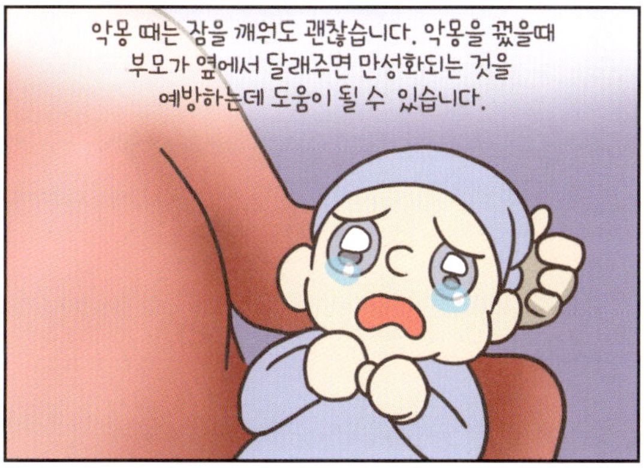
악몽 때는 잠을 깨워도 괜찮습니다. 악몽을 꿨을때
부모가 옆에서 달래주면 만성화되는 것을
예방하는데 도움이 될 수 있습니다.

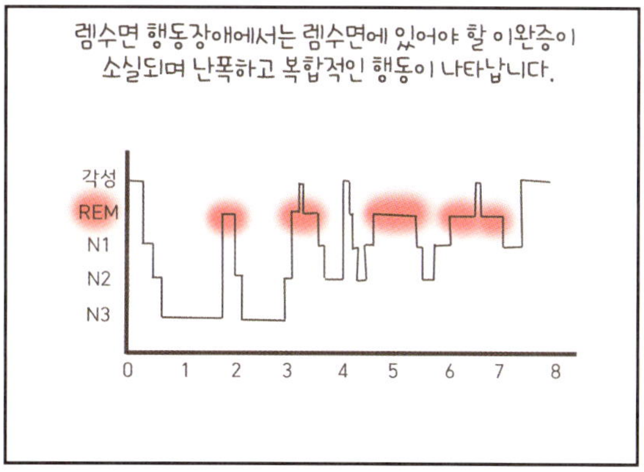
렘수면 행동장애에서는 렘수면에 있어야 할 이완증이
소실되며 난폭하고 복합적인 행동이 나타납니다.
각성
REM
N1
N2
N3
0 1 2 3 4 5 6 7 8

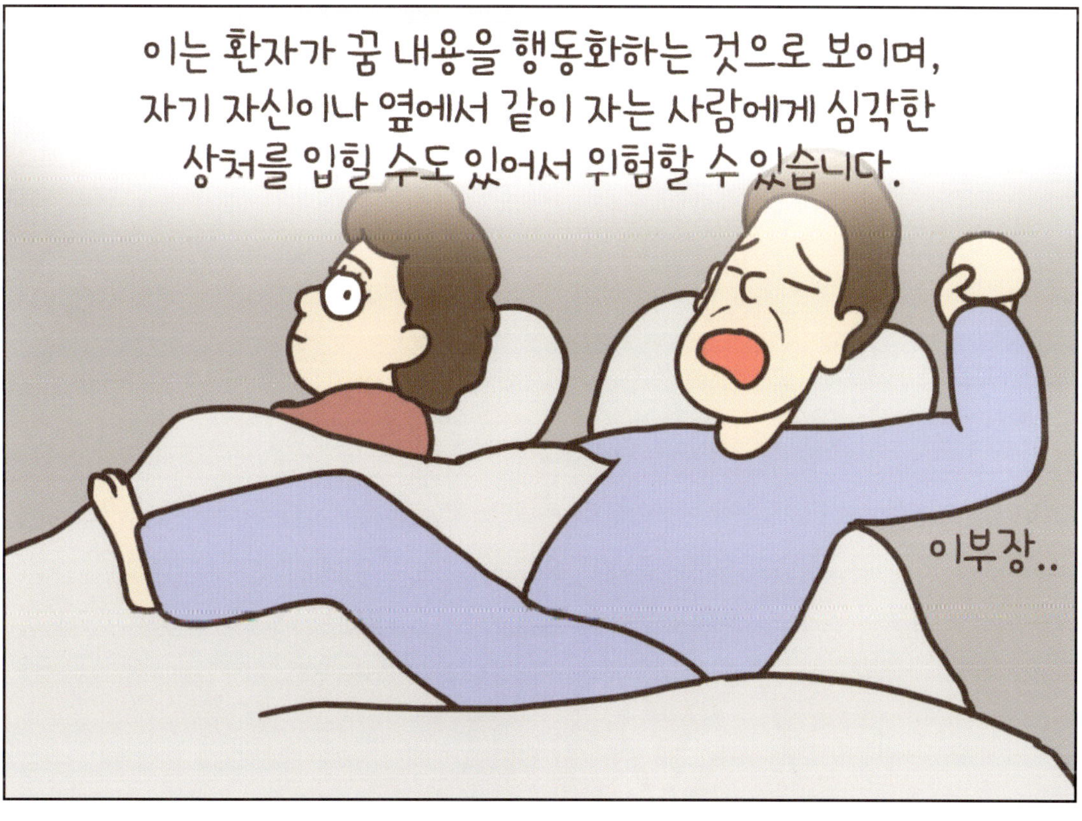
이는 환자가 꿈 내용을 행동화하는 것으로 보이며,
자기 자신이나 옆에서 같이 자는 사람에게 심각한
상처를 입힐 수도 있어서 위험할 수 있습니다.
이부장..

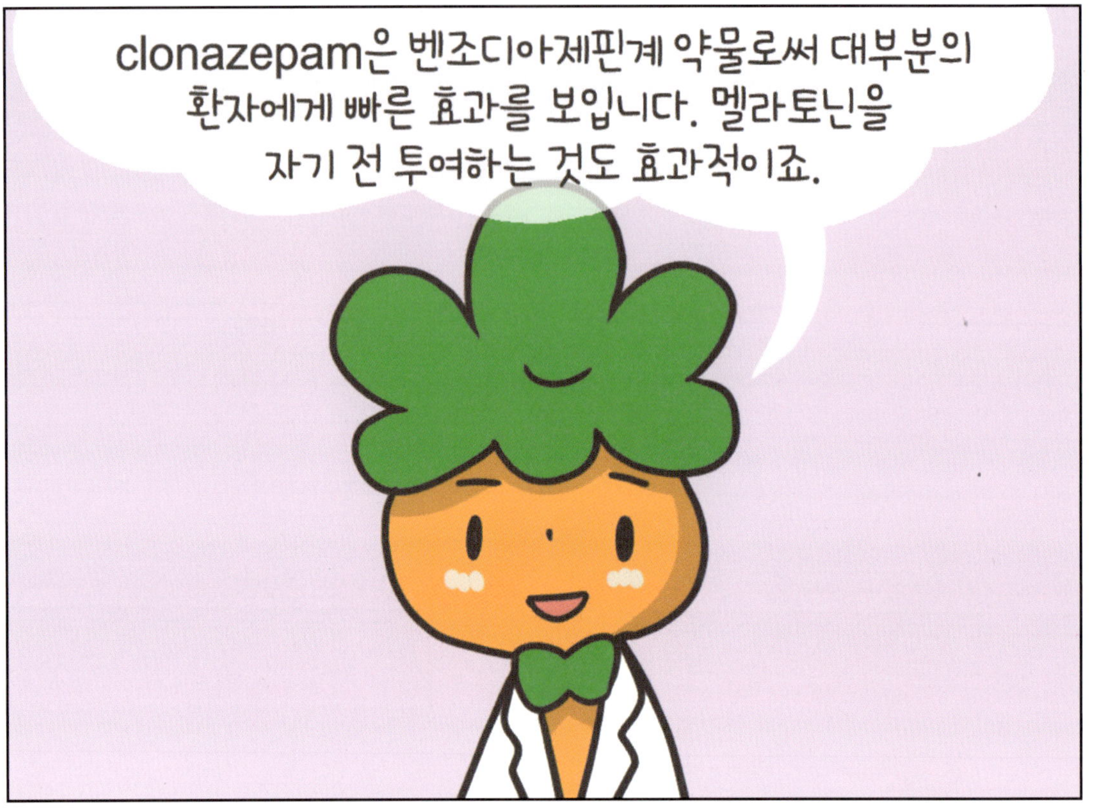
clonazepam은 벤조디아제핀계 약물로써 대부분의 환자에게 빠른 효과를 보입니다. 멜라토닌을 자기 전 투여하는 것도 효과적이죠.

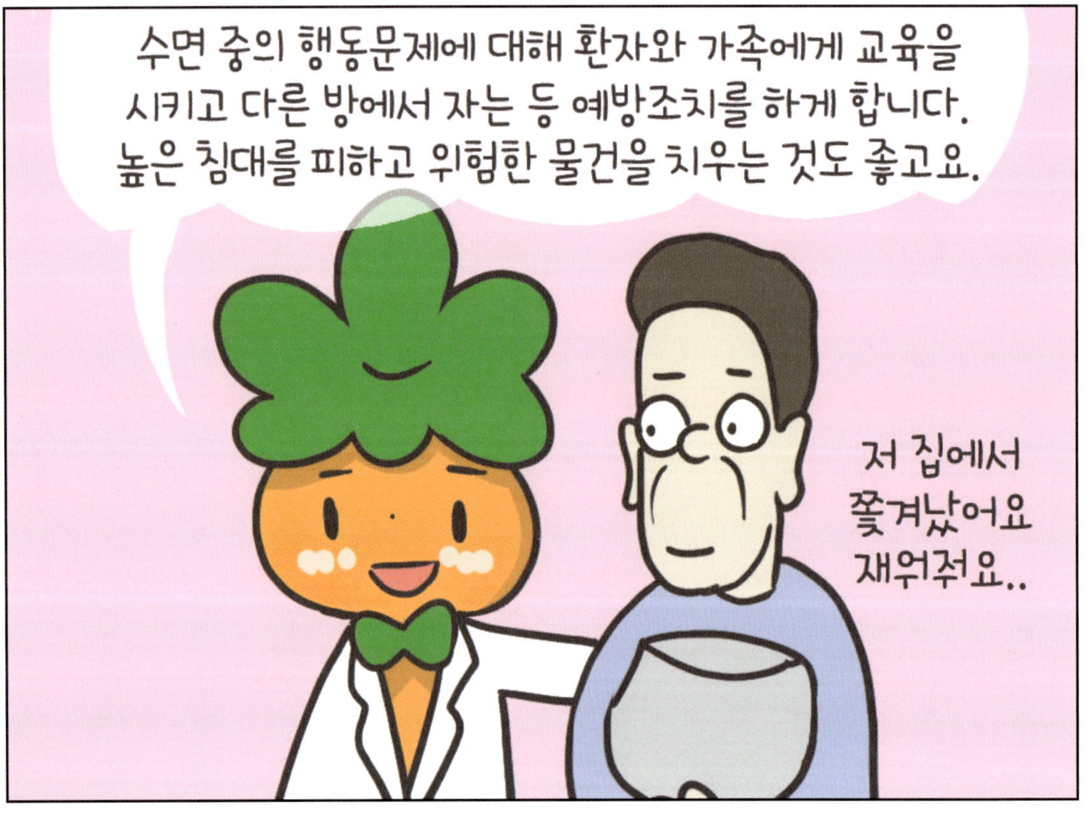
수면 중의 행동문제에 대해 환자와 가족에게 교육을 시키고 다른 방에서 자는 등 예방조치를 하게 합니다. 높은 침대를 피하고 위험한 물건을 치우는 것도 좋고요.
저 집에서 쫓겨났어요 재워줘요..

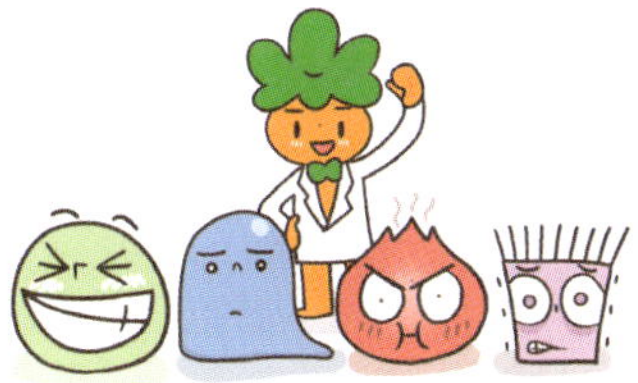

PART 13
파괴적, 충동조절 및 품행장애

Episode
01

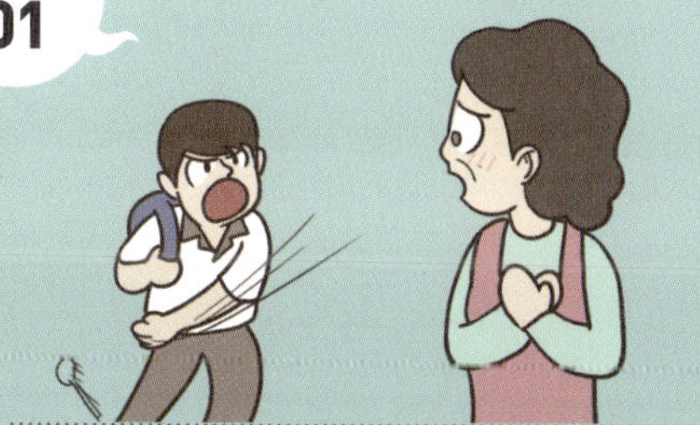

적대적 반항장애

Episode
02

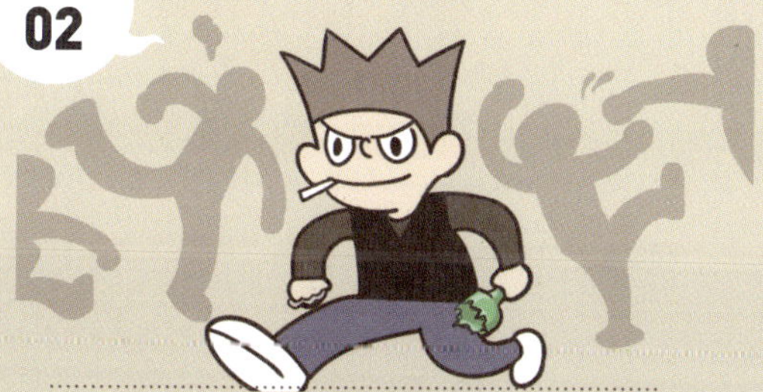

행실장애

Episode
03

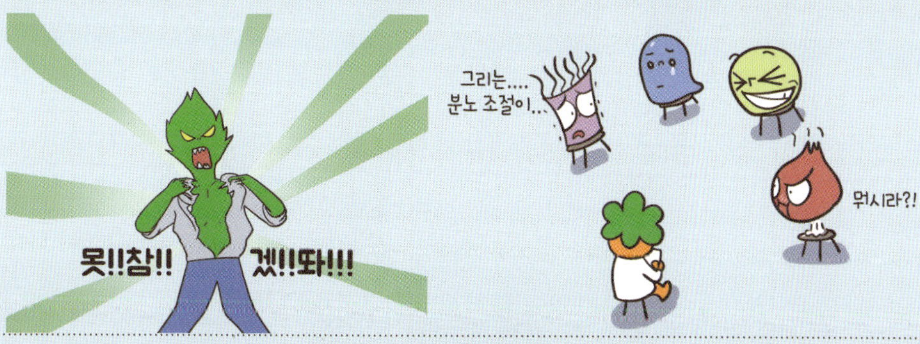

간헐적 폭발성 장애

Episode **01**

적대적 반항장애

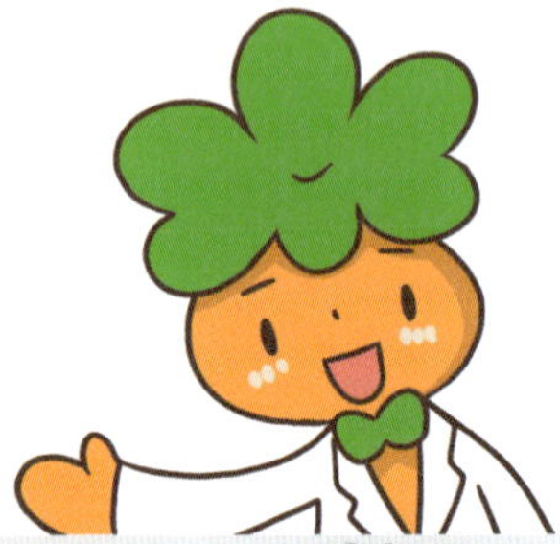
Dr.Dangam

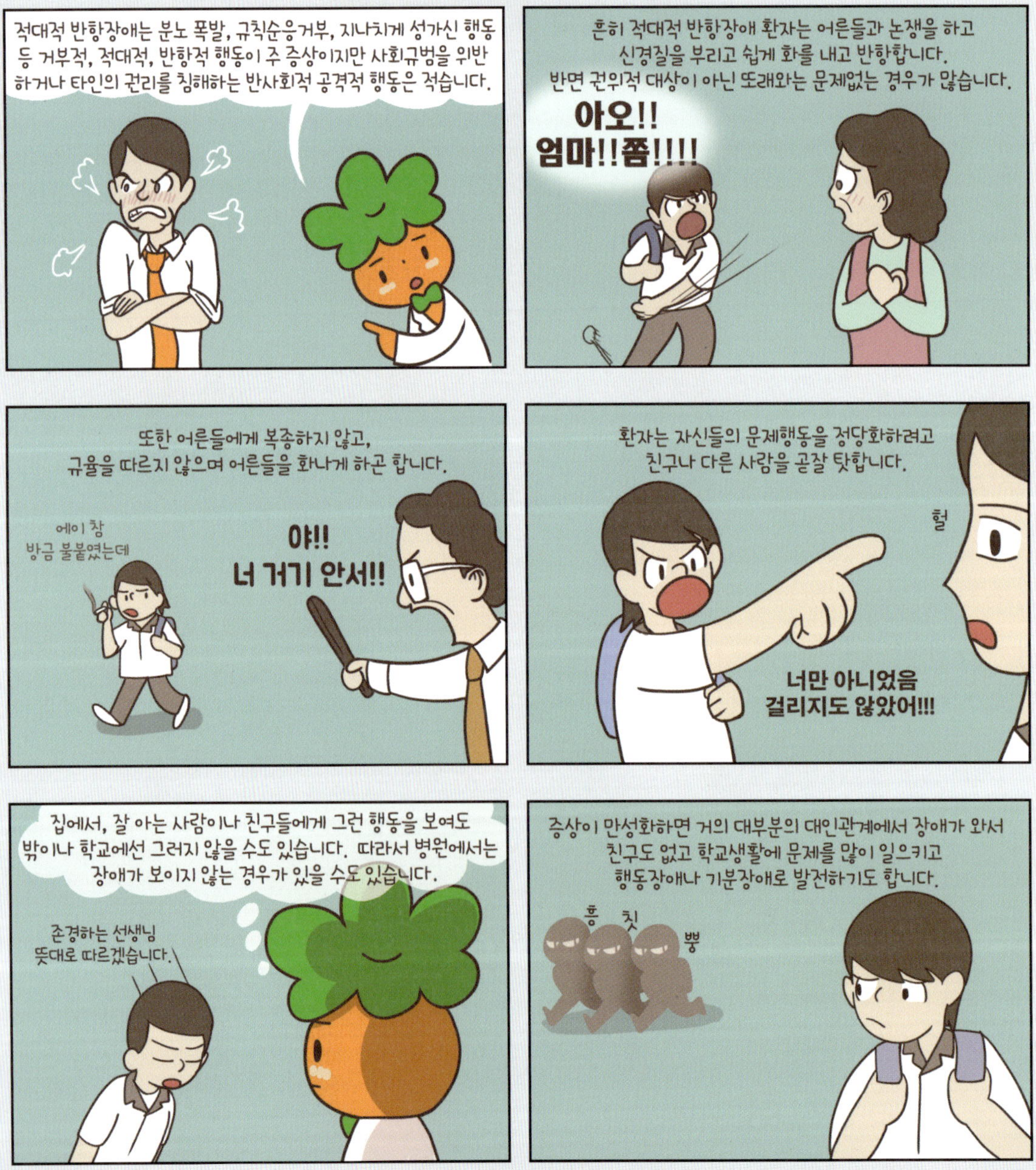
적대적 반항장애는 분노 폭발, 규칙순응거부, 지나치게 성가신 행동 등 거부적, 적대적, 반항적 행동이 주 증상이지만 사회규범을 위반하거나 타인의 권리를 침해하는 반사회적 공격적 행동은 적습니다.
흔히 적대적 반항장애 환자는 어른들과 논쟁을 하고 신경질을 부리고 쉽게 화를 내고 반항합니다. 반면 권위적 대상이 아닌 또래와는 문제없는 경우가 많습니다.
아오!! 엄마!!좀!!!!
또한 어른들에게 복종하지 않고, 규율을 따르지 않으며 어른들을 화나게 하곤 합니다.
에이 참 방금 불붙였는데
야!! 너 거기 안서!!
환자는 자신들의 문제행동을 정당화하려고 친구나 다른 사람을 곧잘 탓합니다.
헐
너만 아니었음 걸리지도 않았어!!!
집에서, 잘 아는 사람이나 친구들에게 그런 행동을 보여도 밖이나 학교에선 그러지 않을 수도 있습니다. 따라서 병원에서는 장애가 보이지 않는 경우가 있을 수도 있습니다.
존경하는 선생님 뜻대로 따르겠습니다.
증상이 만성화하면 거의 대부분의 대인관계에서 장애가 와서 친구도 없고 학교생활에 문제를 많이 일으키고 행동장애나 기분장애로 발전하기도 합니다.
흥
칫
뿡

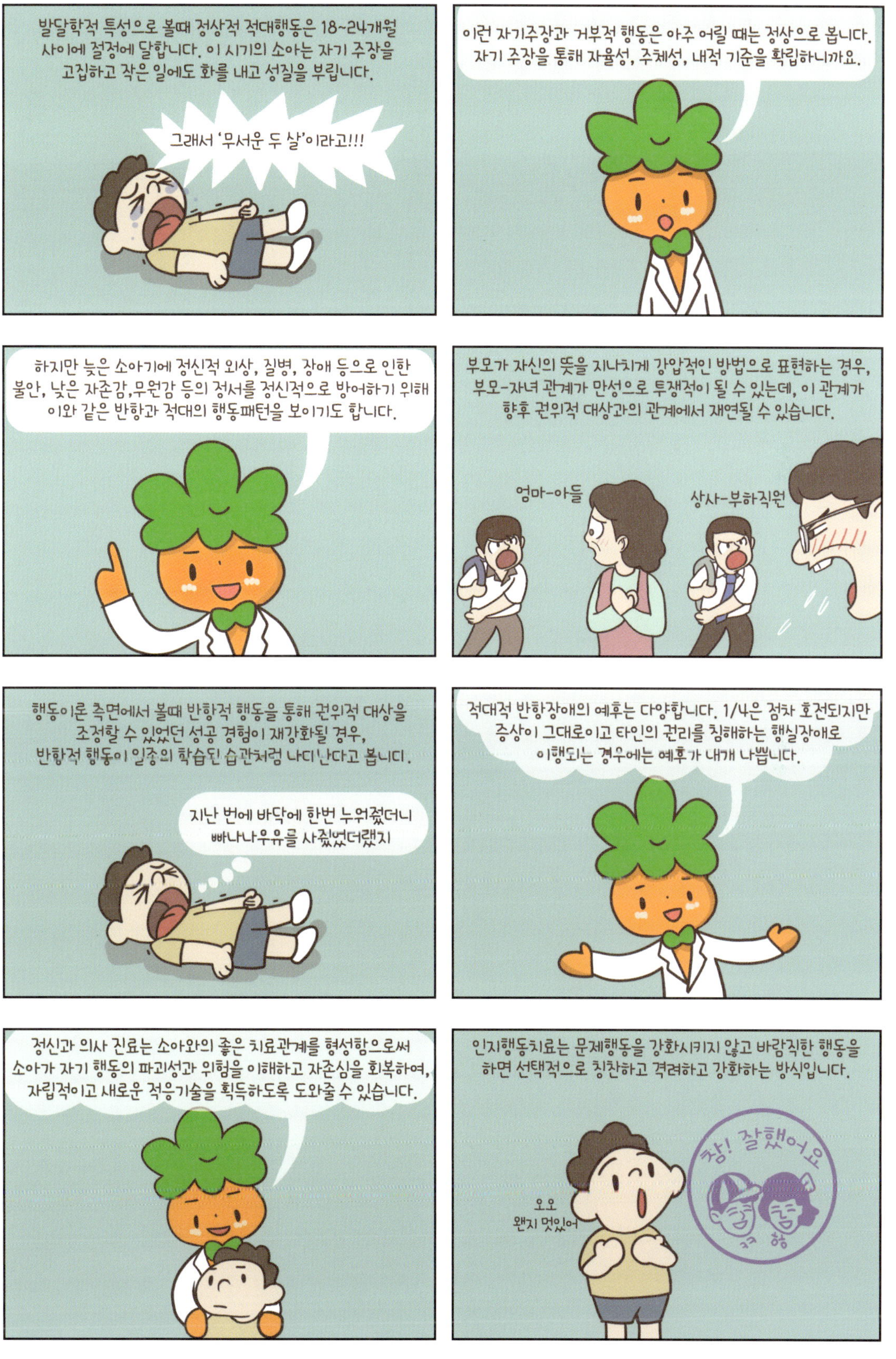

발달학적 특성으로 볼때 정상적 적대행동은 18~24개월 사이에 절정에 달합니다. 이 시기의 소아는 자기 주장을 고집하고 작은 일에도 화를 내고 성질을 부립니다.
그래서 '무서운 두 살'이라고!!!
이런 자기주장과 거부적 행동은 아주 어릴 때는 정상으로 봅니다. 자기 주장을 통해 자율성, 주체성, 내적 기준을 확립하니까요.
하지만 늦은 소아기에 정신적 외상, 질병, 장애 등으로 인한 불안, 낮은 자존감,무원감 등의 정서를 정신적으로 방어하기 위해 이와 같은 반항과 적대의 행동패턴을 보이기도 합니다.
부모가 자신의 뜻을 지나치게 강압적인 방법으로 표현하는 경우, 부모-자녀 관계가 만성으로 투쟁적이 될 수 있는데, 이 관계가 향후 권위적 대상과의 관계에서 재연될 수 있습니다.
엄마-아들
상사-부하직원
행동이론 측면에서 볼때 반항적 행동을 통해 권위적 대상을 조정할 수 있었던 성공 경험이 재강화될 경우, 반항적 행동이 일종의 학습된 습관처럼 나타난다고 봅니다.
지난 번에 바닥에 한번 누워줬더니 빠나나우유를 사줬었더랬지
적대적 반항장애의 예후는 다양합니다. 1/4은 점차 호전되지만 증상이 그대로이고 타인의 권리를 침해하는 행실장애로 이행되는 경우에는 예후가 내개 나쁩니다.
정신과 의사 진료는 소아와의 좋은 치료관계를 형성함으로써 소아가 자기 행동의 파괴성과 위험을 이해하고 자존심을 회복하여, 자립적이고 새로운 적응기술을 획득하도록 도와줄 수 있습니다.
인지행동치료는 문제행동을 강화시키지 않고 바람직한 행동을 하면 선택적으로 칭찬하고 격려하고 강화하는 방식입니다.
오오 왠지 멋있어
참! 잘했어요

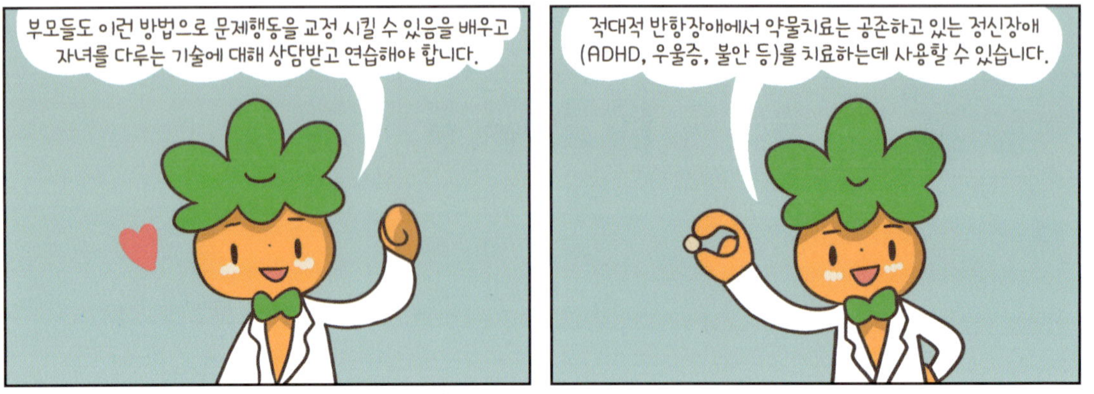
부모들도 이런 방법으로 문제행동을 교정 시킬 수 있음을 배우고 자녀를 다루는 기술에 대해 상담받고 연습해야 합니다.
적대적 반항장애에서 약물치료는 공존하고 있는 정신장애 (ADHD, 우울증, 불안 등)를 치료하는데 사용할 수 있습니다.

Episode 02

행실장애

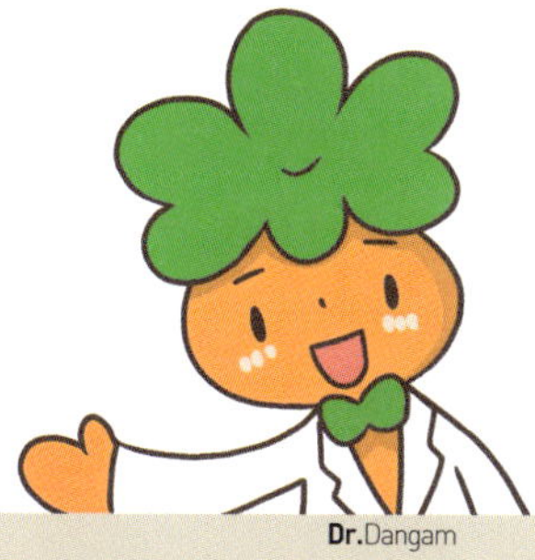
Dr.Dangam

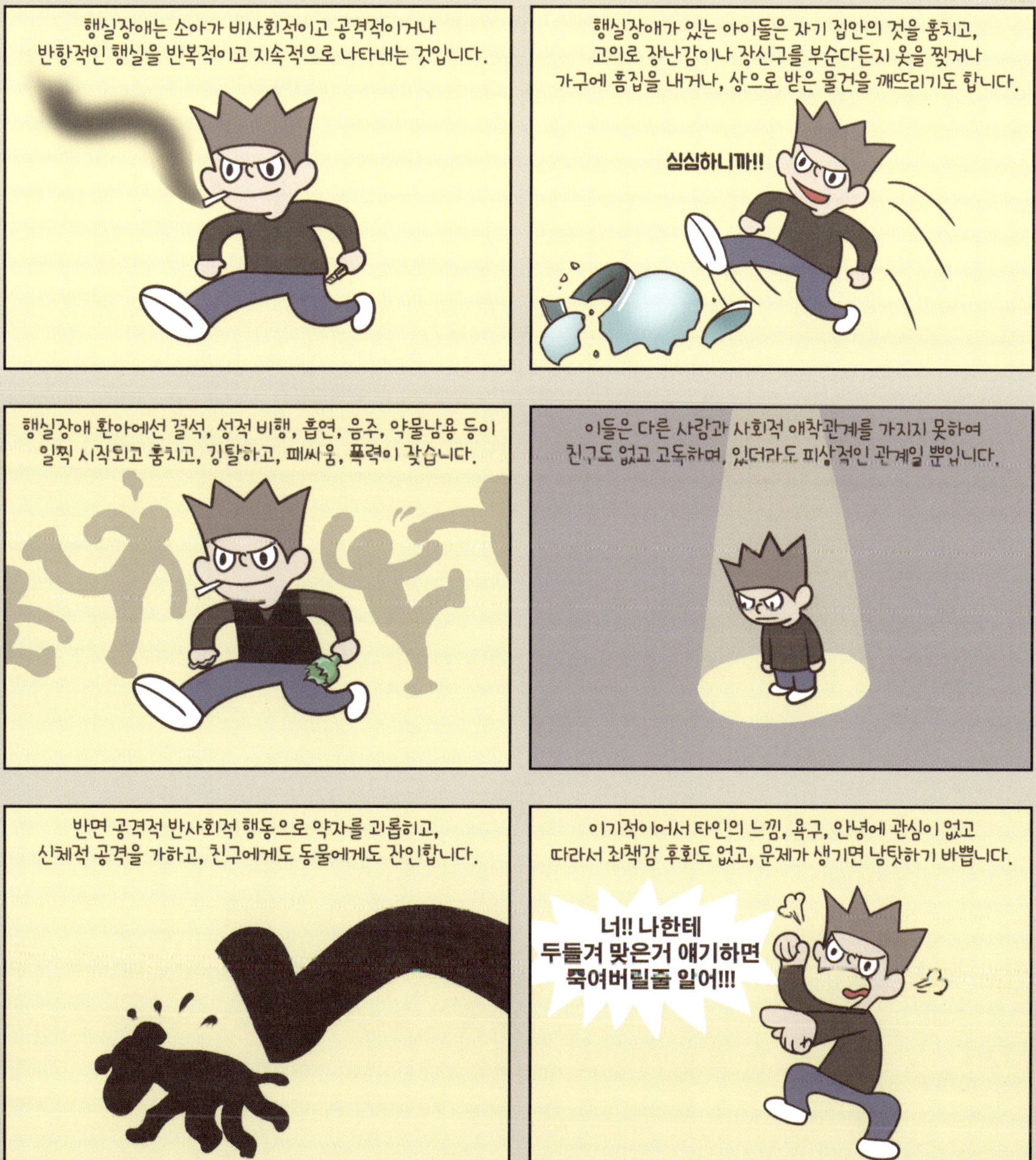
행실장애는 소아가 비사회적이고 공격적이거나
반항적인 행실을 반복적이고 지속적으로 나타내는 것입니다.
행실장애가 있는 아이들은 자기 집안의 것을 훔치고,
고의로 장난감이나 장신구를 부순다든지 옷을 찢거나
가구에 흠집을 내거나, 상으로 받은 물건을 깨뜨리기도 합니다.
심심하니까!!
행실장애 환아에선 결석, 성적 비행, 흡연, 음주, 약물남용 등이
일찍 시작되고 훔치고, 강탈하고, 패싸움, 폭력이 잦습니다.
이들은 다른 사람과 사회적 애착관계를 가지지 못하여
친구도 없고 고독하며, 있더라도 피상적인 관계일 뿐입니다.
반면 공격적 반사회적 행동으로 약자를 괴롭히고,
신체적 공격을 가하고, 친구에게도 동물에게도 잔인합니다.
이기적이어서 타인의 느낌, 욕구, 안녕에 관심이 없고
따라서 죄책감 후회도 없고, 문제가 생기면 남탓하기 바쁩니다.
너!! 나한테
두들겨 맞은거 얘기하면
죽여버릴줄 알어!!!

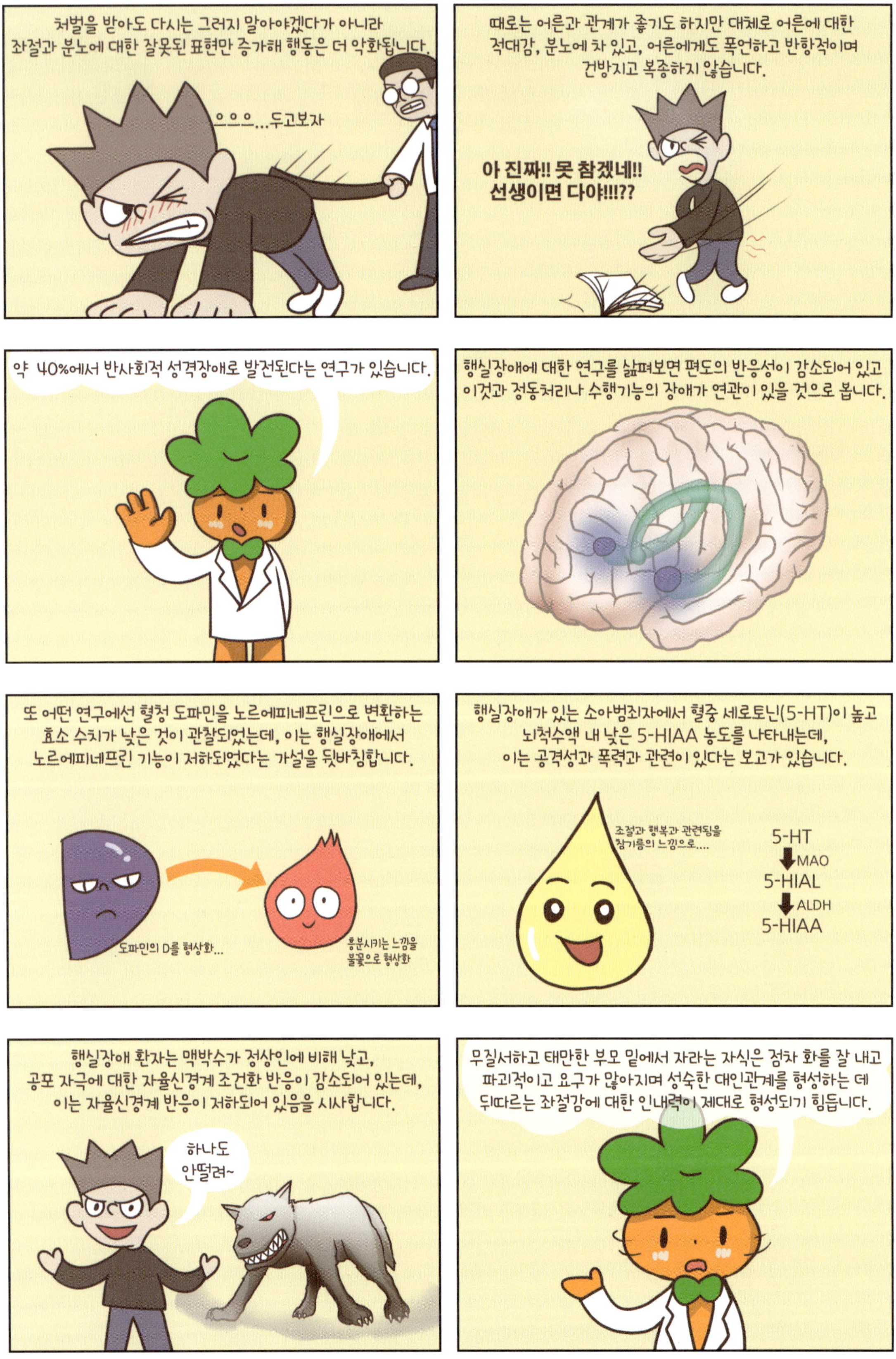
처벌을 받아도 다시는 그러지 말아야겠다가 아니라
좌절과 분노에 대한 잘못된 표현만 증가해 행동은 더 악화됩니다.
으으으...두고보자
때로는 어른과 관계가 좋기도 하지만 대체로 어른에 대한
적대감, 분노에 차 있고, 어른에게도 폭언하고 반항적이며
건방지고 복종하지 않습니다.
아 진짜!! 못 참겠네!!
선생이면 다야!!!??
약 40%에서 반사회적 성격장애로 발전된다는 연구가 있습니다.
행실장애에 대한 연구를 살펴보면 편도의 반응성이 감소되어 있고
이것과 정동처리나 수행기능의 장애가 연관이 있을 것으로 봅니다.
또 어떤 연구에선 혈청 도파민을 노르에피네프린으로 변환하는
효소 수치가 낮은 것이 관찰되었는데, 이는 행실장애에서
노르에피네프린 기능이 저하되었다는 가설을 뒷받침합니다.
도파민의 D를 형상화...
흥분시키는 느낌을
불꽃으로 형상화
행실장애가 있는 소아범죄자에서 혈중 세로토닌(5-HT)이 높고
뇌척수액 내 낮은 5-HIAA 농도를 나타내는데,
이는 공격성과 폭력과 관련이 있다는 보고가 있습니다.
조절과 행복과 관련됨을
참기름의 느낌으로....
5-HT
MAO
5-HIAL
ALDH
5-HIAA
행실장애 환자는 맥박수가 정상인에 비해 낮고,
공포 자극에 대한 자율신경계 조건화 반응이 감소되어 있는데,
이는 자율신경계 반응이 저하되어 있음을 시사합니다.
하나도
안떨려~
무질서하고 태만한 부모 밑에서 자라는 자식은 점차 화를 잘 내고
파괴적이고 요구가 많아지며 성숙한 대인관계를 형성하는 데
뒤따르는 좌절감에 대한 인내력이 제대로 형성되기 힘듭니다.

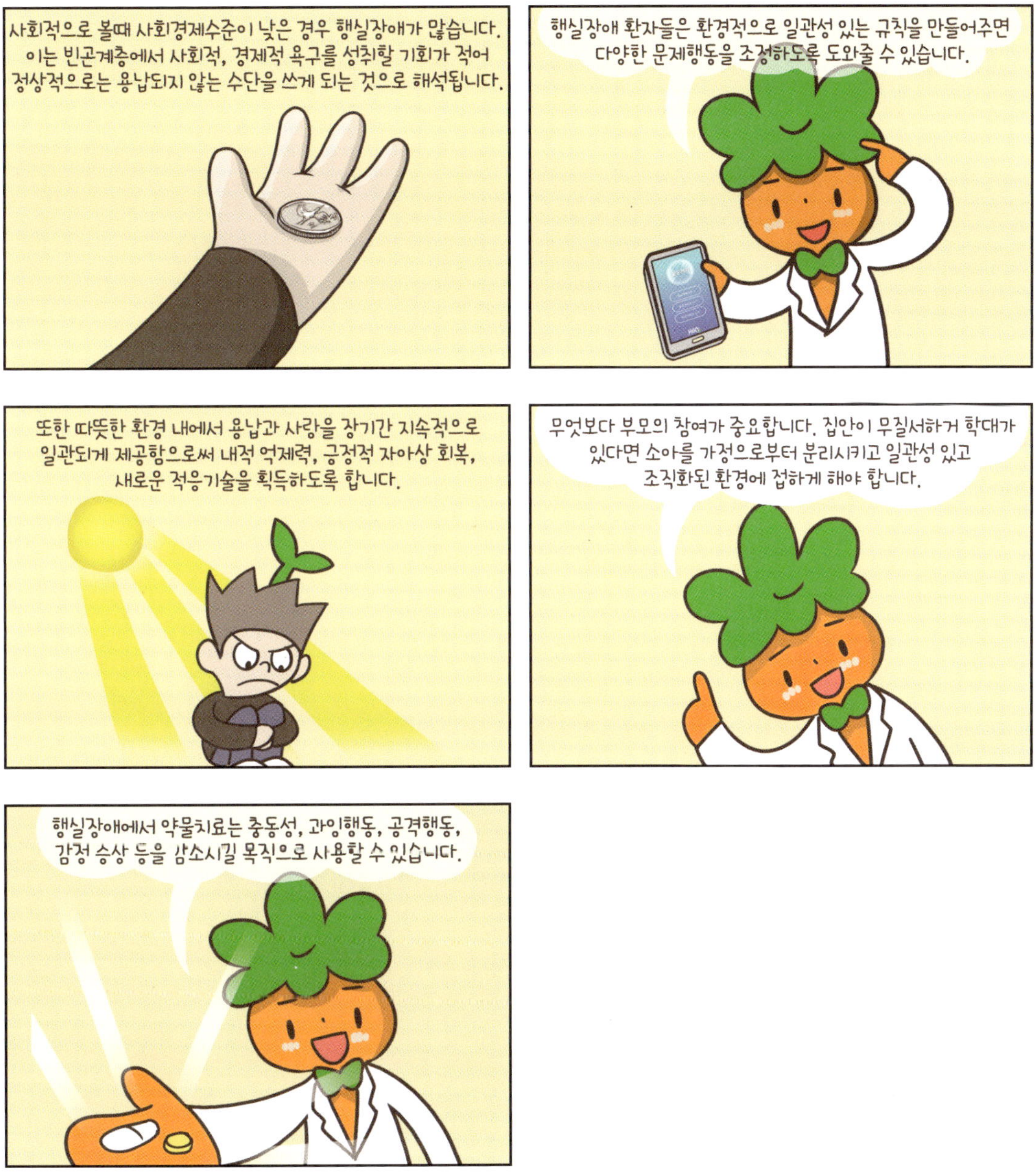
사회적으로 볼때 사회경제수준이 낮은 경우 행실장애가 많습니다. 이는 빈곤계층에서 사회적, 경제적 욕구를 성취할 기회가 적어 정상적으로는 용납되지 않는 수단을 쓰게 되는 것으로 해석됩니다.
행실장애 환자들은 환경적으로 일관성 있는 규칙을 만들어주면 다양한 문제행동을 조정하도록 도와줄 수 있습니다.
또한 따뜻한 환경 내에서 용납과 사랑을 장기간 지속적으로 일관되게 제공함으로써 내적 억제력, 긍정적 자아상 회복, 새로운 적응기술을 획득하도록 합니다.
무엇보다 부모의 참여가 중요합니다. 집안이 무질서하거나 학대가 있다면 소아를 가정으로부터 분리시키고 일관성 있고 조직화된 환경에 접하게 해야 합니다.
행실장애에서 약물치료는 충동성, 과잉행동, 공격행동, 감정 증상 등을 감소시킬 목적으로 사용할 수 있습니다.

Episode 03

간헐적 폭발성 장애

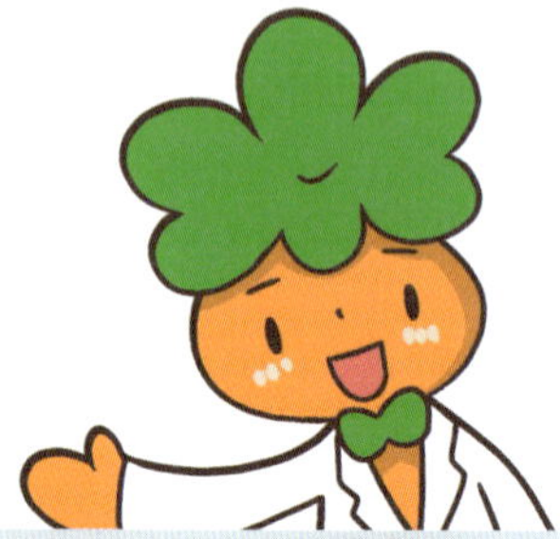

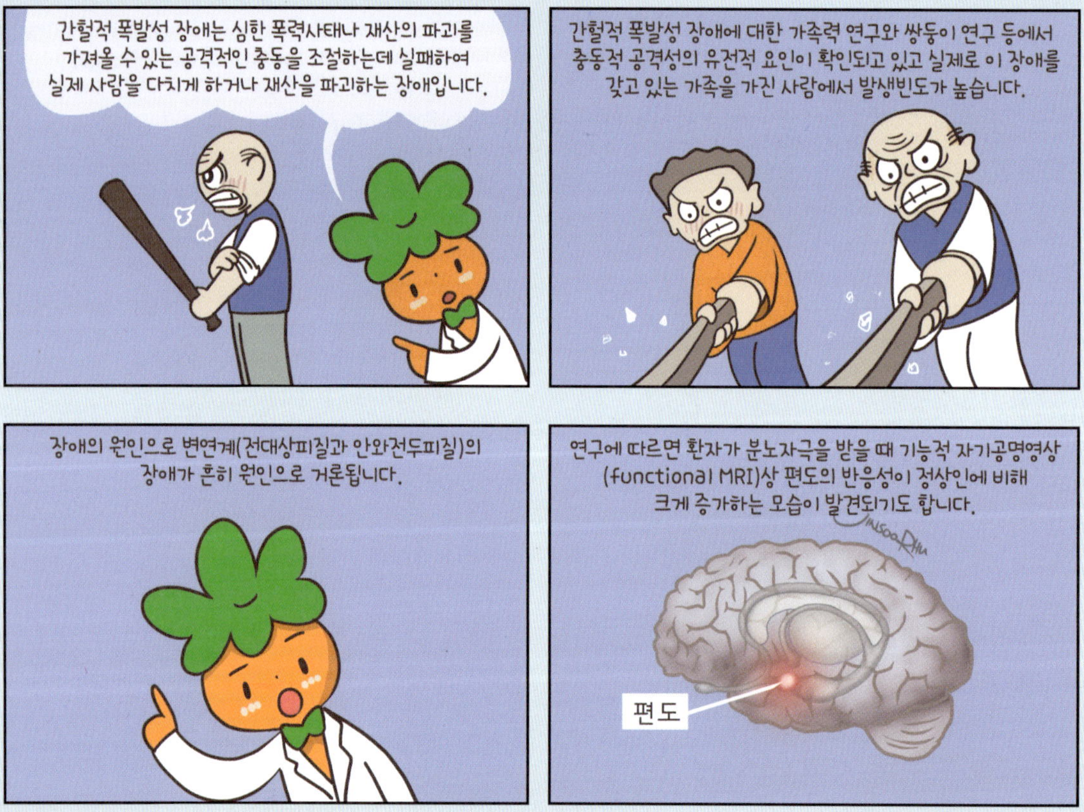

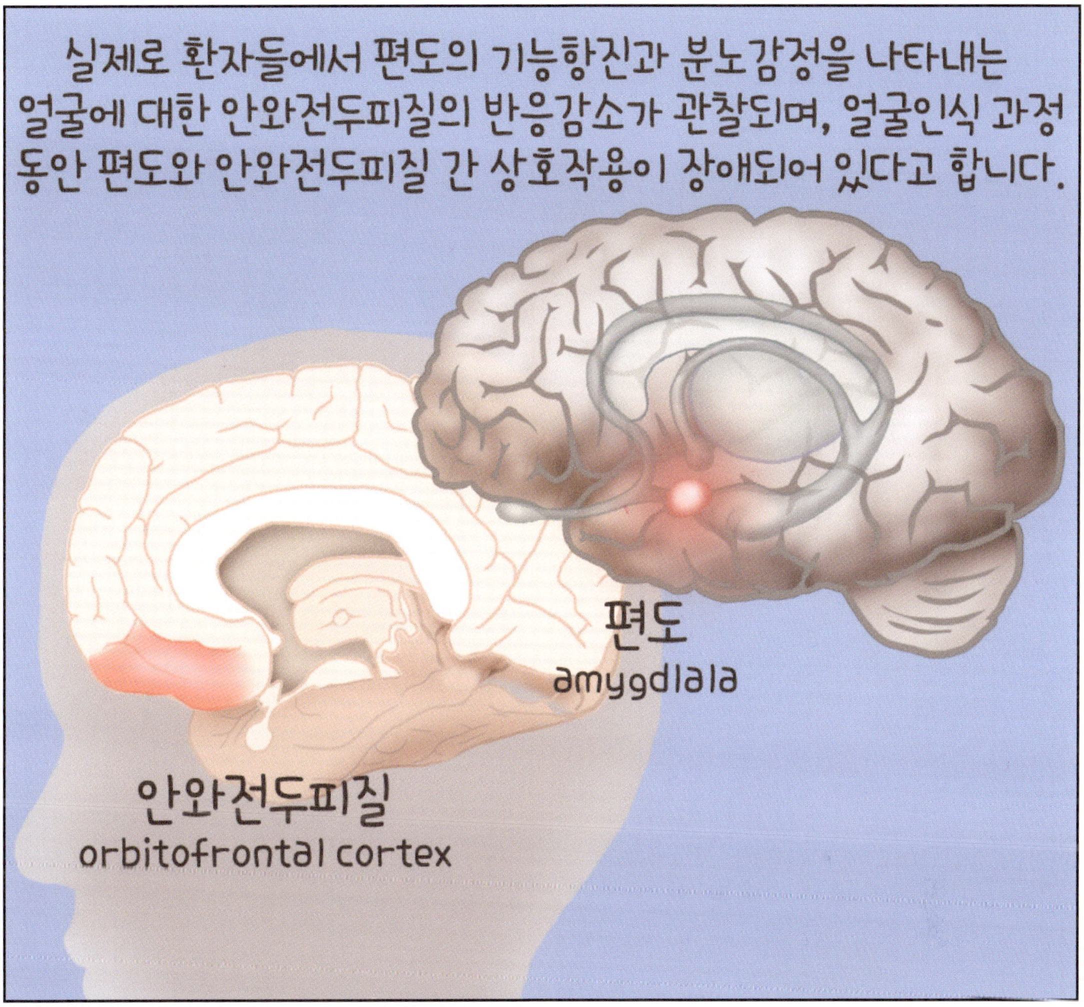
실제로 환자들에서 편도의 기능항진과 분노감정을 나타내는 얼굴에 대한 안와전두피질의 반응감소가 관찰되며, 얼굴인식 과정 동안 편도와 안와전두피질 간 상호작용이 장애되어 있다고 합니다.
편도
amygdlala
안와전두피질
orbitofrontal cortex

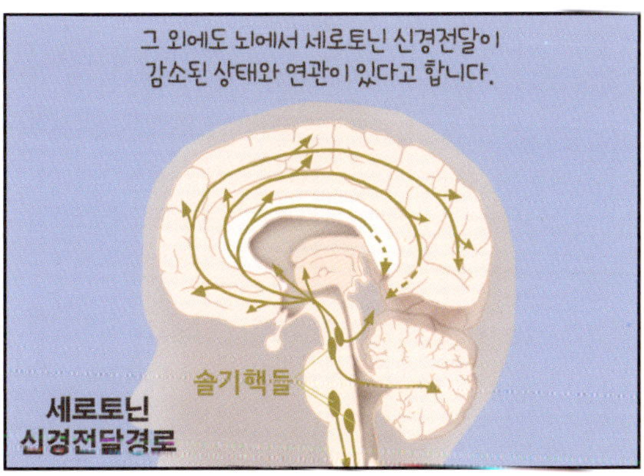
그 외에도 뇌에서 세로토닌 신경전달이 감소된 상태와 연관이 있다고 합니다.
솔기핵들
세로토닌
신경전달경로

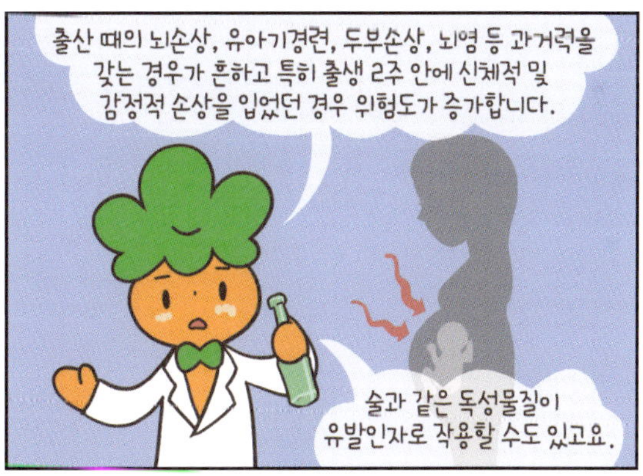
출산 때의 뇌손상, 유아기경련, 두부손상, 뇌염 등 과거력을 갖는 경우가 흔하고 특히 출생 2주 안에 신체적 및 감정적 손상을 입었던 경우 위험도가 증가합니다.
술과 같은 독성물질이 유발인자로 작용할 수도 있고요.

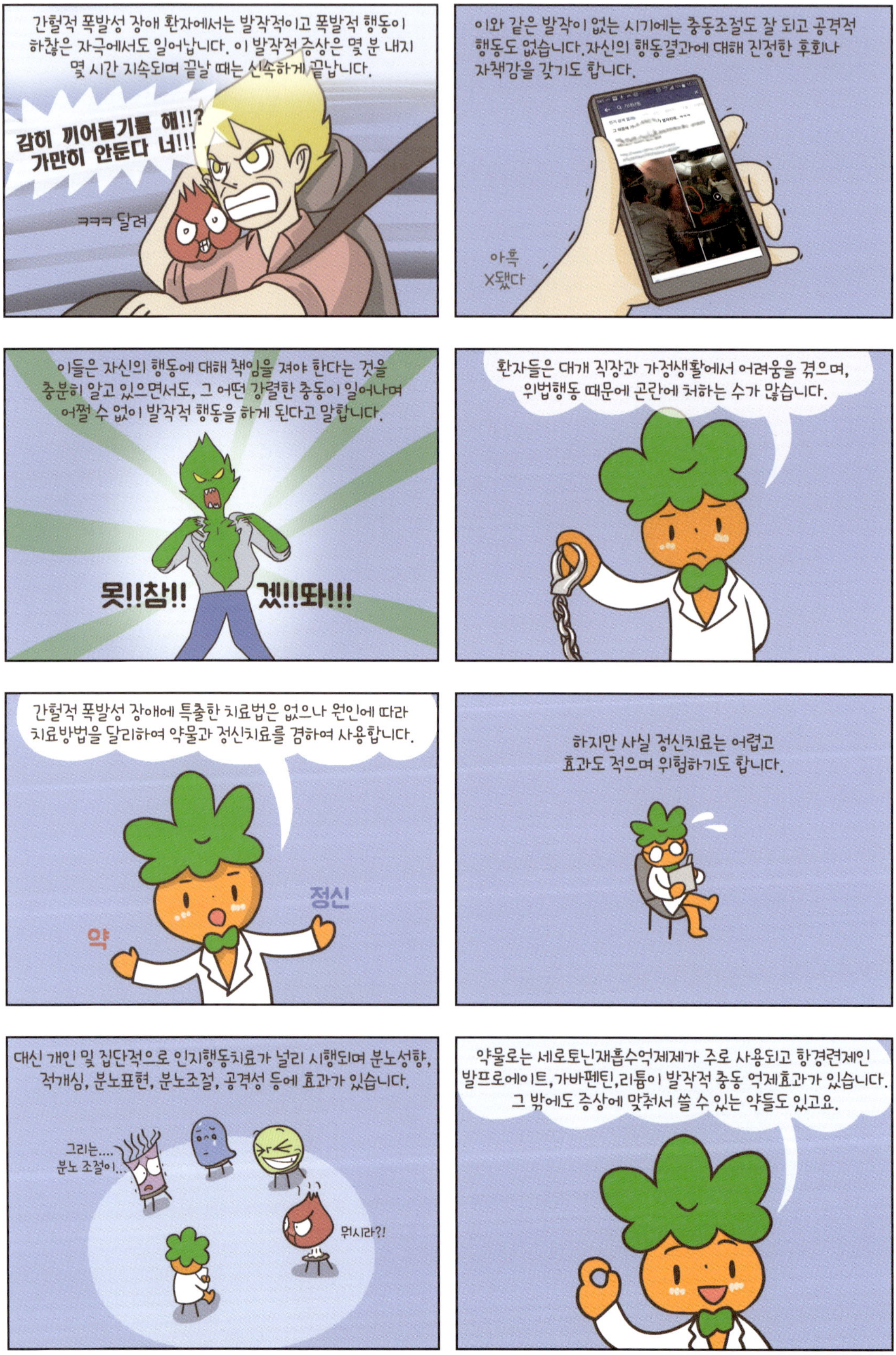
간헐적 폭발성 장애 환자에서는 발작적이고 폭발적 행동이 하찮은 자극에서도 일어납니다. 이 발작적 증상은 몇 분 내지 몇 시간 지속되며 끝날 때는 신속하게 끝납니다.
감히 끼어들기를 해!!? 가만히 안둔다 너!!!
ㅋㅋㅋ 달려
이와 같은 발작이 없는 시기에는 충동조절도 잘 되고 공격적 행동도 없습니다. 자신의 행동결과에 대해 진정한 후회나 자책감을 갖기도 합니다.
아흑 X됐다
이들은 자신의 행동에 대해 책임을 져야 한다는 것을 충분히 알고 있으면서도, 그 어떤 강렬한 충동이 일어나며 어쩔 수 없이 발작적 행동을 하게 된다고 말합니다.
못!!참!! 겠!!똬!!!
환자들은 대개 직장과 가정생활에서 어려움을 겪으며, 위법행동 때문에 곤란에 처하는 수가 많습니다.
간헐적 폭발성 장애에 특출한 치료법은 없으나 원인에 따라 치료방법을 달리하여 약물과 정신치료를 겸하여 사용합니다.
약
정신
하지만 사실 정신치료는 어렵고 효과도 적으며 위험하기도 합니다.
대신 개인 및 집단적으로 인지행동치료가 널리 시행되며 분노성향, 적개심, 분노표현, 분노조절, 공격성 등에 효과가 있습니다.
그리는.... 분노 조절이..
뭐시라?!
약물로는 세로토닌재흡수억제제가 주로 사용되고 항경련제인 발프로에이트, 가바펜틴, 리튬이 발작적 충동 억제효과가 있습니다. 그 밖에도 증상에 맞춰서 쓸 수 있는 약들도 있고요.

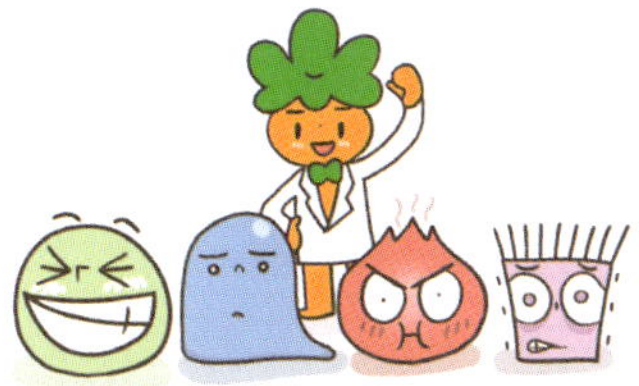

PART 14

물질관련 및 중독 장애

Episode
01

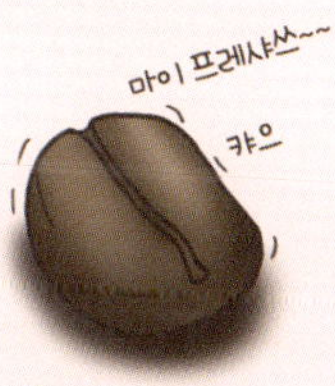
마이 프레샤쓰~~
캬으

카페인 관련 장애

Episode
02

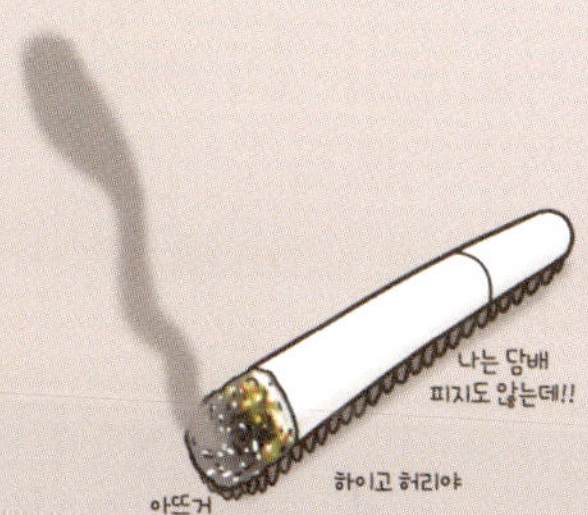
나는 담배
피지도 않는데!!
하이고 허리야
아뜨거

담배 관련 장애

Episode
03

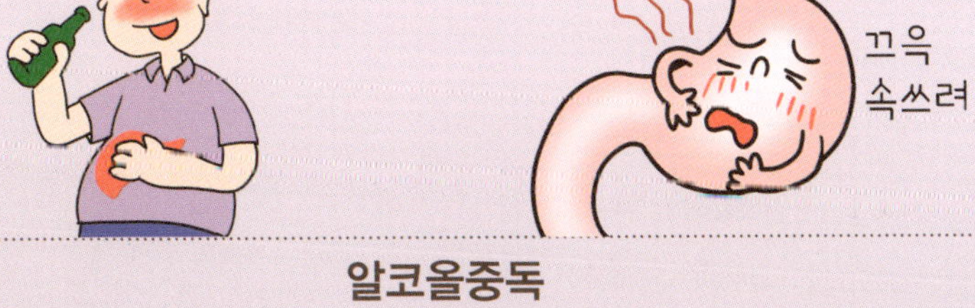

알코올중독

Episode 01

카페인 관련 장애

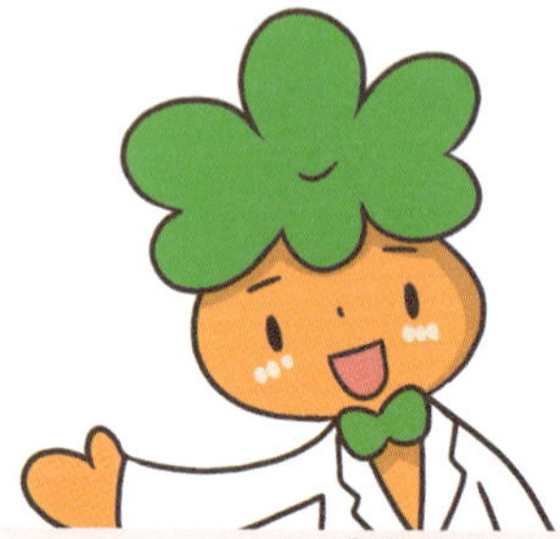

Dr.Dangam

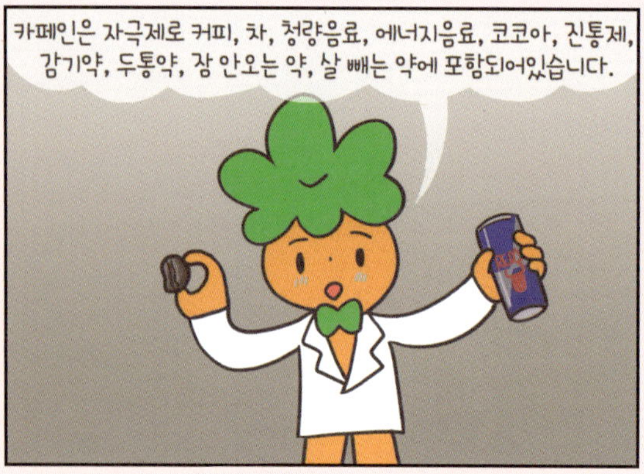

카페인은 자극제로 커피, 차, 청량음료, 에너지음료, 코코아, 진통제, 감기약, 두통약, 잠 안오는 약, 살 빼는 약에 포함되어있습니다.

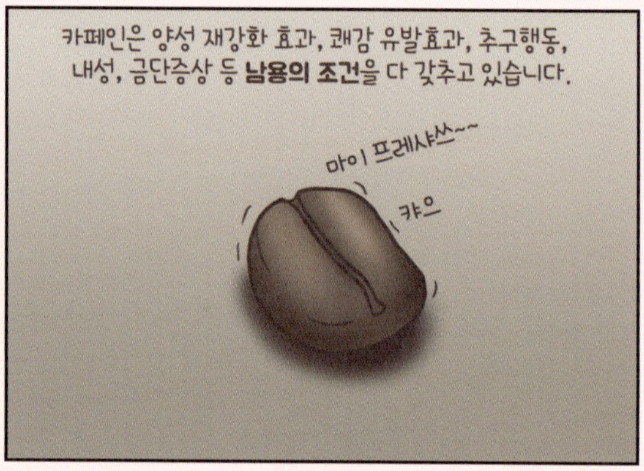

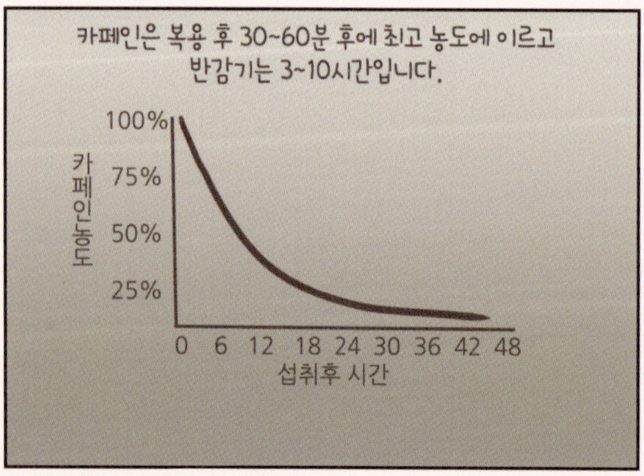

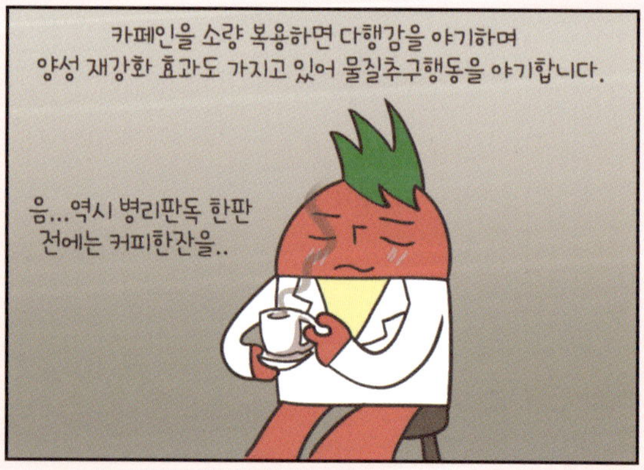

카페인을 소량 복용하면 다행감을 야기하며 양성 재강화 효과도 가지고 있어 물질추구행동을 야기합니다.
음... 역시 병리판독 한판 전에는 커피한잔을..

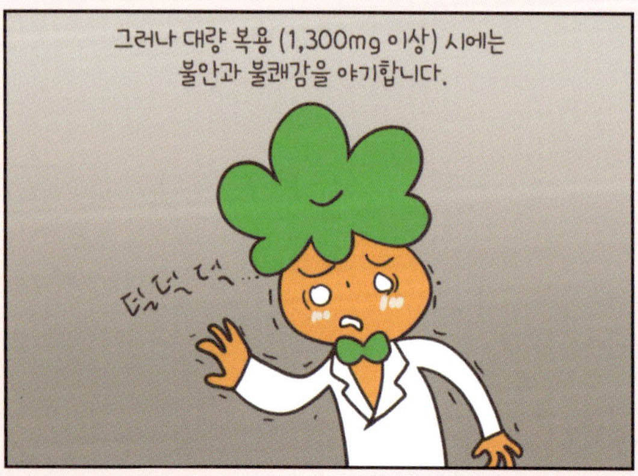

그러나 대량 복용 (1,300mg 이상) 시에는 불안과 불쾌감을 야기합니다.
덜덜 덜...

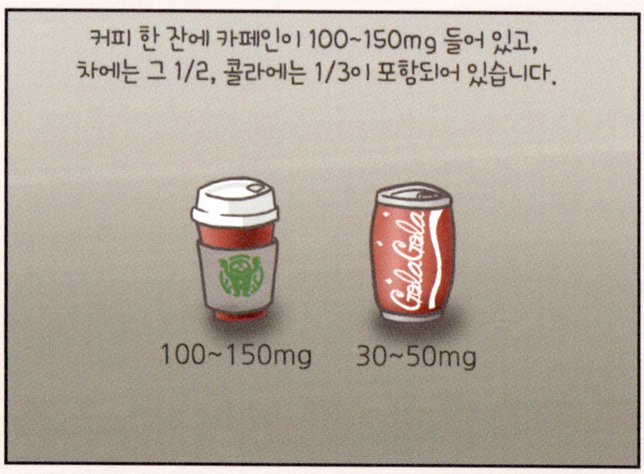

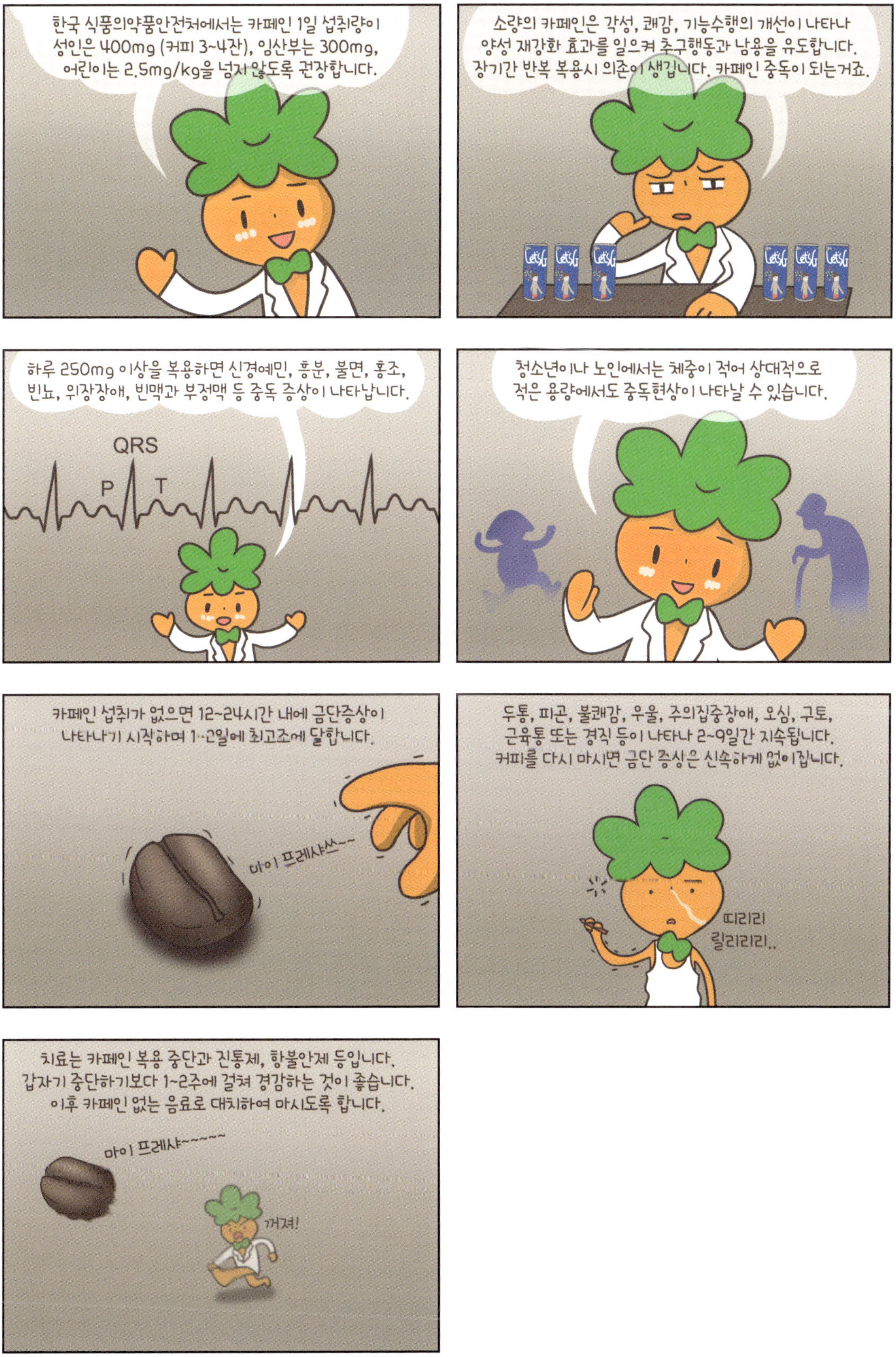
한국 식품의약품안전처에서는 카페인 1일 섭취량이
성인은 400mg (커피 3~4잔), 임산부는 300mg,
어린이는 2.5mg/kg을 넘지 않도록 권장합니다.
소량의 카페인은 각성, 쾌감, 기능수행의 개선이 나타나
양성 재강화 효과를 일으켜 추구행동과 남용을 유도합니다.
장기간 반복 복용시 의존이 생깁니다. 카페인 중독이 되는거죠.
하루 250mg 이상을 복용하면 신경예민, 흥분, 불면, 홍조,
빈뇨, 위장장애, 빈맥과 부정맥 등 중독 증상이 나타납니다.
QRS
P
T
청소년이나 노인에서는 체중이 적어 상대적으로
적은 용량에서도 중독현상이 나타날 수 있습니다.
카페인 섭취가 없으면 12~24시간 내에 금단증상이
나타나기 시작하며 1~2일에 최고조에 달합니다.
마이 프레샤쓰~~
두통, 피곤, 불쾌감, 우울, 주의집중장애, 오심, 구토,
근육통 또는 경직 등이 나타나 2~9일간 지속됩니다.
커피를 다시 마시면 금단 증상은 신속하게 없어집니다.
띠리리
릴리리리..
치료는 카페인 복용 중단과 진통제, 항불안제 등입니다.
갑자기 중단하기보다 1~2주에 걸쳐 경감하는 것이 좋습니다.
이후 카페인 없는 음료로 대치하여 마시도록 합니다.
마이 프레샤~~~~~
꺼져!

Episode 02

담배 관련 장애

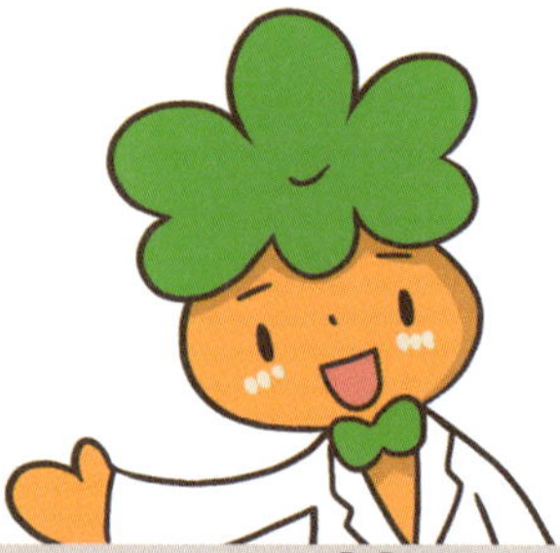
Dr.Dangam

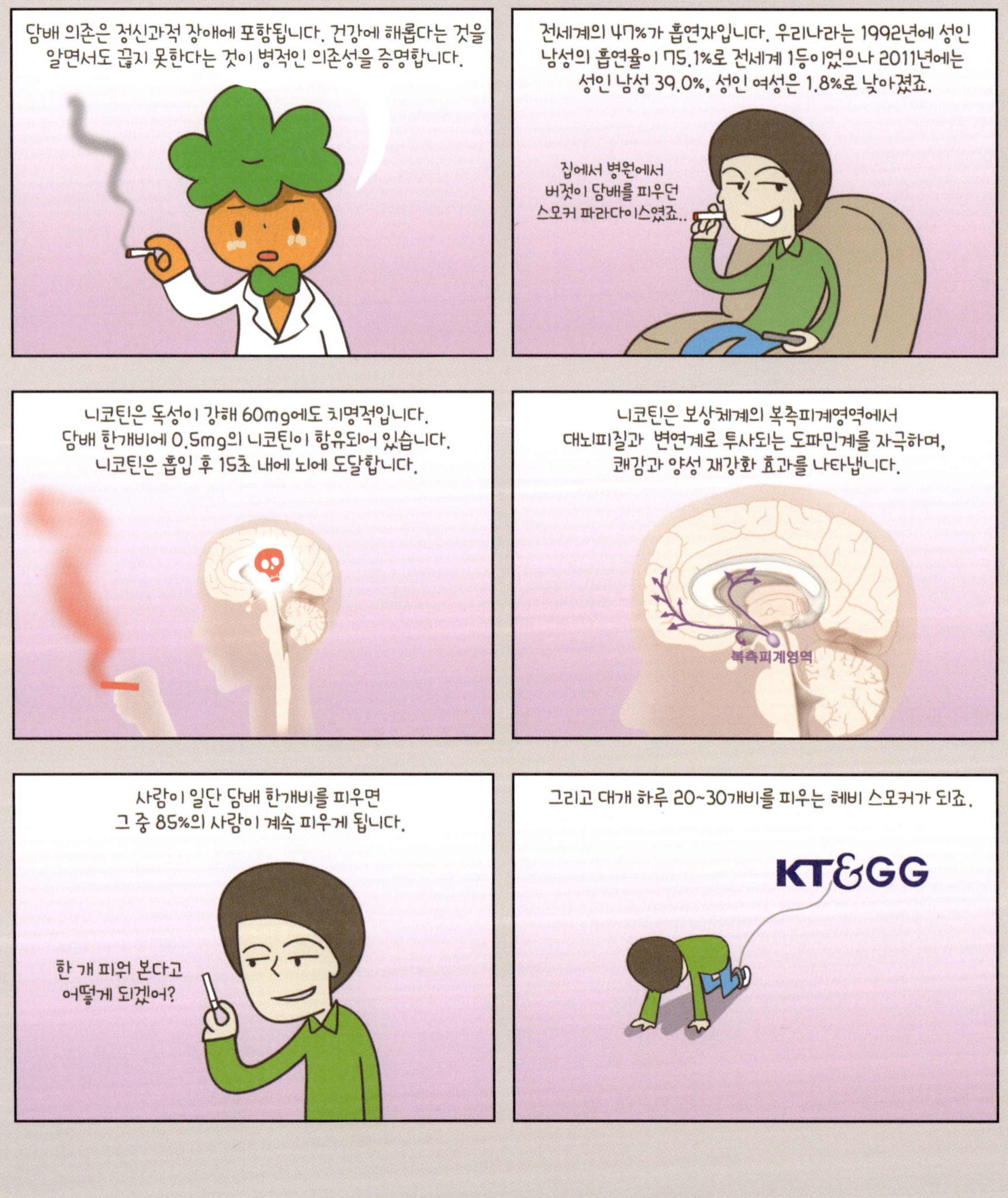
담배 의존은 정신과적 장애에 포함됩니다. 건강에 해롭다는 것을 알면서도 끊지 못한다는 것이 병적인 의존성을 증명합니다.
전세계의 47%가 흡연자입니다. 우리나라는 1992년에 성인 남성의 흡연율이 75.1%로 전세계 1등이었으나 2011년에는 성인 남성 39.0%, 성인 여성은 1.8%로 낮아졌죠.
집에서 병원에서 버젓이 담배를 피우던 스모커 파라다이스였죠..
니코틴은 독성이 강해 60mg에도 치명적입니다. 담배 한개비에 0.5mg의 니코틴이 함유되어 있습니다. 니코틴은 흡입 후 15초 내에 뇌에 도달합니다.
니코틴은 보상체계의 복측피개영역에서 대뇌피질과 변연계로 투사되는 도파민계를 자극하며, 쾌감과 양성 재강화 효과를 나타냅니다.
복측피개영역
사람이 일단 담배 한개비를 피우면 그 중 85%의 사람이 계속 피우게 됩니다.
한 개 피워 본다고 어떻게 되겠어?
그리고 대개 하루 20~30개비를 피우는 헤비 스모커가 되죠.
KT&GG

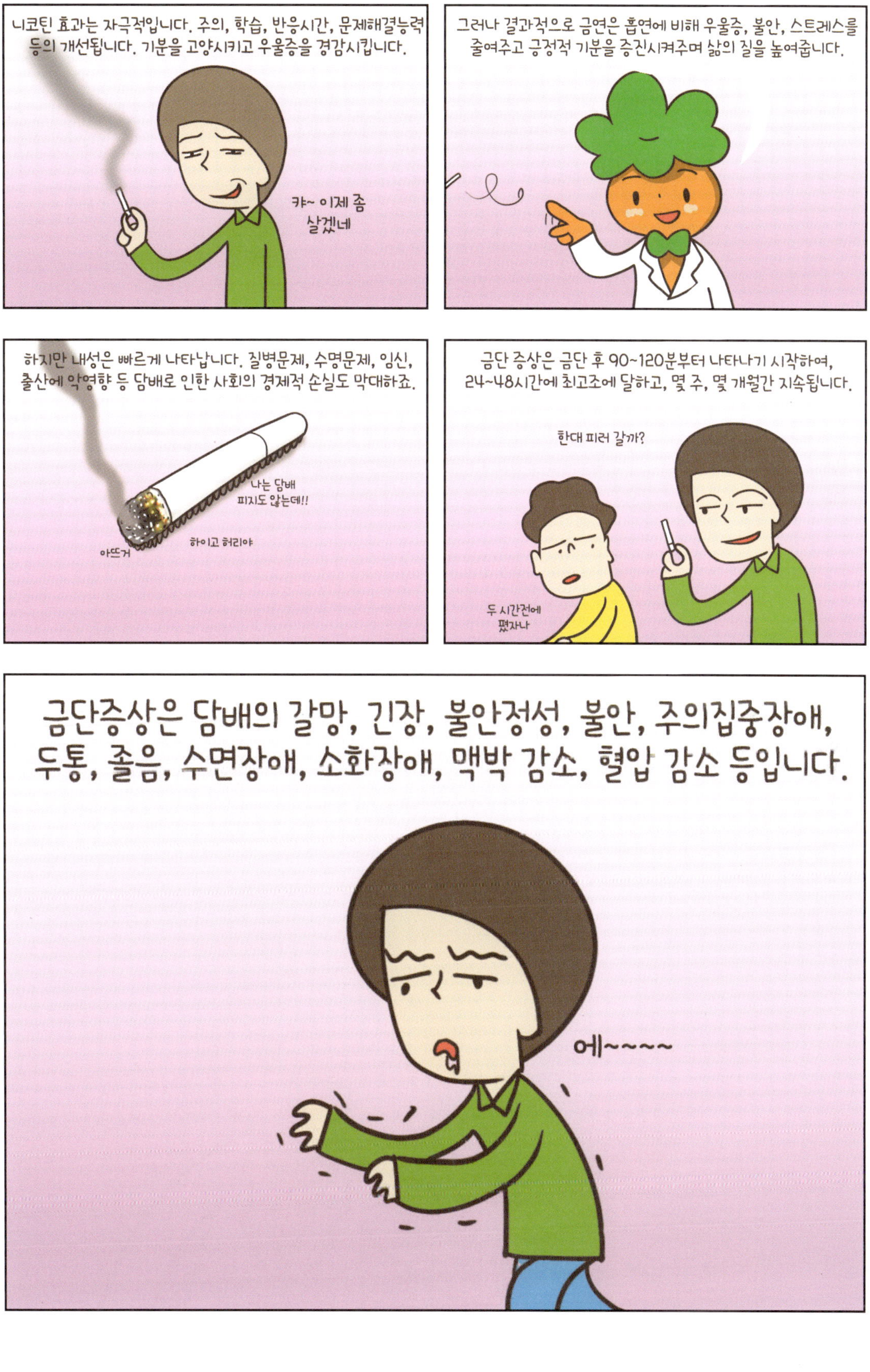
니코틴 효과는 자극적입니다. 주의, 학습, 반응시간, 문제해결능력 등의 개선됩니다. 기분을 고양시키고 우울증을 경감시킵니다.
캬~ 이제 좀 살겠네
그러나 결과적으로 금연은 흡연에 비해 우울증, 불안, 스트레스를 줄여주고 긍정적 기분을 증진시켜주며 삶의 질을 높여줍니다.
하지만 내성은 빠르게 나타납니다. 질병문제, 수명문제, 임신, 출산에 악영향 등 담배로 인한 사회의 경제적 손실도 막대하죠.
나는 담배 피지도 않는데!!
아뜨거
하이고 허리야
금단 증상은 금단 후 90~120분부터 나타나기 시작하여, 24~48시간에 최고조에 달하고, 몇 주, 몇 개월간 지속됩니다.
한대 피러 갈까?
두 시간전에 폈자나
금단증상은 담배의 갈망, 긴장, 불안정성, 불안, 주의집중장애, 두통, 졸음, 수면장애, 소화장애, 맥박 감소, 혈압 감소 등입니다.
에~~~~

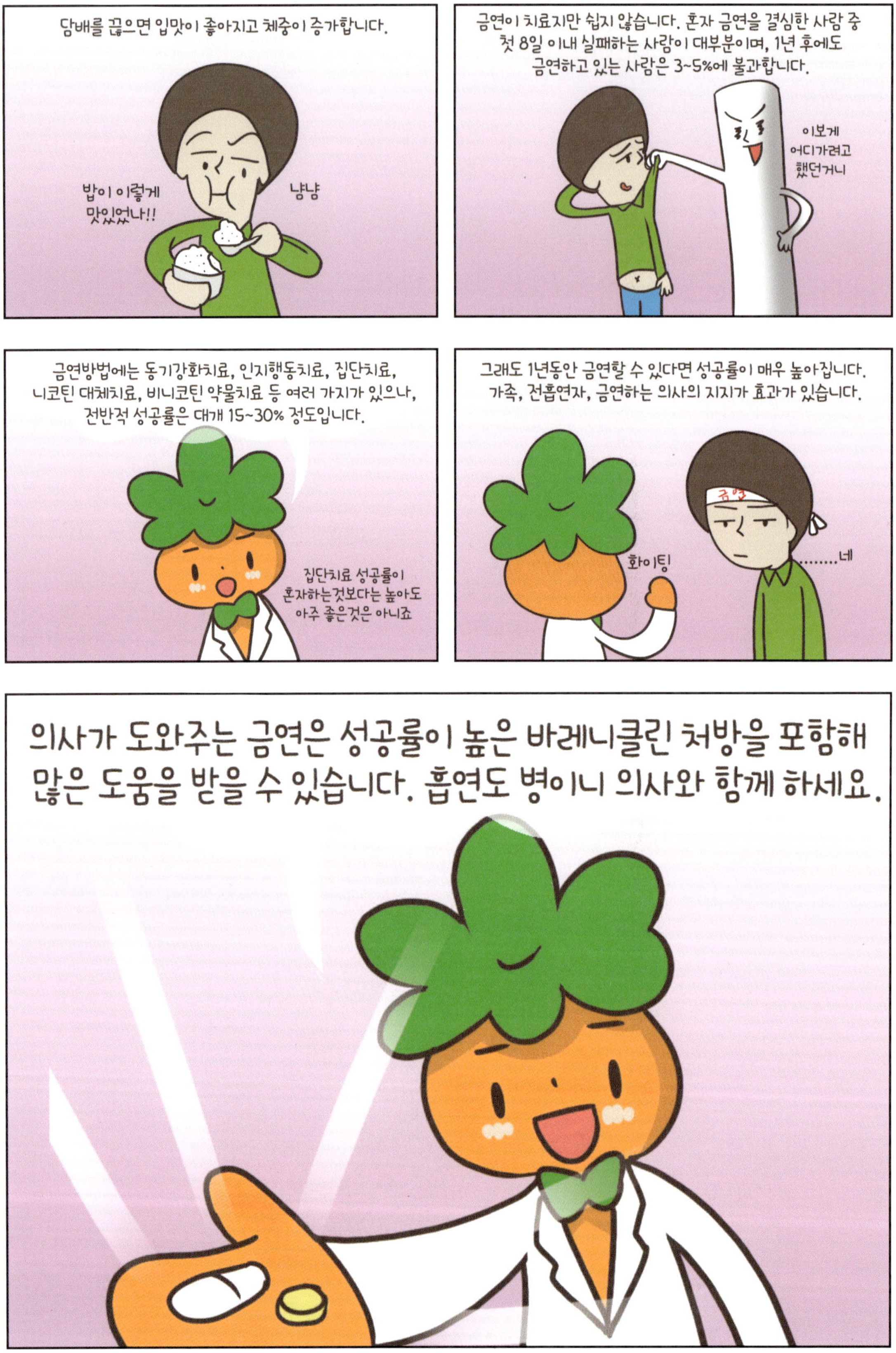
담배를 끊으면 입맛이 좋아지고 체중이 증가합니다.
밥이 이렇게 맛있었나!!
냠냠
금연이 치료지만 쉽지 않습니다. 혼자 금연을 결심한 사람 중 첫 8일 이내 실패하는 사람이 대부분이며, 1년 후에도 금연하고 있는 사람은 3~5%에 불과합니다.
이보게 어디가려고 했던거니
금연방법에는 동기강화치료, 인지행동치료, 집단치료, 니코틴 대체치료, 비니코틴 약물치료 등 여러 가지가 있으나, 전반적 성공률은 대개 15~30% 정도입니다.
집단치료 성공률이 혼자하는것보다는 높아도 아주 좋은것은 아니죠
그래도 1년동안 금연할 수 있다면 성공률이 매우 높아집니다. 가족, 전흡연자, 금연하는 의사의 지지가 효과가 있습니다.
금연
화이팅
........네
의사가 도와주는 금연은 성공률이 높은 바레니클린 처방을 포함해 많은 도움을 받을 수 있습니다. 흡연도 병이니 의사와 함께 하세요.

Episode **03**

알코올중독

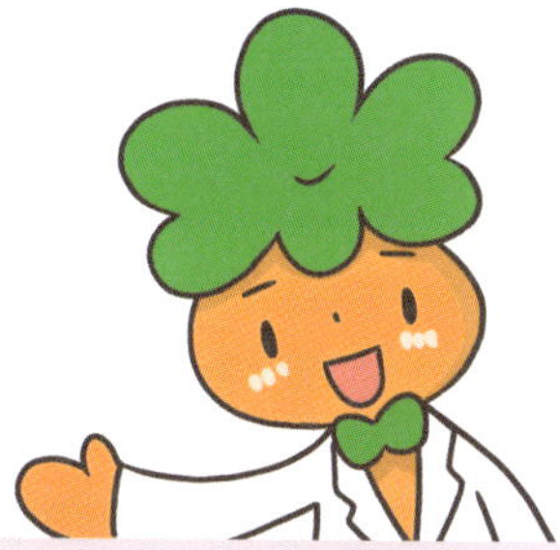

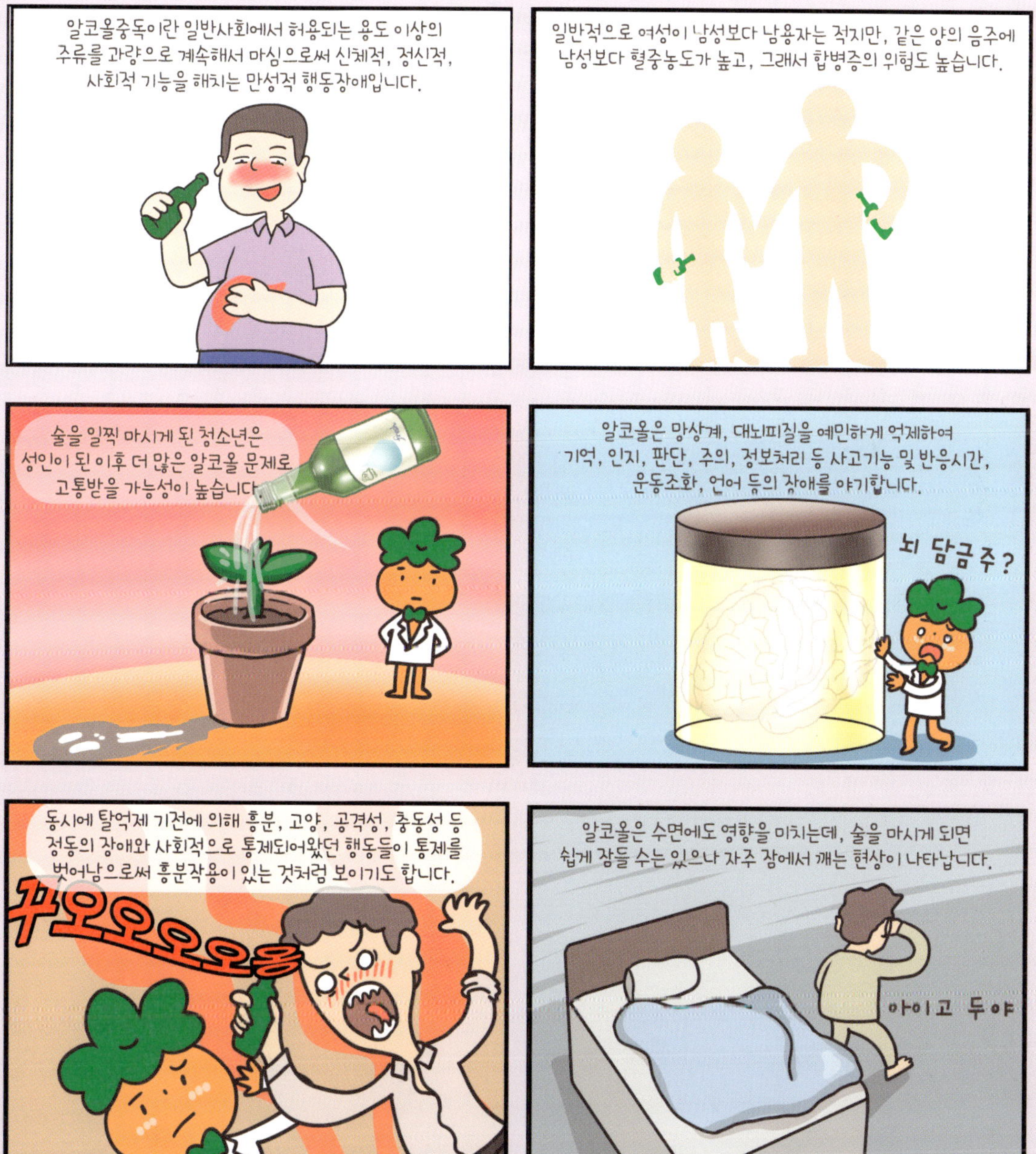

알코올중독이란 일반사회에서 허용되는 용도 이상의
주류를 과량으로 계속해서 마심으로써 신체적, 정신적,
사회적 기능을 해치는 만성적 행동장애입니다.
일반적으로 여성이 남성보다 남용자는 적지만, 같은 양의 음주에
남성보다 혈중농도가 높고, 그래서 합병증의 위험도 높습니다.
술을 일찍 마시게 된 청소년은
성인이 된 이후 더 많은 알코올 문제로
고통받을 가능성이 높습니다.
알코올은 망상계, 대뇌피질을 예민하게 억제하여
기억, 인지, 판단, 주의, 정보처리 등 사고기능 및 반응시간,
운동조화, 언어 등의 장애를 야기합니다.
뇌 담금주?
동시에 탈억제 기전에 의해 흥분, 고양, 공격성, 충동성 등
정동의 장애와 사회적으로 통제되어왔던 행동들이 통제를
벗어남으로써 흥분작용이 있는 것처럼 보이기도 합니다.
꾸오오오오옹
알코올은 수면에도 영향을 미치는데, 술을 마시게 되면
쉽게 잠들 수는 있으나 자주 잠에서 깨는 현상이 나타납니다.
아이고 두야

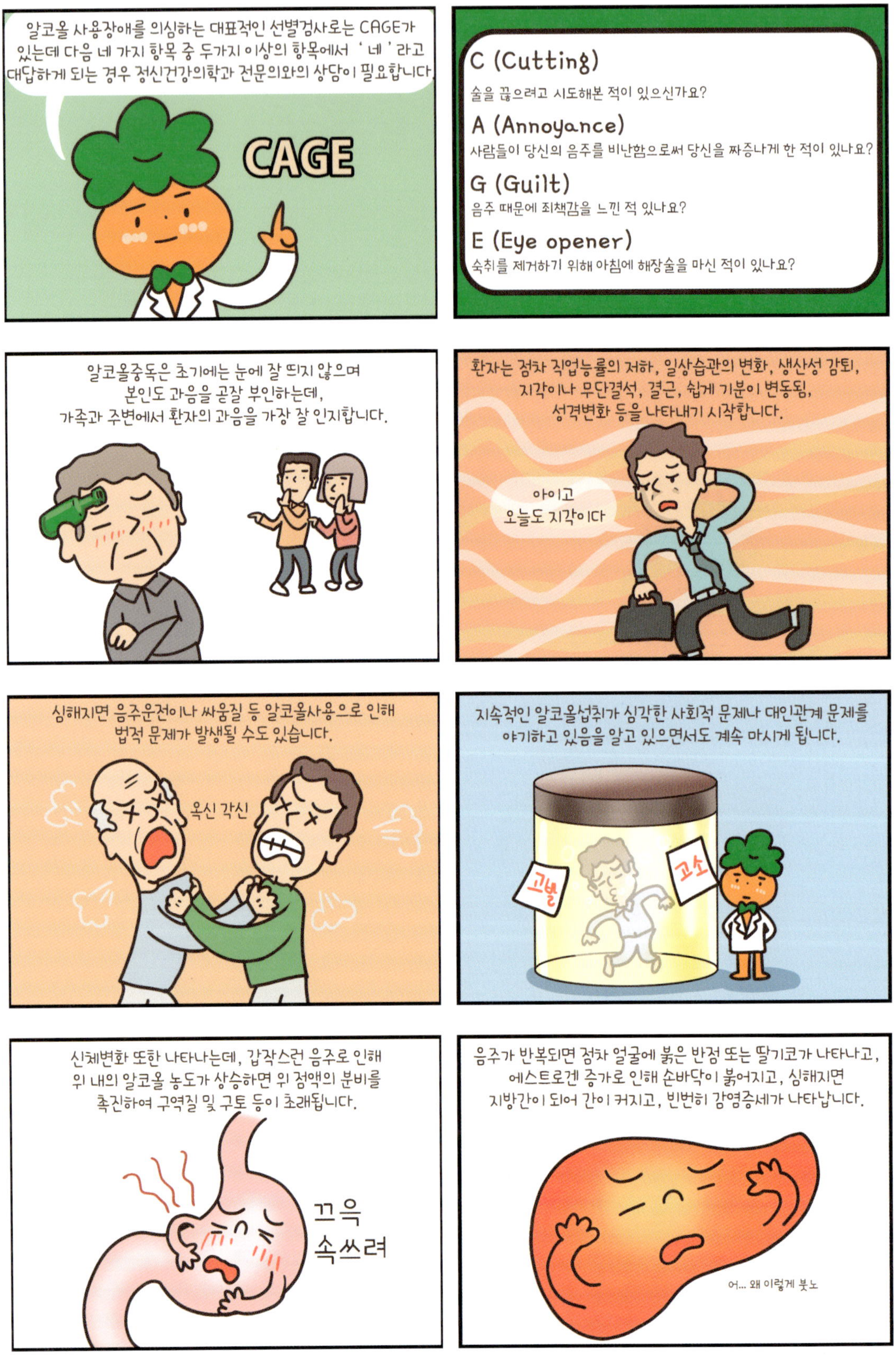
알코올 사용장애를 의심하는 대표적인 선별검사로는 CAGE가
있는데 다음 네 가지 항목 중 두가지 이상의 항목에서 '네' 라고
대답하게 되는 경우 정신건강의학과 전문의와의 상담이 필요합니다.
CAGE
C (Cutting)
술을 끊으려고 시도해본 적이 있으신가요?
A (Annoyance)
사람들이 당신의 음주를 비난함으로써 당신을 짜증나게 한 적이 있나요?
G (Guilt)
음주 때문에 죄책감을 느낀 적 있나요?
E (Eye opener)
숙취를 제거하기 위해 아침에 해장술을 마신 적이 있나요?
알코올중독은 초기에는 눈에 잘 띄지 않으며
본인도 과음을 곧잘 부인하는데,
가족과 주변에서 환자의 과음을 가장 잘 인지합니다.
환자는 점차 직업능률의 저하, 일상습관의 변화, 생산성 감퇴,
지각이나 무단결석, 결근, 쉽게 기분이 변동됨,
성격변화 등을 나타내기 시작합니다.
아이고
오늘도 지각이다
심해지면 음주운전이나 싸움질 등 알코올사용으로 인해
법적 문제가 발생될 수도 있습니다.
옥신 각신
지속적인 알코올섭취가 심각한 사회적 문제나 대인관계 문제를
야기하고 있음을 알고 있으면서도 계속 마시게 됩니다.
고발
고소
신체변화 또한 나타나는데, 갑작스런 음주로 인해
위 내의 알코올 농도가 상승하면 위 점액의 분비를
촉진하여 구역질 및 구토 등이 초래됩니다.
끄윽
속쓰려
음주가 반복되면 점차 얼굴에 붉은 반점 또는 딸기코가 나타나고,
에스트로겐 증가로 인해 손바닥이 붉어지고, 심해지면
지방간이 되어 간이 커지고, 빈번히 감염증세가 나타납니다.
어... 왜 이렇게 붓노

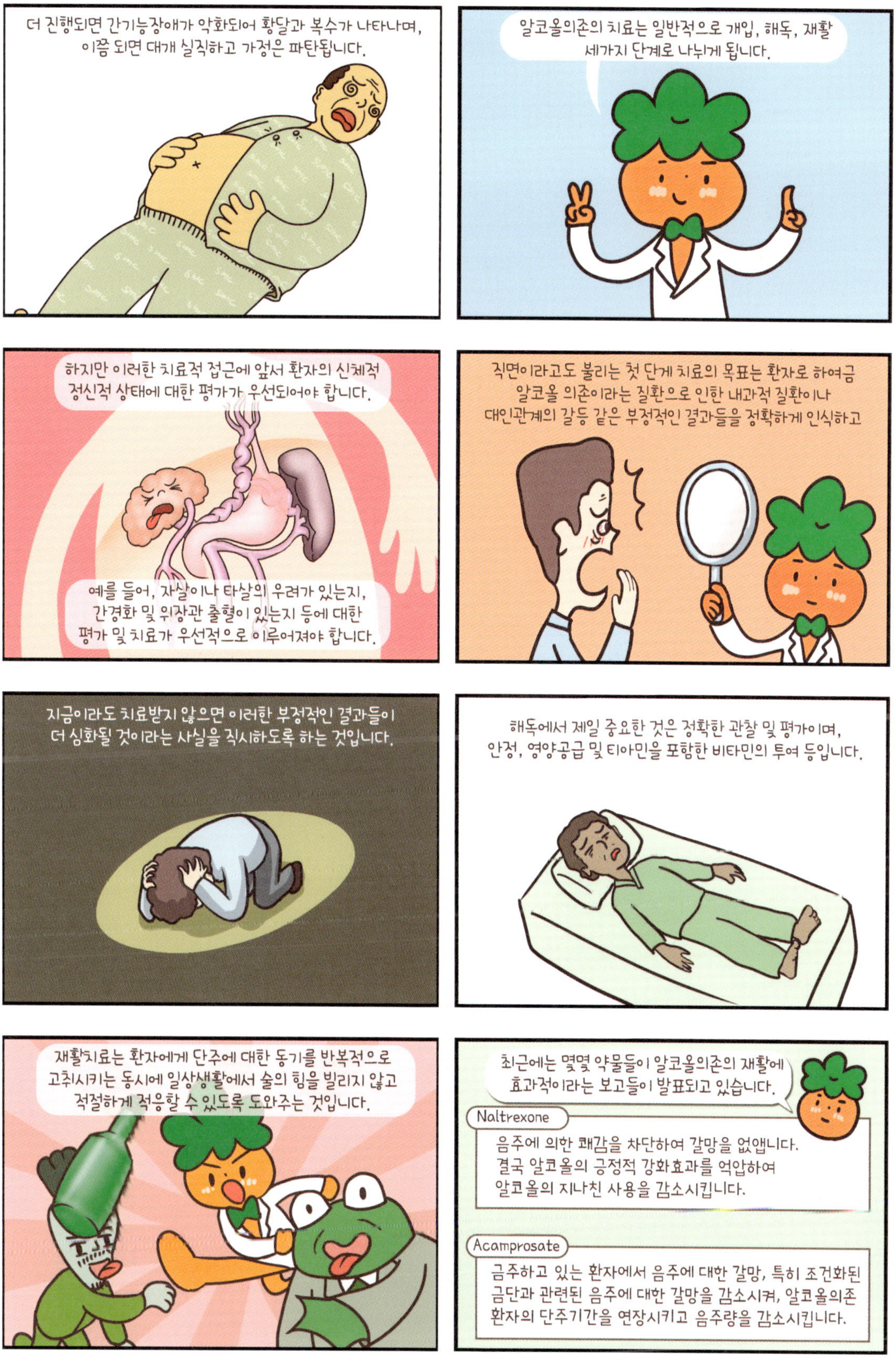

더 진행되면 간기능장애가 악화되어 황달과 복수가 나타나며,
이쯤 되면 대개 실직하고 가정은 파탄됩니다.
알코올의존의 치료는 일반적으로 개입, 해독, 재활
세가지 단계로 나뉘게 됩니다.
하지만 이러한 치료적 접근에 앞서 환자의 신체적
정신적 상태에 대한 평가가 우선되어야 합니다.
예를 들어, 자살이나 타살의 우려가 있는지,
간경화 및 위장관 출혈이 있는지 등에 대한
평가 및 치료가 우선적으로 이루어져야 합니다.
직면이라고도 불리는 첫 단계 치료의 목표는 환자로 하여금
알코올 의존이라는 질환으로 인한 내과적 질환이나
대인관계의 갈등 같은 부정적인 결과들을 정확하게 인식하고
지금이라도 치료받지 않으면 이러한 부정적인 결과들이
더 심화될 것이라는 사실을 직시하도록 하는 것입니다.
해독에서 제일 중요한 것은 정확한 관찰 및 평가이며,
안정, 영양공급 및 티아민을 포함한 비타민의 투여 등입니다.
재활치료는 환자에게 단주에 대한 동기를 반복적으로
고취시키는 동시에 일상생활에서 술의 힘을 빌리지 않고
적절하게 적응할 수 있도록 도와주는 것입니다.
최근에는 몇몇 약물들이 알코올의존의 재활에
효과적이라는 보고들이 발표되고 있습니다.
Naltrexone
음주에 의한 쾌감을 차단하여 갈망을 없앱니다.
결국 알코올의 긍정적 강화효과를 억압하여
알코올의 지나친 사용을 감소시킵니다.
Acamprosate
금주하고 있는 환자에서 음주에 대한 갈망, 특히 조건화된
금단과 관련된 음주에 대한 갈망을 감소시켜, 알코올의존
환자의 단주기간을 연장시키고 음주량을 감소시킵니다.

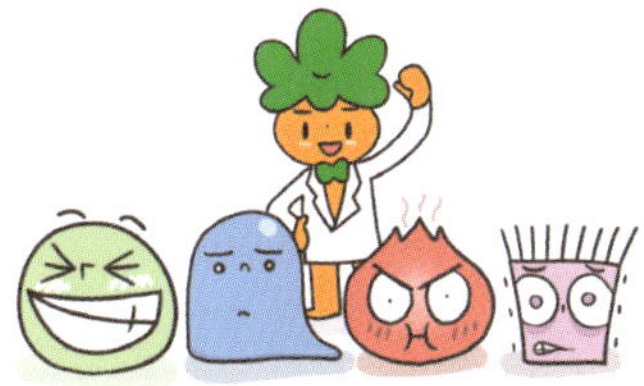

PART 15

신경인지장애

Episode
01

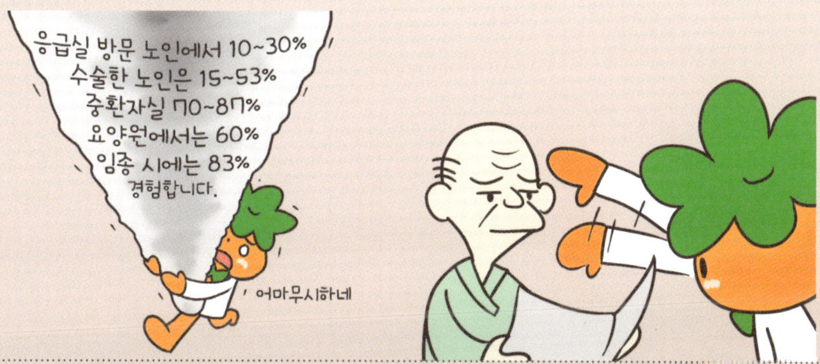
응급실 방문 노인에서 10~30%
수술한 노인은 15~53%
중환자실 70~87%
요양원에서는 60%
임종 시에는 83%
경험합니다.
어마무시하네

섬망

Episode
02

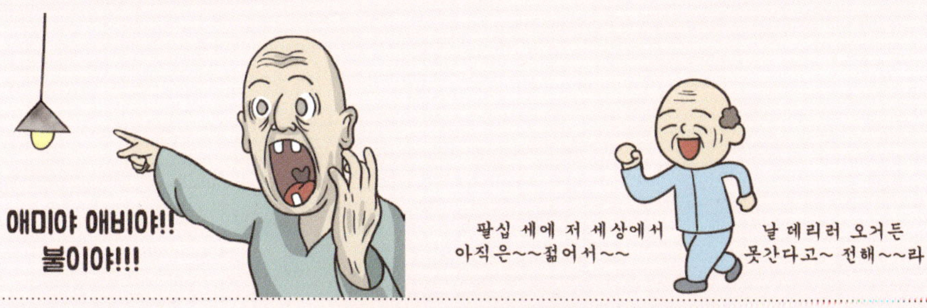

알츠하이머형 치매

Episode **01**

섬망

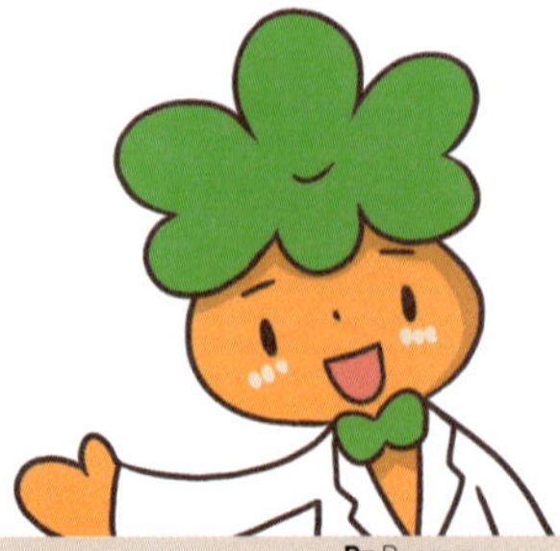
Dr.Dangam

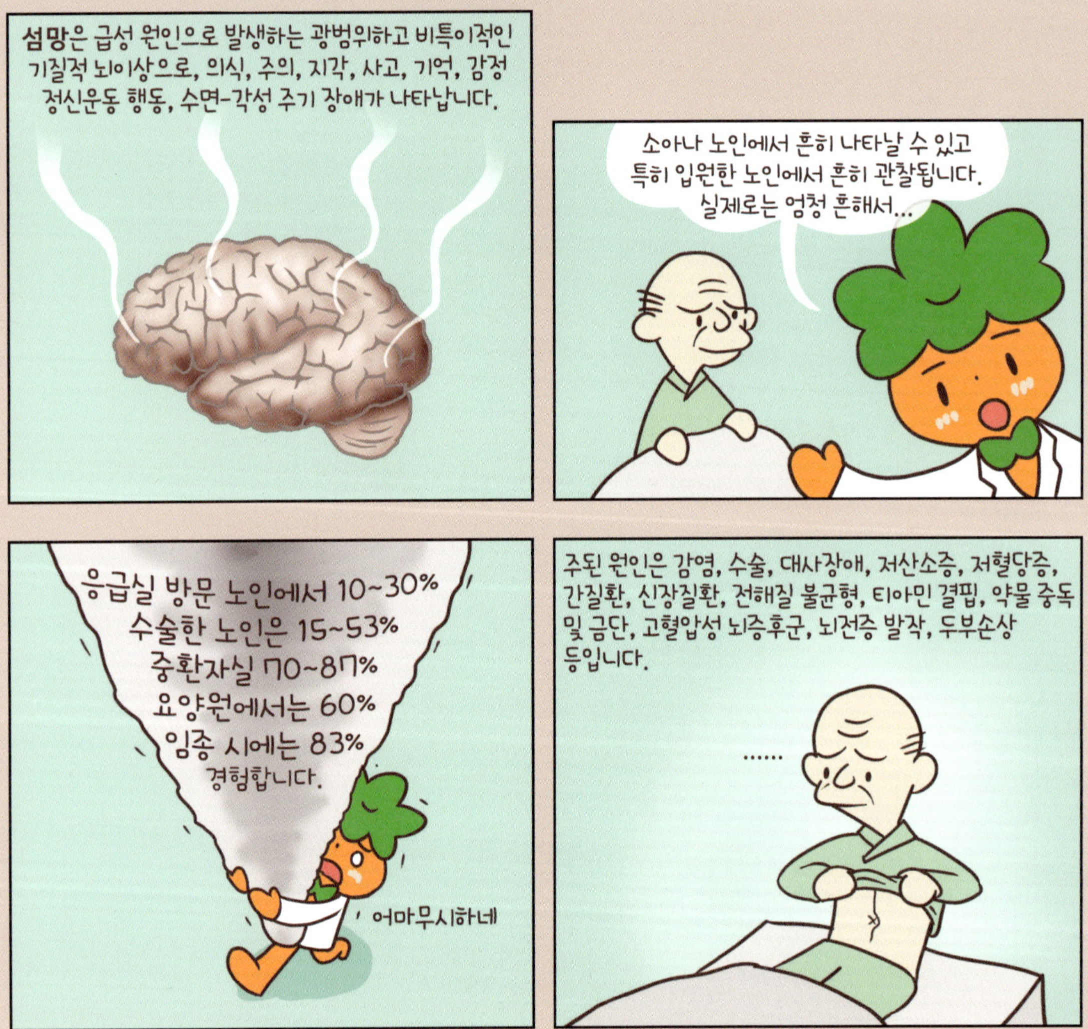
섬망은 급성 원인으로 발생하는 광범위하고 비특이적인 기질적 뇌이상으로, 의식, 주의, 지각, 사고, 기억, 감정 정신운동 행동, 수면-각성 주기 장애가 나타납니다.
소아나 노인에서 흔히 나타날 수 있고 특히 입원한 노인에서 흔히 관찰됩니다. 실제로는 엄청 흔해서...
응급실 방문 노인에서 10~30% 수술한 노인은 15~53% 중환자실 70~87% 요양원에서는 60% 임종 시에는 83% 경험합니다.
어마무시하네
주된 원인은 감염, 수술, 대사장애, 저산소증, 저혈당증, 간질환, 신장질환, 전해질 불균형, 티아민 결핍, 약물 중독 및 금단, 고혈압성 뇌증후군, 뇌전증 발작, 두부손상 등입니다.
......

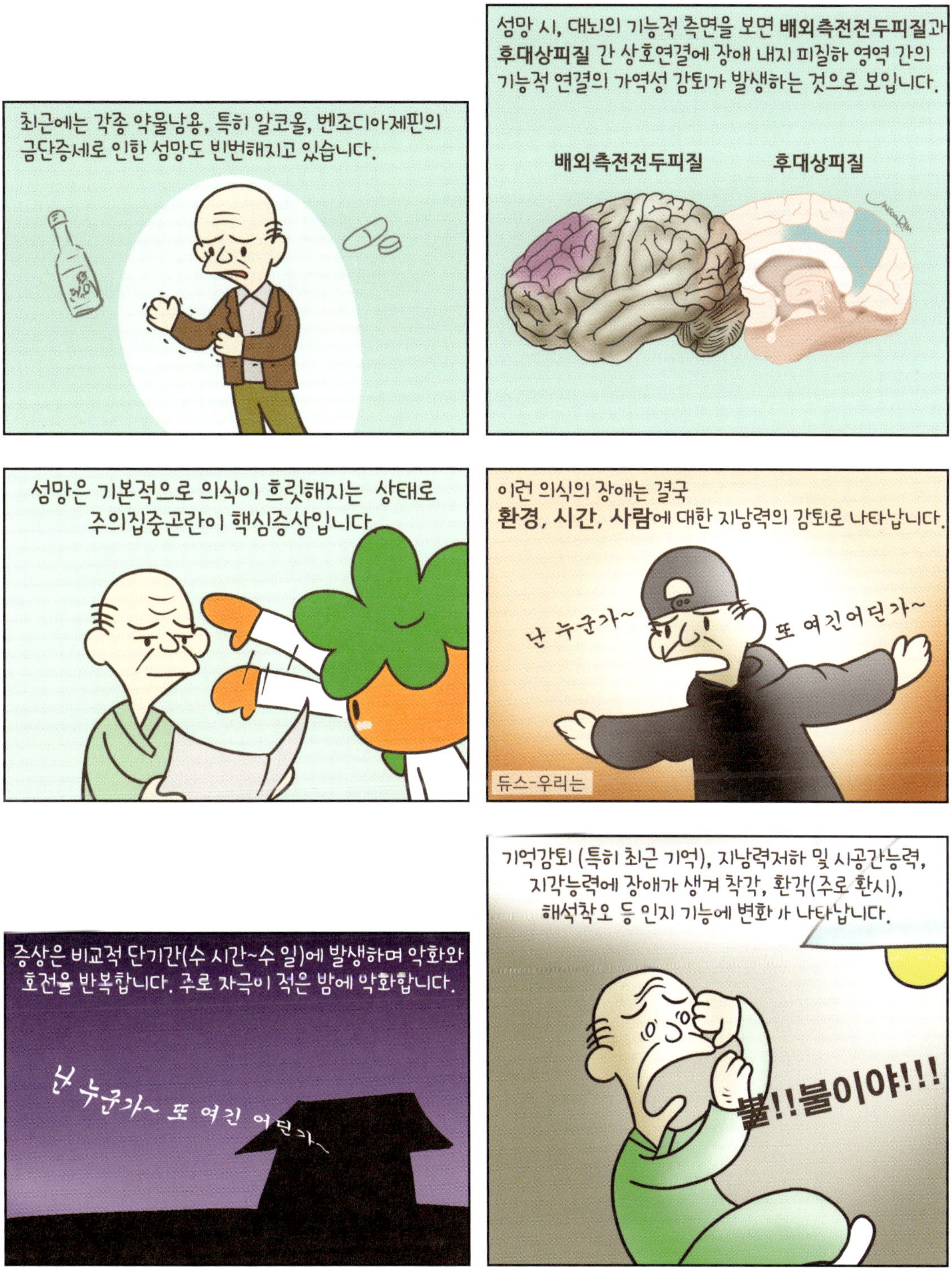
최근에는 각종 약물남용, 특히 알코올, 벤조디아제핀의 금단증세로 인한 섬망도 빈번해지고 있습니다.
섬망 시, 대뇌의 기능적 측면을 보면 배외측전전두피질과 후대상피질 간 상호연결에 장애 내지 피질하 영역 간의 기능적 연결의 가역성 감퇴가 발생하는 것으로 보입니다.
배외측전전두피질
후대상피질
섬망은 기본적으로 의식이 흐릿해지는 상태로 주의집중곤란이 핵심증상입니다.
이런 의식의 장애는 결국 환경, 시간, 사람에 대한 지남력의 감퇴로 나타납니다.
난 누군가~
또 여긴어딘가~
듀스-우리는
증상은 비교적 단기간(수 시간~수 일)에 발생하며 악화와 호전을 반복합니다. 주로 자극이 적은 밤에 악화합니다.
난 누군가~ 또 여긴 어딘가~
기억감퇴(특히 최근 기억), 지남력저하 및 시공간능력, 지각능력에 장애가 생겨 착각, 환각(주로 환시), 해석착오 등 인지 기능에 변화가 나타납니다.
불!!불이야!!!

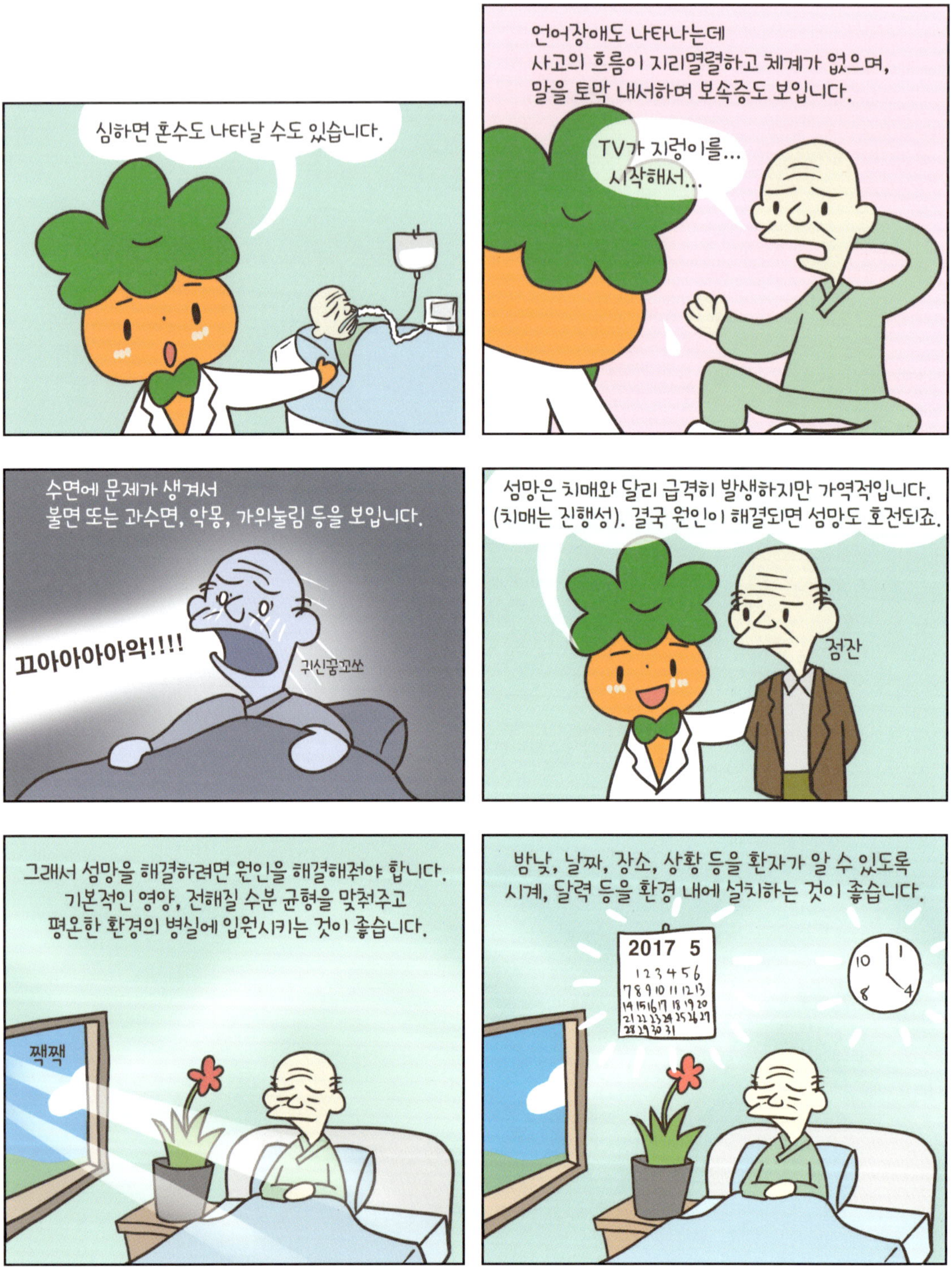
심하면 혼수도 나타날 수도 있습니다.
언어장애도 나타나는데
사고의 흐름이 지리멸렬하고 체계가 없으며,
말을 토막 내서하며 보속증도 보입니다.
TV가 지렁이를... 시작해서...
수면에 문제가 생겨서
불면 또는 과수면, 악몽, 가위눌림 등을 보입니다.
끄아아아아악!!!!
귀신꿈꼬쏘
섬망은 치매와 달리 급격히 발생하지만 가역적입니다.
(치매는 진행성). 결국 원인이 해결되면 섬망도 호전되죠.
점잔
그래서 섬망을 해결하려면 원인을 해결해줘야 합니다.
기본적인 영양, 전해질 수분 균형을 맞춰주고
평온한 환경의 병실에 입원시키는 것이 좋습니다.
짹짹
밤낮, 날짜, 장소, 상황 등을 환자가 알 수 있도록
시계, 달력 등을 환경 내에 설치하는 것이 좋습니다.
2017 5

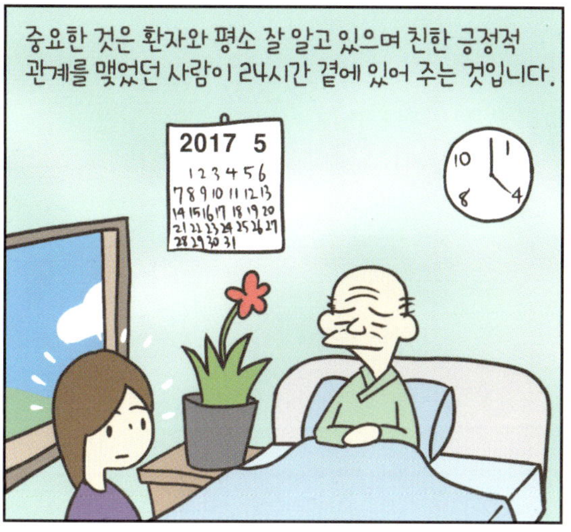
중요한 것은 환자와 평소 잘 알고 있으며 친한 긍정적
관계를 맺었던 사람이 24시간 곁에 있어 주는 것입니다.
2017 5

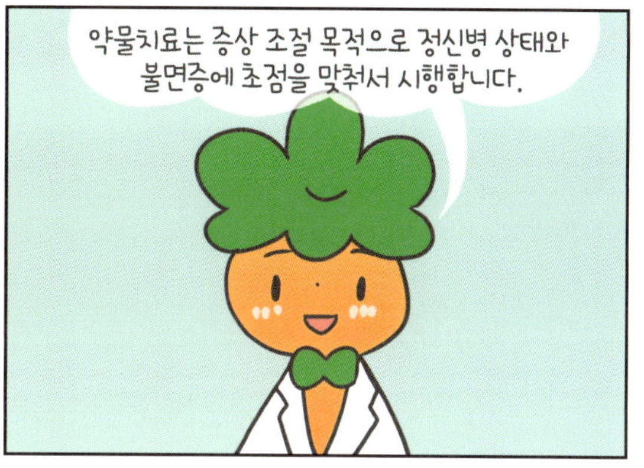
약물치료는 증상 조절 목적으로 정신병 상태와
불면증에 초점을 맞춰서 시행합니다.

Episode **02**

알츠하이머형 치매

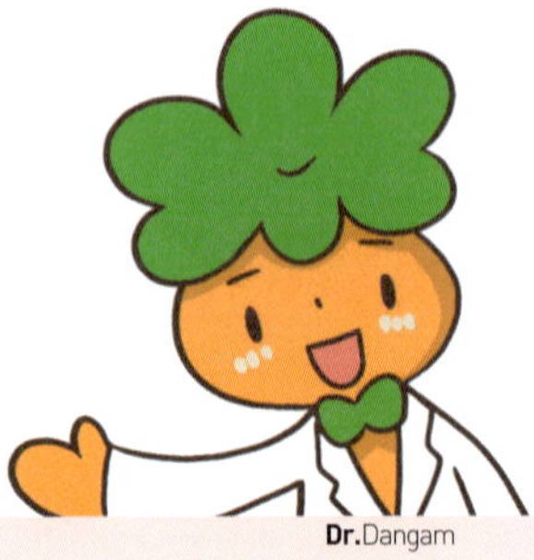
Dr.Dangam

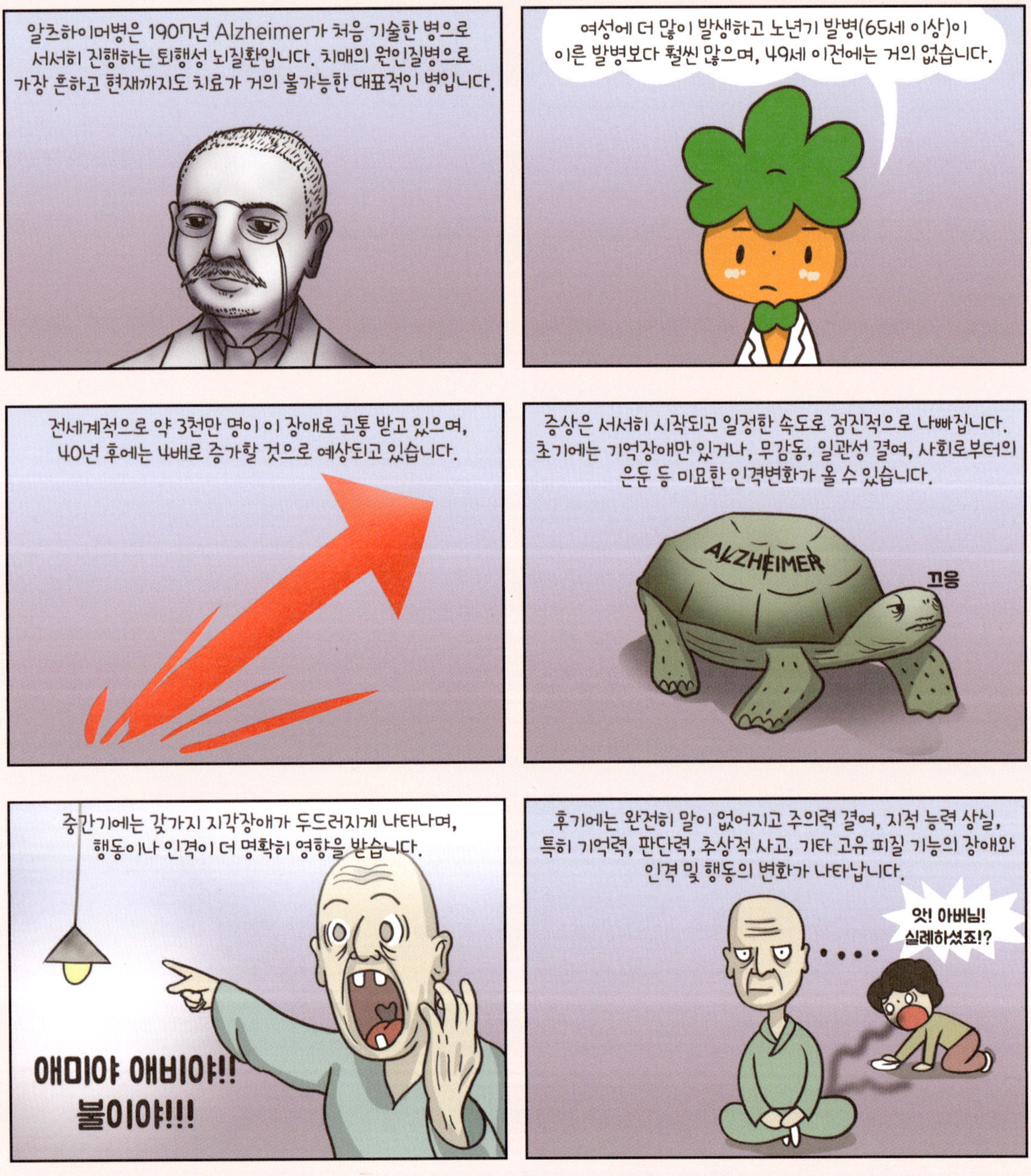
알츠하이머병은 1907년 Alzheimer가 처음 기술한 병으로 서서히 진행하는 퇴행성 뇌질환입니다. 치매의 원인질병으로 가장 흔하고 현재까지도 치료가 거의 불가능한 대표적인 병입니다.
여성에 더 많이 발생하고 노년기 발병(65세 이상)이 이른 발병보다 훨씬 많으며, 49세 이전에는 거의 없습니다.
전세계적으로 약 3천만 명이 이 장애로 고통 받고 있으며, 40년 후에는 4배로 증가할 것으로 예상되고 있습니다.
증상은 서서히 시작되고 일정한 속도로 점진적으로 나빠집니다. 초기에는 기억장애만 있거나, 무감동, 일관성 결여, 사회로부터의 은둔 등 미묘한 인격변화가 올 수 있습니다.
ALZHEIMER
끄응
중간기에는 갖가지 지각장애가 두드러지게 나타나며, 행동이나 인격이 더 명확히 영향을 받습니다.
애미야 애비야!! 불이야!!!
후기에는 완전히 말이 없어지고 주의력 결여, 지적 능력 상실, 특히 기억력, 판단력, 추상적 사고, 기타 고유 피질 기능의 장애와 인격 및 행동의 변화가 나타납니다.
....
앗! 아버님! 실례하셨죠!?

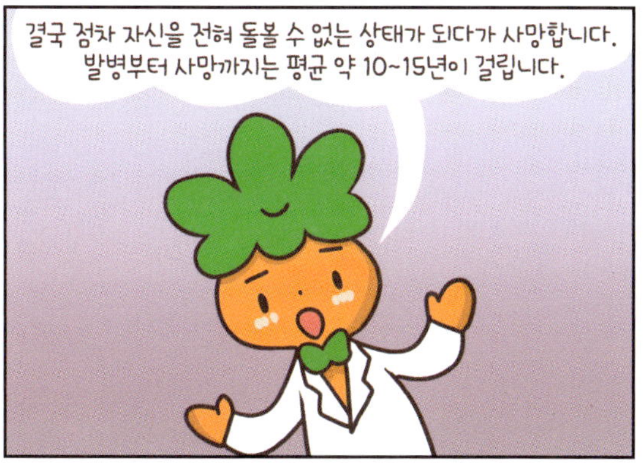
결국 점차 자신을 전혀 돌볼 수 없는 상태가 되다가 사망합니다.
발병부터 사망까지는 평균 약 10~15년이 걸립니다.

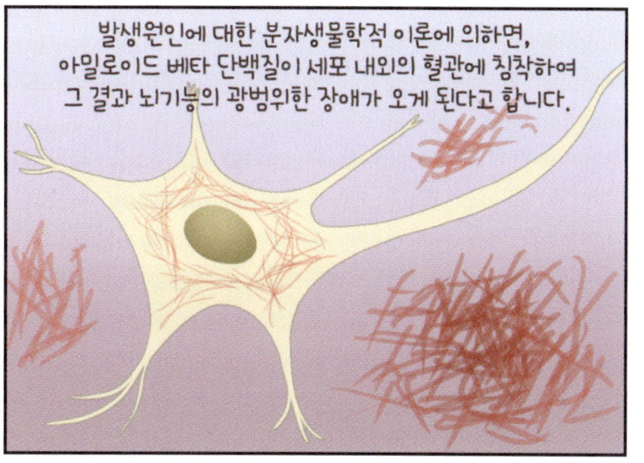
발생원인에 대한 분자생물학적 이론에 의하면,
아밀로이드 베타 단백질이 세포 내외의 혈관에 침착하여
그 결과 뇌기능의 광범위한 장애가 오게 된다고 합니다.

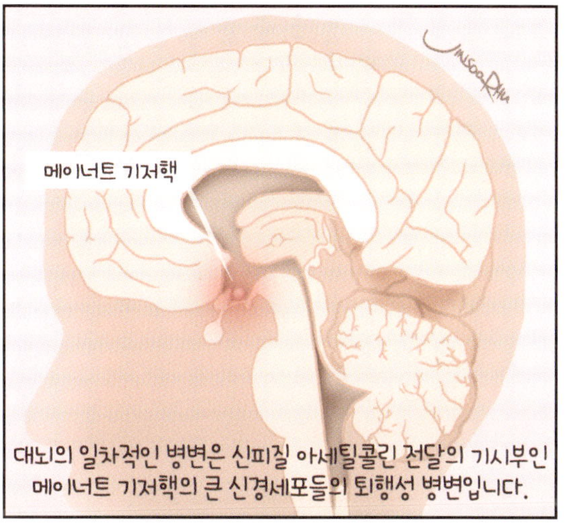
메이너트 기저핵
대뇌의 일차적인 병변은 신피질 아세틸콜린 전달의 기시부인
메이너트 기저핵의 큰 신경세포들의 퇴행성 병변입니다.

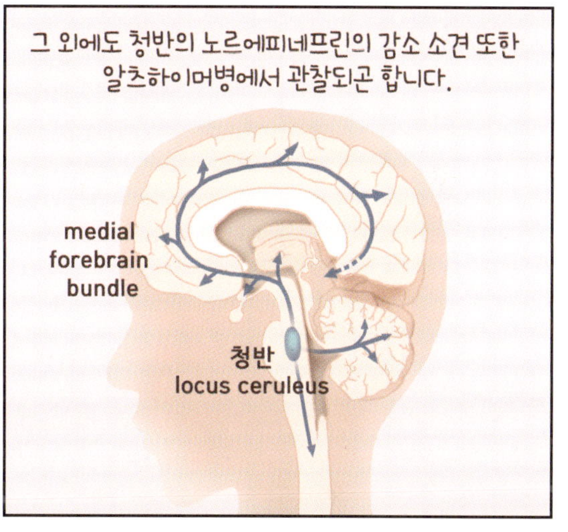
그 외에도 청반의 노르에피네프린의 감소 소견 또한
알츠하이머병에서 관찰되곤 합니다.
medial forebrain bundle
청반
locus ceruleus

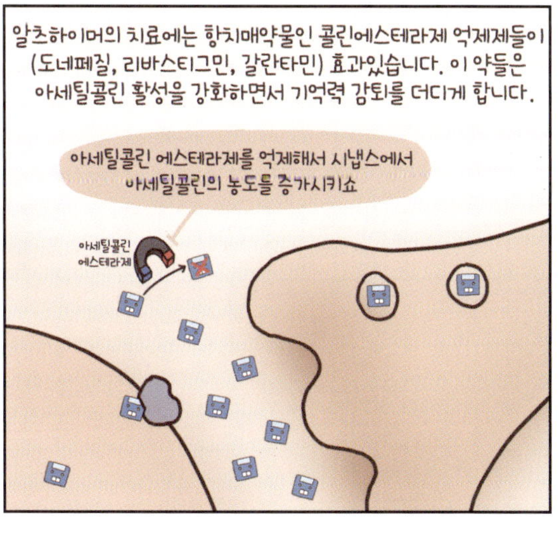
알츠하이머의 치료에는 항치매약물인 콜린에스테라제 억제제들이
(도네페질, 리바스티그민, 갈란타민) 효과있습니다. 이 약들은
아세틸콜린 활성을 강화하면서 기억력 감퇴를 더디게 합니다.
아세틸콜린 에스테라제를 억제해서 시냅스에서
아세틸콜린의 농도를 증가시키죠
아세틸콜린 에스테라제

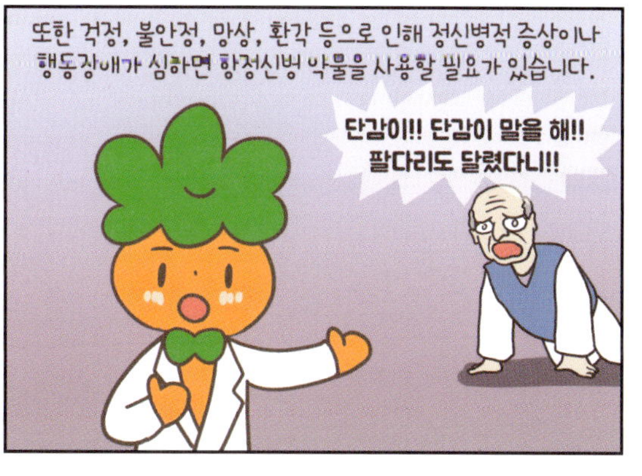
또한 걱정, 불안정, 망상, 환각 등으로 인해 정신병적 증상이나
행동장애가 심하면 항정신병 약물을 사용할 필요가 있습니다.
단감이!! 단감이 말을 해!!
팔다리도 달렸다니!!!

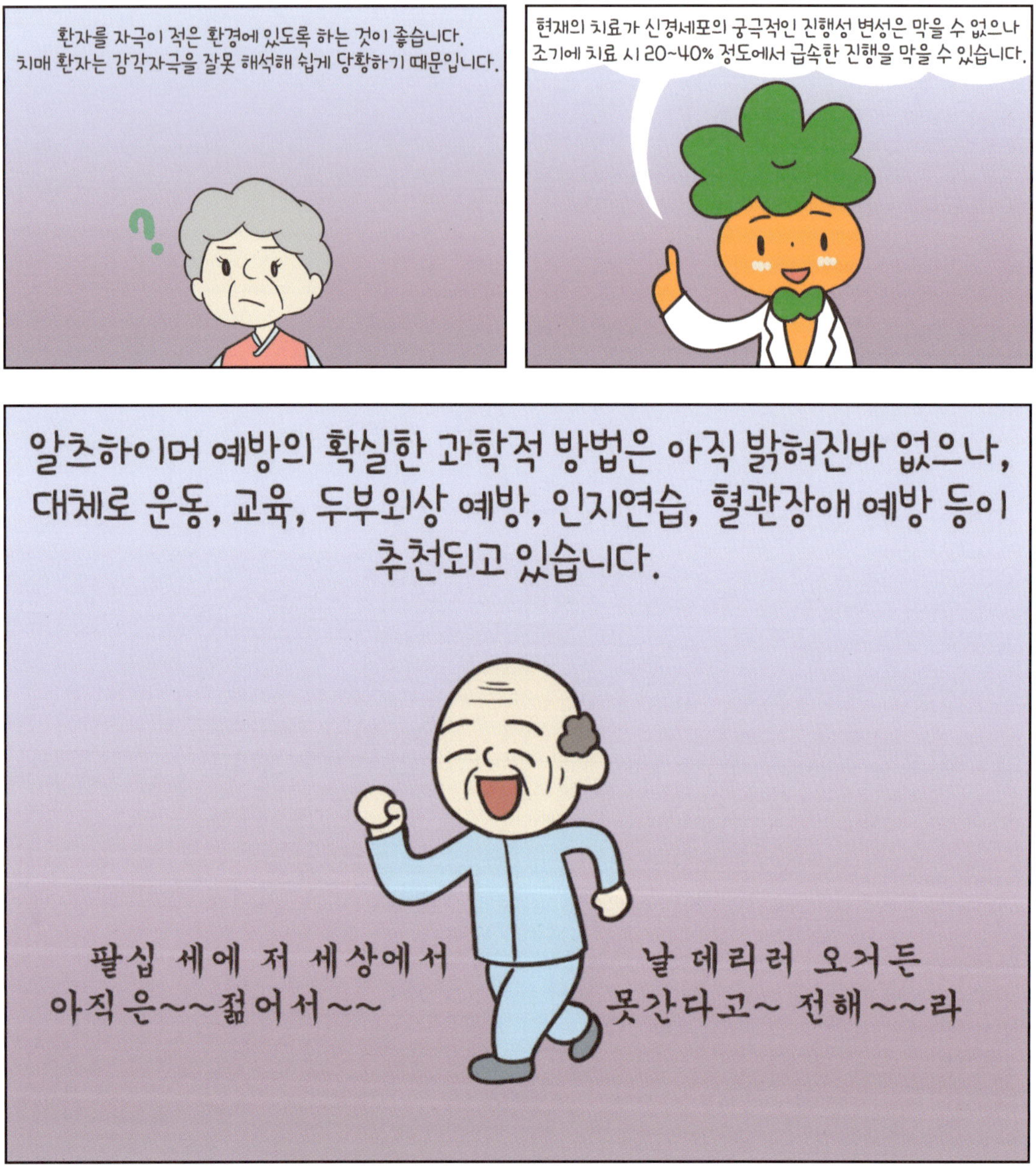
환자를 자극이 적은 환경에 있도록 하는 것이 좋습니다.
치매 환자는 감각자극을 잘못 해석해 쉽게 당황하기 때문입니다.
현재의 치료가 신경세포의 궁극적인 진행성 변성은 막을 수 없으나
조기에 치료 시 20~40% 정도에서 급속한 진행을 막을 수 있습니다.
알츠하이머 예방의 확실한 과학적 방법은 아직 밝혀진바 없으나, 대체로 운동, 교육, 두부외상 예방, 인지연습, 혈관장애 예방 등이 추천되고 있습니다.
팔십 세에 저 세상에서
아직은~~젊어서~~
날 데리러 오거든
못간다고~ 전해~~라

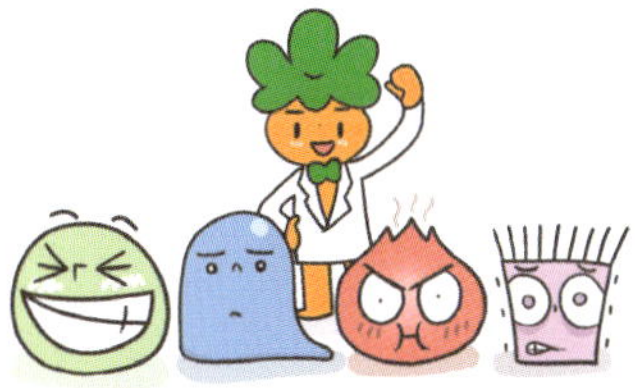

PART 16
성격장애

Episode
01

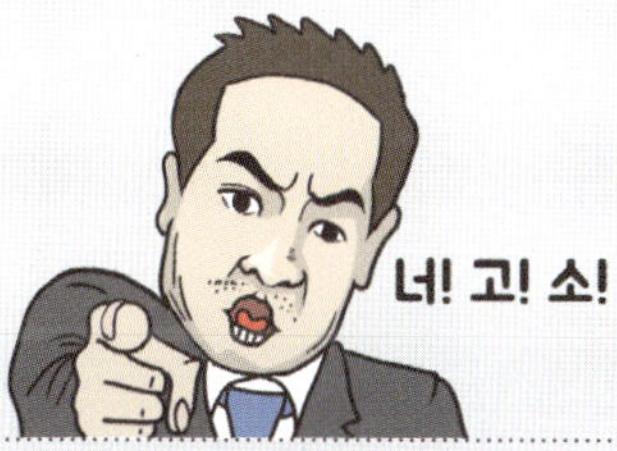

편집성 성격장애

Episode
02

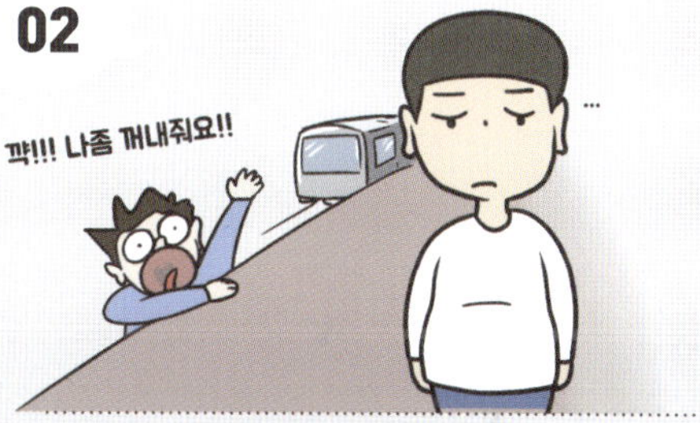

조현성 성격장애

Episode
03

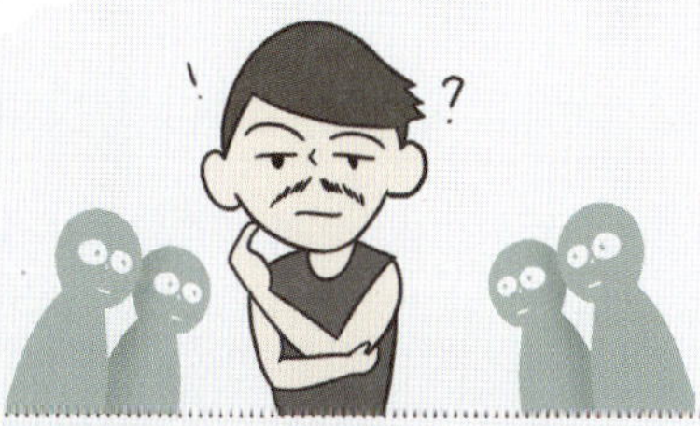

조현형 성격장애

Episode
04

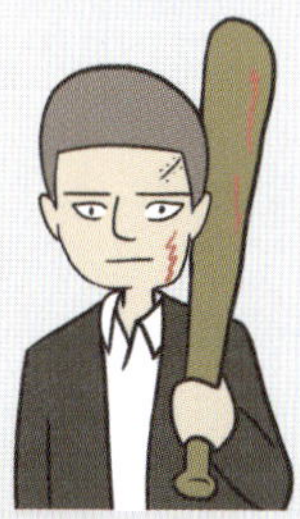

반사회성 성격장애

Episode
05

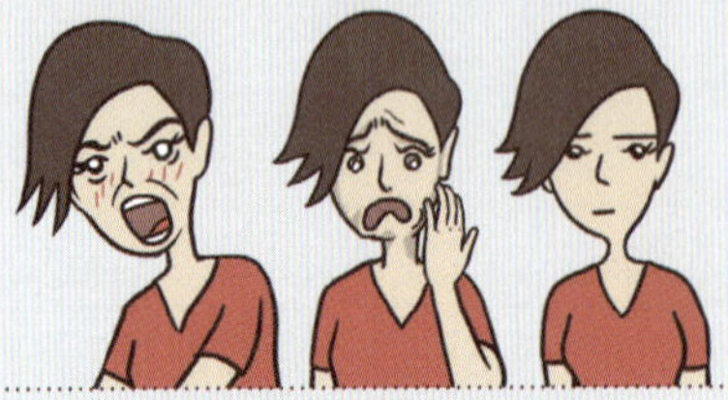

경계성 성격장애

Episode
06

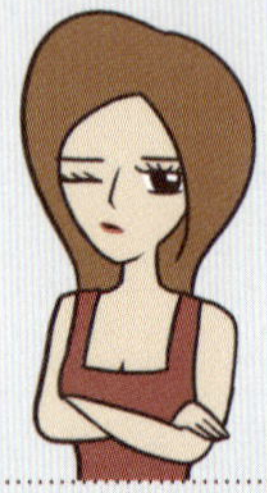

연극성 성격장애

Episode
07

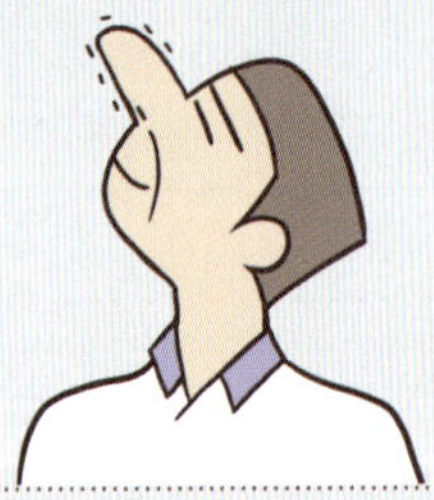

자기애성 성격장애

Episode
08

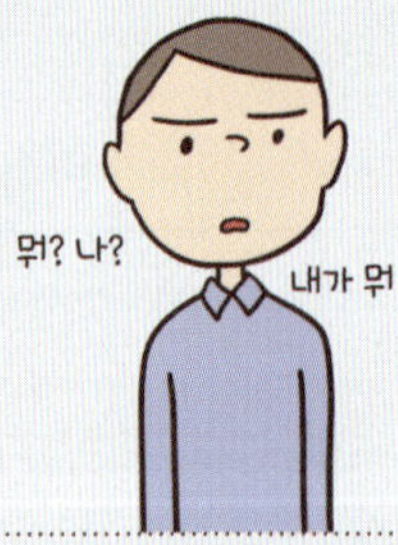

회피성 성격장애

Episode
09

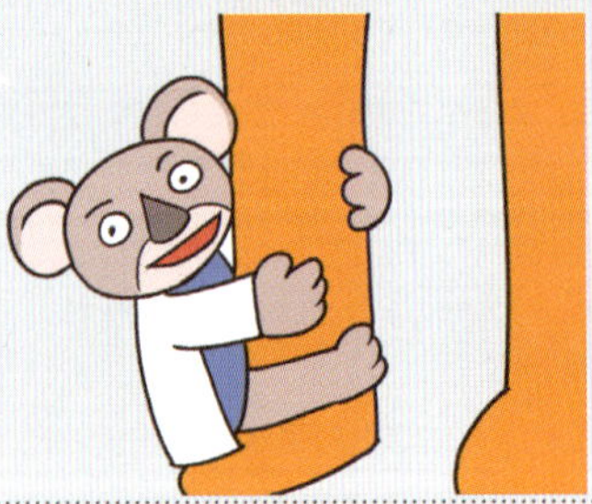

의존성 성격장애

Episode
10

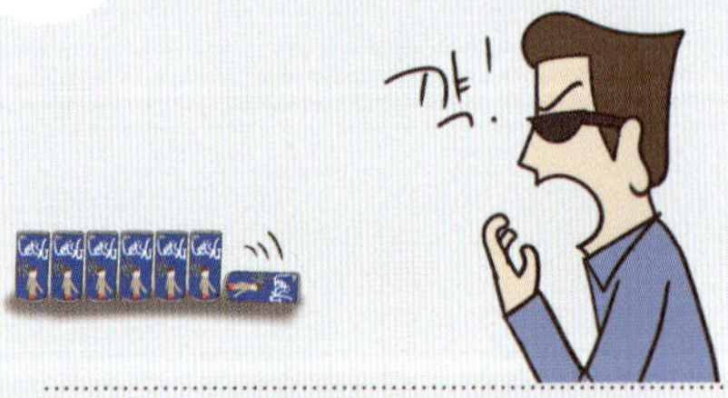

강박성 성격장애

Episode 01

편집성 성격장애

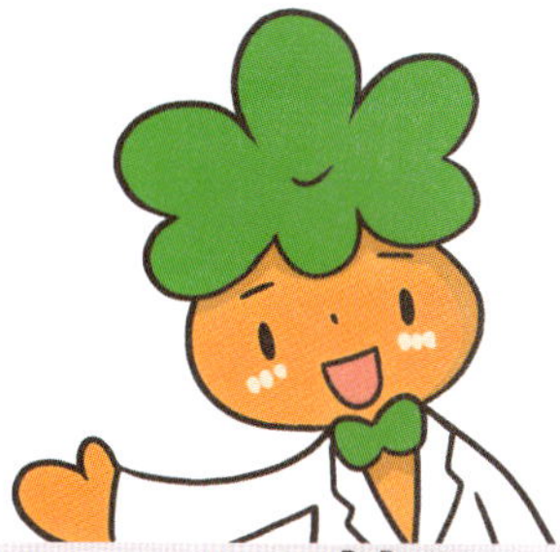

Dr.Dangam

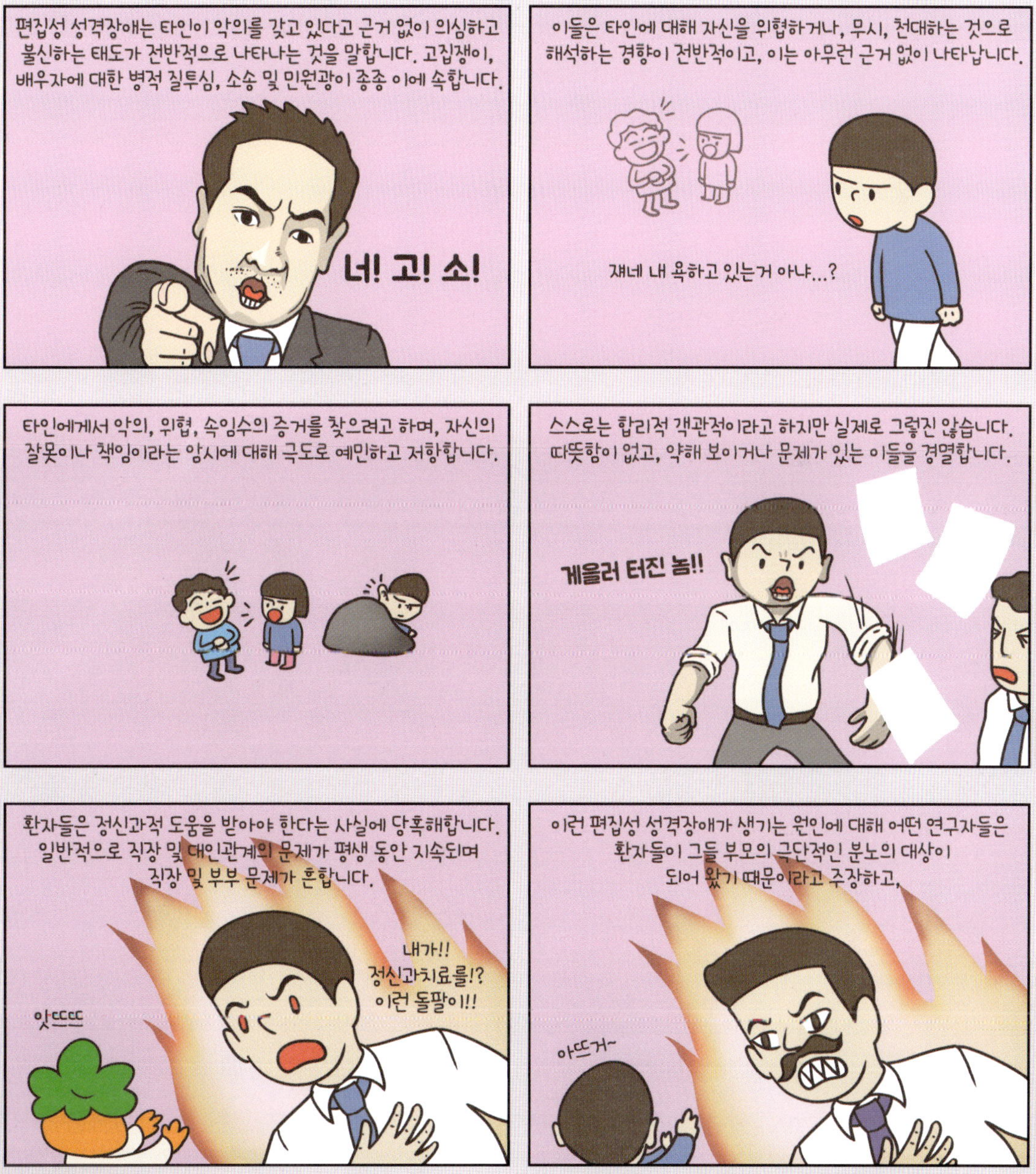

편집성 성격장애는 타인이 악의를 갖고 있다고 근거 없이 의심하고 불신하는 태도가 전반적으로 나타나는 것을 말합니다. 고집쟁이, 배우자에 대한 병적 질투심, 소송 및 민원광이 종종 이에 속합니다.
너! 고! 소!
이들은 타인에 대해 자신을 위협하거나, 무시, 천대하는 것으로 해석하는 경향이 전반적이고, 이는 아무런 근거 없이 나타납니다.
쟤네 내 욕하고 있는거 아냐...?
타인에게서 악의, 위협, 속임수의 증거를 찾으려고 하며, 자신의 잘못이나 책임이라는 암시에 대해 극도로 예민하고 저항합니다.
스스로는 합리적 객관적이라고 하지만 실제로 그렇진 않습니다. 따뜻함이 없고, 약해 보이거나 문제가 있는 이들을 경멸합니다.
게을러 터진 놈!!
환자들은 정신과적 도움을 받아야 한다는 사실에 당혹해합니다. 일반적으로 직장 및 대인관계의 문제가 평생 동안 지속되며 직장 및 부부 문제가 흔합니다.
내가!! 정신과치료를!? 이런 돌팔이!!
앗뜨뜨
이런 편집성 성격장애가 생기는 원인에 대해 어떤 연구자들은 환자들이 그들 부모의 극단적인 분노의 대상이 되어 왔기 때문이라고 주장하고,
아뜨거~

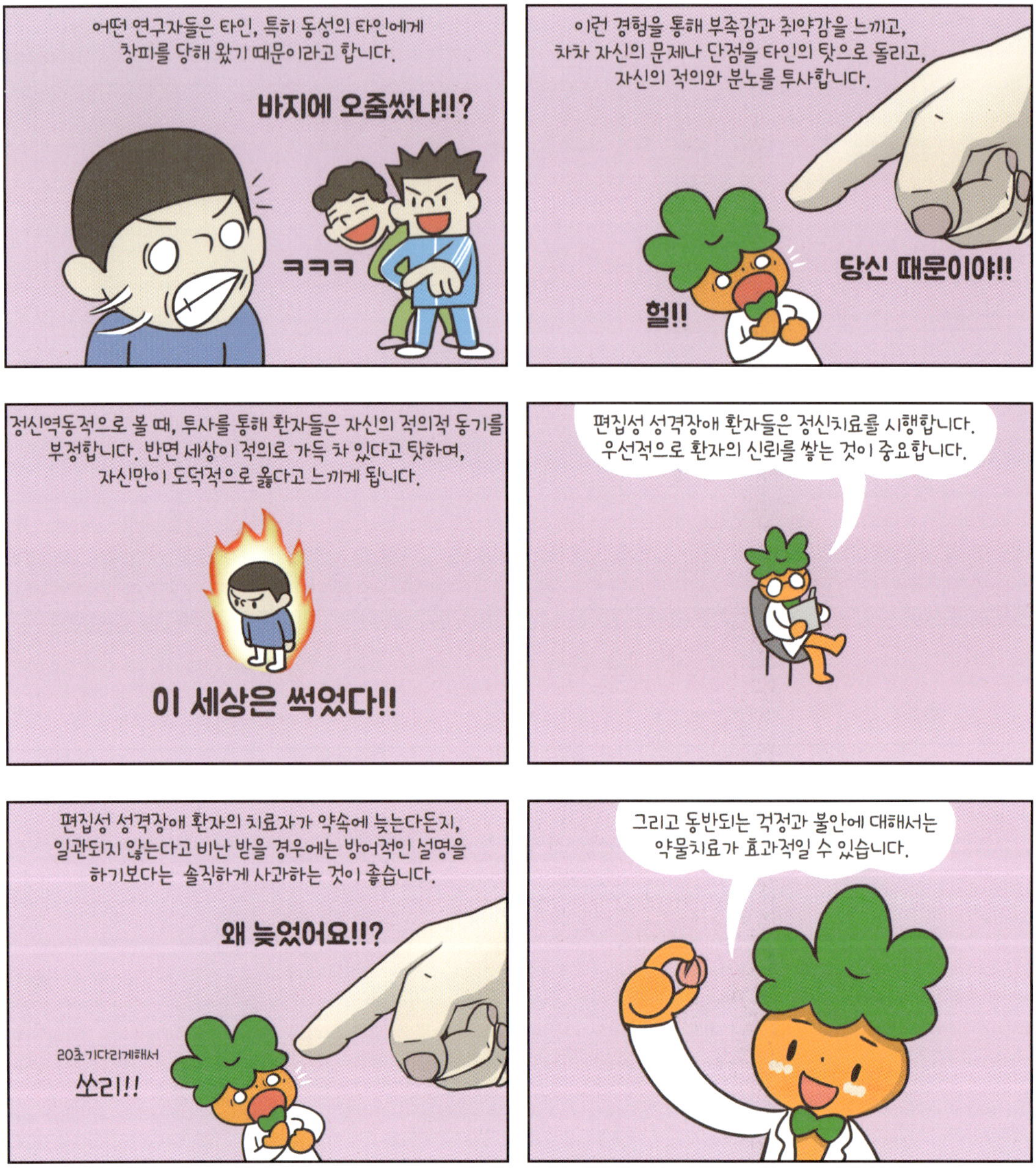
어떤 연구자들은 타인, 특히 동성의 타인에게
창피를 당해 왔기 때문이라고 합니다.
바지에 오줌쌌냐!!?
ㅋㅋㅋ
이런 경험을 통해 부족감과 취약감을 느끼고,
차차 자신의 문제나 단점을 타인의 탓으로 돌리고,
자신의 적의와 분노를 투사합니다.
당신 때문이야!!
헐!!
정신역동적으로 볼 때, 투사를 통해 환자들은 자신의 적의적 동기를
부정합니다. 반면 세상이 적의로 가득 차 있다고 탓하며,
자신만이 도덕적으로 옳다고 느끼게 됩니다.
이 세상은 썩었다!!
편집성 성격장애 환자들은 정신치료를 시행합니다.
우선적으로 환자의 신뢰를 쌓는 것이 중요합니다.
편집성 성격장애 환자의 치료자가 약속에 늦는다든지,
일관되지 않는다고 비난 받을 경우에는 방어적인 설명을
하기보다는 솔직하게 사과하는 것이 좋습니다.
왜 늦었어요!!?
20초기다리게해서
쏘리!!
그리고 동반되는 걱정과 불안에 대해서는
약물치료가 효과적일 수 있습니다.

Episode **02**

조현성 성격장애

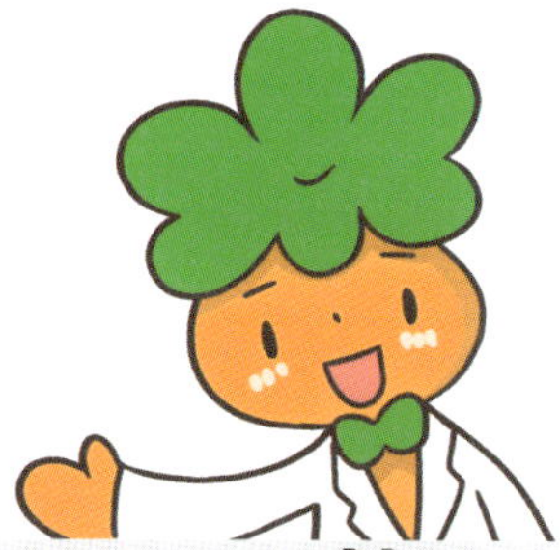
Dr.Dangam

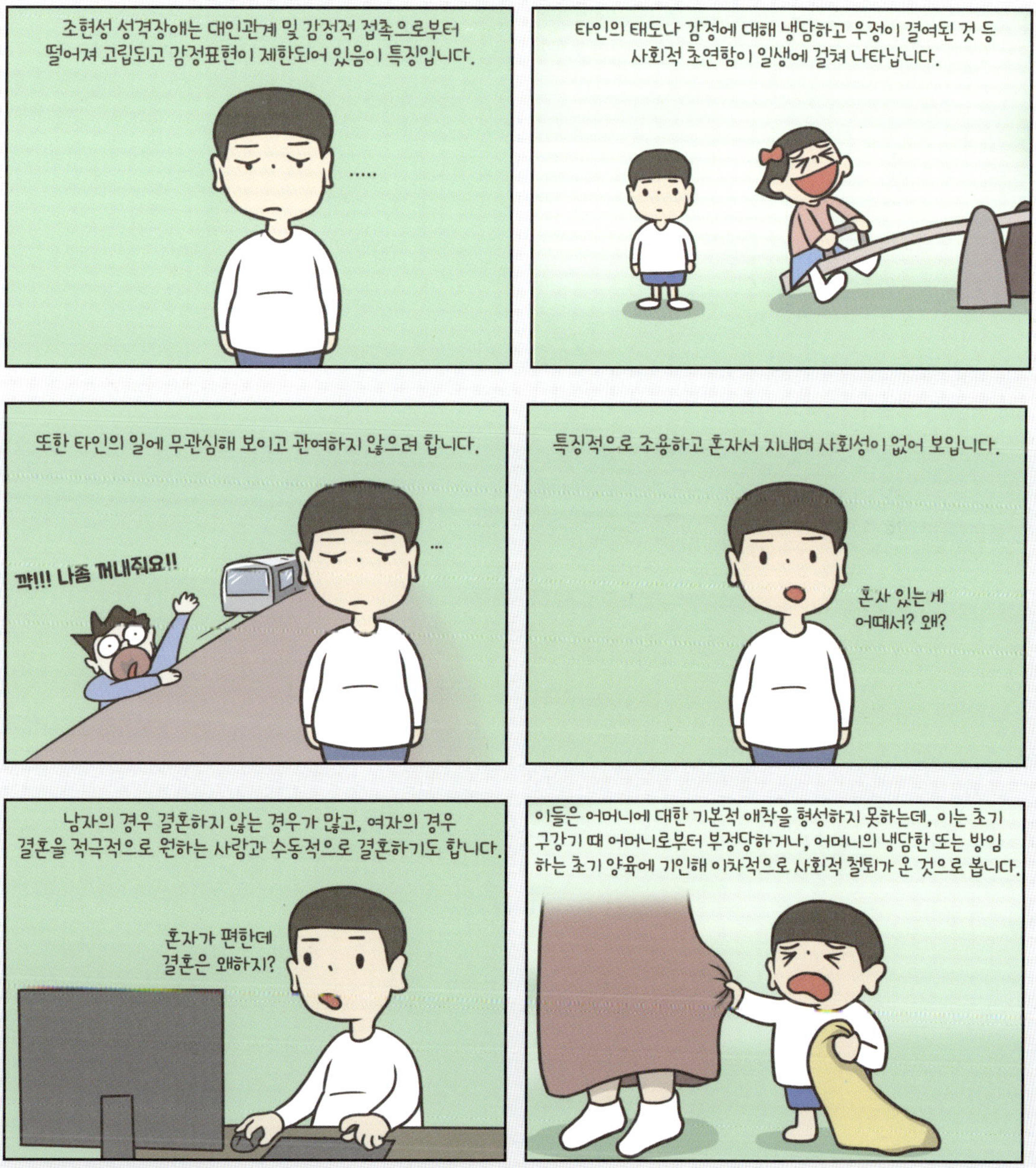
조현성 성격장애는 대인관계 및 감정적 접촉으로부터
떨어져 고립되고 감정표현이 제한되어 있음이 특징입니다.
……
타인의 태도나 감정에 대해 냉담하고 우정이 결여된 것 등
사회적 초연함이 일생에 걸쳐 나타납니다.
또한 타인의 일에 무관심해 보이고 관여하지 않으려 합니다.
꺅!!! 나좀 꺼내줘요!!
…
특징적으로 조용하고 혼자서 지내며 사회성이 없어 보입니다.
혼자 있는 게
어때서? 왜?
남자의 경우 결혼하지 않는 경우가 많고, 여자의 경우
결혼을 적극적으로 원하는 사람과 수동적으로 결혼하기도 합니다.
혼자가 편한데
결혼은 왜하지?
이들은 어머니에 대한 기본적 애착을 형성하지 못하는데, 이는 초기
구강기 때 어머니로부터 부정당하거나, 어머니의 냉담한 또는 방임
하는 초기 양육에 기인해 이차적으로 사회적 철퇴가 온 것으로 봅니다.

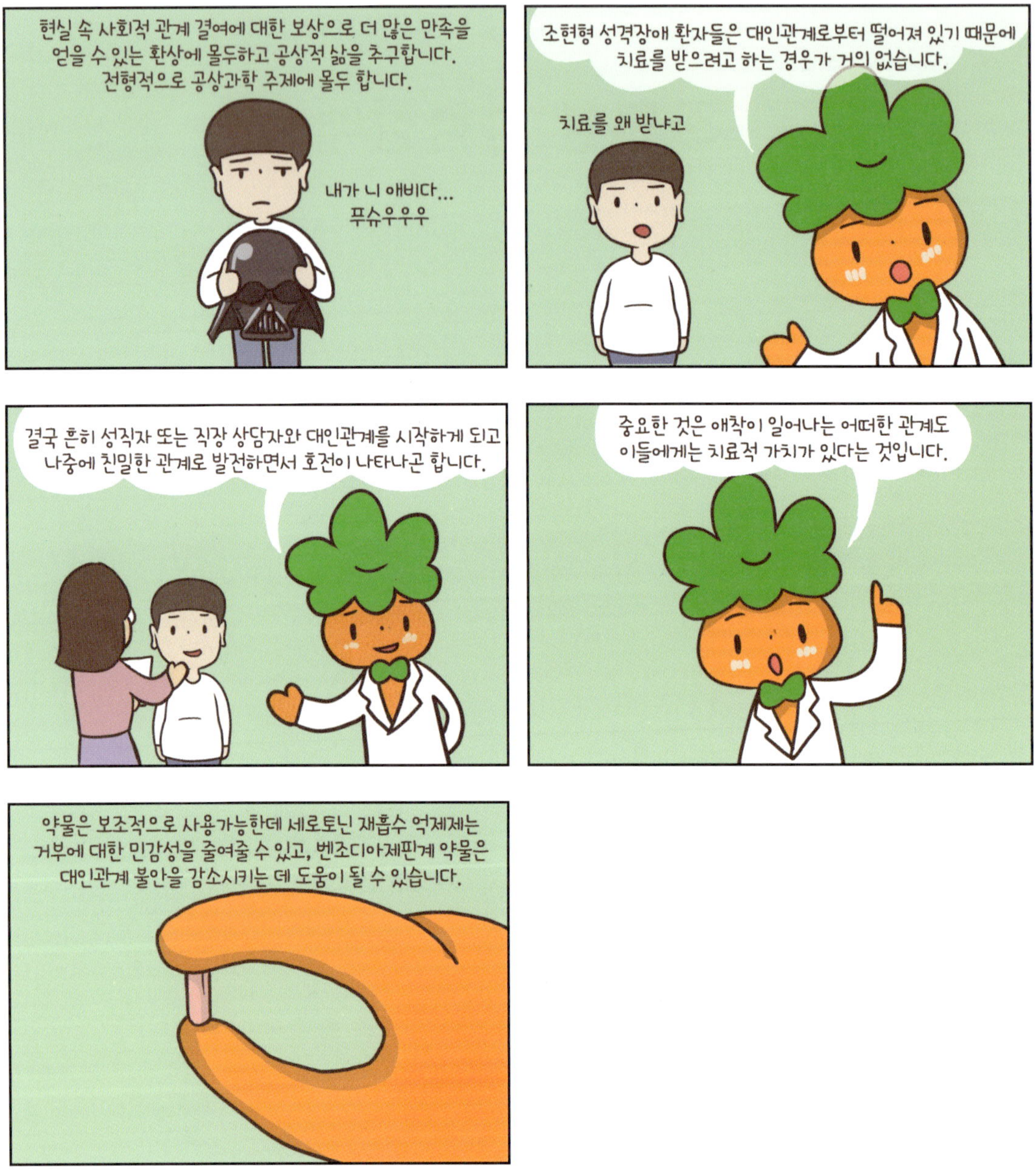
현실 속 사회적 관계 결여에 대한 보상으로 더 많은 만족을 얻을 수 있는 환상에 몰두하고 공상적 삶을 추구합니다. 전형적으로 공상과학 주제에 몰두 합니다.
내가 니 애비다... 푸슈우우우
조현형 성격장애 환자들은 대인관계로부터 떨어져 있기 때문에 치료를 받으려고 하는 경우가 거의 없습니다.
치료를 왜 받냐고
결국 흔히 성직자 또는 직장 상담자와 대인관계를 시작하게 되고 나중에 친밀한 관계로 발전하면서 호전이 나타나곤 합니다.
중요한 것은 애착이 일어나는 어떠한 관계도 이들에게는 치료적 가치가 있다는 것입니다.
약물은 보조적으로 사용가능한데 세로토닌 재흡수 억제제는 거부에 대한 민감성을 줄여줄 수 있고, 벤조디아제핀계 약물은 대인관계 불안을 감소시키는 데 도움이 될 수 있습니다.

Episode 03

조현형 성격장애

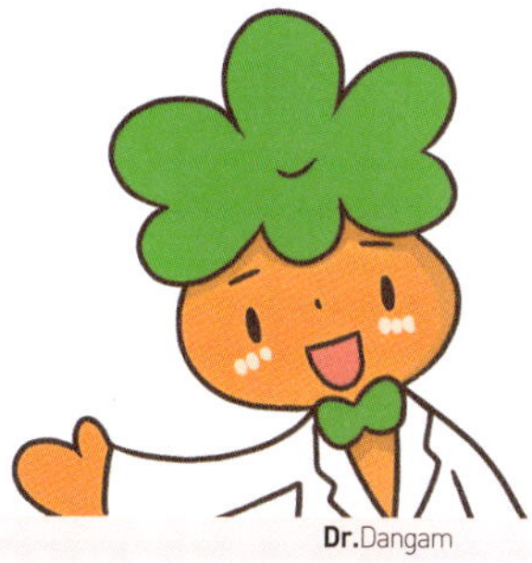
Dr.Dangam

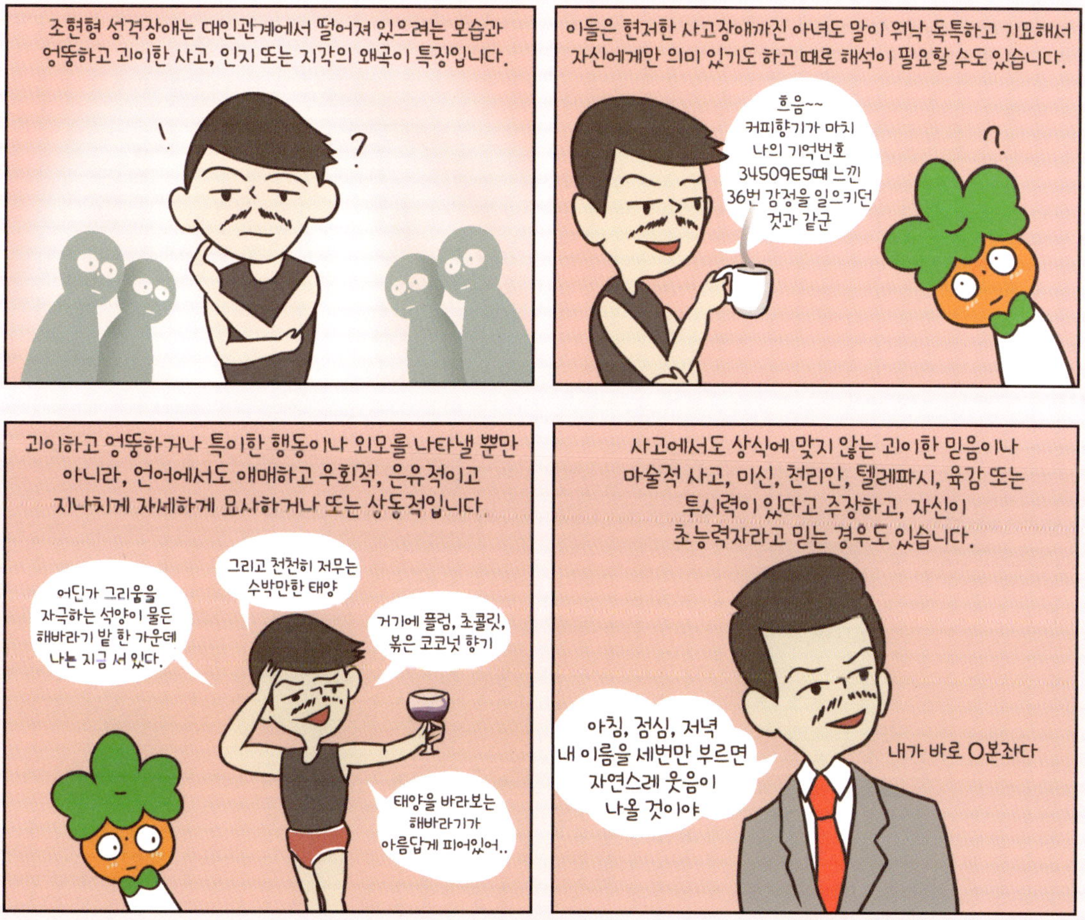
조현형 성격장애는 대인관계에서 떨어져 있으려는 모습과 엉뚱하고 괴이한 사고, 인지 또는 지각의 왜곡이 특징입니다.
!
?
이들은 현저한 사고장애까진 아녀도 말이 워낙 독특하고 기묘해서 자신에게만 의미 있기도 하고 때로 해석이 필요할 수도 있습니다.
흐음~~ 커피향기가 마치 나의 기억번호 34509E5때 느낀 36번 감정을 일으키던 것과 같군
?
괴이하고 엉뚱하거나 특이한 행동이나 외모를 나타낼 뿐만 아니라, 언어에서도 애매하고 우회적, 은유적이고 지나치게 자세하게 묘사하거나 또는 상동적입니다.
어딘가 그리움을 자극하는 석양이 물든 해바라기 밭 한 가운데 나는 지금 서 있다.
그리고 천천히 저무는 수박만한 태양
거기에 플럼, 초콜릿, 볶은 코코넛 향기
태양을 바라보는 해바라기가 아름답게 피어있어..
사고에서도 상식에 맞지 않는 괴이한 믿음이나 마술적 사고, 미신, 천리안, 텔레파시, 육감 또는 투시력이 있다고 주장하고, 자신이 초능력자라고 믿는 경우도 있습니다.
아침, 점심, 저녁 내 이름을 세번만 부르면 자연스레 웃음이 나올 것이야
내가 바로 O본좌다

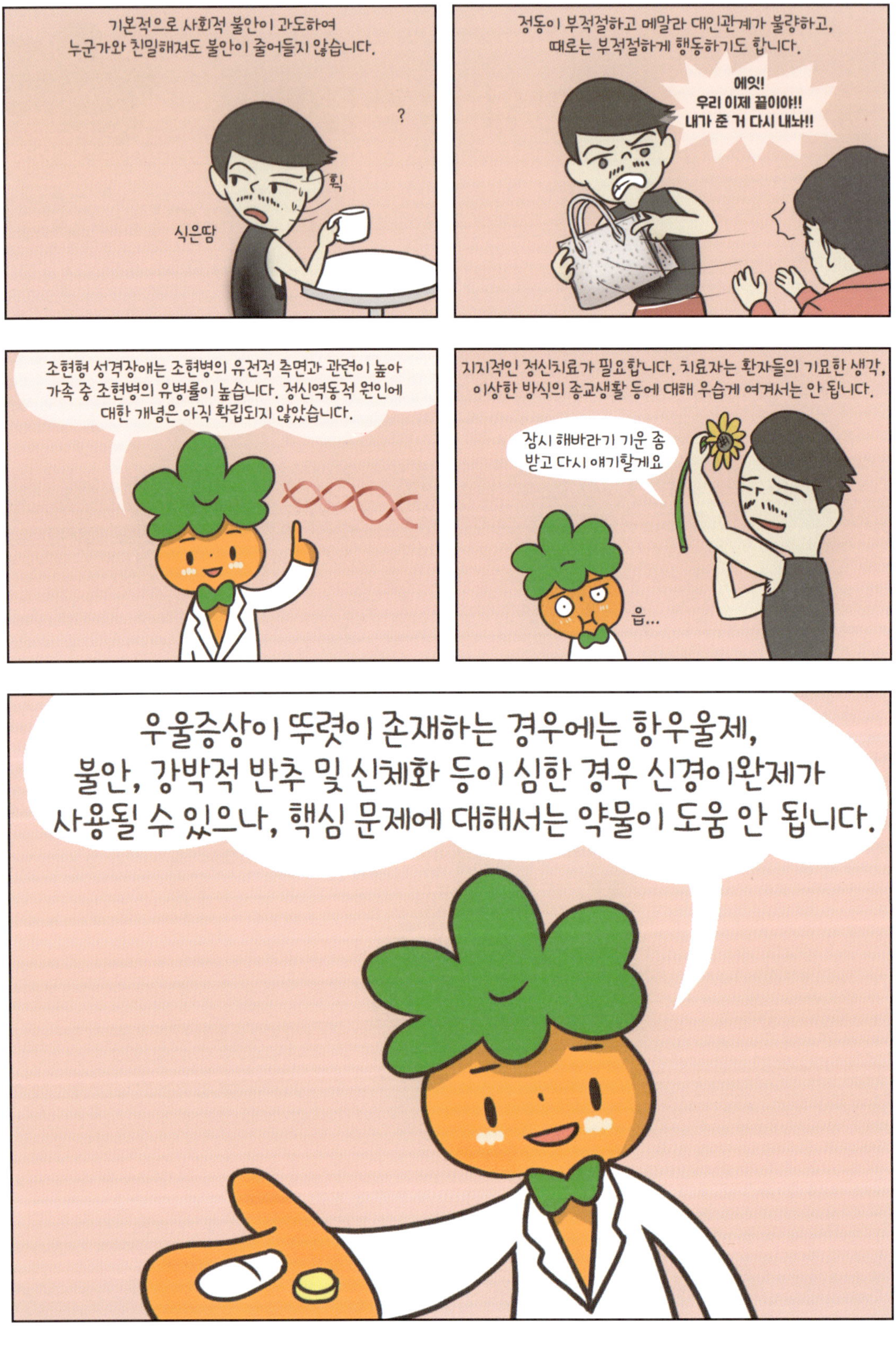

기본적으로 사회적 불안이 과도하여
누군가와 친밀해져도 불안이 줄어들지 않습니다.
?
획
식은땀
정동이 부적절하고 메말라 대인관계가 불량하고,
때로는 부적절하게 행동하기도 합니다.
에잇!
우리 이제 끝이야!!
내가 준 거 다시 내놔!!
조현형 성격장애는 조현병의 유전적 측면과 관련이 높아
가족 중 조현병의 유병률이 높습니다. 정신역동적 원인에
대한 개념은 아직 확립되지 않았습니다.
지지적인 정신치료가 필요합니다. 치료자는 환자들의 기묘한 생각,
이상한 방식의 종교생활 등에 대해 우습게 여겨서는 안 됩니다.
잠시 해바라기 기운 좀
받고 다시 얘기할게요
읍...
우울증상이 뚜렷이 존재하는 경우에는 항우울제,
불안, 강박적 반추 및 신체화 등이 심한 경우 신경이완제가
사용될 수 있으나, 핵심 문제에 대해서는 약물이 도움 안 됩니다.

Episode 04

반사회성 성격장애

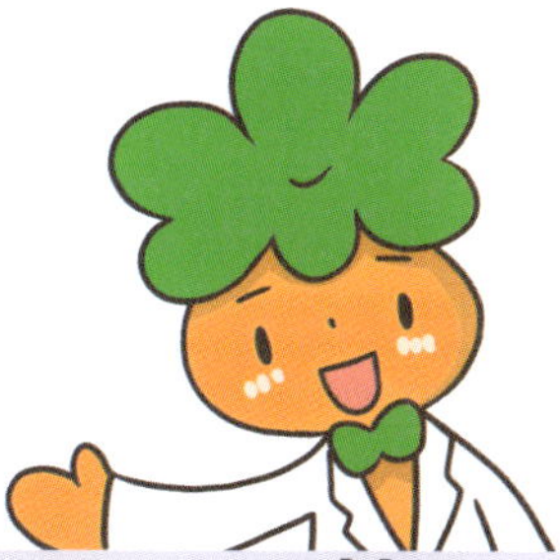

Dr.Dangam

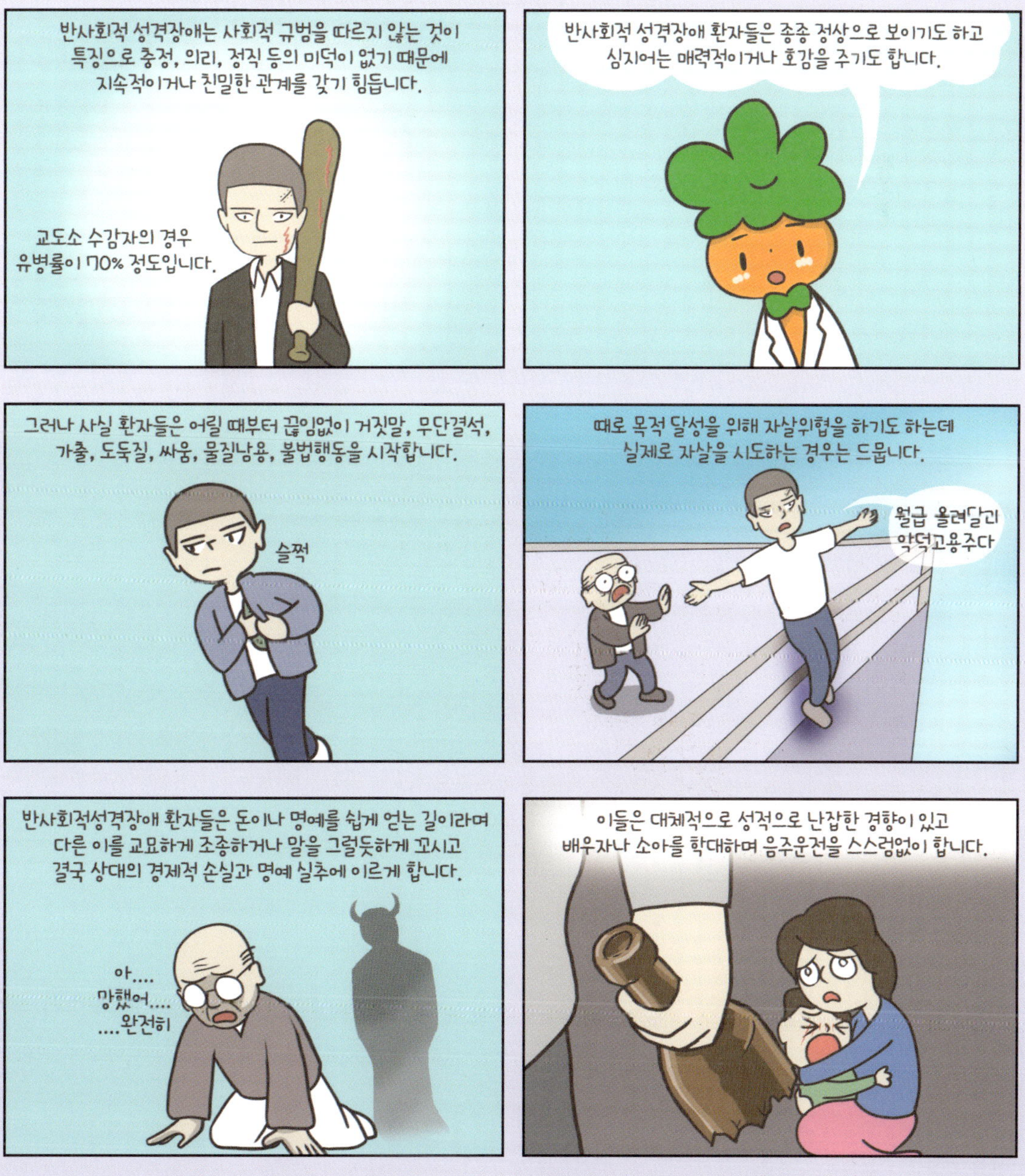

반사회적 성격장애는 사회적 규범을 따르지 않는 것이
특징으로 충정, 의리, 정직 등의 미덕이 없기 때문에
지속적이거나 친밀한 관계를 갖기 힘듭니다.
교도소 수감자의 경우
유병률이 70% 정도입니다.
반사회적 성격장애 환자들은 종종 정상으로 보이기도 하고
심지어는 매력적이거나 호감을 주기도 합니다.
그러나 사실 환자들은 어릴 때부터 끊임없이 거짓말, 무단결석,
가출, 도둑질, 싸움, 물질남용, 불법행동을 시작합니다.
슬쩍
때로 목적 달성을 위해 자살위협을 하기도 하는데
실제로 자살을 시도하는 경우는 드뭅니다.
월급 올려달라
악덕고용주다
반사회적성격장애 환자들은 돈이나 명예를 쉽게 얻는 길이라며
다른 이를 교묘하게 조종하거나 말을 그럴듯하게 꼬시고
결국 상대의 경제적 손실과 명예 실추에 이르게 합니다.
아....
망했어....
....완전히
이들은 대체적으로 성적으로 난잡한 경향이 있고
배우자나 소아를 학대하며 음주운전을 스스럼없이 합니다.

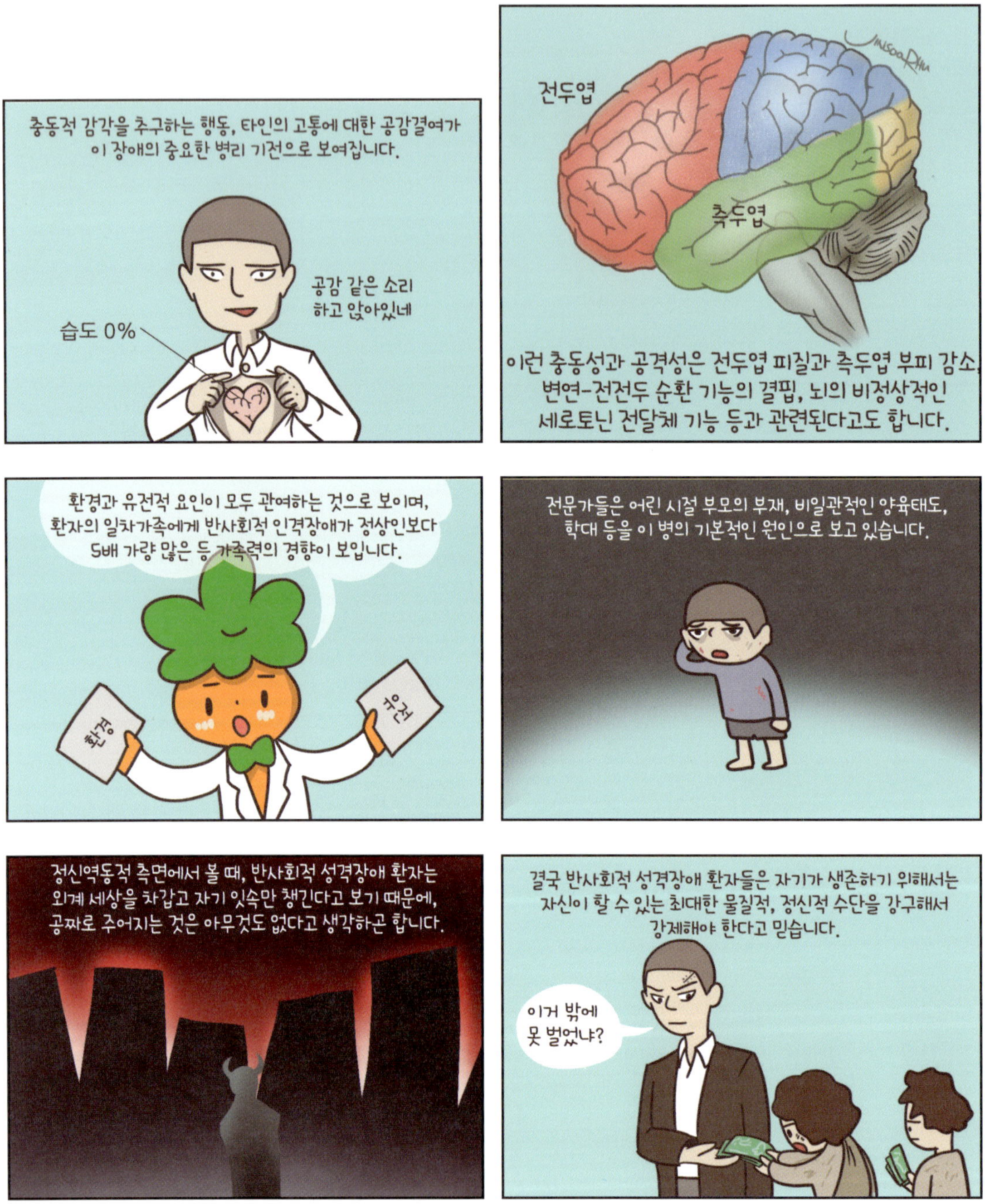
충동적 감각을 추구하는 행동, 타인의 고통에 대한 공감결여가
이 장애의 중요한 병리 기전으로 보여집니다.
공감 같은 소리
하고 앉아있네
습도 0%
전두엽
측두엽
이런 충동성과 공격성은 전두엽 피질과 측두엽 부피 감소,
변연-전전두 순환 기능의 결핍, 뇌의 비정상적인
세로토닌 전달체 기능 등과 관련된다고도 합니다.
환경과 유전적 요인이 모두 관여하는 것으로 보이며,
환자의 일차가족에게 반사회적 인격장애가 정상인보다
5배 가량 많은 등 가족력의 경향이 보입니다.
환경
유전
전문가들은 어린 시절 부모의 부재, 비일관적인 양육태도,
학대 등을 이 병의 기본적인 원인으로 보고 있습니다.
정신역동적 측면에서 볼 때, 반사회적 성격장애 환자는
외계 세상을 차갑고 자기 잇속만 챙긴다고 보기 때문에,
공짜로 주어지는 것은 아무것도 없다고 생각하곤 합니다.
결국 반사회적 성격장애 환자들은 자기가 생존하기 위해서는
자신이 할 수 있는 최대한 물질적, 정신적 수단을 강구해서
강제해야 한다고 믿습니다.
이거 밖에
못 벌었냐?

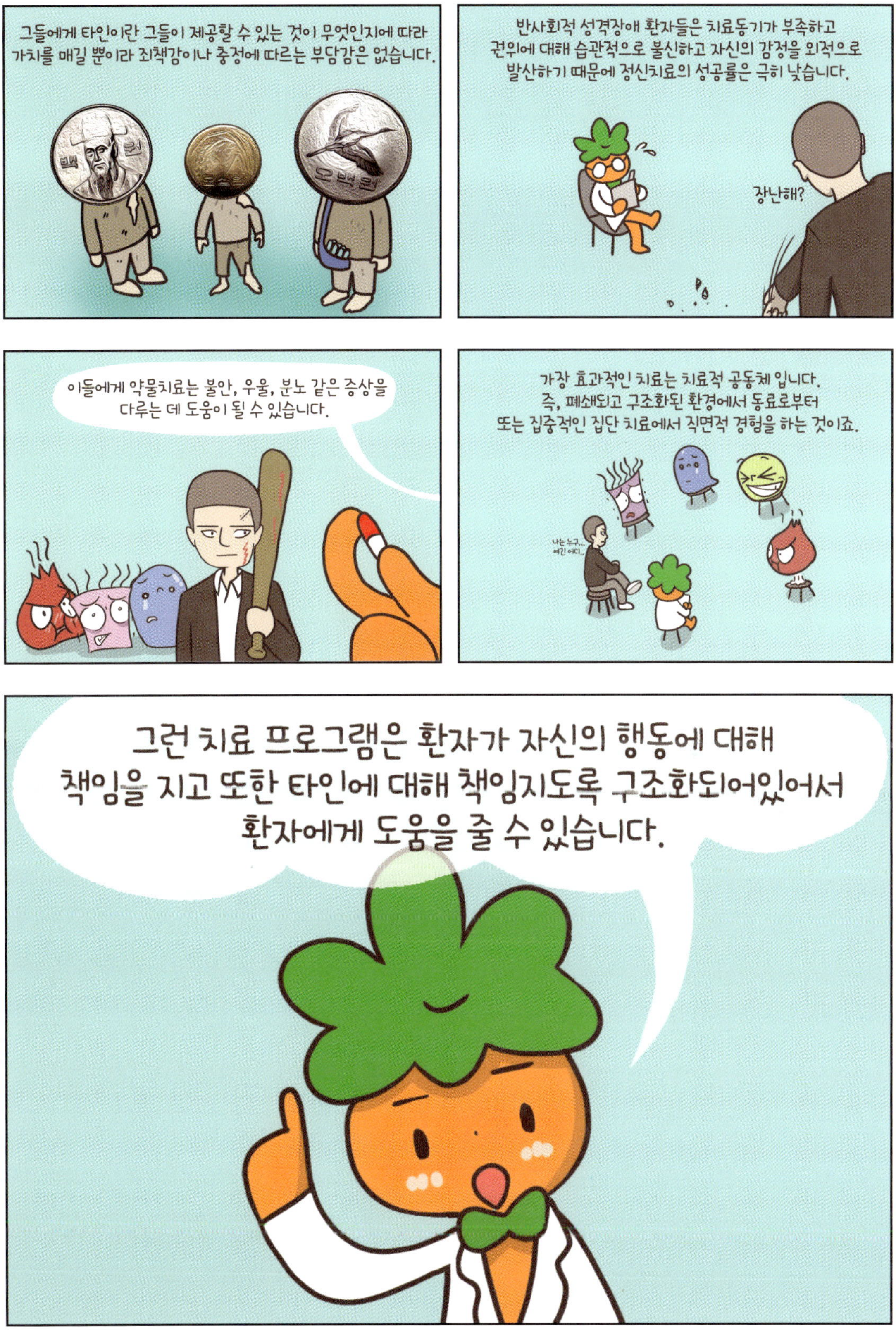
그들에게 타인이란 그들이 제공할 수 있는 것이 무엇인지에 따라
가치를 매길 뿐이라 죄책감이나 충정에 따르는 부담감은 없습니다.
반사회적 성격장애 환자들은 치료동기가 부족하고
권위에 대해 습관적으로 불신하고 자신의 감정을 외적으로
발산하기 때문에 정신치료의 성공률은 극히 낮습니다.
장난해?
이들에게 약물치료는 불안, 우울, 분노 같은 증상을
다루는 데 도움이 될 수 있습니다.
가장 효과적인 치료는 치료적 공동체 입니다.
즉, 폐쇄되고 구조화된 환경에서 동료로부터
또는 집중적인 집단 치료에서 직면적 경험을 하는 것이죠.
나는 누구... 여긴 어디..
그런 치료 프로그램은 환자가 자신의 행동에 대해
책임을 지고 또한 타인에 대해 책임지도록 구조화되어있어서
환자에게 도움을 줄 수 있습니다.

Episode **05**

경계성 성격장애

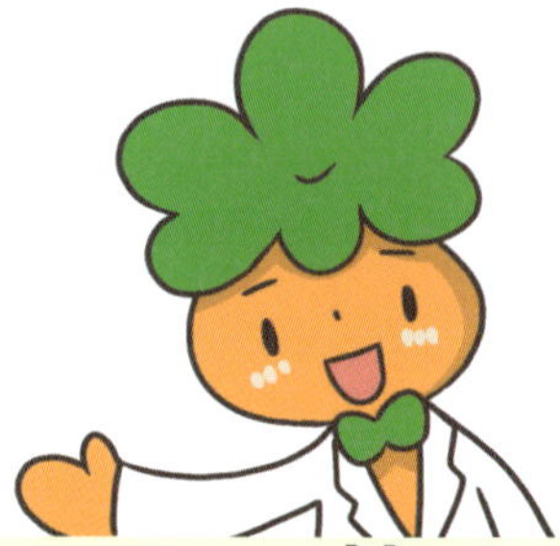

Dr.Dangam

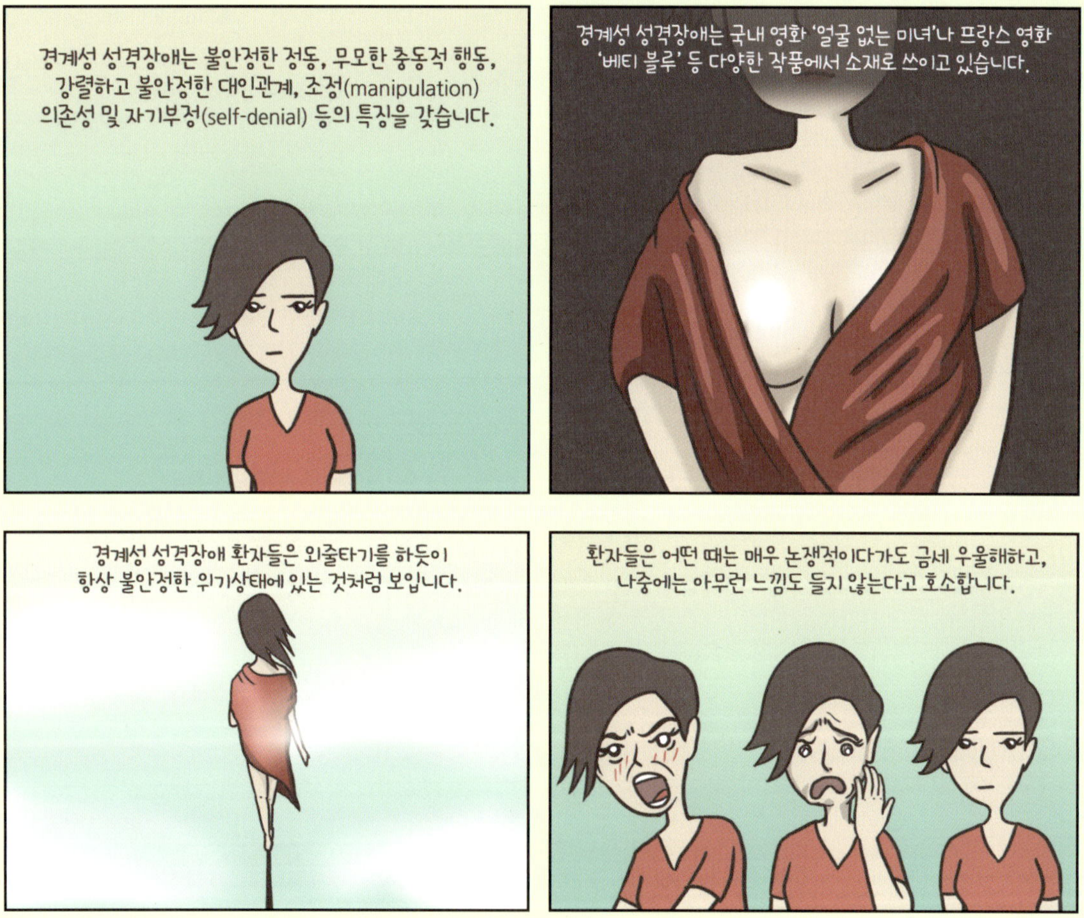

경계성 성격장애는 불안정한 정동, 무모한 충동적 행동, 강렬하고 불안정한 대인관계, 조정(manipulation) 의존성 및 자기부정(self-denial) 등의 특징을 갖습니다.
경계성 성격장애는 국내 영화 '얼굴 없는 미녀'나 프랑스 영화 '베티 블루' 등 다양한 작품에서 소재로 쓰이고 있습니다.
경계성 성격장애 환자들은 외줄타기를 하듯이 항상 불안정한 위기상태에 있는 것처럼 보입니다.
환자들은 어떤 때는 매우 논쟁적이다가도 금세 우울해하고, 나중에는 아무런 느낌도 들지 않는다고 호소합니다.

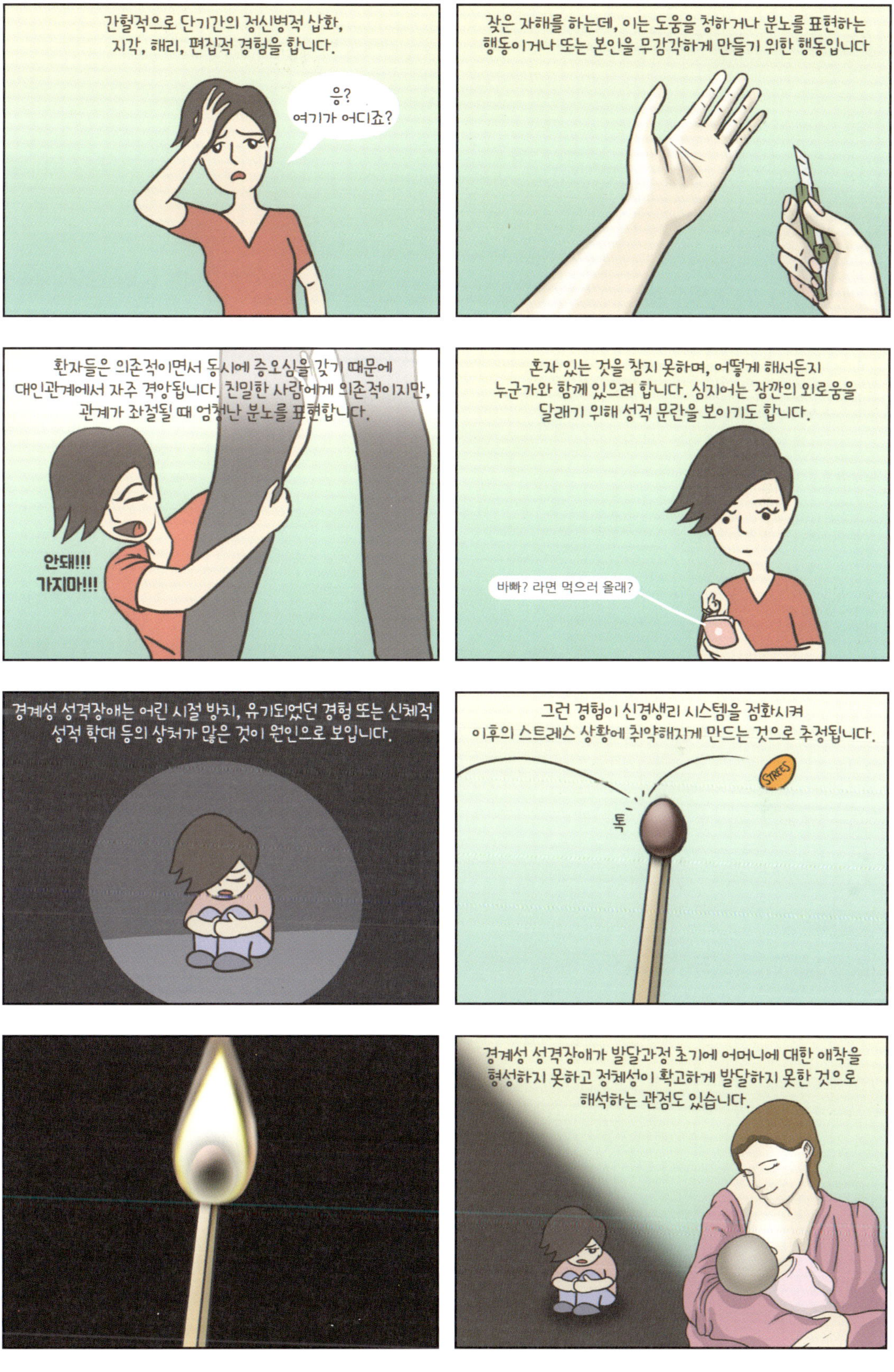

간헐적으로 단기간의 정신병적 삽화, 지각, 해리, 편집적 경험을 합니다.
응? 여기가 어디죠?
잦은 자해를 하는데, 이는 도움을 청하거나 분노를 표현하는 행동이거나 또는 본인을 무감각하게 만들기 위한 행동입니다
환자들은 의존적이면서 동시에 증오심을 갖기 때문에 대인관계에서 자주 격앙됩니다. 친밀한 사람에게 의존적이지만, 관계가 좌절될 때 엄청난 분노를 표현합니다.
안돼!!! 가지마!!!
혼자 있는 것을 참지 못하며, 어떻게 해서든지 누군가와 함께 있으려 합니다. 심지어는 잠깐의 외로움을 달래기 위해 성적 문란을 보이기도 합니다.
바빠? 라면 먹으러 올래?
경계성 성격장애는 어린 시절 방치, 유기되었던 경험 또는 신체적 성적 학대 등의 상처가 많은 것이 원인으로 보입니다.
그런 경험이 신경생리 시스템을 점화시켜 이후의 스트레스 상황에 취약해지게 만드는 것으로 추정됩니다.
톡
STRESS
경계성 성격장애가 발달과정 초기에 어머니에 대한 애착을 형성하지 못하고 정체성이 확고하게 발달하지 못한 것으로 해석하는 관점도 있습니다.

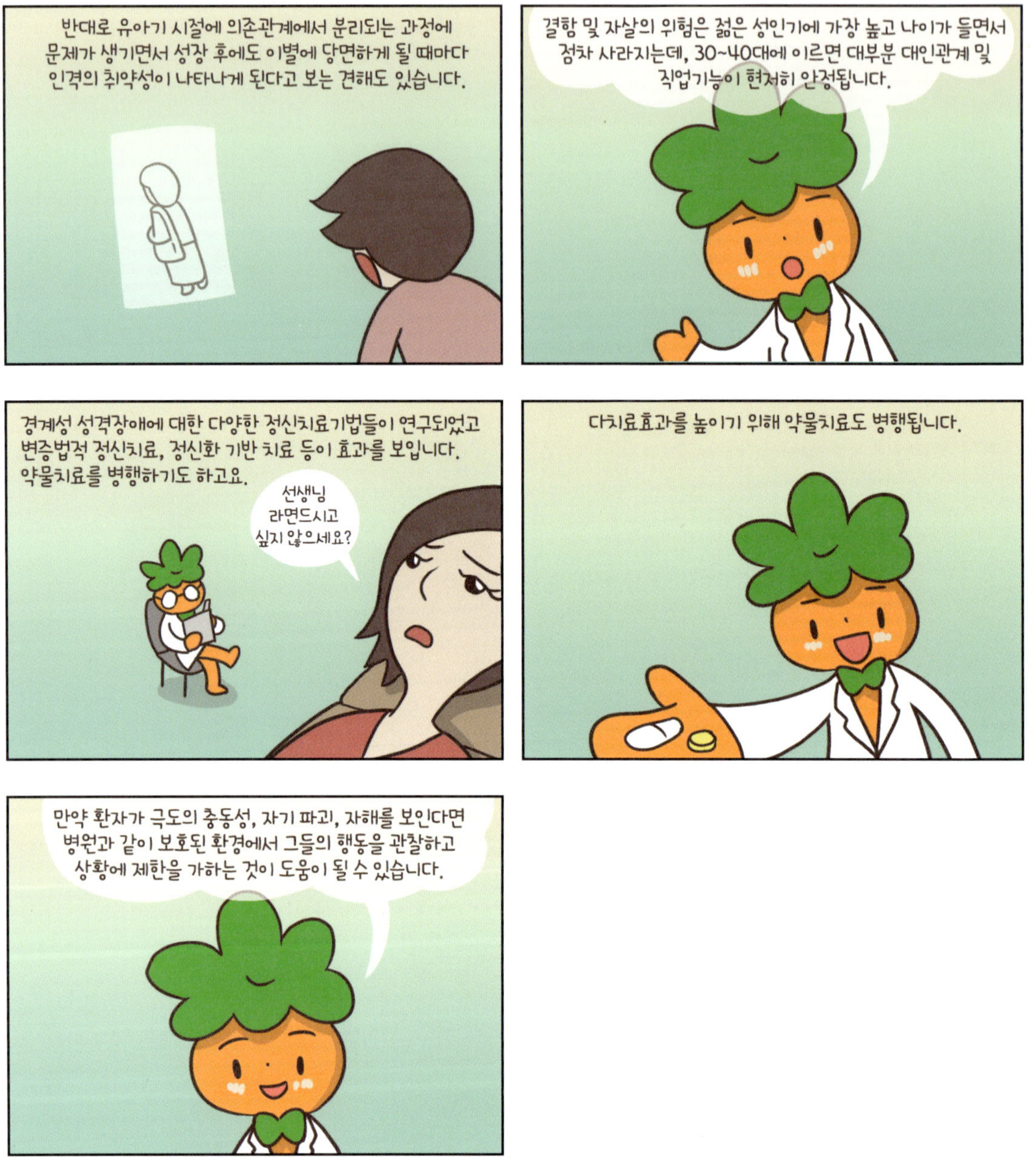
반대로 유아기 시절에 의존관계에서 분리되는 과정에 문제가 생기면서 성장 후에도 이별에 당면하게 될 때마다 인격의 취약성이 나타나게 된다고 보는 견해도 있습니다.
결함 및 자살의 위험은 젊은 성인기에 가장 높고 나이가 들면서 점차 사라지는데, 30~40대에 이르면 대부분 대인관계 및 직업기능이 현저히 안정됩니다.
경계성 성격장애에 대한 다양한 정신치료기법들이 연구되었고 변증법적 정신치료, 정신화 기반 치료 등이 효과를 보입니다. 약물치료를 병행하기도 하고요.
선생님 라면드시고 싶지 않으세요?
다치료효과를 높이기 위해 약물치료도 병행됩니다.
만약 환자가 극도의 충동성, 자기 파괴, 자해를 보인다면 병원과 같이 보호된 환경에서 그들의 행동을 관찰하고 상황에 제한을 가하는 것이 도움이 될 수 있습니다.

Episode **06**

연극성 성격장애

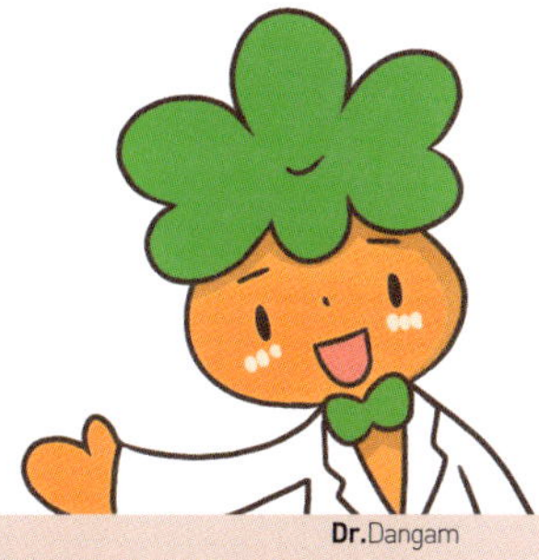
Dr.Dangam

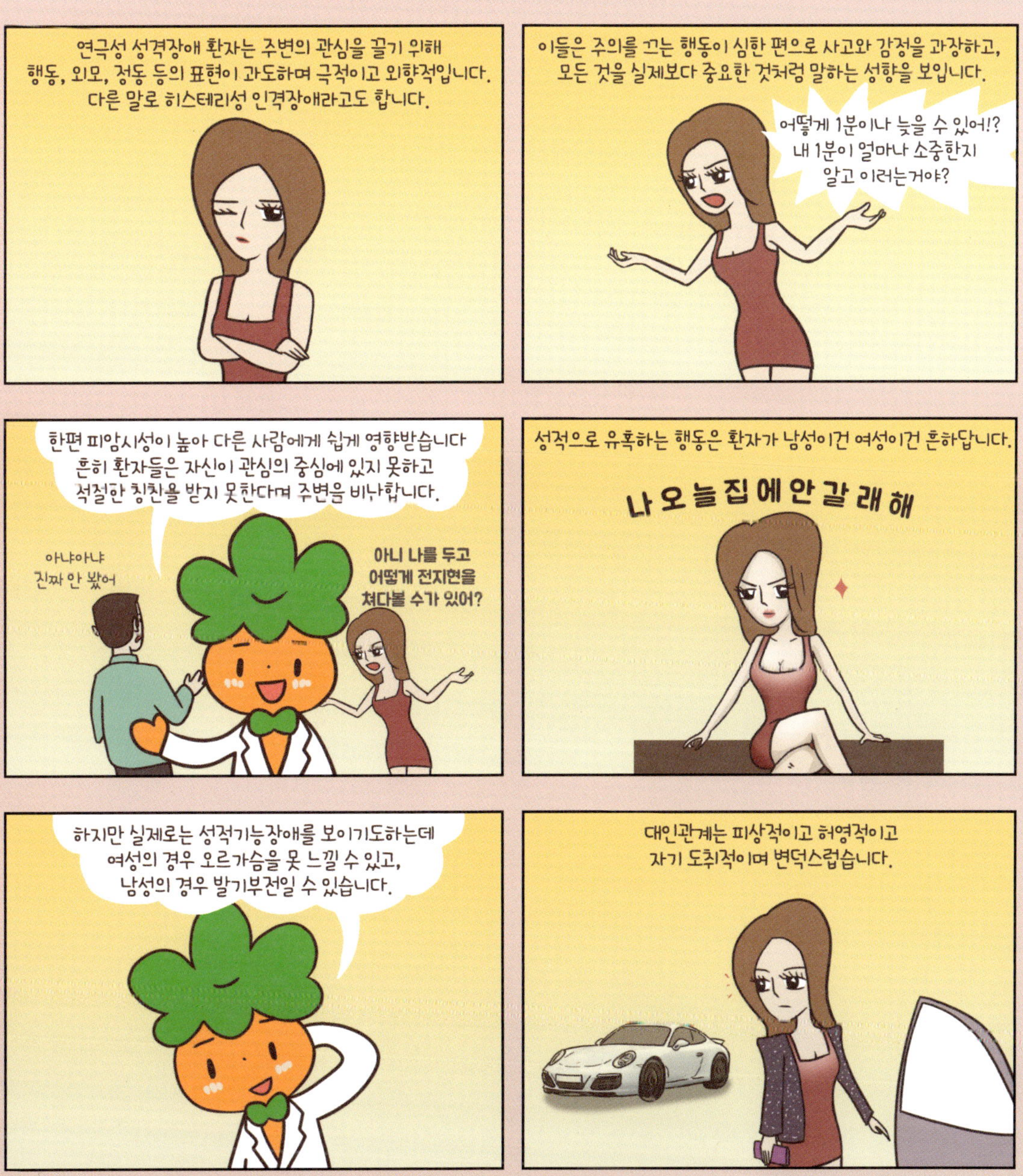
연극성 성격장애 환자는 주변의 관심을 끌기 위해
행동, 외모, 정동 등의 표현이 과도하며 극적이고 외향적입니다.
다른 말로 히스테리성 인격장애라고도 합니다.
이들은 주의를 끄는 행동이 심한 편으로 사고와 감정을 과장하고,
모든 것을 실제보다 중요한 것처럼 말하는 성향을 보입니다.
어떻게 1분이나 늦을 수 있어!? 내 1분이 얼마나 소중한지 알고 이러는거야?
한편 피암시성이 높아 다른 사람에게 쉽게 영향받습니다
흔히 환자들은 자신이 관심의 중심에 있지 못하고
적절한 칭찬을 받지 못한다며 주변을 비난합니다.
아냐아냐 진짜 안 봤어
아니 나를 두고 어떻게 전지현을 쳐다볼 수가 있어?
성적으로 유혹하는 행동은 환자가 남성이건 여성이건 흔하답니다.
나 오늘 집에 안 갈래 해
하지만 실제로는 성적기능장애를 보이기도하는데
여성의 경우 오르가슴을 못 느낄 수 있고,
남성의 경우 발기부전일 수 있습니다.
대인관계는 피상적이고 허영적이고
자기 도취적이며 변덕스럽습니다.

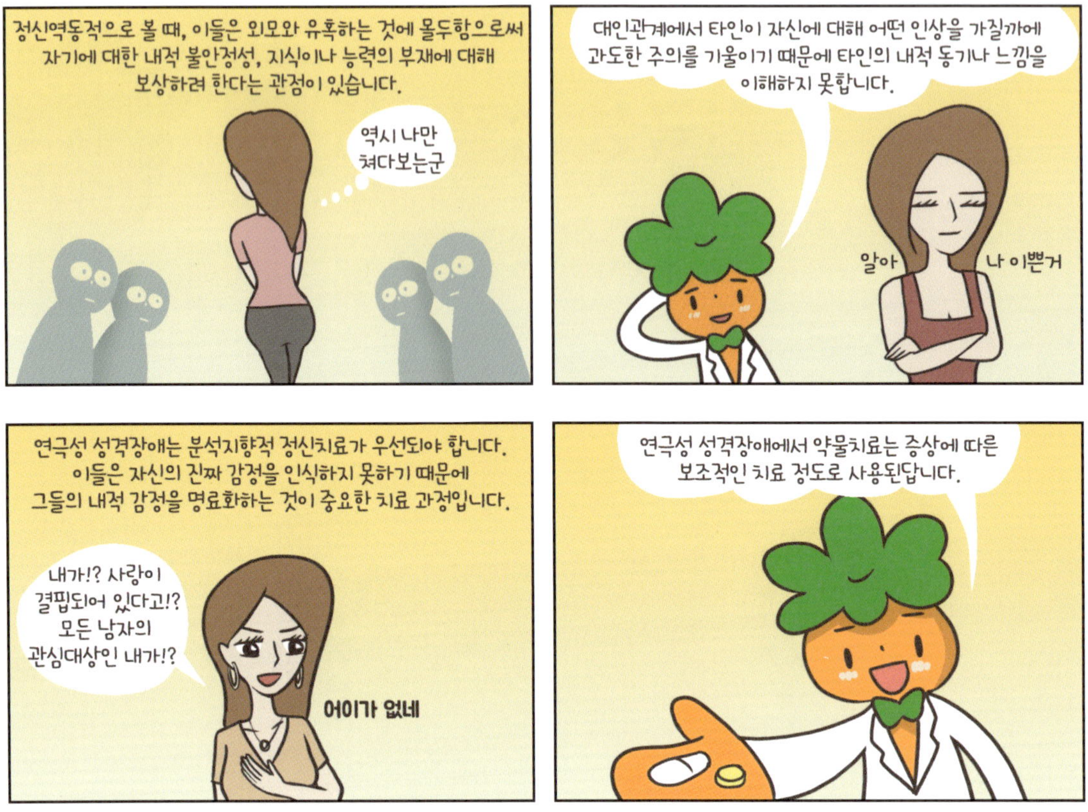
정신역동적으로 볼 때, 이들은 외모와 유혹하는 것에 몰두함으로써 자기에 대한 내적 불안정성, 지식이나 능력의 부재에 대해 보상하려 한다는 관점이 있습니다.
역시 나만 쳐다보는군
대인관계에서 타인이 자신에 대해 어떤 인상을 가질까에 과도한 주의를 기울이기 때문에 타인의 내적 동기나 느낌을 이해하지 못합니다.
알아 나 이쁜거
연극성 성격장애는 분석지향적 정신치료가 우선되야 합니다. 이들은 자신의 진짜 감정을 인식하지 못하기 때문에 그들의 내적 감정을 명료화하는 것이 중요한 치료 과정입니다.
내가!? 사랑이 결핍되어 있다고!? 모든 남자의 관심대상인 내가!?
어이가 없네
연극성 성격장애에서 약물치료는 증상에 따른 보조적인 치료 정도로 사용된답니다.

Episode 07

자기애성 성격장애

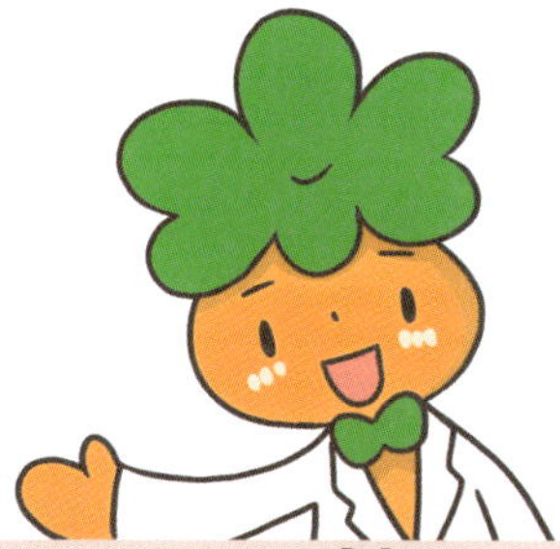

Dr.Dangam

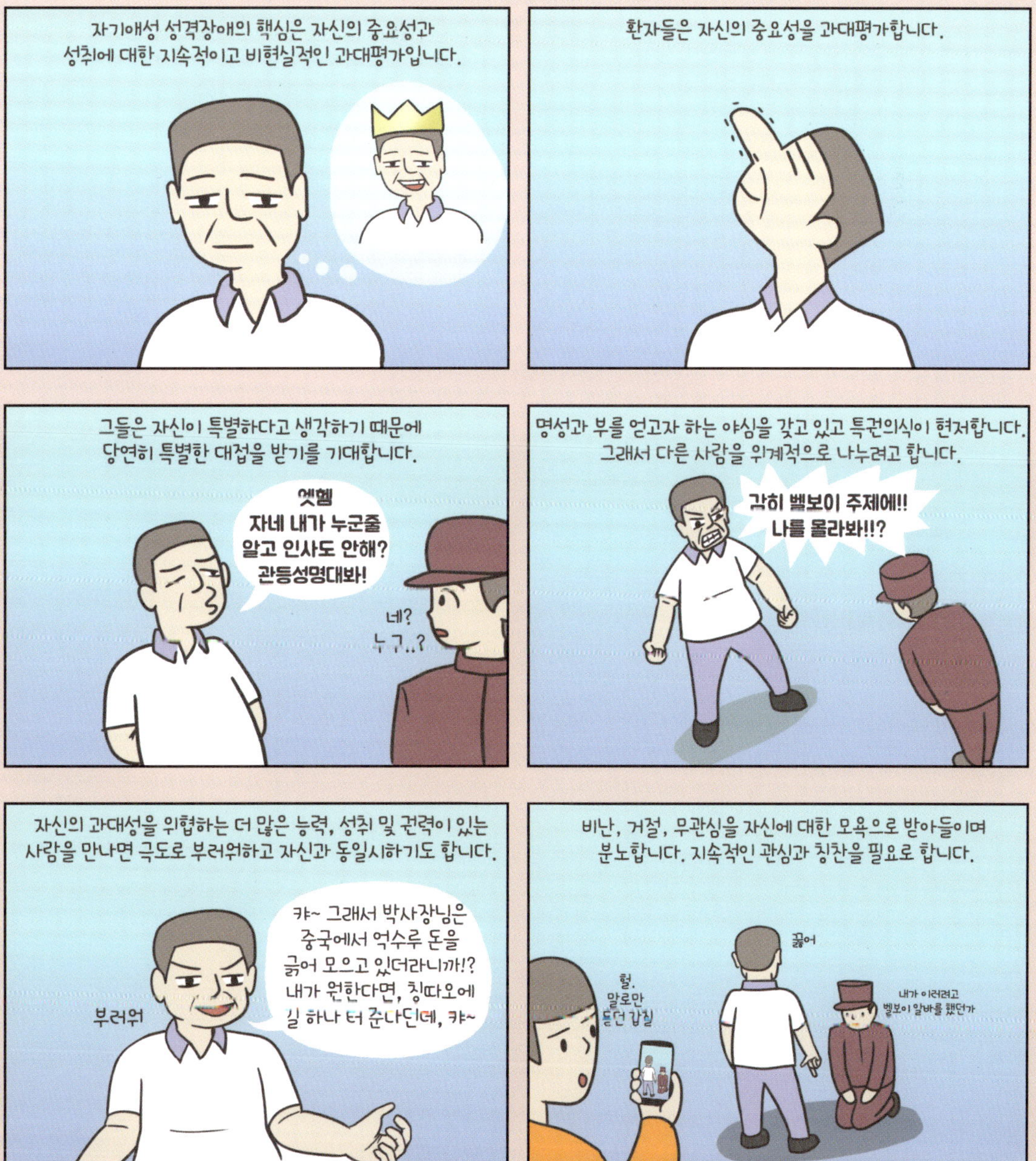

자기애성 성격장애의 핵심은 자신의 중요성과 성취에 대한 지속적이고 비현실적인 과대평가입니다.
환자들은 자신의 중요성을 과대평가합니다.
그들은 자신이 특별하다고 생각하기 때문에 당연히 특별한 대접을 받기를 기대합니다.
엣헴 자네 내가 누군줄 알고 인사도 안해? 관등성명대봐!
네? 누구..?
명성과 부를 얻고자 하는 야심을 갖고 있고 특권의식이 현저합니다. 그래서 다른 사람을 위계적으로 나누려고 합니다.
감히 벨보이 주제에!! 나를 몰라봐!!?
자신의 과대성을 위협하는 더 많은 능력, 성취 및 권력이 있는 사람을 만나면 극도로 부러워하고 자신과 동일시하기도 합니다.
캬~ 그래서 박사장님은 중국에서 억수루 돈을 긁어 모으고 있더라니까!? 내가 원한다면, 칭따오에 실 하나 더 준다던데, 캬~
부러워
비난, 거절, 무관심을 자신에 대한 모욕으로 받아들이며 분노합니다. 지속적인 관심과 칭찬을 필요로 합니다.
꿇어
헐. 말로만 듣던 갑질
내가 이러려고 벨보이 알바를 했던가

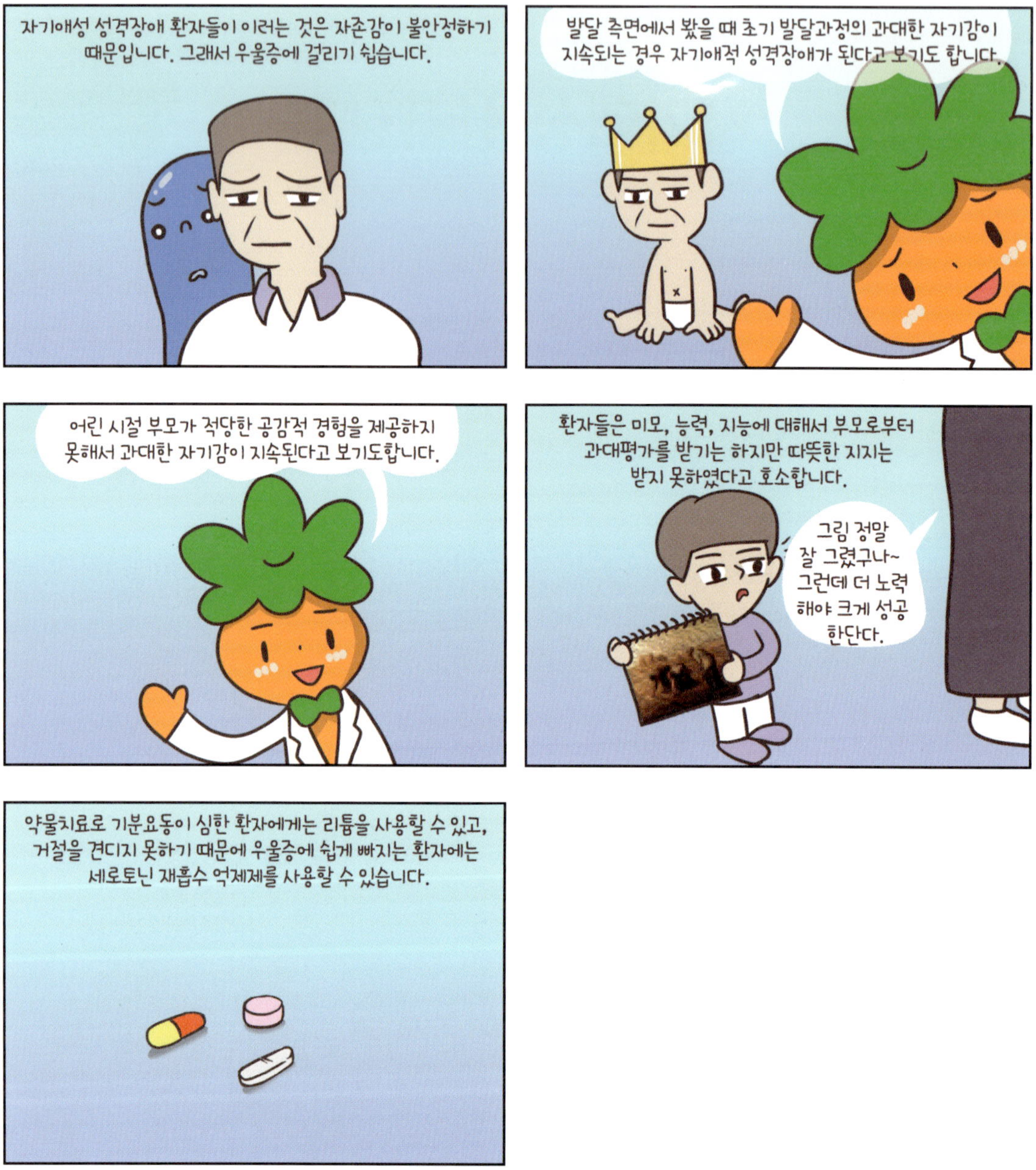
자기애성 성격장애 환자들이 이러는 것은 자존감이 불안정하기
때문입니다. 그래서 우울증에 걸리기 쉽습니다.
발달 측면에서 봤을 때 초기 발달과정의 과대한 자기감이
지속되는 경우 자기애적 성격장애가 된다고 보기도 합니다.
어린 시절 부모가 적당한 공감적 경험을 제공하지
못해서 과대한 자기감이 지속된다고 보기도합니다.
환자들은 미모, 능력, 지능에 대해서 부모로부터
과대평가를 받기는 하지만 따뜻한 지지는
받지 못하였다고 호소합니다.
그림 정말
잘 그렸구나~
그런데 더 노력
해야 크게 성공
한단다.
약물치료로 기분요동이 심한 환자에게는 리튬을 사용할 수 있고,
거절을 견디지 못하기 때문에 우울증에 쉽게 빠지는 환자에는
세로토닌 재흡수 억제제를 사용할 수 있습니다.

Episode 08

회피성 성격장애

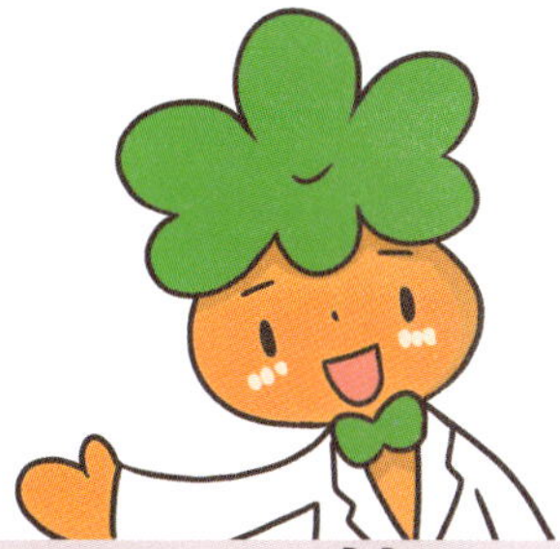
Dr.Dangam

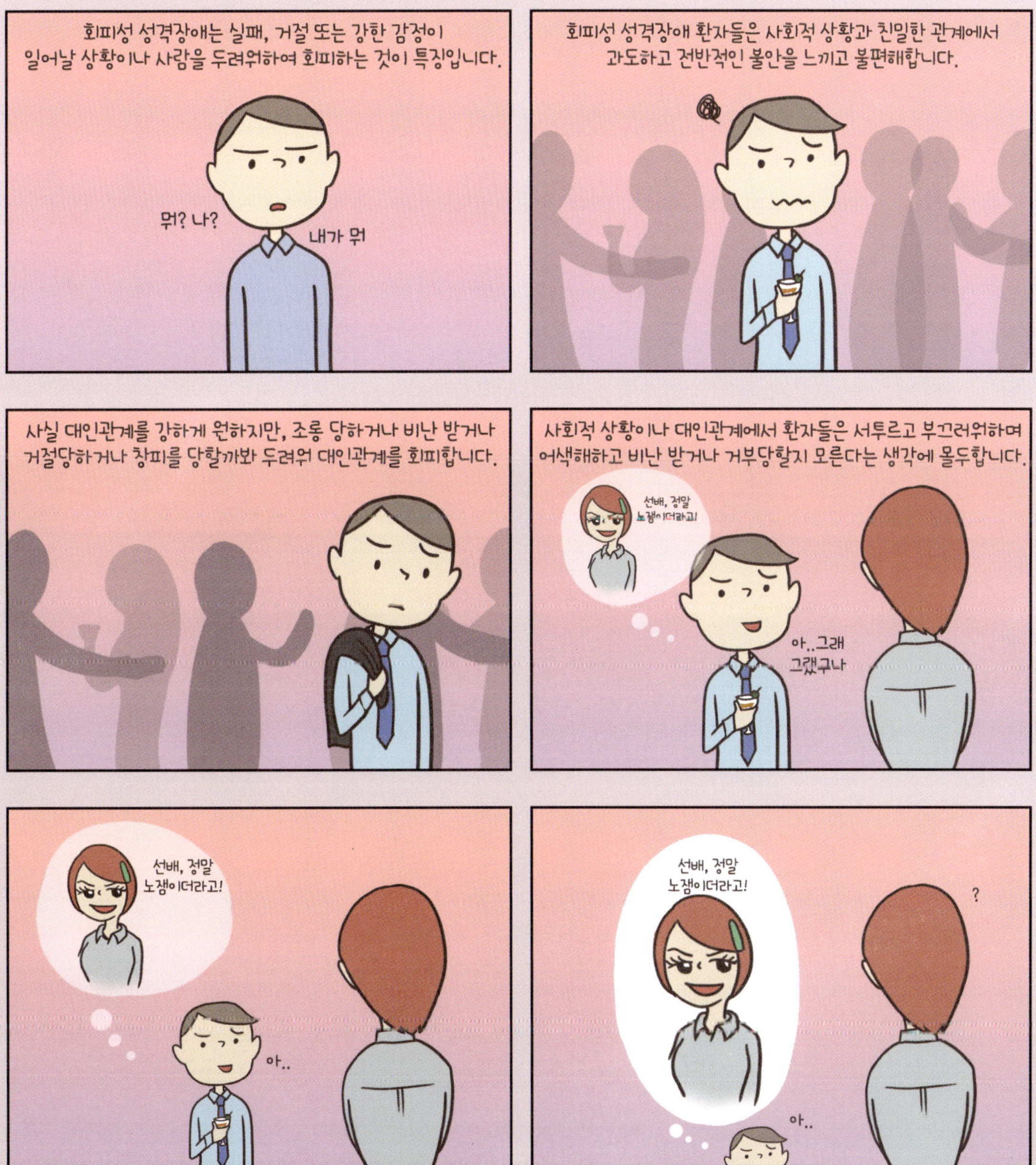
회피성 성격장애는 실패, 거절 또는 강한 감정이 일어날 상황이나 사람을 두려워하여 회피하는 것이 특징입니다.
뭐? 나?
내가 뭐
회피성 성격장애 환자들은 사회적 상황과 친밀한 관계에서 과도하고 전반적인 불안을 느끼고 불편해합니다.
사실 대인관계를 강하게 원하지만, 조롱 당하거나 비난 받거나 거절당하거나 창피를 당할까봐 두려워 대인관계를 회피합니다.
사회적 상황이나 대인관계에서 환자들은 서투르고 부끄러워하며 어색해하고 비난 받거나 거부당할지 모른다는 생각에 몰두합니다.
선배, 정말 노잼이더라고!
아.. 그래 그랬구나
선배, 정말 노잼이더라고!
아..
선배, 정말 노잼이더라고!
?
아..

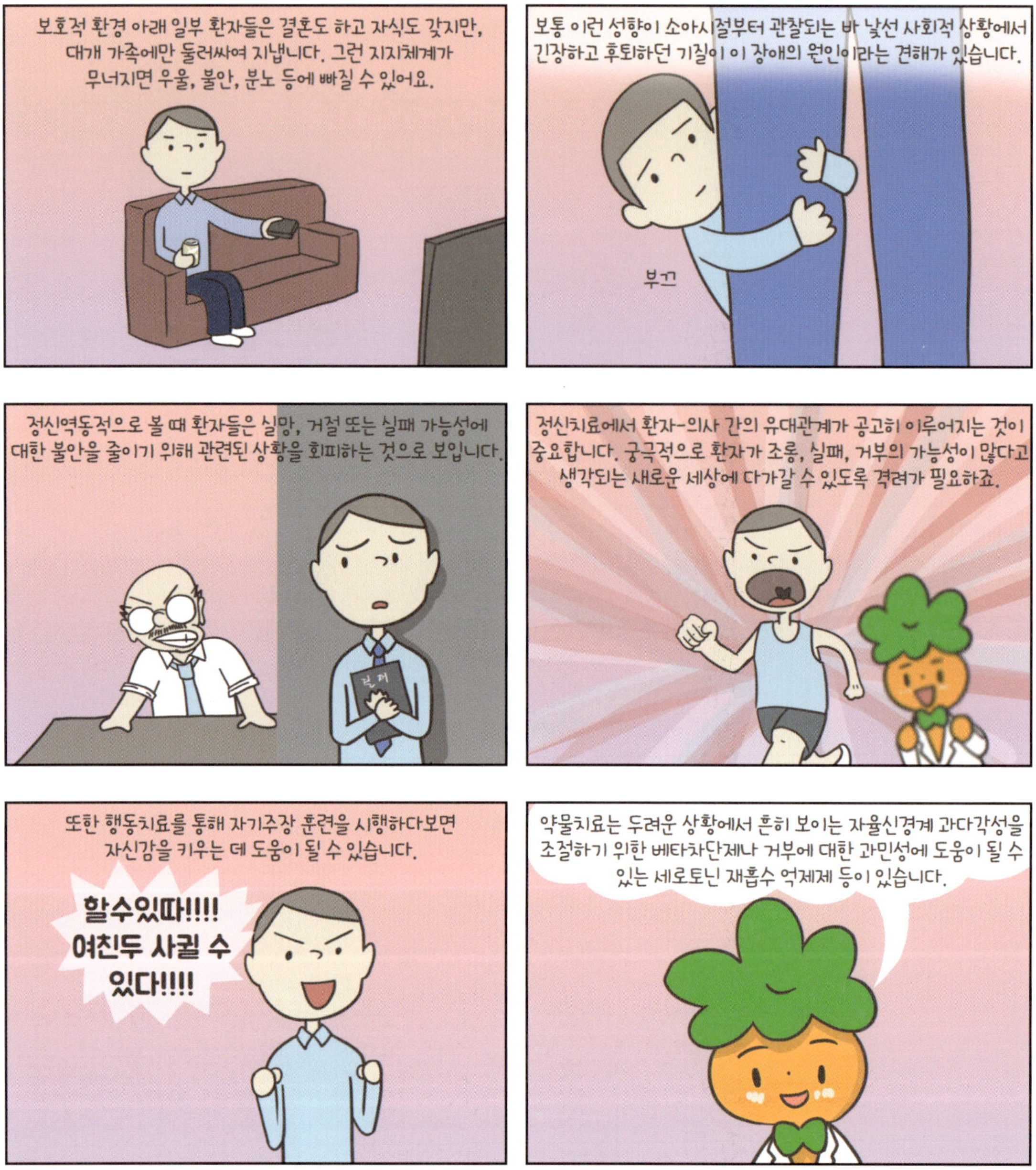
보호적 환경 아래 일부 환자들은 결혼도 하고 자식도 갖지만, 대개 가족에만 둘러싸여 지냅니다. 그런 지지체계가 무너지면 우울, 불안, 분노 등에 빠질 수 있어요.
보통 이런 성향이 소아시절부터 관찰되는 바 낯선 사회적 상황에서 긴장하고 후퇴하던 기질이 이 장애의 원인이라는 견해가 있습니다.
부끄
정신역동적으로 볼 때 환자들은 실망, 거절 또는 실패 가능성에 대한 불안을 줄이기 위해 관련된 상황을 회피하는 것으로 보입니다.
정신치료에서 환자-의사 간의 유대관계가 공고히 이루어지는 것이 중요합니다. 궁극적으로 환자가 조롱, 실패, 거부의 가능성이 많다고 생각되는 새로운 세상에 다가갈 수 있도록 격려가 필요하죠.
또한 행동치료를 통해 자기주장 훈련을 시행하다보면 자신감을 키우는 데 도움이 될 수 있습니다.
할수있따!!!! 여친두 사귈 수 있다!!!!
약물치료는 두려운 상황에서 흔히 보이는 자율신경계 과다각성을 조절하기 위한 베타차단제나 거부에 대한 과민성에 도움이 될 수 있는 세로토닌 재흡수 억제제 등이 있습니다.

Episode **09**

의존성 성격장애

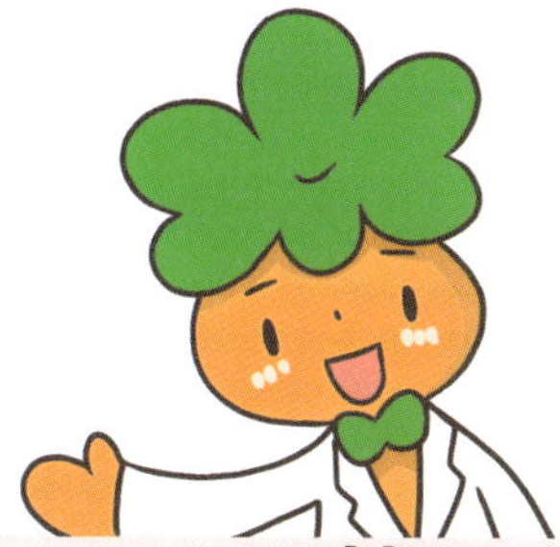

Dr.Dangam

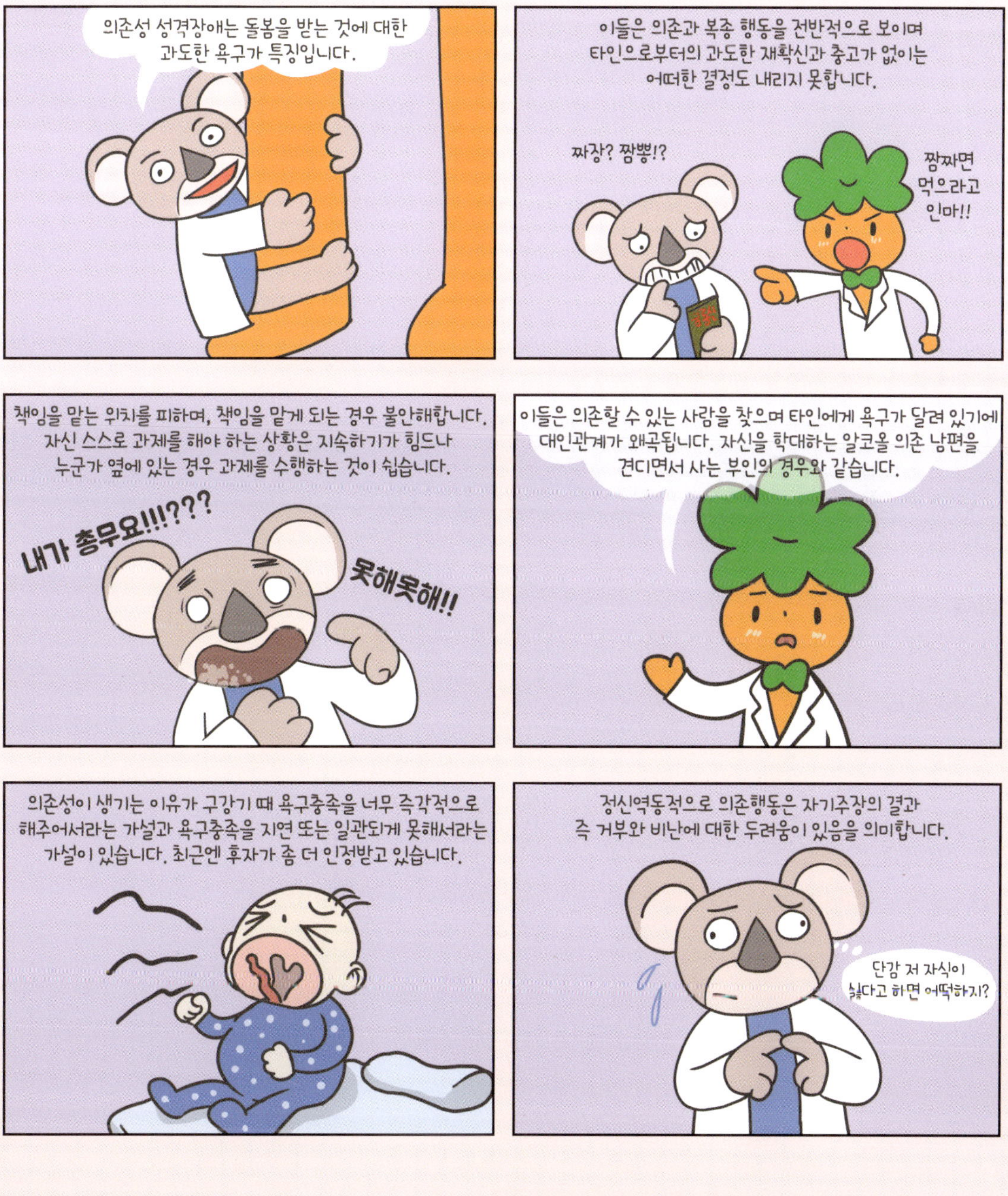

의존성 성격장애는 돌봄을 받는 것에 대한
과도한 욕구가 특징입니다.
이들은 의존과 복종 행동을 전반적으로 보이며
타인으로부터의 과도한 재확신과 충고가 없이는
어떠한 결정도 내리지 못합니다.
짜장? 짬뽕!?
짬짜면
먹으라고
인마!!
책임을 맡는 위치를 피하며, 책임을 맡게 되는 경우 불안해합니다.
자신 스스로 과제를 해야 하는 상황은 지속하기가 힘드나
누군가 옆에 있는 경우 과제를 수행하는 것이 쉽습니다.
내가 총무요!!!???
못해못해!!
이들은 의존할 수 있는 사람을 찾으며 타인에게 욕구가 달려 있기에
대인관계가 왜곡됩니다. 자신을 학대하는 알코올 의존 남편을
견디면서 사는 부인의 경우와 같습니다.
의존성이 생기는 이유가 구강기 때 욕구충족을 너무 즉각적으로
해주어서라는 가설과 욕구충족을 지연 또는 일관되게 못해서라는
가설이 있습니다. 최근엔 후자가 좀 더 인정받고 있습니다.
정신역동적으로 의존행동은 자기주장의 결과
즉 거부와 비난에 대한 두려움이 있음을 의미합니다.
단감 저 자식이
싫다고 하면 어떡하지?

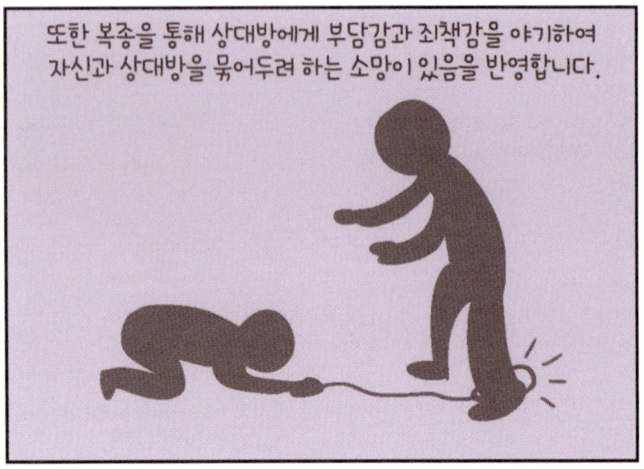
또한 복종을 통해 상대방에게 부담감과 죄책감을 야기하여
자신과 상대방을 묶어두려 하는 소망이 있음을 반영합니다.

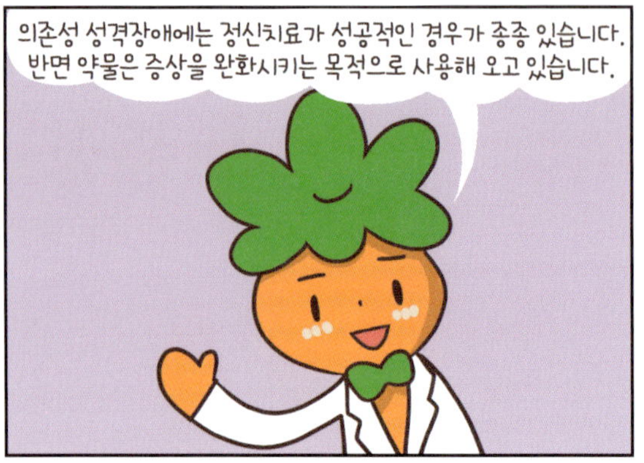
의존성 성격장애에는 정신치료가 성공적인 경우가 종종 있습니다.
반면 약물은 증상을 완화시키는 목적으로 사용해 오고 있습니다.

Episode **10**

강박성 성격장애

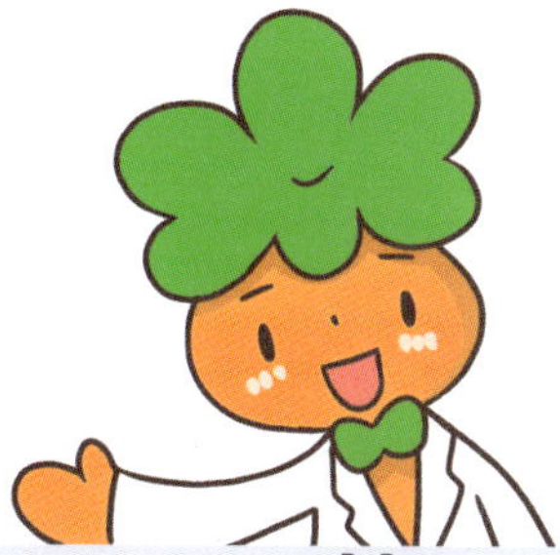

Dr.Dangam

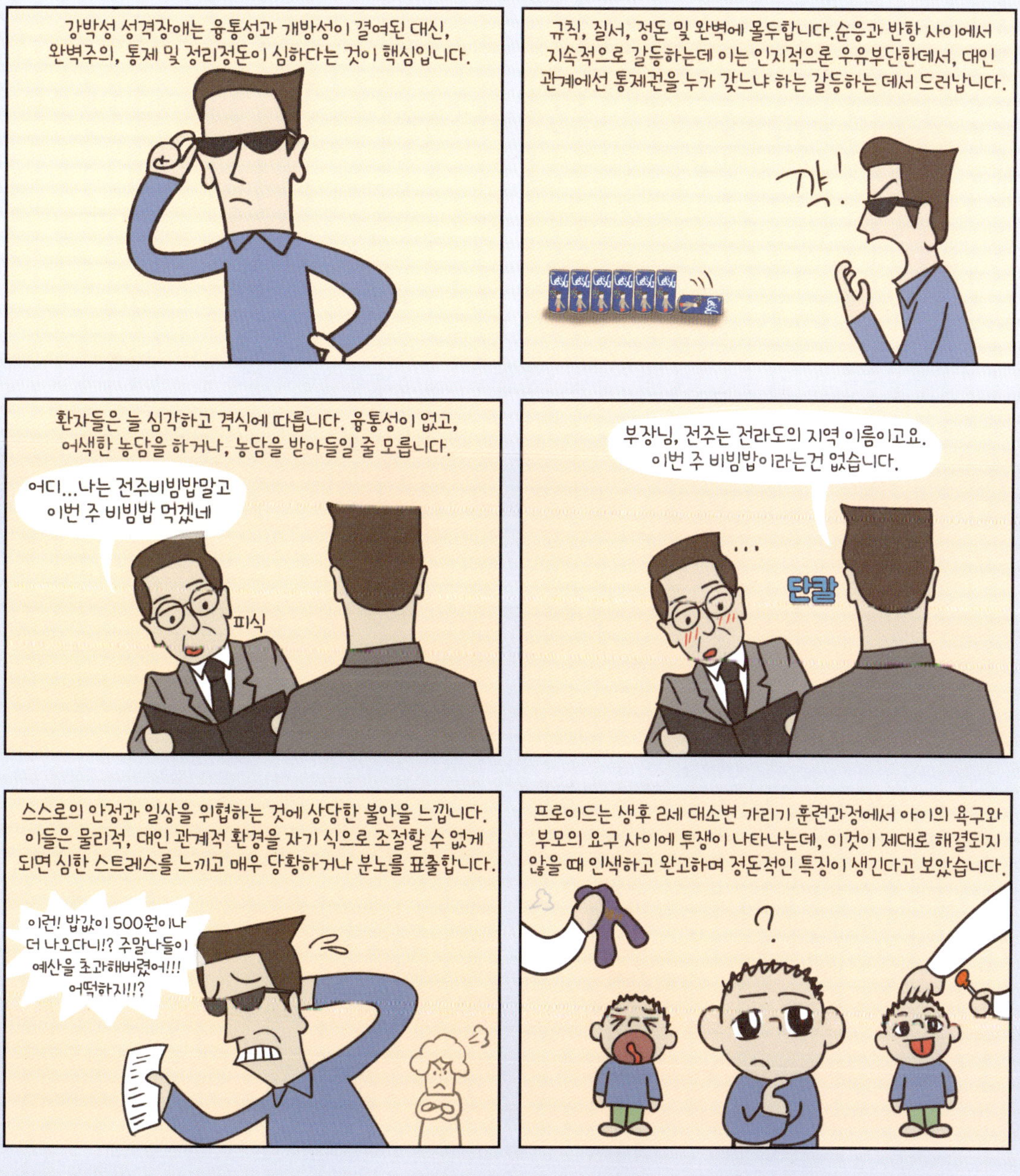

강박성 성격장애는 융통성과 개방성이 결여된 대신, 완벽주의, 통제 및 정리정돈이 심하다는 것이 핵심입니다.
규칙, 질서, 정돈 및 완벽에 몰두합니다. 순응과 반항 사이에서 지속적으로 갈등하는데 이는 인지적으론 우유부단한데서, 대인 관계에선 통제권을 누가 갖느냐 하는 갈등하는 데서 드러납니다.
끄악!
환자들은 늘 심각하고 격식에 따릅니다. 융통성이 없고, 어색한 농담을 하거나, 농담을 받아들일 줄 모릅니다.
어디...나는 전주비빔밥말고 이번 주 비빔밥 먹겠네
피식!
부장님, 전주는 전라도의 지역 이름이고요. 이번 주 비빔밥이라는건 없습니다.
...
단칼
스스로의 안정과 일상을 위협하는 것에 상당한 불안을 느낍니다. 이들은 물리적, 대인 관계적 환경을 자기 식으로 조절할 수 없게 되면 심한 스트레스를 느끼고 매우 당황하거나 분노를 표출합니다.
이런! 밥값이 500원이나 더 나오다니!? 주말나들이 예산을 초과해버렸어!!! 어떡하지!!?
프로이드는 생후 2세 대소변 가리기 훈련과정에서 아이의 욕구와 부모의 요구 사이에 투쟁이 나타나는데, 이것이 제대로 해결되지 않을 때 인색하고 완고하며 정돈적인 특징이 생긴다고 보았습니다.
?

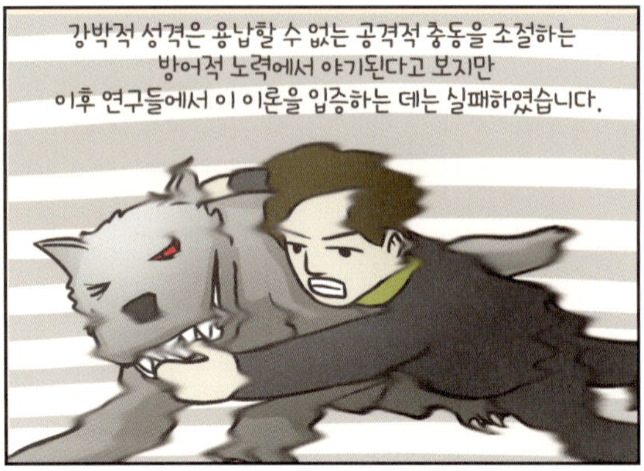
강박적 성격은 용납할 수 없는 공격적 충동을 조절하는
방어적 노력에서 야기된다고 보지만
이후 연구들에서 이 이론을 입증하는 데는 실패하였습니다.

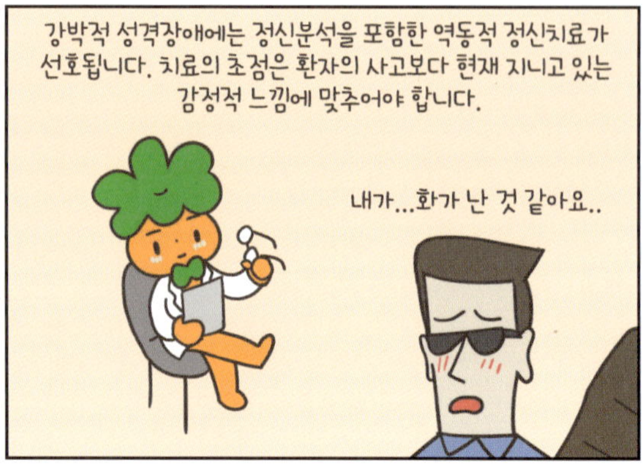
강박적 성격장애에는 정신분석을 포함한 역동적 정신치료가
선호됩니다. 치료의 초점은 환자의 사고보다 현재 지니고 있는
감정적 느낌에 맞추어야 합니다.
내가...화가 난 것 같아요..

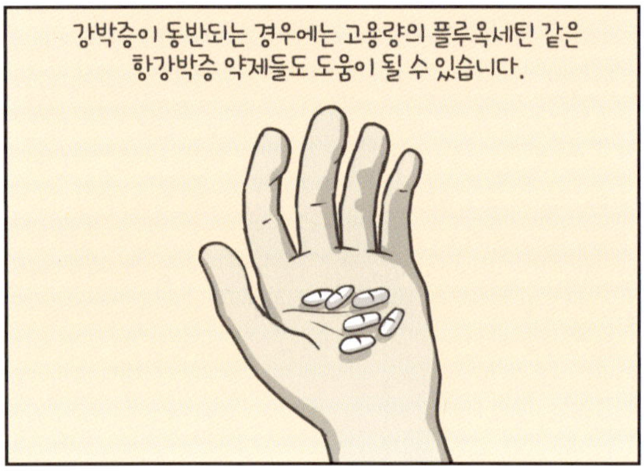
강박증이 동반되는 경우에는 고용량의 플루옥세틴 같은
항강박증 약제들도 도움이 될 수 있습니다.

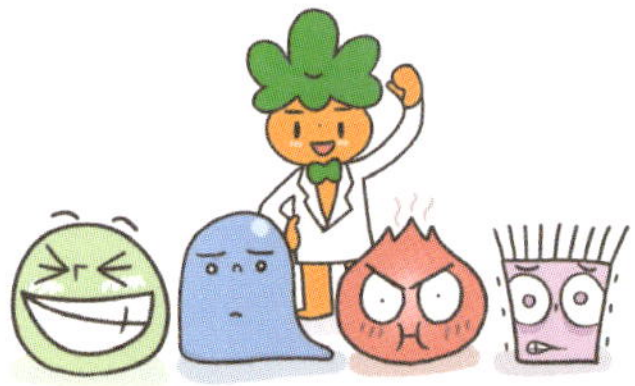

PART 17

성도착장애

Episode
01

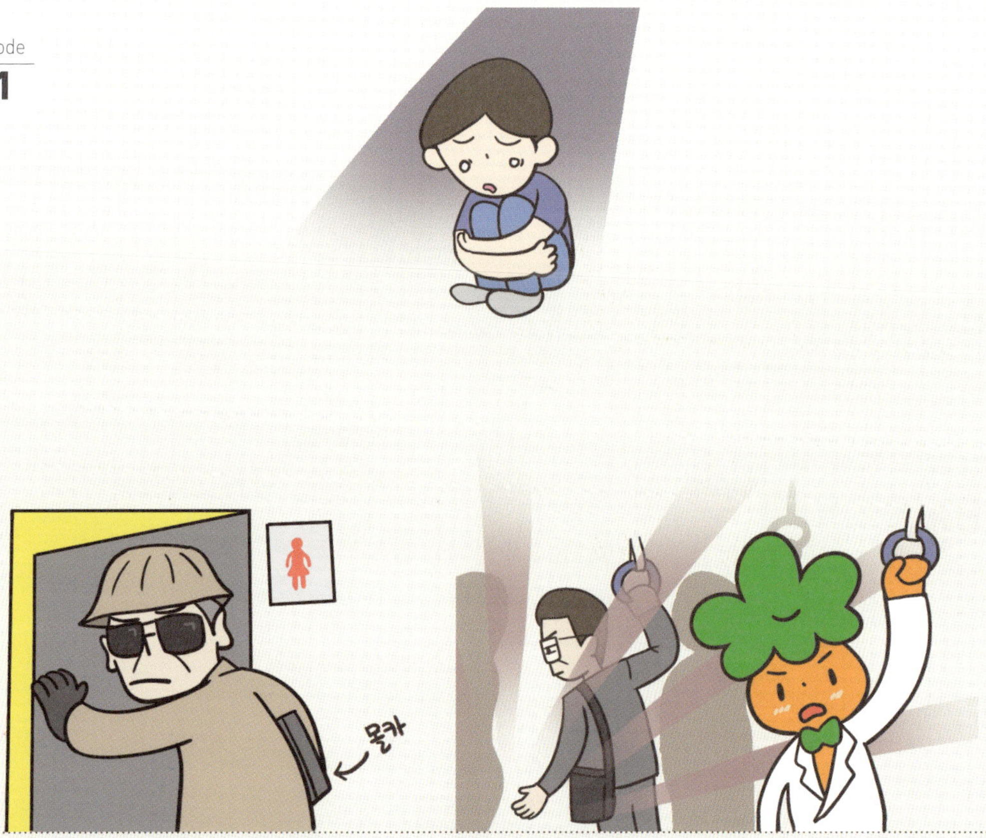

성도착장애

Episode **01**

성도착장애

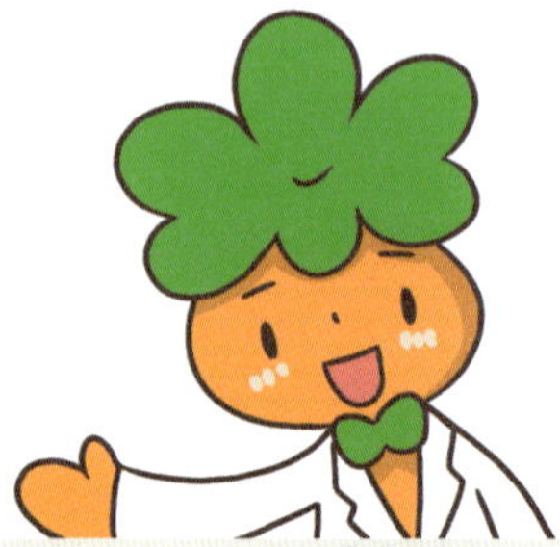
Dr.Dangam

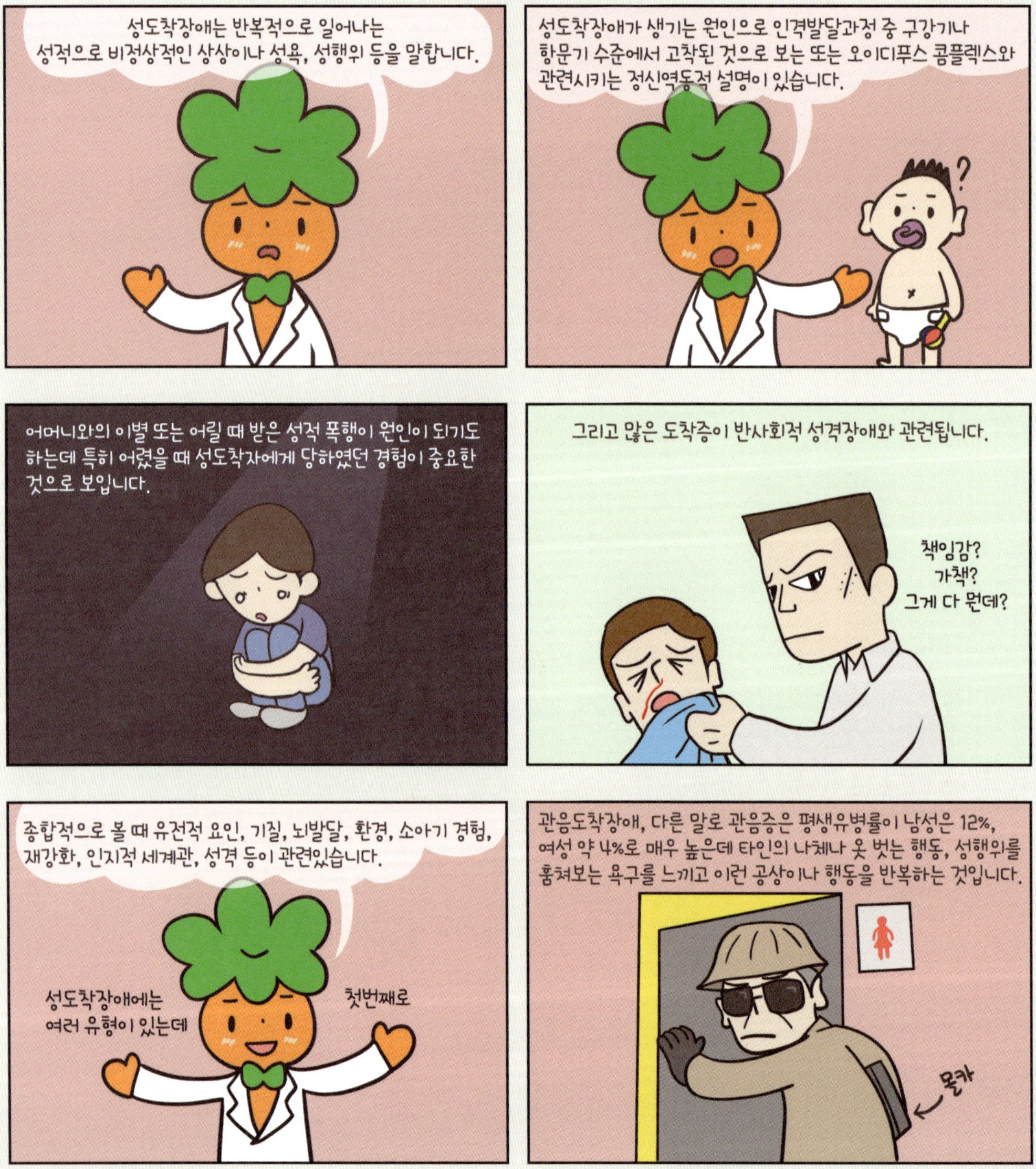
성도착장애는 반복적으로 일어나는 성적으로 비정상적인 상상이나 성욕, 성행위 등을 말합니다.
성도착장애가 생기는 원인으로 인격발달과정 중 구강기나 항문기 수준에서 고착된 것으로 보는 또는 오이디푸스 콤플렉스와 관련시키는 정신역동적 설명이 있습니다.
?
어머니와의 이별 또는 어릴 때 받은 성적 폭행이 원인이 되기도 하는데 특히 어렸을 때 성도착자에게 당하였던 경험이 중요한 것으로 보입니다.
그리고 많은 도착증이 반사회적 성격장애와 관련됩니다.
책임감? 가책? 그게 다 뭔데?
종합적으로 볼 때 유전적 요인, 기질, 뇌발달, 환경, 소아기 경험, 재강화, 인지적 세계관, 성격 등이 관련있습니다.
성도착장애에는 여러 유형이 있는데
첫번째로
관음도착장애, 다른 말로 관음증은 평생유병률이 남성은 12%, 여성 약 4%로 매우 높은데 타인의 나체나 옷 벗는 행동, 성행위를 훔쳐보는 욕구를 느끼고 이런 공상이나 행동을 반복하는 것입니다.
몰카

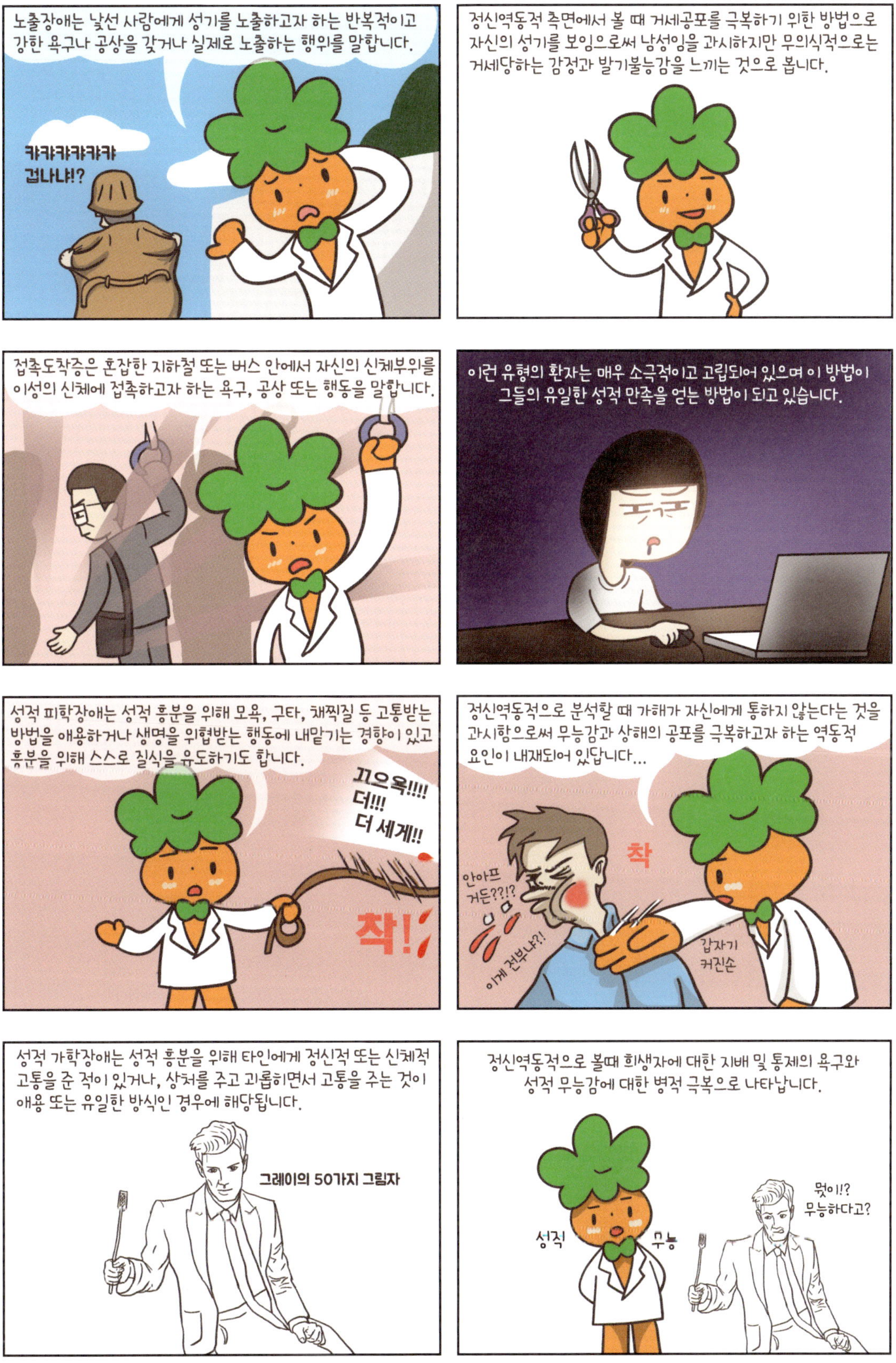
노출장애는 낯선 사람에게 성기를 노출하고자 하는 반복적이고 강한 욕구나 공상을 갖거나 실제로 노출하는 행위를 말합니다.
캬캬캬캬캬캬 겁나냐!?
정신역동적 측면에서 볼 때 거세공포를 극복하기 위한 방법으로 자신의 성기를 보임으로써 남성임을 과시하지만 무의식적으로는 거세당하는 감정과 발기불능감을 느끼는 것으로 봅니다.
접촉도착증은 혼잡한 지하철 또는 버스 안에서 자신의 신체부위를 이성의 신체에 접촉하고자 하는 욕구, 공상 또는 행동을 말합니다.
이런 유형의 환자는 매우 소극적이고 고립되어 있으며 이 방법이 그들의 유일한 성적 만족을 얻는 방법이 되고 있습니다.
성적 피학장애는 성적 흥분을 위해 모욕, 구타, 채찍질 등 고통받는 방법을 애용하거나 생명을 위협받는 행동에 내맡기는 경향이 있고 흥분을 위해 스스로 질식을 유도하기도 합니다.
끄으윽!!!! 더!!! 더 세게!!
착!
정신역동적으로 분석할 때 가해가 자신에게 통하지 않는다는 것을 과시함으로써 무능감과 상해의 공포를 극복하고자 하는 역동적 요인이 내재되어 있답니다...
착
안아프거든??!?
이게 전부냐?!
갑자기 커진손
성적 가학장애는 성적 흥분을 위해 타인에게 정신적 또는 신체적 고통을 준 적이 있거나, 상처를 주고 괴롭히면서 고통을 주는 것이 애용 또는 유일한 방식인 경우에 해당됩니다.
그레이의 50가지 그림자
정신역동적으로 볼때 희생자에 대한 지배 및 통제의 욕구와 성적 무능감에 대한 병적 극복으로 나타납니다.
성적
무능
뭣이!?
무능하다고?

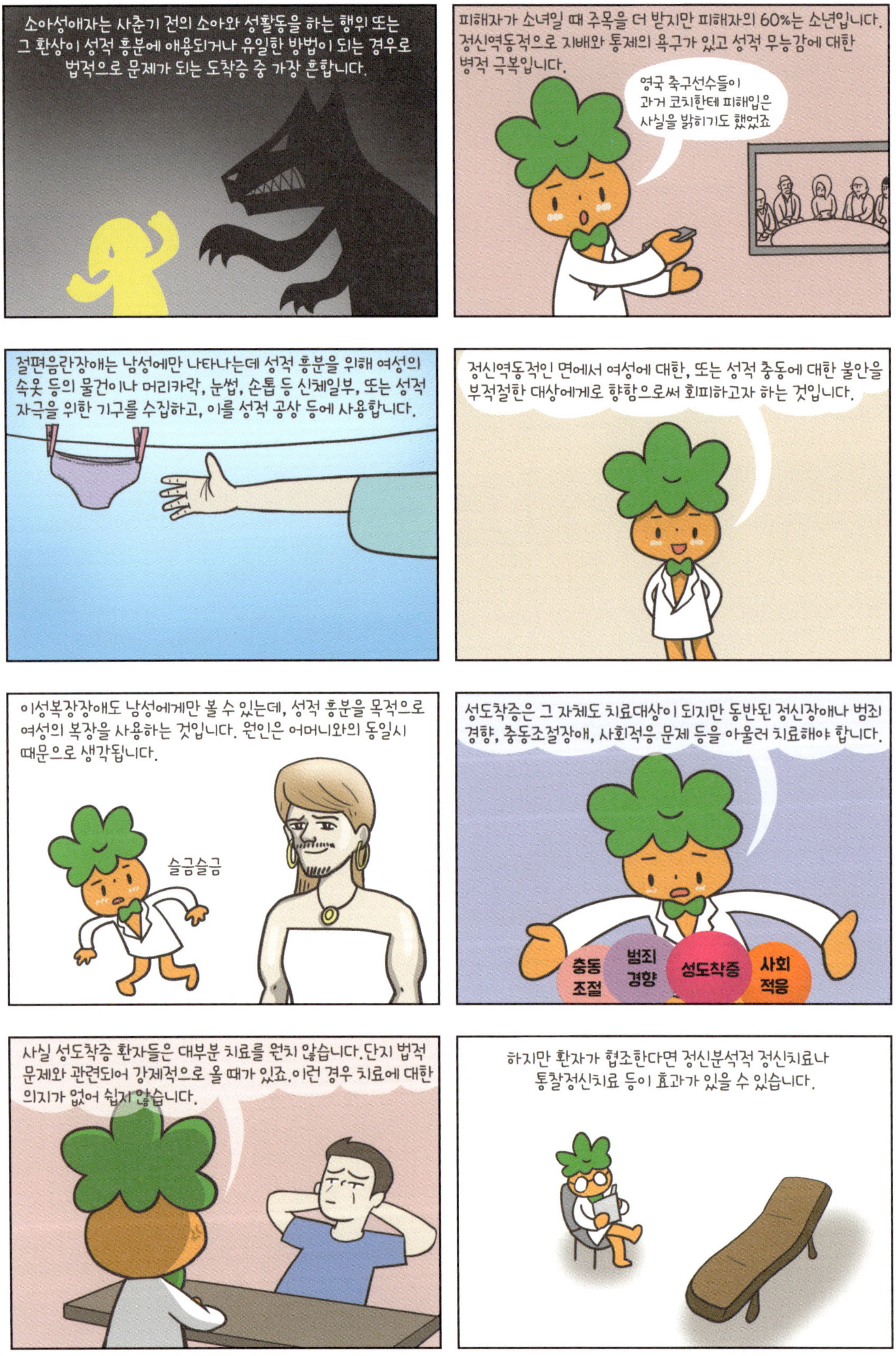
소아성애자는 사춘기 전의 소아와 성활동을 하는 행위 또는 그 환상이 성적 흥분에 애용되거나 유일한 방법이 되는 경우로 법적으로 문제가 되는 도착증 중 가장 흔합니다.
피해자가 소녀일 때 주목을 더 받지만 피해자의 60%는 소년입니다. 정신역동적으로 지배와 통제의 욕구가 있고 성적 무능감에 대한 병적 극복입니다.
영국 축구선수들이 과거 코치한테 피해입은 사실을 밝히기도 했었죠
절편음란장애는 남성에만 나타나는데 성적 흥분을 위해 여성의 속옷 등의 물건이나 머리카락, 눈썹, 손톱 등 신체일부, 또는 성적 자극을 위한 기구를 수집하고, 이를 성적 공상 등에 사용합니다.
정신역동적인 면에서 여성에 대한, 또는 성적 충동에 대한 불안을 부적절한 대상에게로 향함으로써 회피하고자 하는 것입니다.
이성복장장애도 남성에게만 볼 수 있는데, 성적 흥분을 목적으로 여성의 복장을 사용하는 것입니다. 원인은 어머니와의 동일시 때문으로 생각됩니다.
슬금슬금
성도착증은 그 자체도 치료대상이 되지만 동반된 정신장애나 범죄 경향, 충동조절장애, 사회적응 문제 등을 아울러 치료해야 합니다.
충동 조절
범죄 경향
성도착증
사회 적응
사실 성도착증 환자들은 대부분 치료를 원치 않습니다. 단지 법적 문제와 관련되어 강제적으로 올 때가 있죠. 이런 경우 치료에 대한 의지가 없어 쉽지 않습니다.
하지만 환자가 협조한다면 정신분석적 정신치료나 통찰정신치료 등이 효과가 있을 수 있습니다.

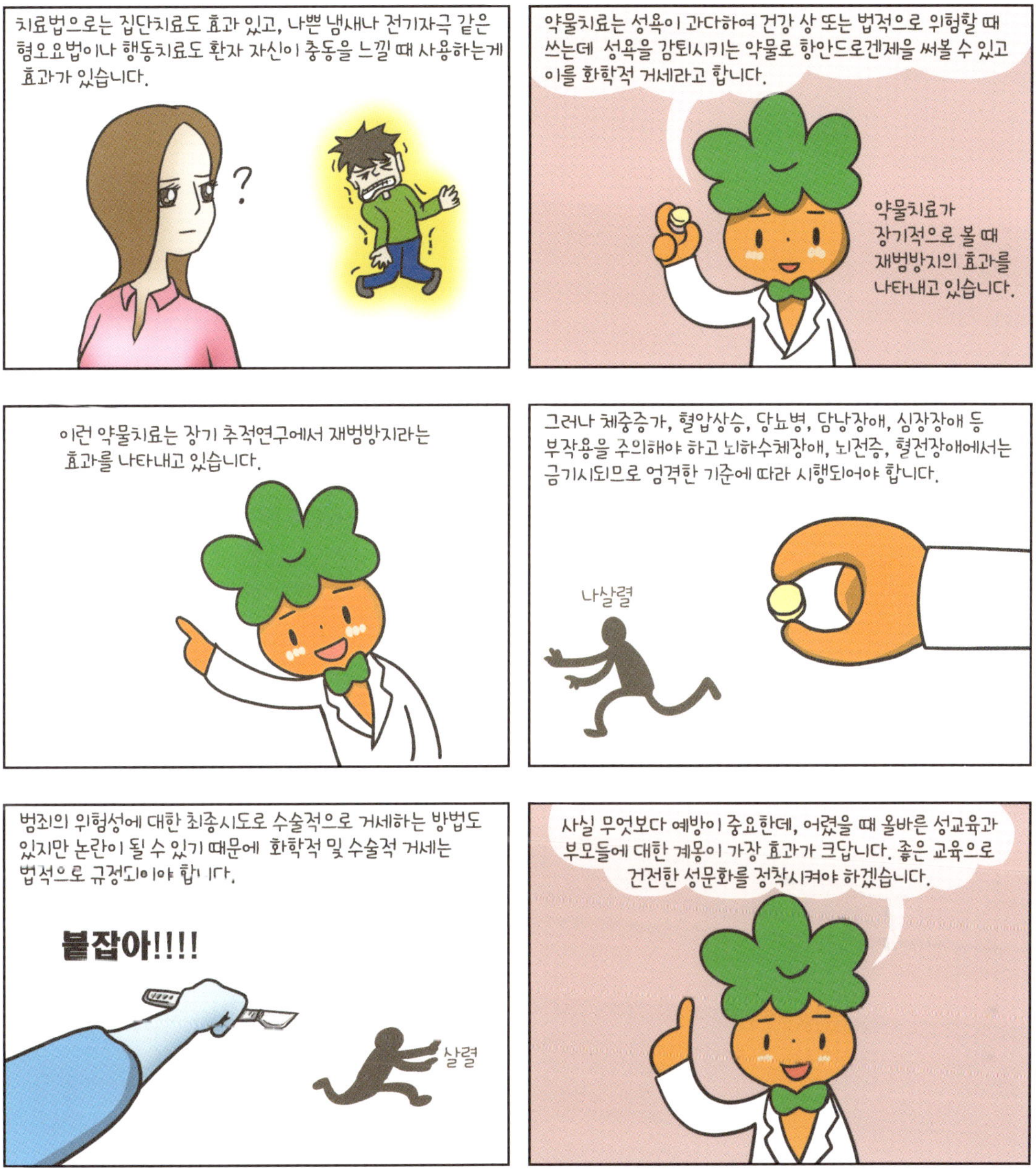
치료법으로는 집단치료도 효과 있고, 나쁜 냄새나 전기자극 같은 혐오요법이나 행동치료도 환자 자신이 충동을 느낄 때 사용하는게 효과가 있습니다.
?
약물치료는 성욕이 과다하여 건강 상 또는 법적으로 위험할 때 쓰는데 성욕을 감퇴시키는 약물로 항안드로겐제을 써볼 수 있고 이를 화학적 거세라고 합니다.
약물치료가 장기적으로 볼 때 재범방지의 효과를 나타내고 있습니다.
이런 약물치료는 장기 추적연구에서 재범방지라는 효과를 나타내고 있습니다.
그러나 체중증가, 혈압상승, 당뇨병, 담낭장애, 심장장애 등 부작용을 주의해야 하고 뇌하수체장애, 뇌전증, 혈전장애에서는 금기시되므로 엄격한 기준에 따라 시행되어야 합니다.
나살렬
범죄의 위험성에 대한 최종시도로 수술적으로 거세하는 방법도 있지만 논란이 될 수 있기 때문에 화학적 및 수술적 거세는 법석으로 규정되이야 합니다.
붙잡아!!!!
살렬
사실 무엇보다 예방이 중요한데, 어렸을 때 올바른 성교육과 부모들에 대한 계몽이 가장 효과가 크답니다. 좋은 교육으로 건전한 성문화를 정착시켜야 하겠습니다.

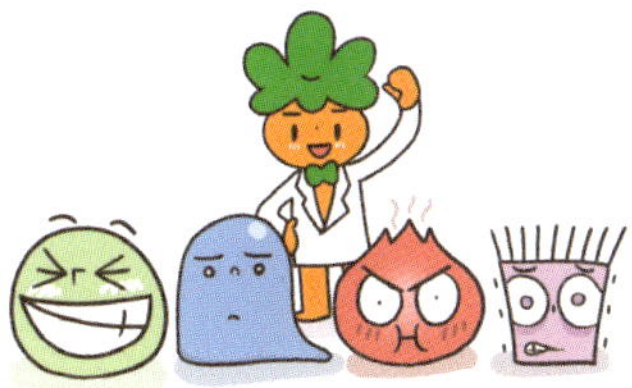

PART 18

한국의 문화관련 증후군

Episode
01

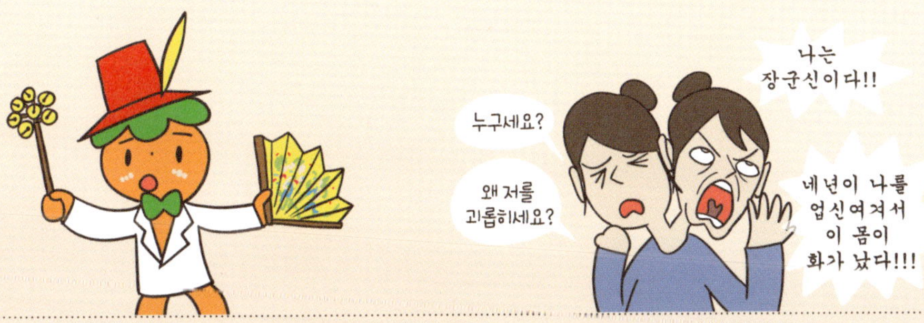
누구세요?
왜 저를
괴롭히세요?
나는
장군신이다!!
네년이 나를
업신여겨서
이 몸이
화가 났다!!!

신병

Episode
02

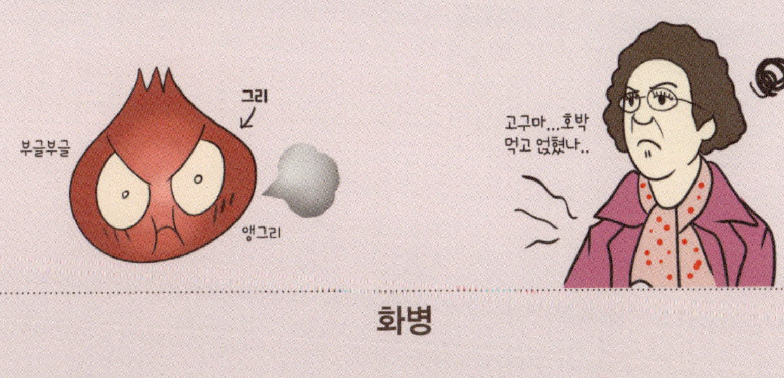

화병

Episode **01**

신병

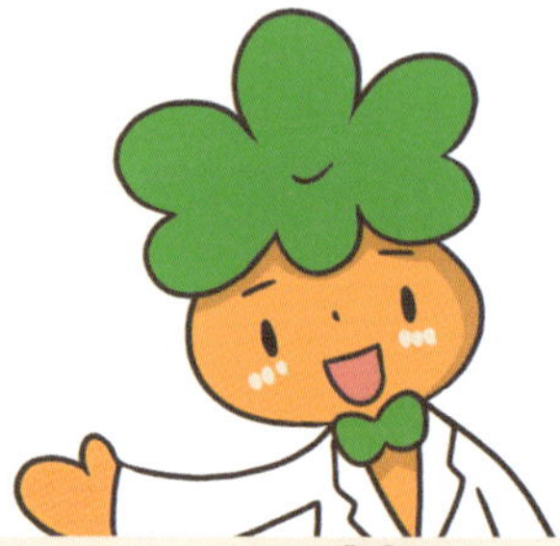

Dr.Dangam

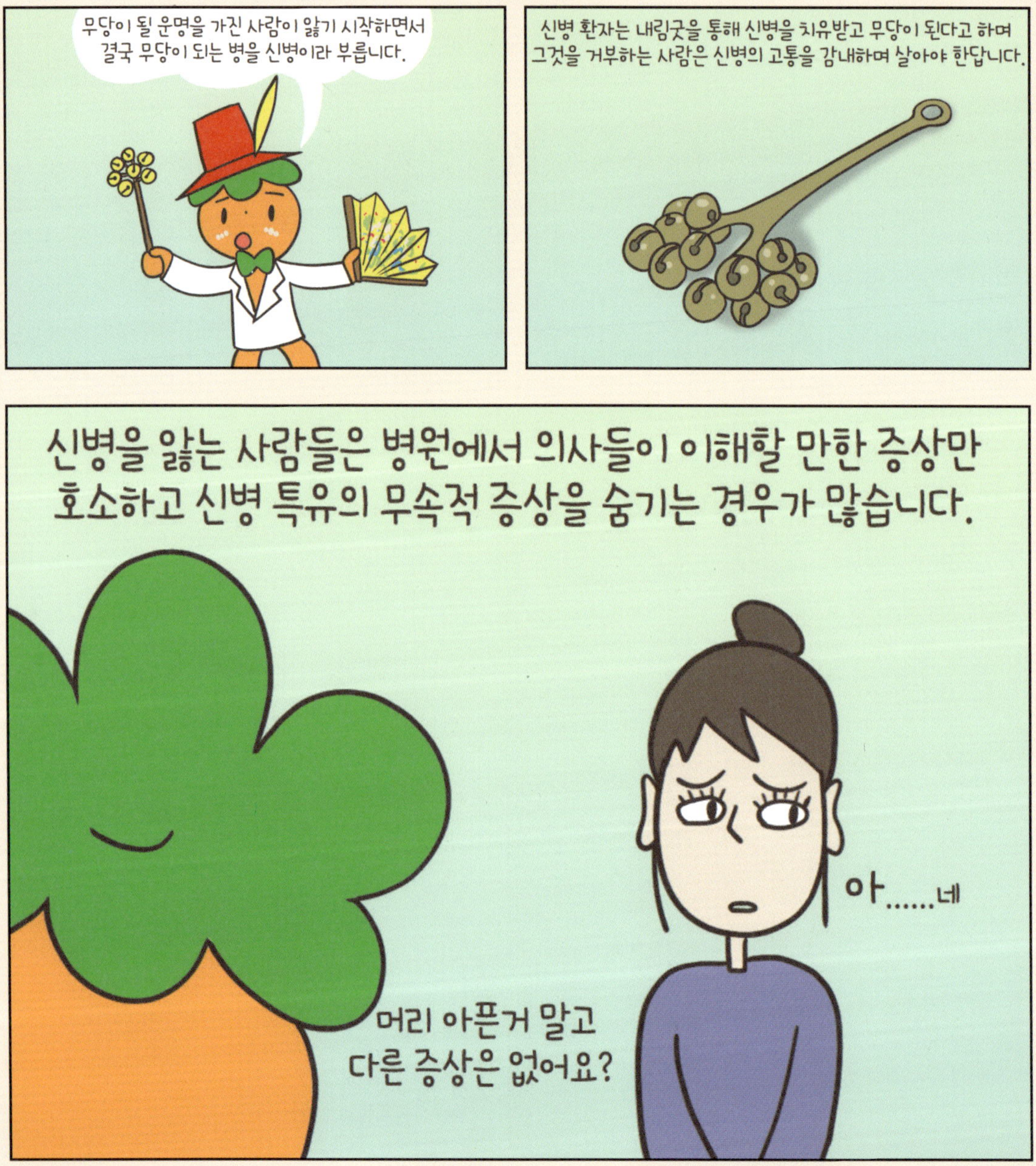

무당이 될 운명을 가진 사람이 앓기 시작하면서 결국 무당이 되는 병을 신병이라 부릅니다.
신병 환자는 내림굿을 통해 신병을 치유받고 무당이 된다고 하며 그것을 거부하는 사람은 신병의 고통을 감내하며 살아야 한답니다.
신병을 앓는 사람들은 병원에서 의사들이 이해할 만한 증상만 호소하고 신병 특유의 무속적 증상을 숨기는 경우가 많습니다.
머리 아픈거 말고 다른 증상은 없어요?
아......네

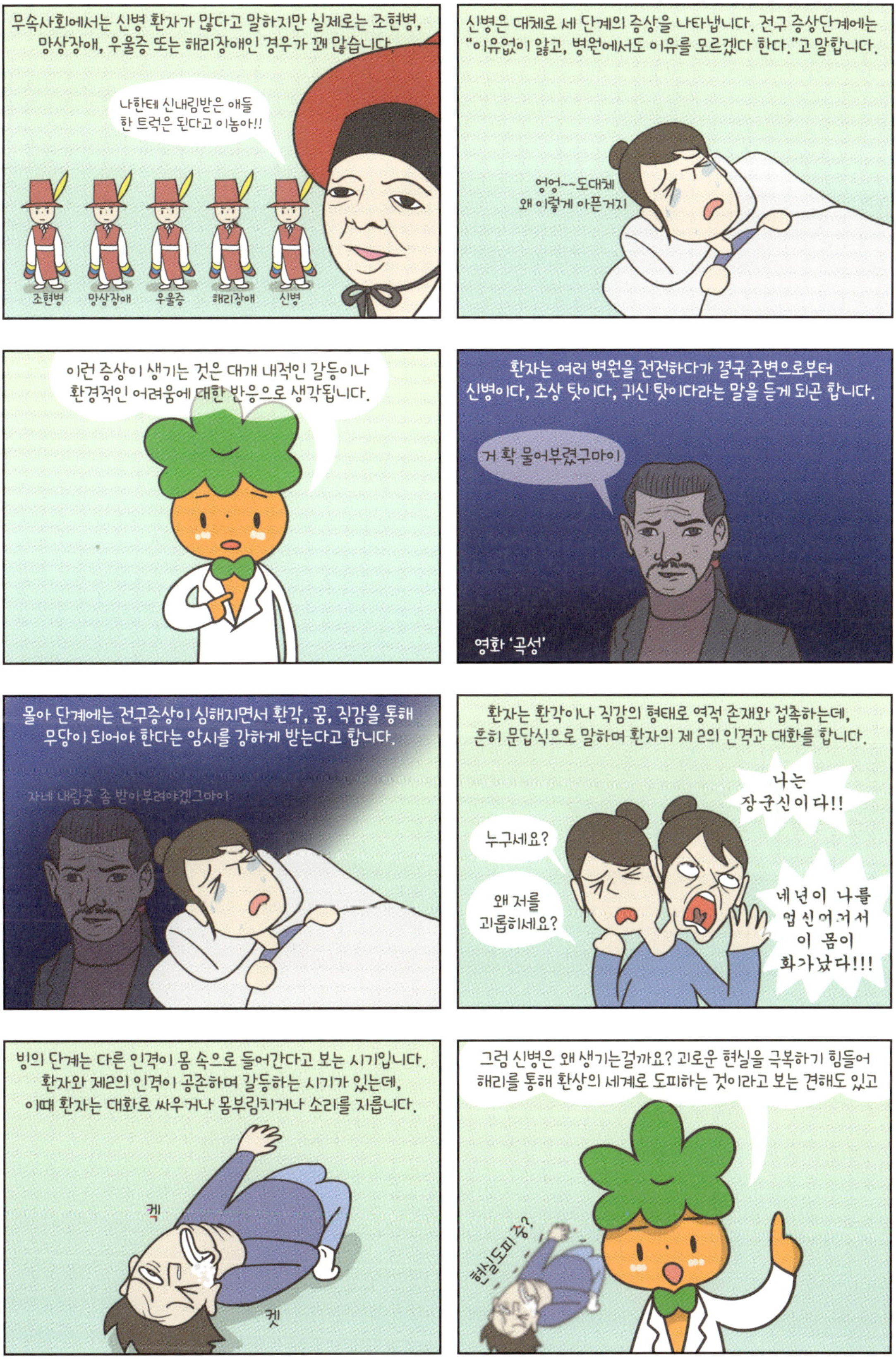
무속사회에서는 신병 환자가 많다고 말하지만 실제로는 조현병, 망상장애, 우울증 또는 해리장애인 경우가 꽤 많습니다.
나한테 신내림받은 애들 한 트럭은 된다고 이놈아!!
조현병
망상장애
우울증
해리장애
신병
신병은 대체로 세 단계의 증상을 나타냅니다. 전구 증상단계에는 "이유없이 앓고, 병원에서도 이유를 모르겠다 한다."고 말합니다.
엉엉~~도대체 왜 이렇게 아픈거지
이런 증상이 생기는 것은 대개 내적인 갈등이나 환경적인 어려움에 대한 반응으로 생각됩니다.
환자는 여러 병원을 전전하다가 결국 주변으로부터 신병이다, 조상 탓이다, 귀신 탓이다라는 말을 듣게 되곤 합니다.
거 확 물어부렸구마이
영화 '곡성'
몰아 단계에는 전구증상이 심해지면서 환각, 꿈, 직감을 통해 무당이 되어야 한다는 암시를 강하게 받는다고 합니다.
자네 내림굿 좀 받아부려야겠그마이
환자는 환각이나 직감의 형태로 영적 존재와 접촉하는데, 흔히 문답식으로 말하며 환자의 제 2의 인격과 대화를 합니다.
누구세요?
나는 장군신이다!!
왜 저를 괴롭히세요?
네 년이 나를 업신여겨서 이 몸이 화가났다!!!
빙의 단계는 다른 인격이 몸 속으로 들어간다고 보는 시기입니다. 환자와 제2의 인격이 공존하며 갈등하는 시기가 있는데, 이때 환자는 대화로 싸우거나 몸부림치거나 소리를 지릅니다.
켁
켓
그럼 신병은 왜 생기는걸까요? 괴로운 현실을 극복하기 힘들어 해리를 통해 환상의 세계로 도피하는 것이라고 보는 견해도 있고
현실도피 중?

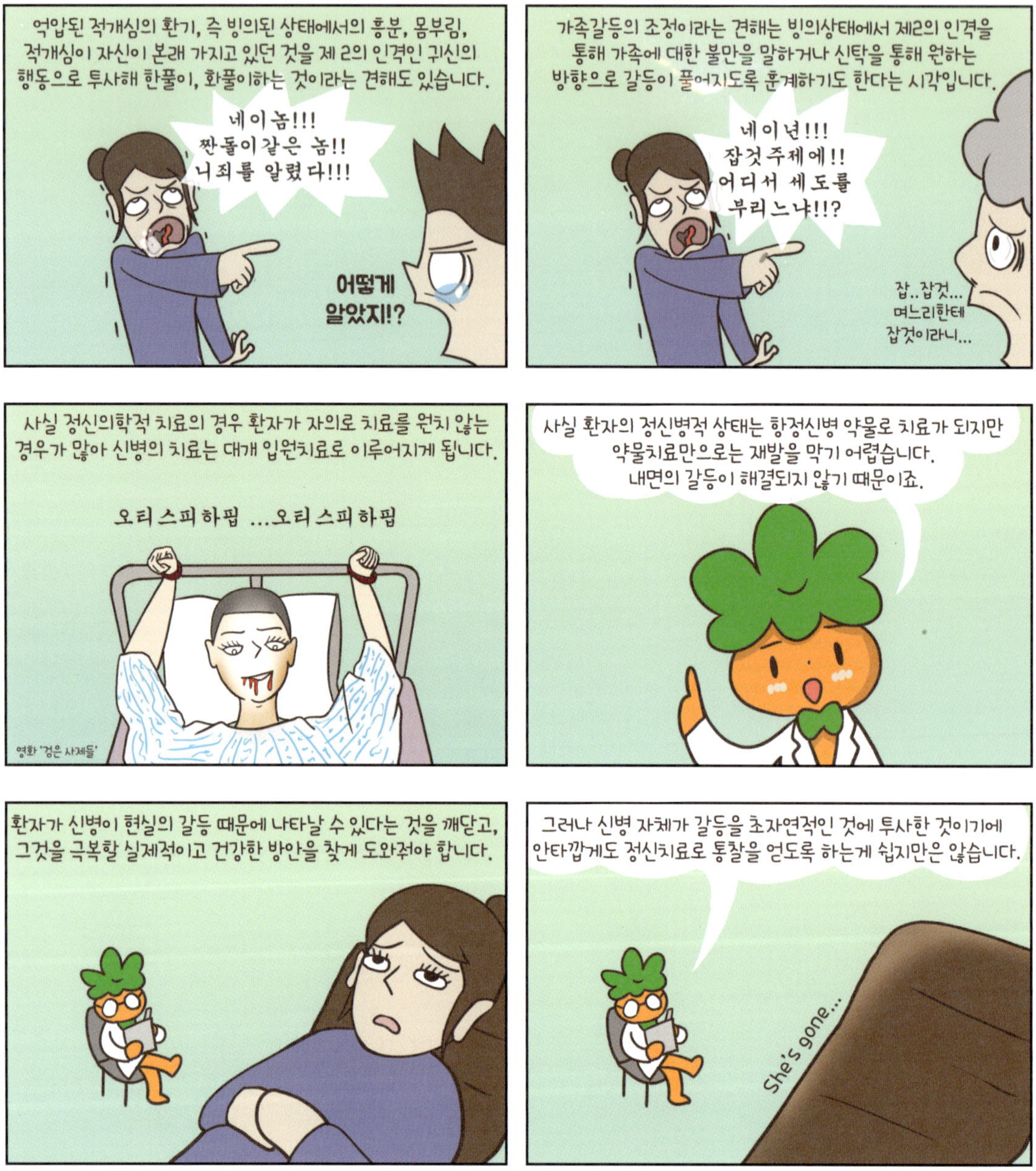
억압된 적개심의 환기, 즉 빙의된 상태에서의 흥분, 몸부림, 적개심이 자신이 본래 가지고 있던 것을 제 2의 인격인 귀신의 행동으로 투사해 한풀이, 화풀이하는 것이라는 견해도 있습니다.
네이놈!!! 짠돌이같은 놈!! 니죄를 알렸다!!!
어떻게 알았지!?
가족갈등의 조정이라는 견해는 빙의상태에서 제2의 인격을 통해 가족에 대한 불만을 말하거나 신탁을 통해 원하는 방향으로 갈등이 풀어지도록 훈계하기도 한다는 시각입니다.
네이년!!! 잡것주제에!! 어디서 세도를 부리느냐!!?
잡.. 잡것... 며느리한테 잡것이라니...
사실 정신의학적 치료의 경우 환자가 자의로 치료를 원치 않는 경우가 많아 신병의 치료는 대개 입원치료로 이루어지게 됩니다.
오티스피하핍 ...오티스피하핍
영화 '검은 사제들'
사실 환자의 정신병적 상태는 항정신병 약물로 치료가 되지만 약물치료만으로는 재발을 막기 어렵습니다. 내면의 갈등이 해결되지 않기 때문이죠.
환자가 신병이 현실의 갈등 때문에 나타날 수 있다는 것을 깨닫고, 그것을 극복할 실제적이고 건강한 방안을 찾게 도와줘야 합니다.
그러나 신병 자체가 갈등을 초자연적인 것에 투사한 것이기에 안타깝게도 정신치료로 통찰을 얻도록 하는게 쉽지만은 않습니다.
She's gone...

Episode **02**

화병

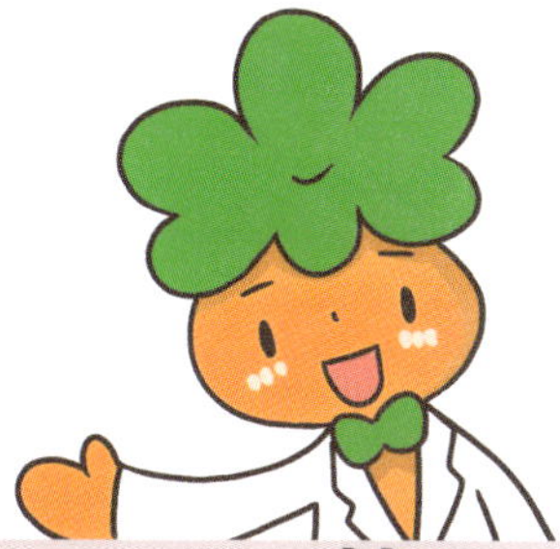

Dr.Dangam

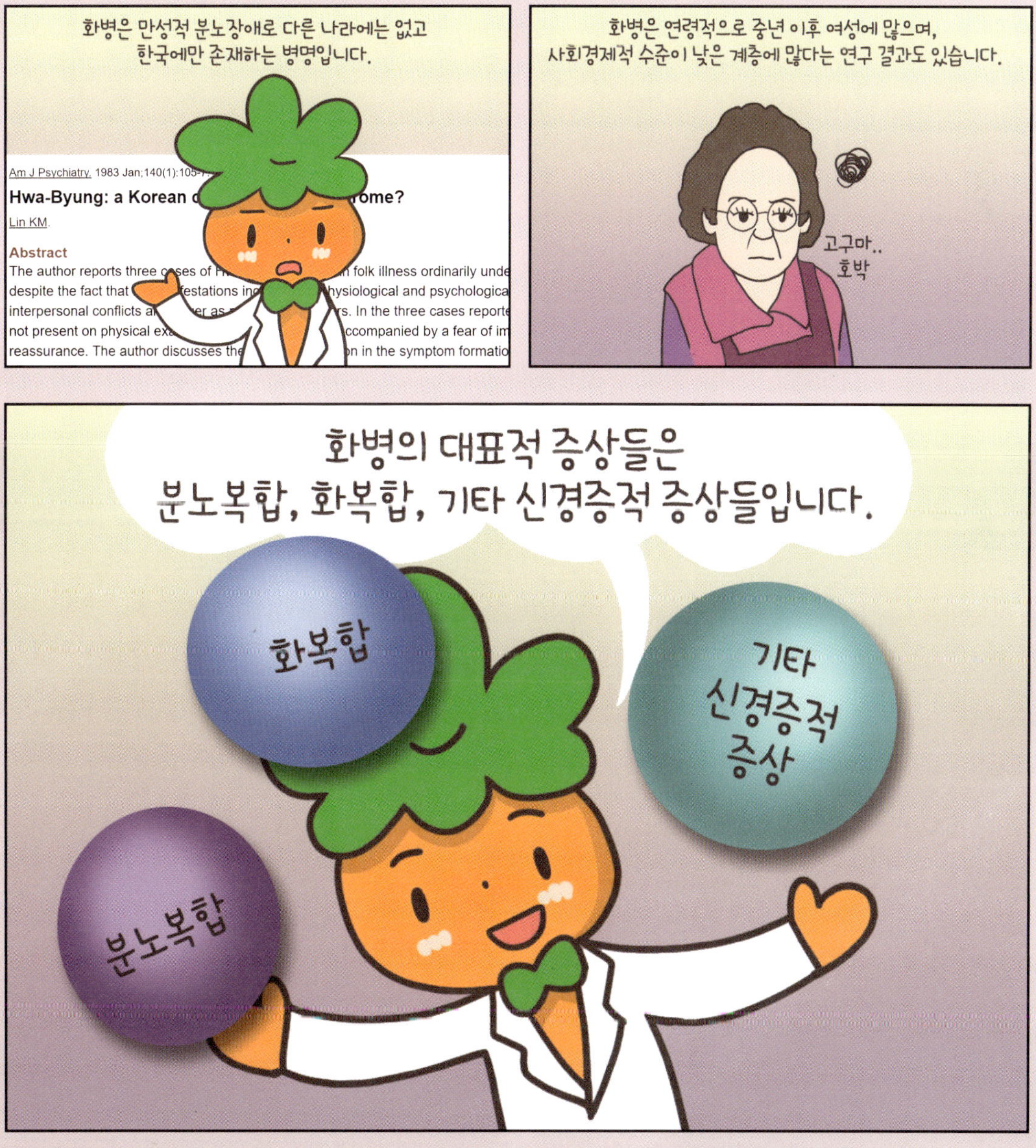
화병은 만성적 분노장애로 다른 나라에는 없고
한국에만 존재하는 병명입니다.
Abstract
화병은 연령적으로 중년 이후 여성에 많으며,
사회경제적 수준이 낮은 계층에 많다는 연구 결과도 있습니다.
고구마..
호박
화병의 대표적 증상들은
분노복합, 화복합, 기타 신경증적 증상들입니다.
화복합
기타
신경증적
증상
분노복합

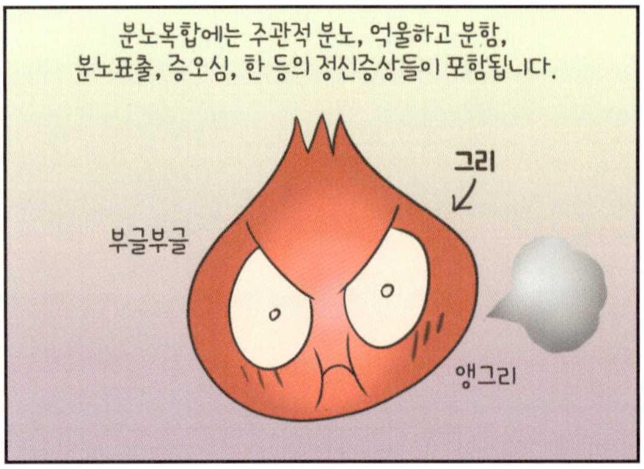
분노복합에는 주관적 분노, 억울하고 분함,
분노표출, 증오심, 한 등의 정신증상들이 포함됩니다.
그리
부글부글
앵그리

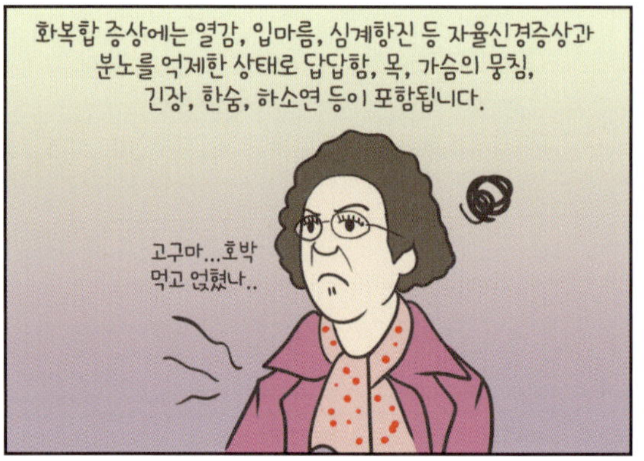
화복합 증상에는 열감, 입마름, 심계항진 등 자율신경증상과
분노를 억제한 상태로 답답함, 목, 가슴의 뭉침,
긴장, 한숨, 하소연 등이 포함됩니다.
고구마...호박
먹고 얹혔나..

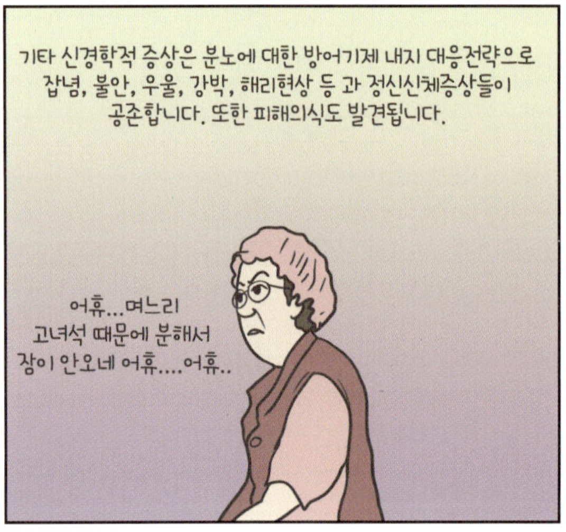
기타 신경학적 증상은 분노에 대한 방어기제 내지 대응전략으로
잡념, 불안, 우울, 강박, 해리현상 등 과 정신신체증상들이
공존합니다. 또한 피해의식도 발견됩니다.
어휴...며느리
고녀석 때문에 분해서
잠이 안오네 어휴....어휴..

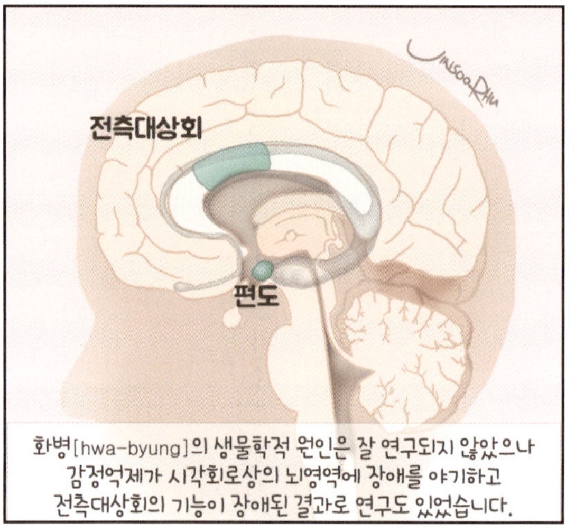
전측대상회
편도
화병[hwa-byung]의 생물학적 원인은 잘 연구되지 않았으나
감정억제가 시각회로상의 뇌영역에 장애를 야기하고
전측대상회의 기능이 장애된 결과로 연구도 있었습니다.

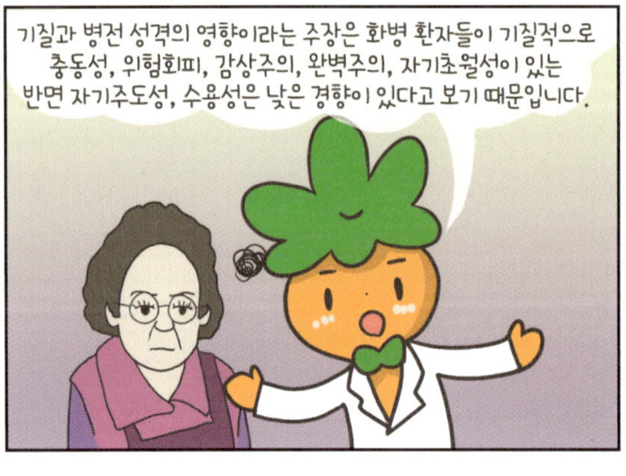
기질과 병전 성격의 영향이라는 주장은 화병 환자들이 기질적으로
충동성, 위험회피, 감상주의, 완벽주의, 자기초월성이 있는
반면 자기주도성, 수용성은 낮은 경향이 있다고 보기 때문입니다.

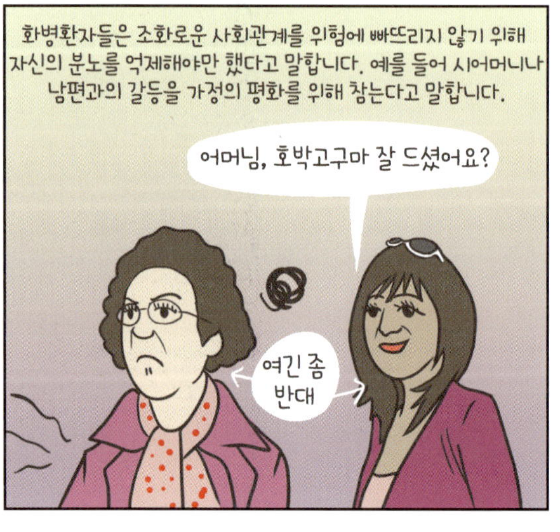
화병환자들은 조화로운 사회관계를 위험에 빠뜨리지 않기 위해
자신의 분노를 억제해야만 했다고 말합니다. 예를 들어 시어머니나
남편과의 갈등을 가정의 평화를 위해 참는다고 말합니다.
어머님, 호박고구마 잘 드셨어요?
여긴 좀
반대

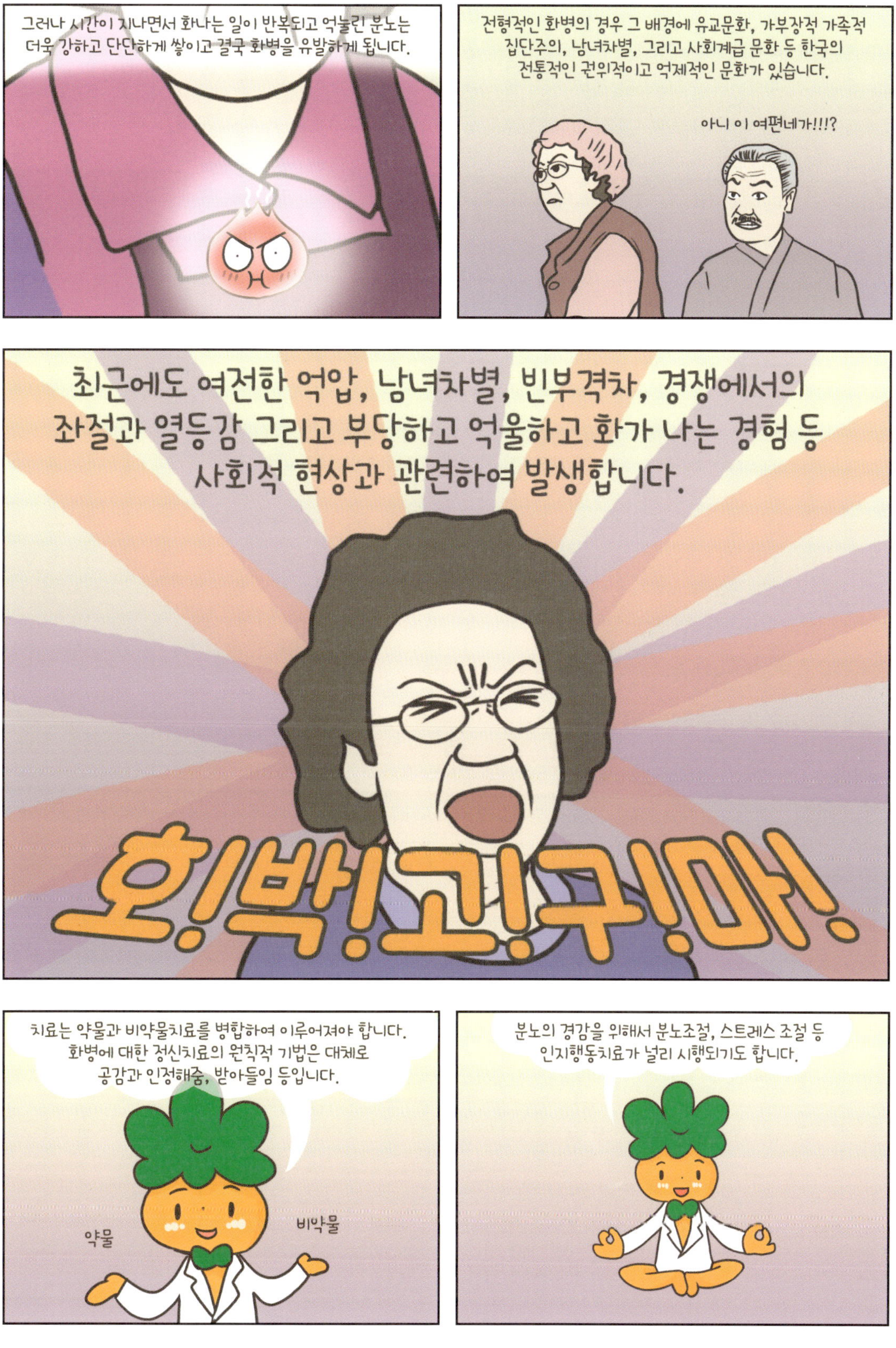
그러나 시간이 지나면서 화나는 일이 반복되고 억눌린 분노는 더욱 강하고 단단하게 쌓이고 결국 화병을 유발하게 됩니다.
전형적인 화병의 경우 그 배경에 유교문화, 가부장적 가족적 집단주의, 남녀차별, 그리고 사회계급 문화 등 한국의 전통적인 권위적이고 억제적인 문화가 있습니다.
아니 이 여편네가!!!?
최근에도 여전한 억압, 남녀차별, 빈부격차, 경쟁에서의 좌절과 열등감 그리고 부당하고 억울하고 화가 나는 경험 등 사회적 현상과 관련하여 발생합니다.
호!박!고!구!마!
치료는 약물과 비약물치료를 병합하여 이루어져야 합니다. 화병에 대한 정신치료의 원칙적 기법은 대체로 공감과 인정해줌, 받아들임 등입니다.
약물
비약물
분노의 경감을 위해서 분노조절, 스트레스 조절 등 인지행동치료가 널리 시행되기도 합니다.

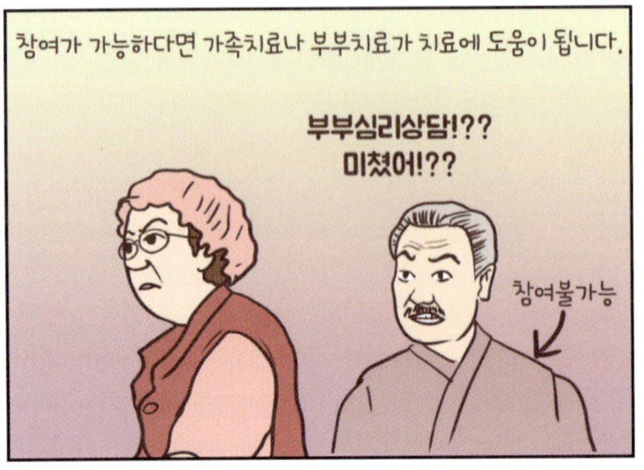
참여가 가능하다면 가족치료나 부부치료가 치료에 도움이 됩니다.
부부심리상담!??
미쳤어!??
참여불가능

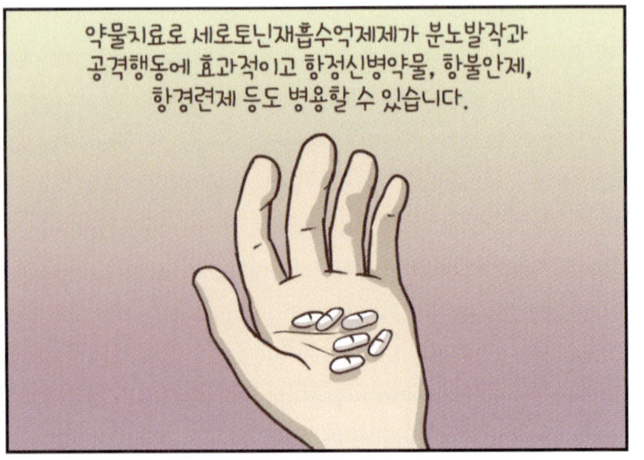
약물치료로 세로토닌재흡수억제제가 분노발작과 공격행동에 효과적이고 항정신병약물, 항불안제, 항경련제 등도 병용할 수 있습니다.

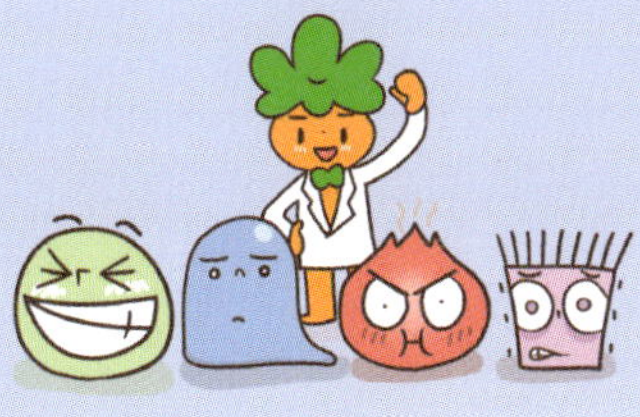

부록 01

마음에 대한 기초이론

Episode 01

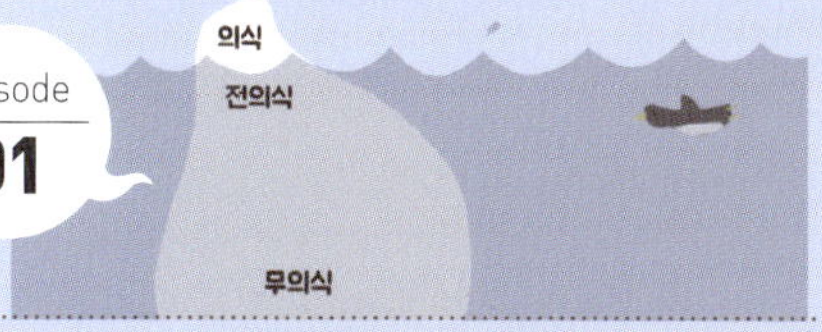

마음의 구조

Episode 02

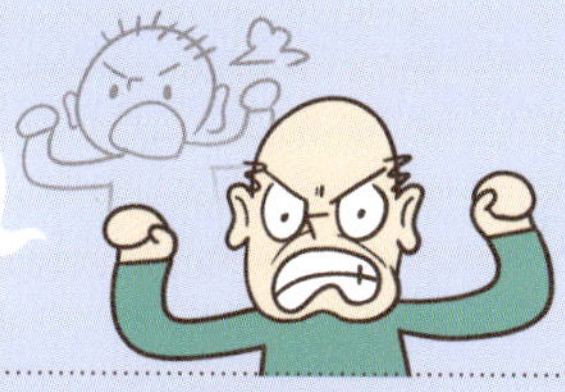

발달이론

Episode 03

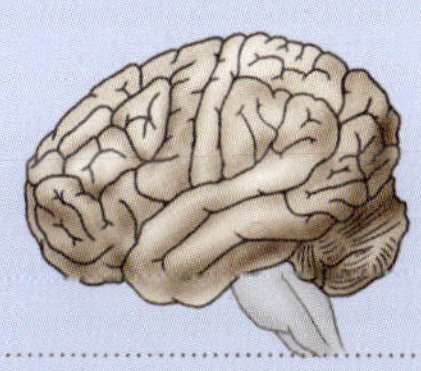

뇌의 구조와 기능

Episode 04

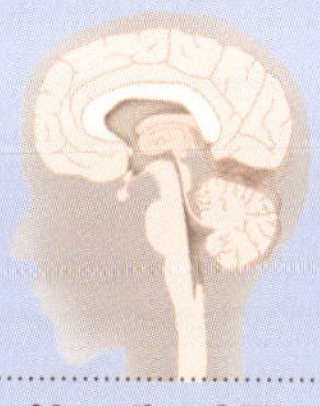

뇌의 기능에 따른 체계

Episode 05

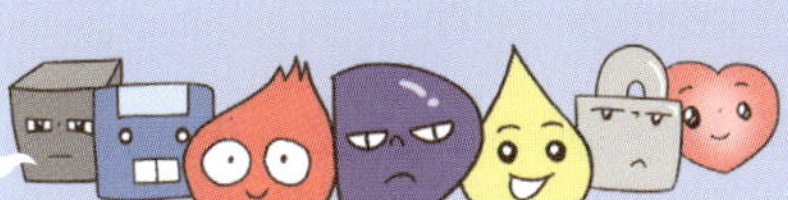

신경전달물질

Episode 06

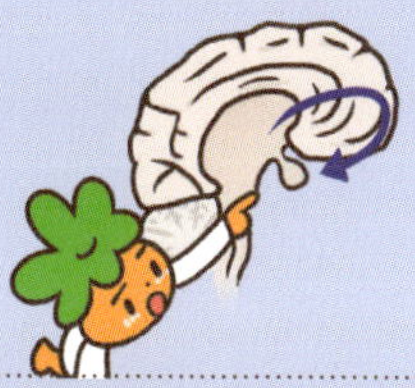

정신신경내분비학

Episode 07

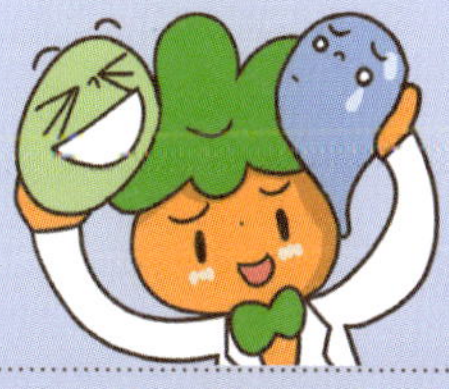

스트레스와 면역체계

Episode 08

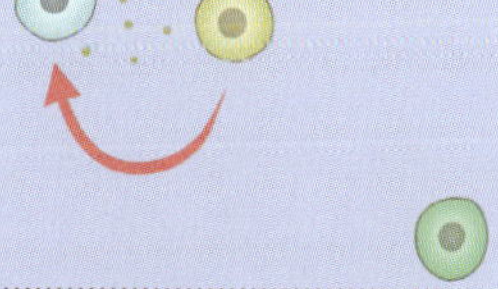

추가적인 내용들

Episode **01**

마음의 구조

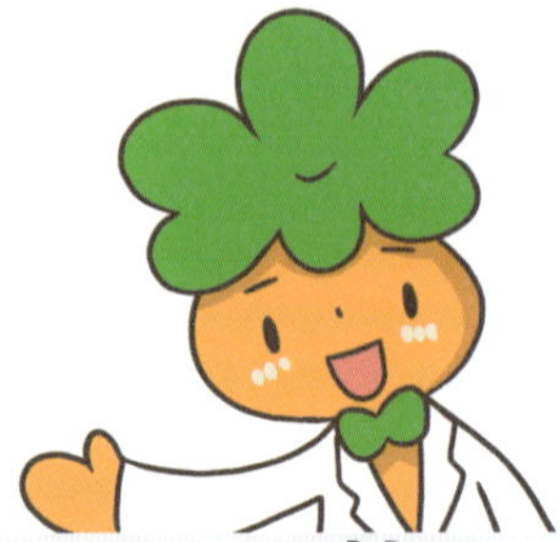

Dr.Dangam

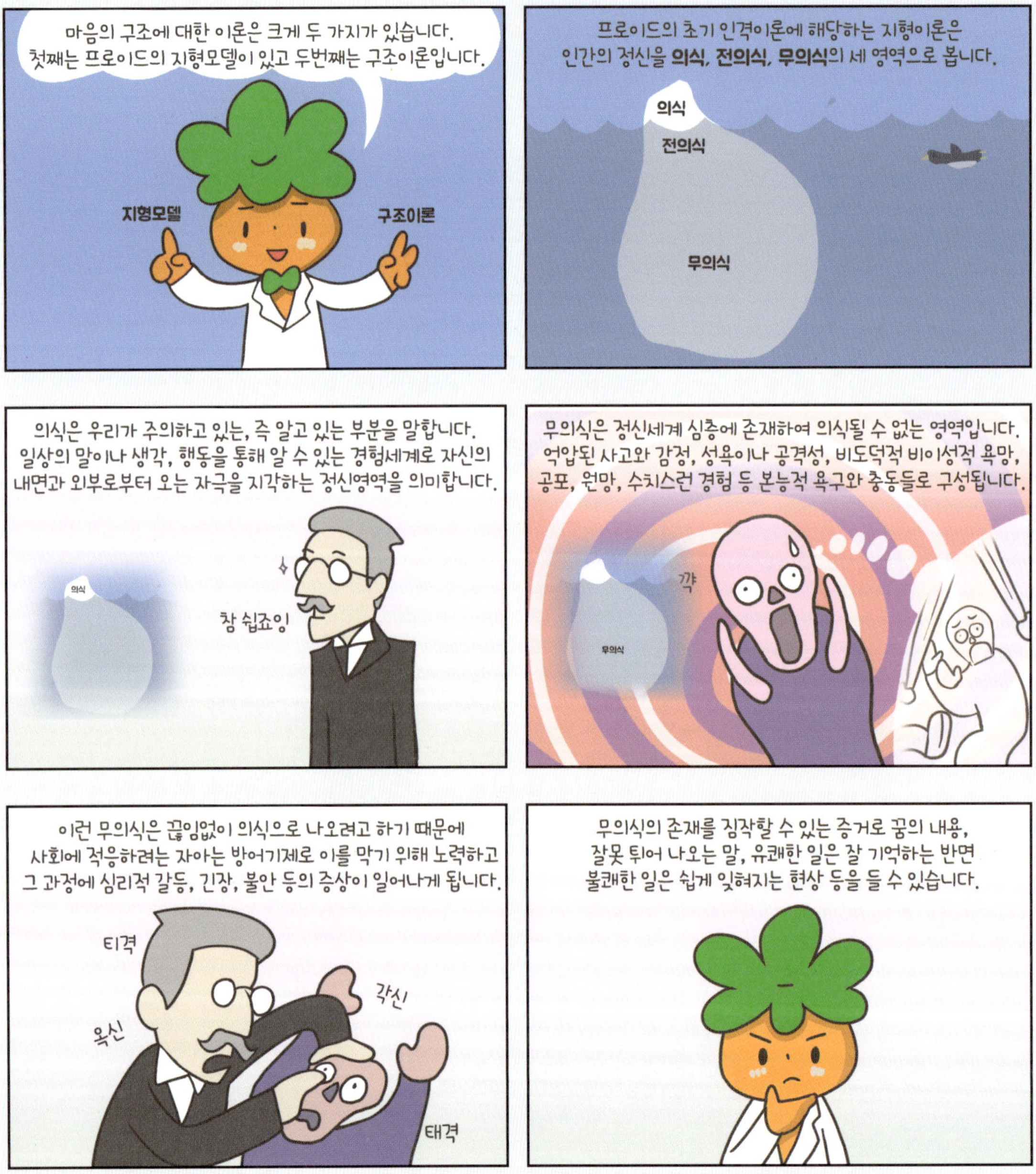
마음의 구조에 대한 이론은 크게 두 가지가 있습니다. 첫째는 프로이드의 지형모델이 있고 두번째는 구조이론입니다.
지형모델
구조이론
프로이드의 초기 인격이론에 해당하는 지형이론은 인간의 정신을 **의식, 전의식, 무의식**의 세 영역으로 봅니다.
의식
전의식
무의식
의식은 우리가 주의하고 있는, 즉 알고 있는 부분을 말합니다. 일상의 말이나 생각, 행동을 통해 알 수 있는 경험세계로 자신의 내면과 외부로부터 오는 자극을 지각하는 정신영역을 의미합니다.
의식
참 쉽죠잉
무의식은 정신세계 심층에 존재하여 의식될 수 없는 영역입니다. 억압된 사고와 감정, 성욕이나 공격성, 비도덕적 비이성적 욕망, 공포, 원망, 수치스런 경험 등 본능적 욕구와 충동들로 구성됩니다.
꺄
무의식
이런 무의식은 끊임없이 의식으로 나오려고 하기 때문에 사회에 적응하려는 자아는 방어기제로 이를 막기 위해 노력하고 그 과정에 심리적 갈등, 긴장, 불안 등의 증상이 일어나게 됩니다.
티격
각신
옥신
태격
무의식의 존재를 짐작할 수 있는 증거로 꿈의 내용, 잘못 튀어 나오는 말, 유쾌한 일은 잘 기억하는 반면 불쾌한 일은 쉽게 잊혀지는 현상 등을 들 수 있습니다.

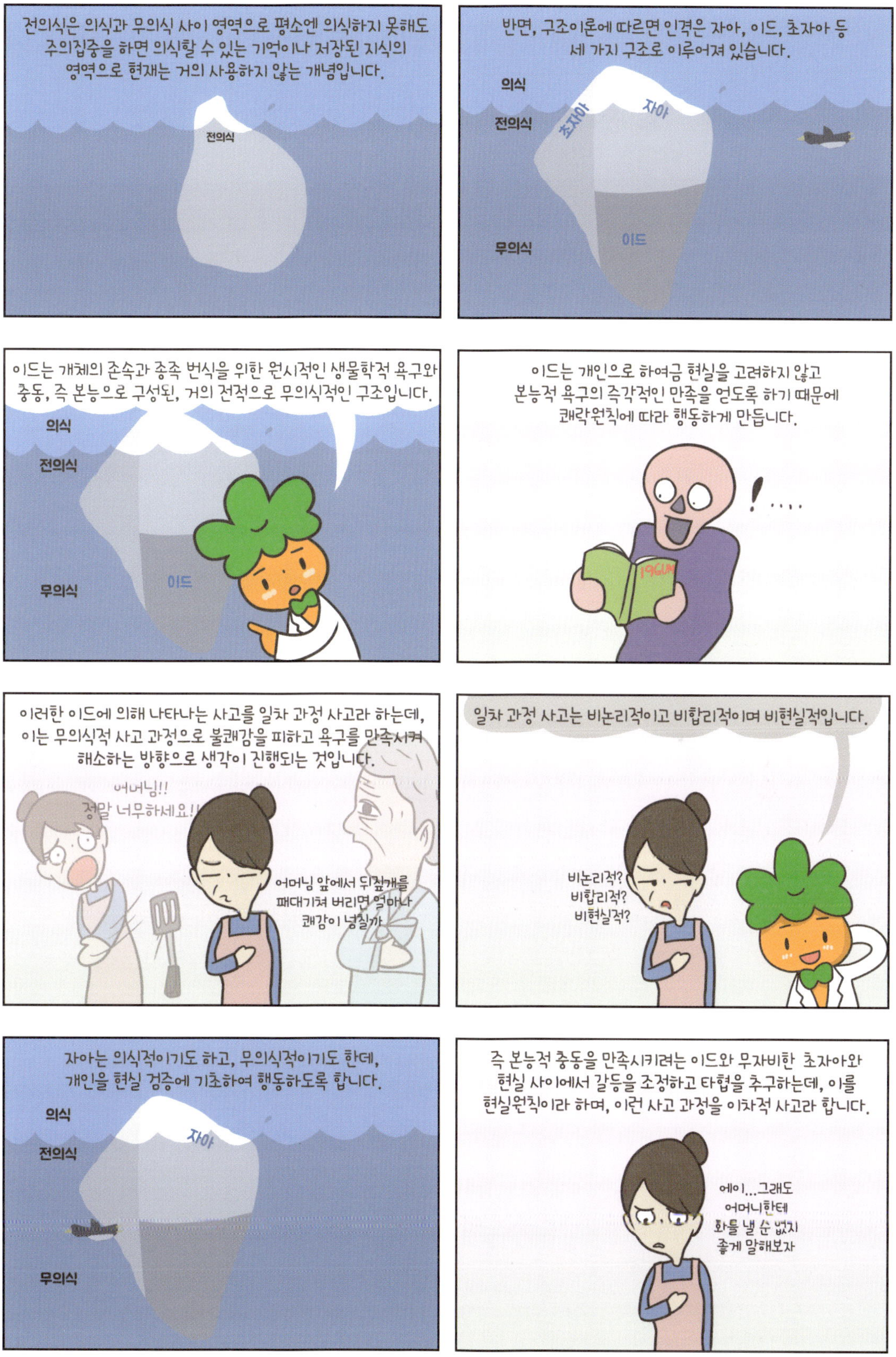
전의식은 의식과 무의식 사이 영역으로 평소엔 의식하지 못해도
주의집중을 하면 의식할 수 있는 기억이나 저장된 지식의
영역으로 현재는 거의 사용하지 않는 개념입니다.
전의식
반면, 구조이론에 따르면 인격은 자아, 이드, 초자아 등
세 가지 구조로 이루어져 있습니다.
의식
전의식
무의식
초자아
자아
이드
이드는 개체의 존속과 종족 번식을 위한 원시적인 생물학적 욕구와
충동, 즉 본능으로 구성된, 거의 전적으로 무의식적인 구조입니다.
의식
전의식
무의식
이드
이드는 개인으로 하여금 현실을 고려하지 않고
본능적 욕구의 즉각적인 만족을 얻도록 하기 때문에
쾌락원칙에 따라 행동하게 만듭니다.
!....
이러한 이드에 의해 나타나는 사고를 일차 과정 사고라 하는데,
이는 무의식적 사고 과정으로 불쾌감을 피하고 욕구를 만족시켜
해소하는 방향으로 생각이 진행되는 것입니다.
어머님!!
정말 너무하세요!!
어머님 앞에서 뒤집개를
패대기쳐 버리면 얼마나
쾌감이 넘칠까
일차 과정 사고는 비논리적이고 비합리적이며 비현실적입니다.
비논리적?
비합리적?
비현실적?
자아는 의식적이기도 하고, 무의식적이기도 한데,
개인을 현실 검증에 기초하여 행동하도록 합니다.
의식
자아
전의식
무의식
즉 본능적 충동을 만족시키려는 이드와 무자비한 초자아와
현실 사이에서 갈등을 조정하고 타협을 추구하는데, 이를
현실원칙이라 하며, 이런 사고 과정을 이차적 사고라 합니다.
에이...그래도
어머니한테
화를 낼 순 없지
좋게 말해보자

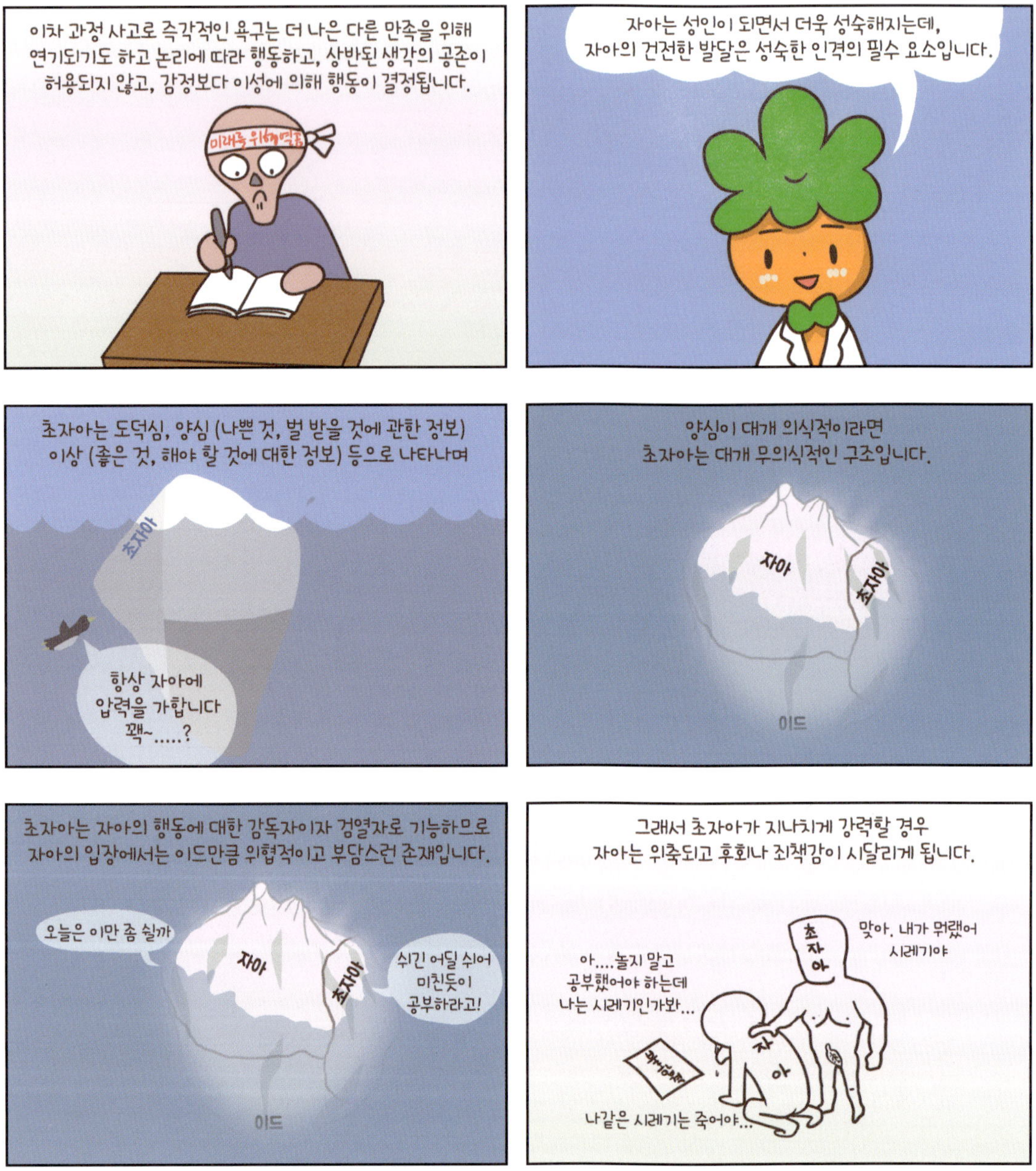
이차 과정 사고로 즉각적인 욕구는 더 나은 다른 만족을 위해
연기되기도 하고 논리에 따라 행동하고, 상반된 생각의 공존이
허용되지 않고, 감정보다 이성에 의해 행동이 결정됩니다.
자아는 성인이 되면서 더욱 성숙해지는데,
자아의 건전한 발달은 성숙한 인격의 필수 요소입니다.
초자아는 도덕심, 양심 (나쁜 것, 벌 받을 것에 관한 정보)
이상 (좋은 것, 해야 할 것에 대한 정보) 등으로 나타나며
초자아
항상 자아에
압력을 가합니다
꽥~.....?
양심이 대개 의식적이라면
초자아는 대개 무의식적인 구조입니다.
자아
초자아
이드
초자아는 자아의 행동에 대한 감독자이자 검열자로 기능하므로
자아의 입장에서는 이드만큼 위협적이고 부담스런 존재입니다.
오늘은 이만 좀 쉴까
자아
초자아
쉬긴 어딜 쉬어
미친듯이
공부하라고!
이드
그래서 초자아가 지나치게 강력할 경우
자아는 위축되고 후회나 죄책감이 시달리게 됩니다.
초자아
맞아. 내가 뭐랬어
시레기야
아....놀지 말고
공부했어야 하는데
나는 시레기인가봐...
자
아
나같은 시레기는 죽어야...

Episode **02**

발달이론

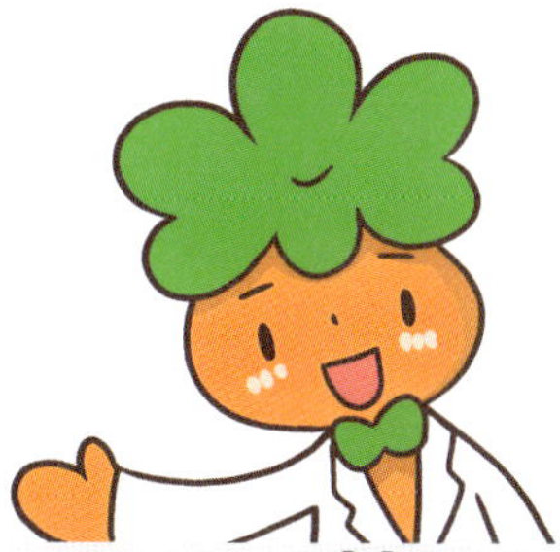

Dr.Dangam

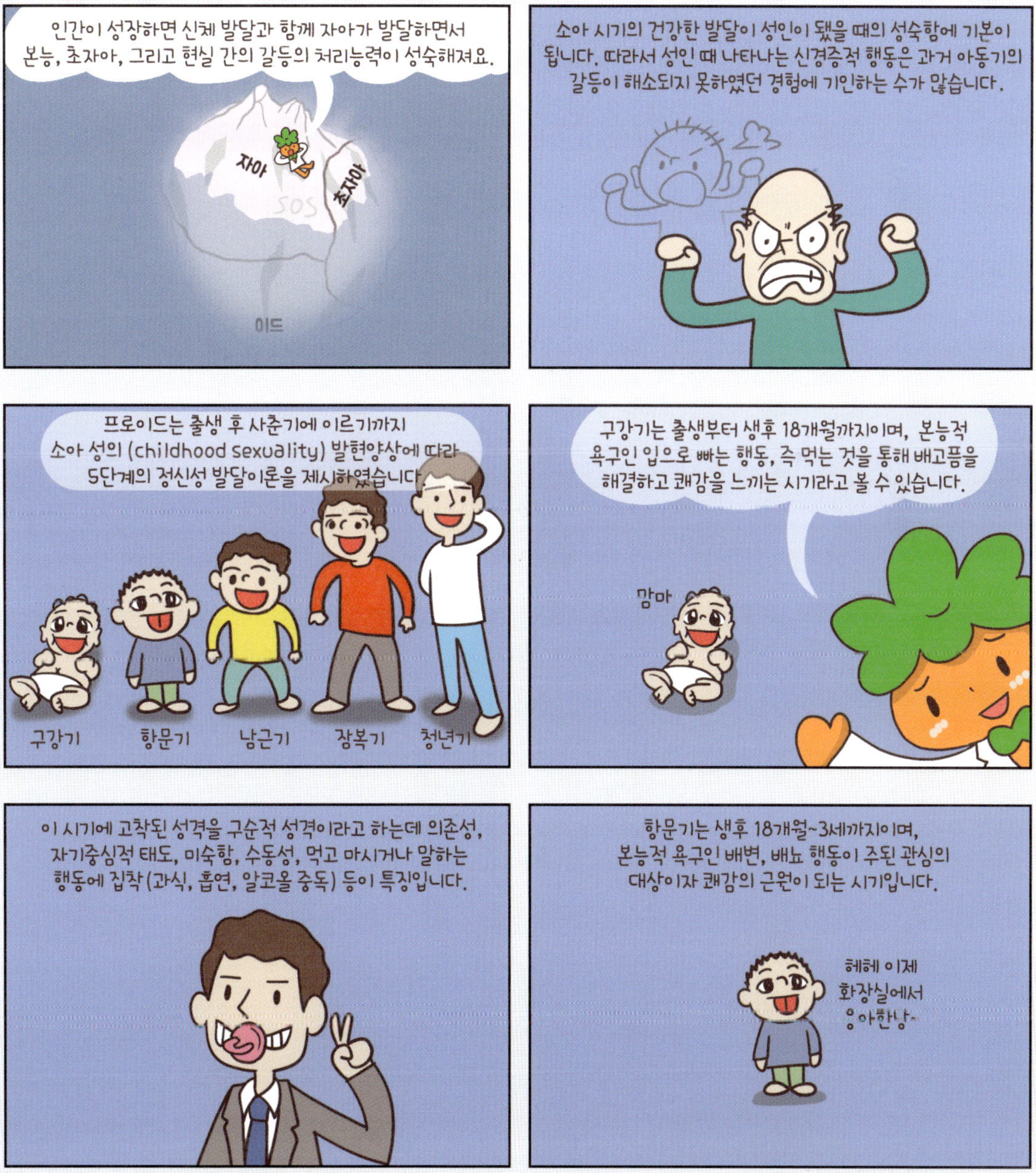

인간이 성장하면 신체 발달과 함께 자아가 발달하면서 본능, 초자아, 그리고 현실 간의 갈등의 처리능력이 성숙해져요.
자아
초자아
SOS
이드
소아 시기의 건강한 발달이 성인이 됐을 때의 성숙함에 기본이 됩니다. 따라서 성인 때 나타나는 신경증적 행동은 과거 아동기의 갈등이 해소되지 못하였던 경험에 기인하는 수가 많습니다.
프로이드는 출생 후 사춘기에 이르기까지 소아 성의 (childhood sexuality) 발현양상에 따라 5단계의 정신성 발달이론을 제시하였습니다.
구강기
항문기
남근기
잠복기
청년기
구강기는 출생부터 생후 18개월까지이며, 본능적 욕구인 입으로 빠는 행동, 즉 먹는 것을 통해 배고픔을 해결하고 쾌감을 느끼는 시기라고 볼 수 있습니다.
맘마
이 시기에 고착된 성격을 구순적 성격이라고 하는데 의존성, 자기중심적 태도, 미숙함, 수동성, 먹고 마시거나 말하는 행동에 집착(과식, 흡연, 알코올 중독) 등이 특징입니다.
항문기는 생후 18개월~3세까지이며, 본능적 욕구인 배변, 배뇨 행동이 주된 관심의 대상이자 쾌감의 근원이 되는 시기입니다.
헤헤 이제 화장실에서 응아한당~

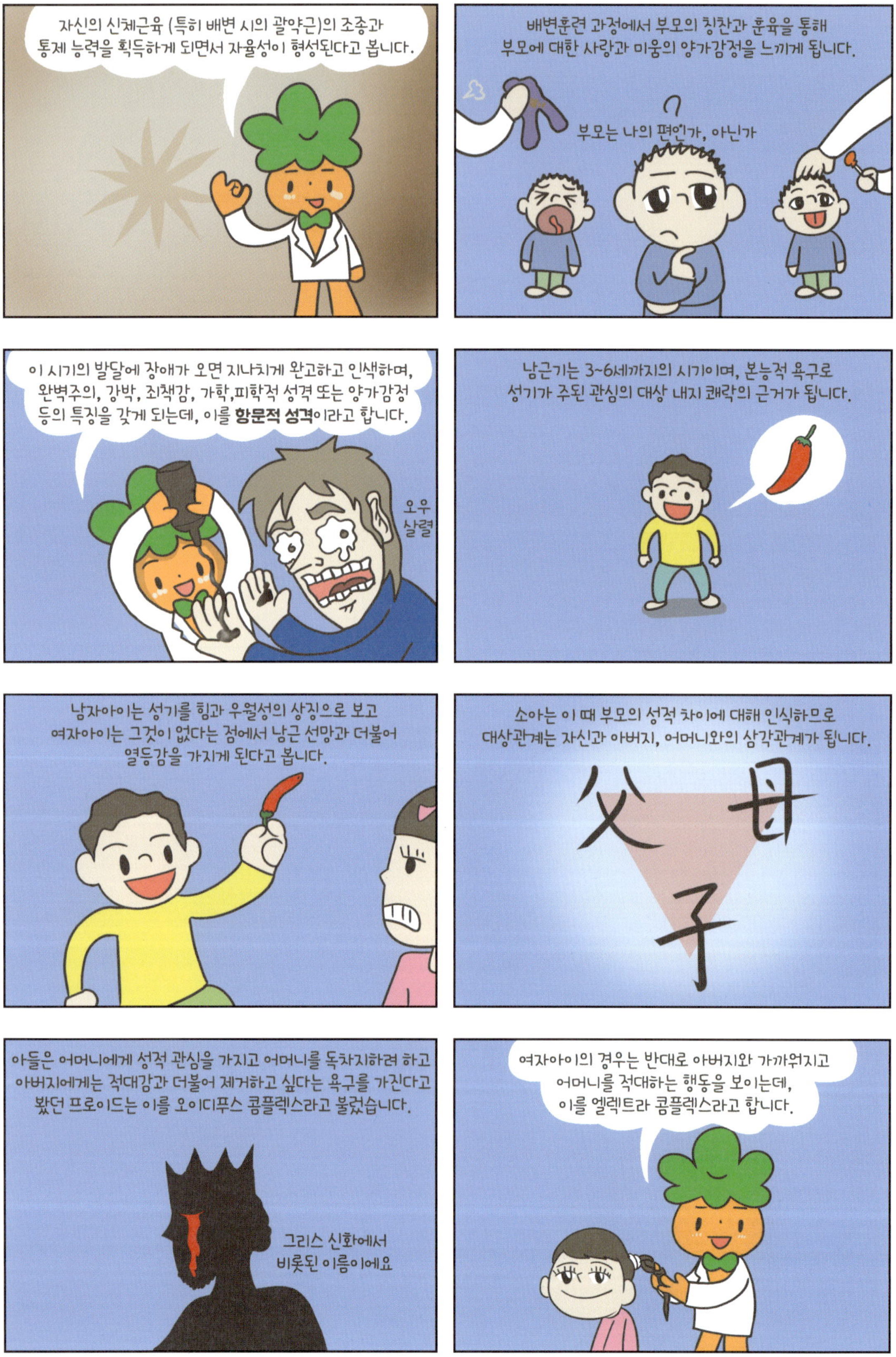

자신의 신체근육 (특히 배변 시의 괄약근)의 조종과 통제 능력을 획득하게 되면서 자율성이 형성된다고 봅니다.
배변훈련 과정에서 부모의 칭찬과 훈육을 통해 부모에 대한 사랑과 미움의 양가감정을 느끼게 됩니다.
?
부모는 나의 편인가, 아닌가
이 시기의 발달에 장애가 오면 지나치게 완고하고 인색하며, 완벽주의, 강박, 죄책감, 가학,피학적 성격 또는 양가감정 등의 특징을 갖게 되는데, 이를 **항문적 성격**이라고 합니다.
오우 살려
남근기는 3~6세까지의 시기이며, 본능적 욕구로 성기가 주된 관심의 대상 내지 쾌락의 근거가 됩니다.
남자아이는 성기를 힘과 우월성의 상징으로 보고 여자아이는 그것이 없다는 점에서 남근 선망과 더불어 열등감을 가지게 된다고 봅니다.
소아는 이 때 부모의 성적 차이에 대해 인식하므로 대상관계는 자신과 아버지, 어머니와의 삼각관계가 됩니다.
父
母
子
아들은 어머니에게 성적 관심을 가지고 어머니를 독차지하려 하고 아버지에게는 적대감과 더불어 제거하고 싶다는 욕구를 가진다고 봤던 프로이드는 이를 오이디푸스 콤플렉스라고 불렀습니다.
그리스 신화에서 비롯된 이름이에요
여자아이의 경우는 반대로 아버지와 가까워지고 어머니를 적대하는 행동을 보이는데, 이를 엘렉트라 콤플렉스라고 합니다.

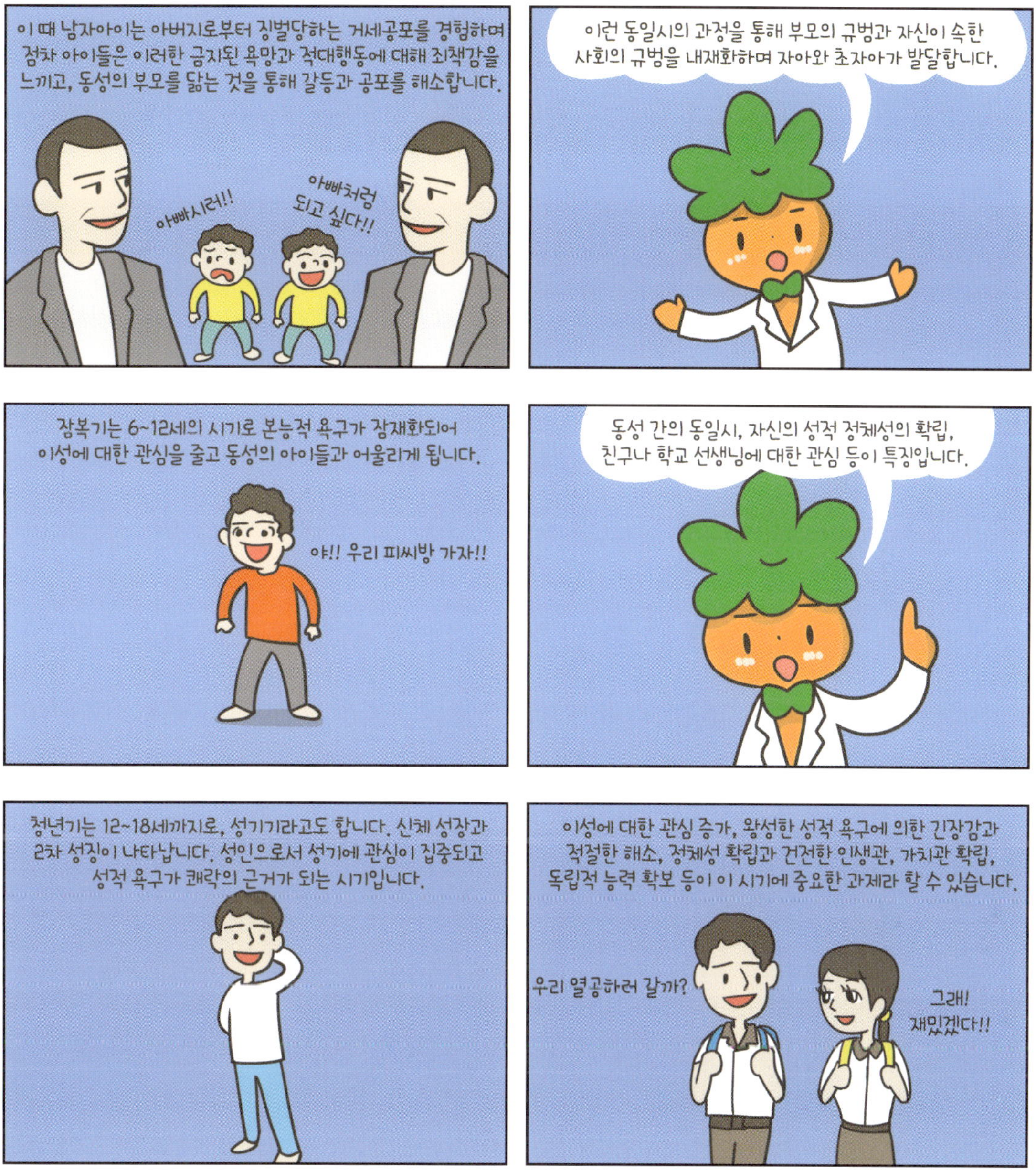

이 때 남자아이는 아버지로부터 징벌당하는 거세공포를 경험하며
점차 아이들은 이러한 금지된 욕망과 적대행동에 대해 죄책감을
느끼고, 동성의 부모를 닮는 것을 통해 갈등과 공포를 해소합니다.
아빠싫어!!
아빠처럼 되고 싶다!!
이런 동일시의 과정을 통해 부모의 규범과 자신이 속한
사회의 규범을 내재화하며 자아와 초자아가 발달합니다.
잠복기는 6~12세의 시기로 본능적 욕구가 잠재화되어
이성에 대한 관심을 줄고 동성의 아이들과 어울리게 됩니다.
야!! 우리 피씨방 가자!!
동성 간의 동일시, 자신의 성적 정체성의 확립,
친구나 학교 선생님에 대한 관심 등이 특징입니다.
청년기는 12~18세까지로, 성기기라고도 합니다. 신체 성장과
2차 성징이 나타납니다. 성인으로서 성기에 관심이 집중되고
성적 욕구가 쾌락의 근거가 되는 시기입니다.
이성에 대한 관심 증가, 왕성한 성적 욕구에 의한 긴장감과
적절한 해소, 정체성 확립과 건전한 인생관, 가치관 확립,
독립적 능력 확보 등이 이 시기에 중요한 과제라 할 수 있습니다.
우리 열공하러 갈까?
그래! 재밌겠다!!

Episode **03**

뇌의 구조와 기능

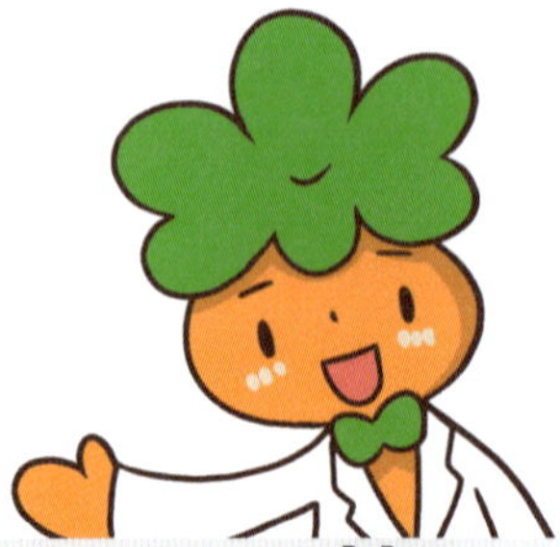

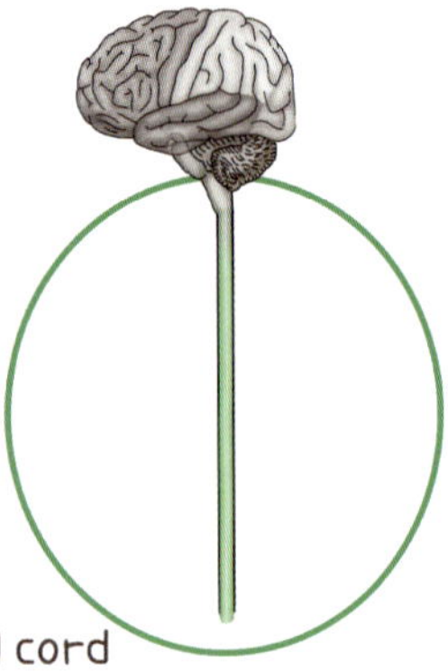

척수 spinal cord
뇌와 신체말초 사이에 신경전달을 중개하는 기능을 하는데, 독립적으로 반사기능을 수행하기도 합니다.

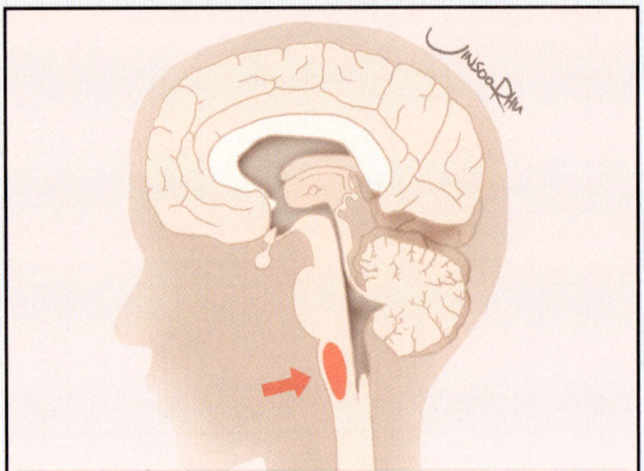

연수 medulla oblongata
척수 바로 위의 뇌구조로 두부신경의 핵들과 호흡, 심장박동, 혈압조절, 소화기능 등의 생명중추들이 있습니다.

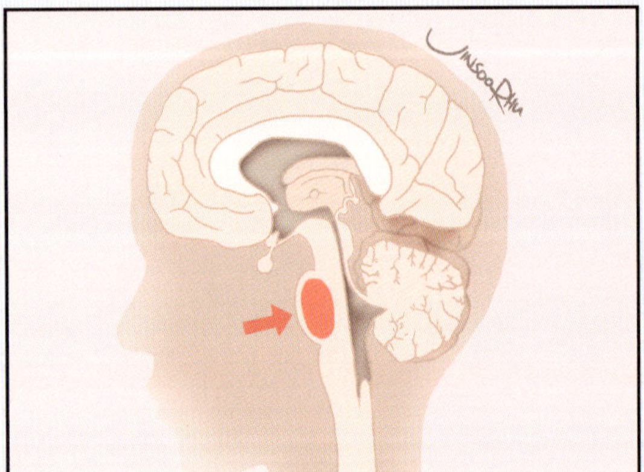

뇌교 pons
연수 바로 위의 구조로 여기에 장애가 있으면 6번과 7번 뇌신경에 장애가 생겨 복시, 동측의 안면마비가 옵니다.

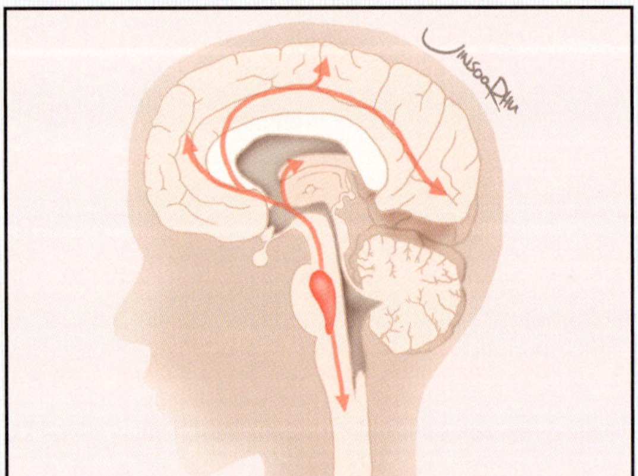

뇌교(pons)에는 **솔기핵**(raphe nuclei)이라는 세로토닌 신경세포의 집합체가 위치하고 있습니다.

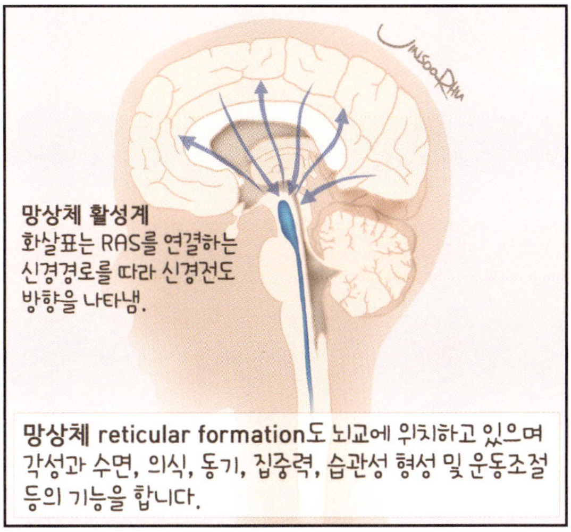

망상체 활성계
화살표는 RAS를 연결하는
신경경로를 따라 신경전도
방향을 나타냄.
망상체 reticular formation도 뇌교에 위치하고 있으며
각성과 수면, 의식, 동기, 집중력, 습관성 형성 및 운동조절
등의 기능을 합니다.

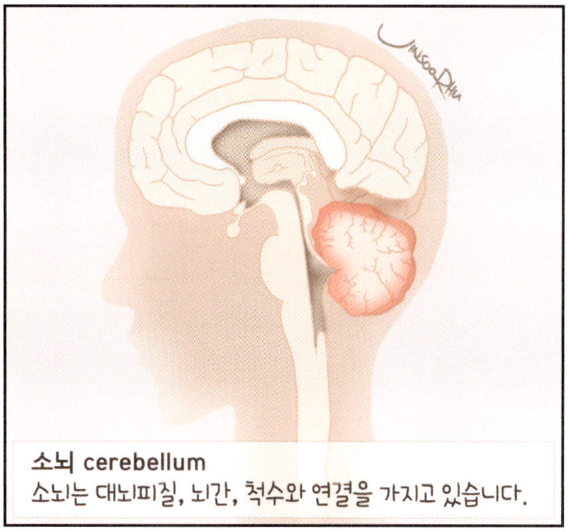

소뇌 cerebellum
소뇌는 대뇌피질, 뇌간, 척수와 연결을 가지고 있습니다.

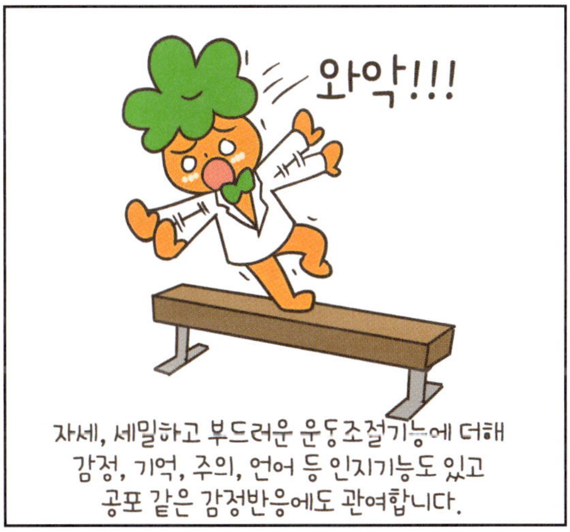

와악!!!
자세, 세밀하고 부드러운 운동조절기능에 더해
감정, 기억, 주의, 언어 등 인지기능도 있고
공포 같은 감정반응에도 관여합니다.

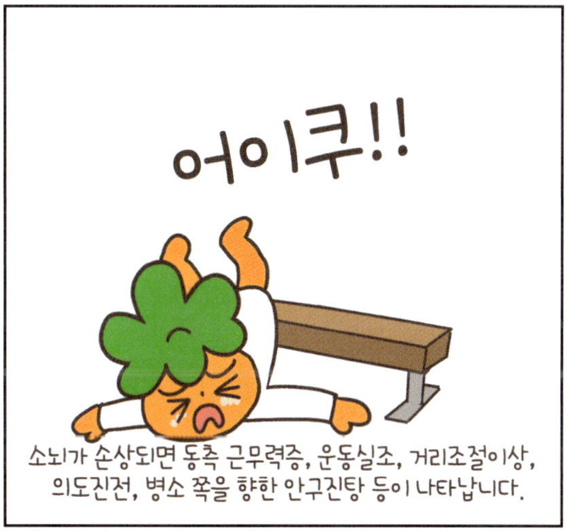

어이쿠!!
소뇌가 손상되면 동측 근무력증, 운동실조, 거리조절이상,
의도진전, 병소 쪽을 향한 안구진탕 등이 나타납니다.

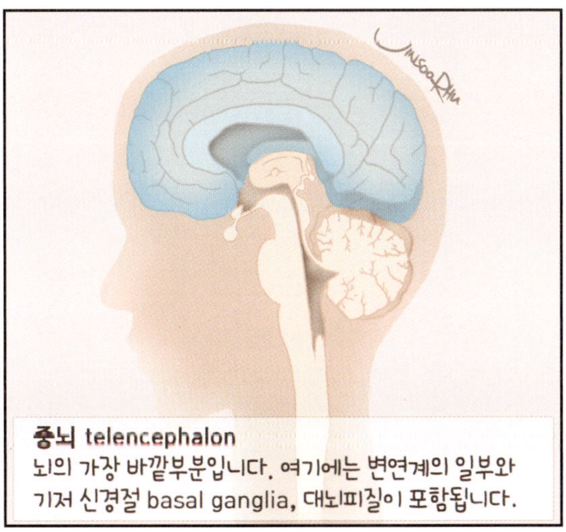

종뇌 telencephalon
뇌의 가장 바깥부분입니다. 여기에는 변연계의 일부와
기저 신경절 basal ganglia, 대뇌피질이 포함됩니다.

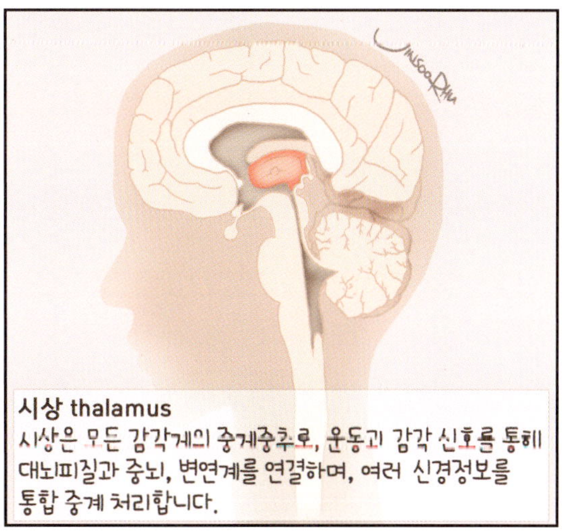

시상 thalamus
시상은 모든 감각계의 중계중추로, 운동과 감각 신호를 통해
대뇌피질과 중뇌, 변연계를 연결하며, 여러 신경정보를
통합 중계 처리합니다.

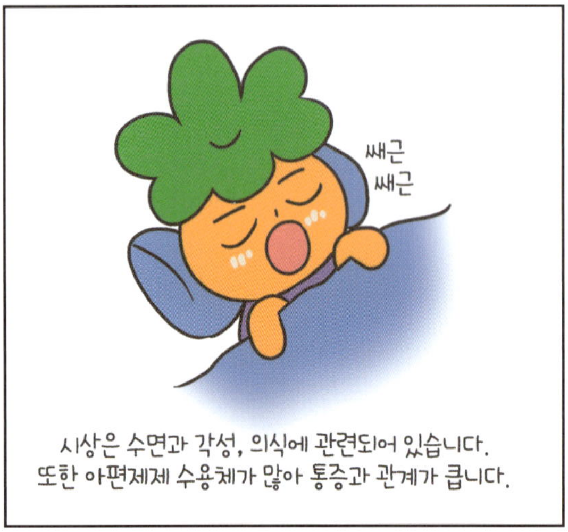
쌔근
쌔근
시상은 수면과 각성, 의식에 관련되어 있습니다.
또한 아편제제 수용체가 많아 통증과 관계가 큽니다.

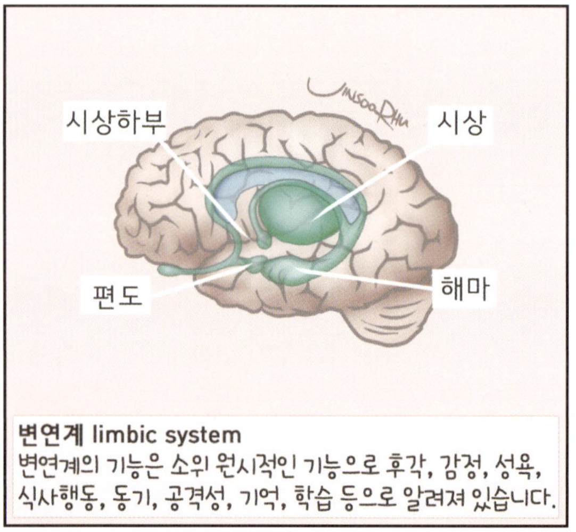
시상하부
시상
편도
해마
변연계 limbic system
변연계의 기능은 소위 원시적인 기능으로 후각, 감정, 성욕,
식사행동, 동기, 공격성, 기억, 학습 등으로 알려져 있습니다.

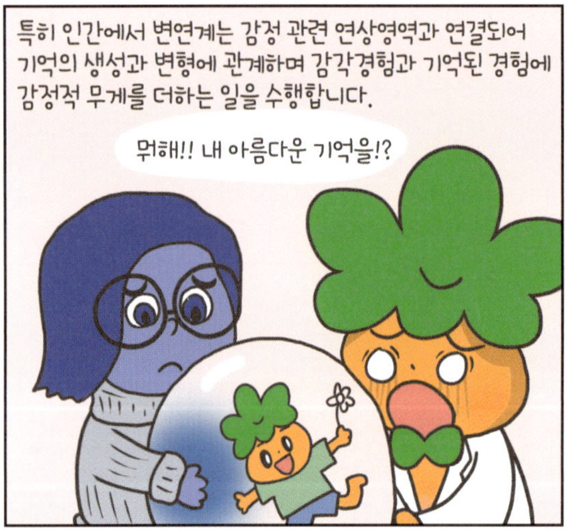
특히 인간에서 변연계는 감정 관련 연상영역과 연결되어
기억의 생성과 변형에 관계하며 감각경험과 기억된 경험에
감정적 무게를 더하는 일을 수행합니다.
뭐해!! 내 아름다운 기억을!?

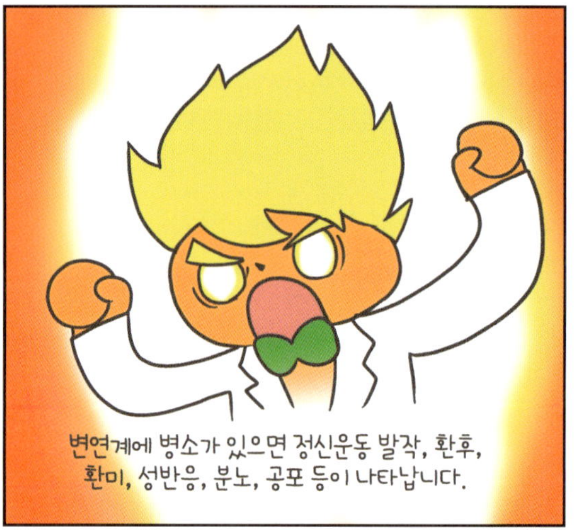
변연계에 병소가 있으면 정신운동 발작, 환후,
환미, 성반응, 분노, 공포 등이 나타납니다.

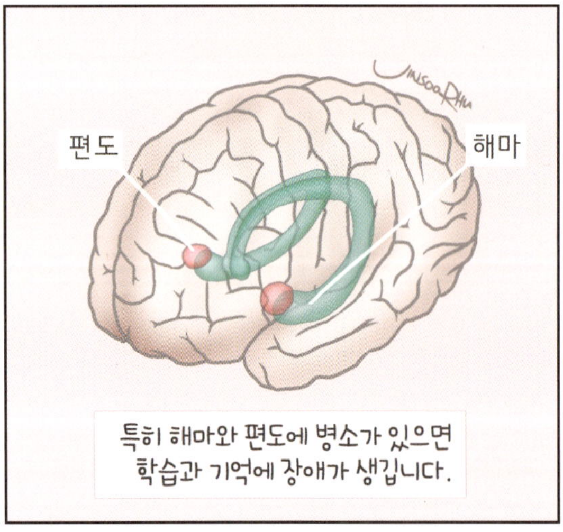
편도
해마
특히 해마와 편도에 병소가 있으면
학습과 기억에 장애가 생깁니다.

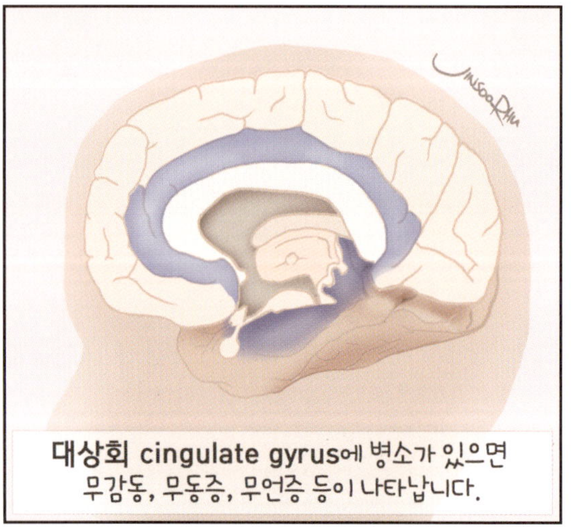
대상회 cingulate gyrus에 병소가 있으면
무감동, 무동증, 무언증 등이 나타납니다.

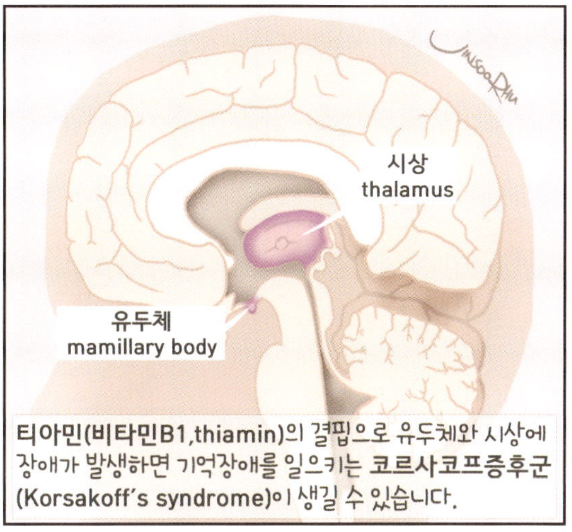
시상
thalamus
유두체
mamillary body
티아민(비타민B1,thiamin)의 결핍으로 유두체와 시상에 장애가 발생하면 기억장애를 일으키는 코르사코프증후군 (Korsakoff's syndrome)이 생길 수 있습니다.

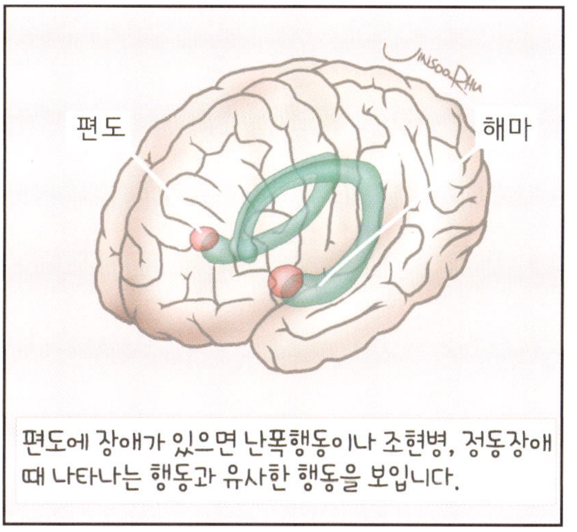
편도
해마
편도에 장애가 있으면 난폭행동이나 조현병, 정동장애 때 나타나는 행동과 유사한 행동을 보입니다.

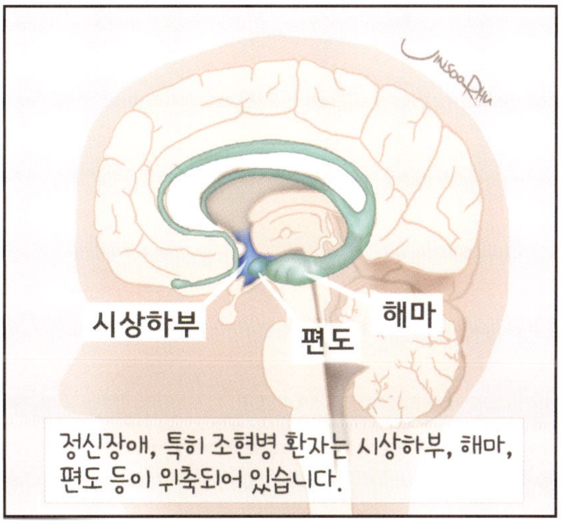
시상하부
편도
해마
정신장애, 특히 조현병 환자는 시상하부, 해마, 편도 등이 위축되어 있습니다.

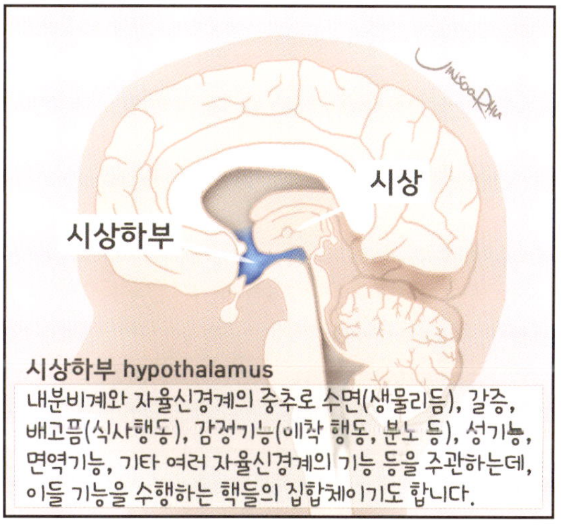
시상
시상하부
시상하부 hypothalamus
내분비계와 자율신경계의 중추로 수면(생물리듬), 갈증, 배고픔(식사행동), 감정기능(애착 행동, 분노 등), 성기능, 면역기능, 기타 여러 자율신경계의 기능 등을 주관하는데, 이들 기능을 수행하는 핵들의 집합체이기도 합니다.

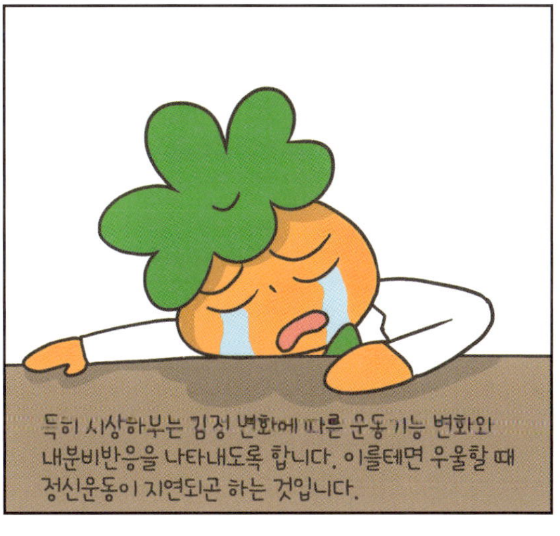
특히 시상하부는 감정 변화에 따른 운동기능 변화와 내분비반응을 나타내도록 합니다. 이를테면 우울할 때 정신운동이 지연되곤 하는 것입니다.

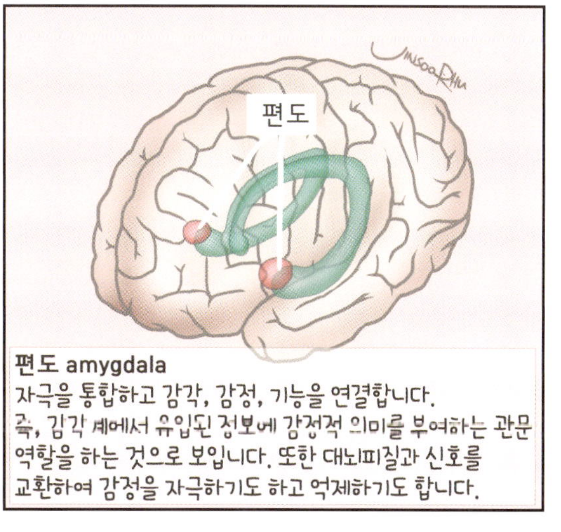
편도
편도 amygdala
자극을 통합하고 감각, 감정, 기능을 연결합니다. 즉, 감각 계에서 유입된 정보에 감정적 의미를 부여하는 관문 역할을 하는 것으로 보입니다. 또한 대뇌피질과 신호를 교환하여 감정을 자극하기도 하고 억제하기도 합니다.

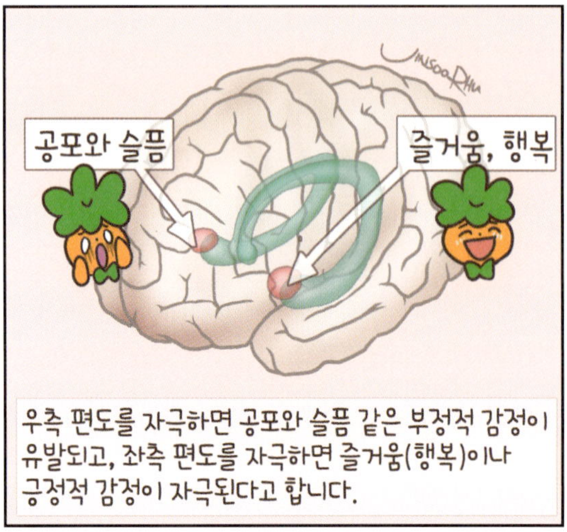
공포와 슬픔
즐거움, 행복
우측 편도를 자극하면 공포와 슬픔 같은 부정적 감정이 유발되고, 좌측 편도를 자극하면 즐거움(행복)이나 긍정적 감정이 자극된다고 합니다.

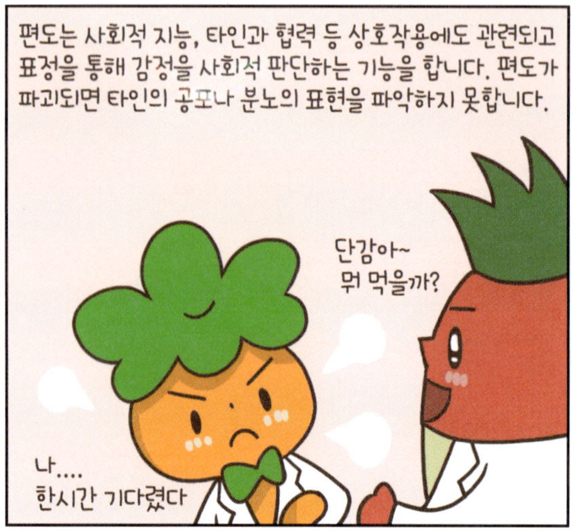
편도는 사회적 지능, 타인과 협력 등 상호작용에도 관련되고 표정을 통해 감정을 사회적 판단하는 기능을 합니다. 편도가 파괴되면 타인의 공포나 분노의 표현을 파악하지 못합니다.
단감아~ 뭐 먹을까?
나.... 한시간 기다렸다

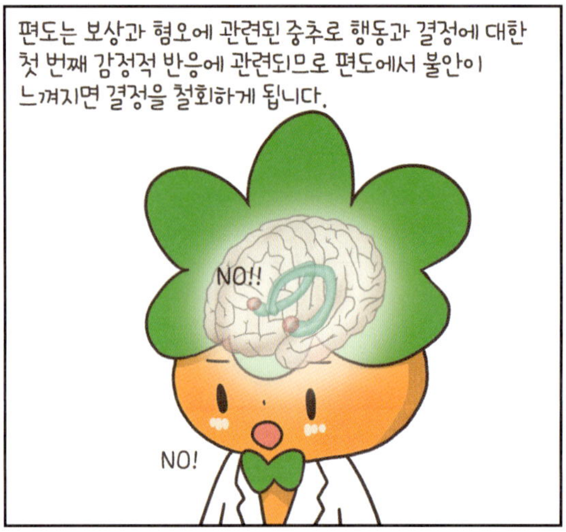
편도는 보상과 혐오에 관련된 중추로 행동과 결정에 대한 첫 번째 감정적 반응에 관련되므로 편도에서 불안이 느껴지면 결정을 철회하게 됩니다.
NO!!
NO!

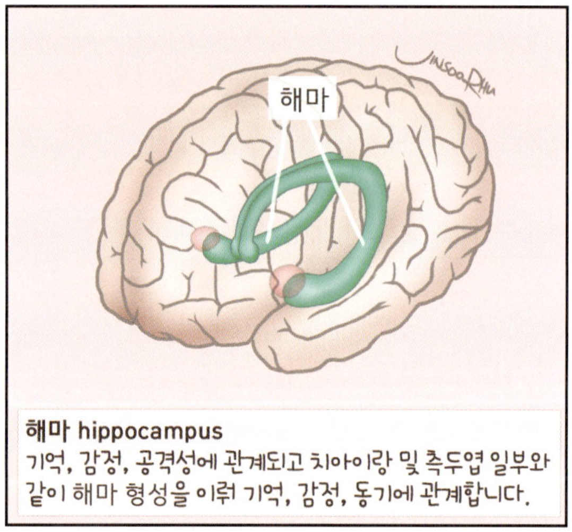
해마
해마 hippocampus
기억, 감정, 공격성에 관계되고 치아이랑 및 측두엽 일부와 같이 해마 형성을 이뤄 기억, 감정, 동기에 관계합니다.

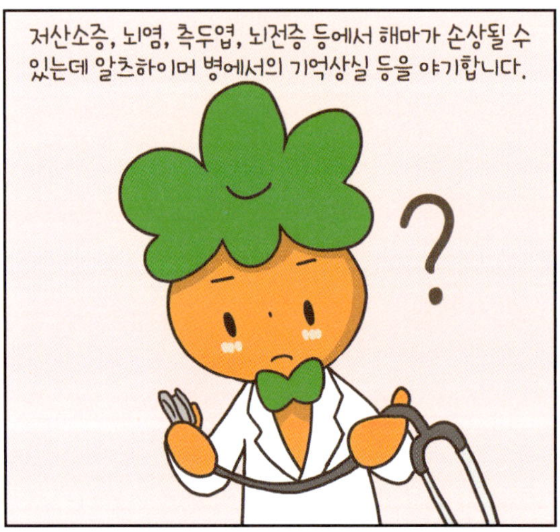
저산소증, 뇌염, 측두엽, 뇌전증 등에서 해마가 손상될 수 있는데 알츠하이머 병에서의 기억상실 등을 야기합니다.
?

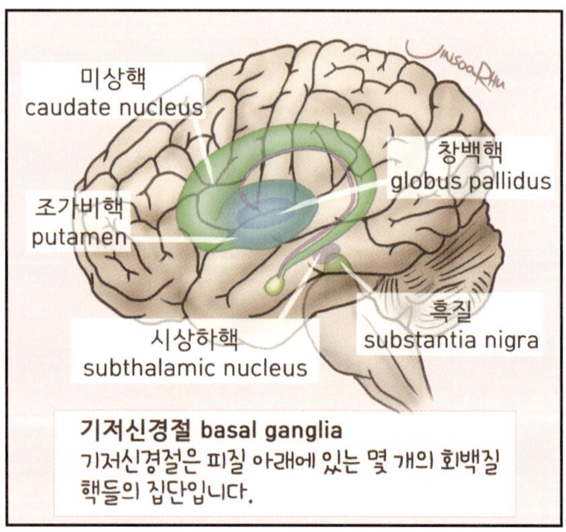
미상핵
caudate nucleus
창백핵
globus pallidus
조가비핵
putamen
흑질
substantia nigra
시상하핵
subthalamic nucleus
기저신경절 basal ganglia
기저신경절은 피질 아래에 있는 몇 개의 회백질 핵들의 집단입니다.

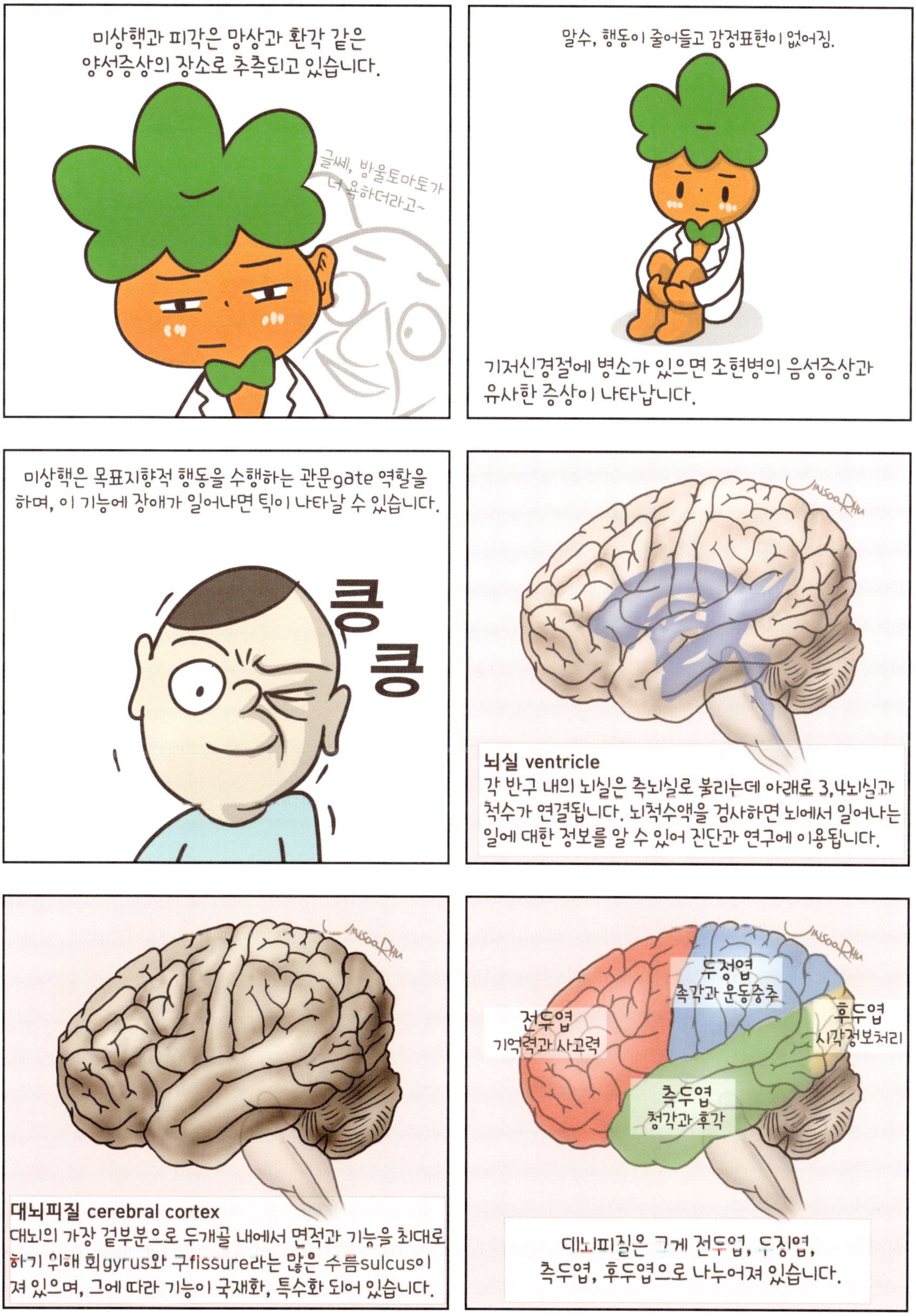
미상핵과 피각은 망상과 환각 같은
양성증상의 장소로 추측되고 있습니다.
글쎄, 방울토마토가
너 욕하더라고~
말수, 행동이 줄어들고 감정표현이 없어짐.
기저신경절에 병소가 있으면 조현병의 음성증상과
유사한 증상이 나타납니다.
미상핵은 목표지향적 행동을 수행하는 관문gate 역할을
하며, 이 기능에 장애가 일어나면 틱이 나타날 수 있습니다.
쿵
쿵
뇌실 ventricle
각 반구 내의 뇌실은 측뇌실로 불리는데 아래로 3,4뇌실과
척수가 연결됩니다. 뇌척수액을 검사하면 뇌에서 일어나는
일에 대한 정보를 알 수 있어 진단과 연구에 이용됩니다.
대뇌피질 cerebral cortex
대뇌의 가장 겉부분으로 두개골 내에서 면적과 기능을 최대로
하기 위해 회gyrus와 구fissure라는 많은 주름sulcus이
져 있으며, 그에 따라 기능이 국재화, 특수화 되어 있습니다.
두정엽
촉각과 운동중추
전두엽
기억력과 사고력
후두엽
시각정보처리
측두엽
청각과 후각
대뇌피질은 크게 전두엽, 두정엽,
측두엽, 후두엽으로 나누어져 있습니다.

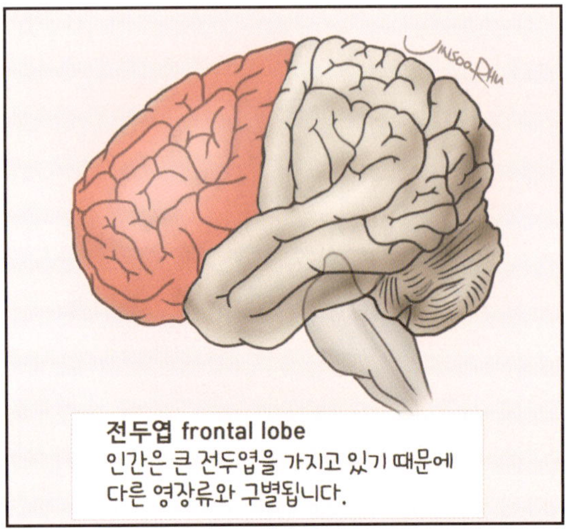
전두엽 frontal lobe
인간은 큰 전두엽을 가지고 있기 때문에
다른 영장류와 구별됩니다.

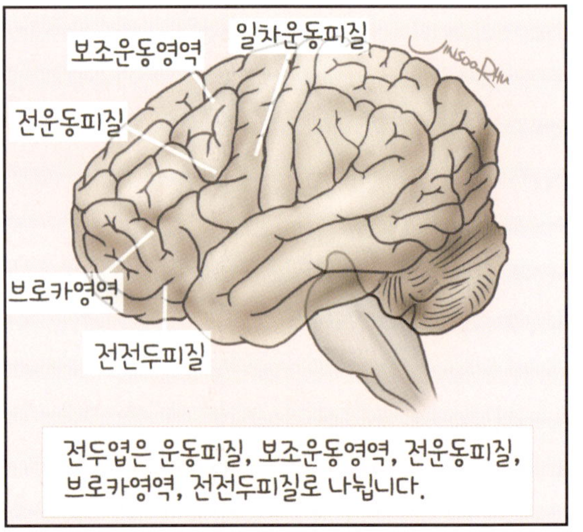
보조운동영역
일차운동피질
전운동피질
브로카영역
전전두피질
전두엽은 운동피질, 보조운동영역, 전운동피질,
브로카영역, 전전두피질로 나뉩니다.

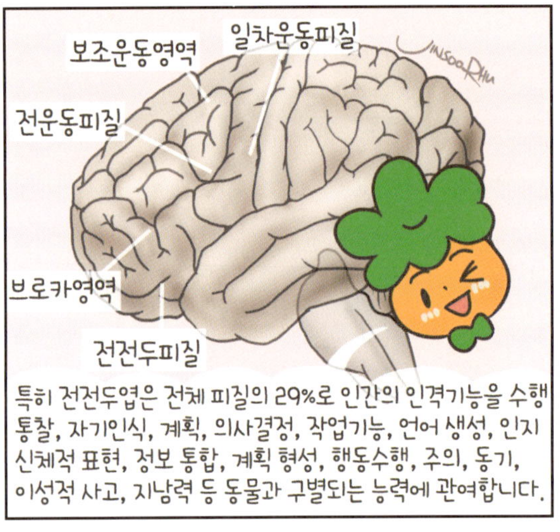
보조운동영역
일차운동피질
전운동피질
브로카영역
전전두피질
특히 전전두엽은 전체 피질의 29%로 인간의 인격기능을 수행
통찰, 자기인식, 계획, 의사결정, 작업기능, 언어 생성, 인지
신체적 표현, 정보 통합, 계획 형성, 행동수행, 주의, 동기,
이성적 사고, 지남력 등 동물과 구별되는 능력에 관여합니다.

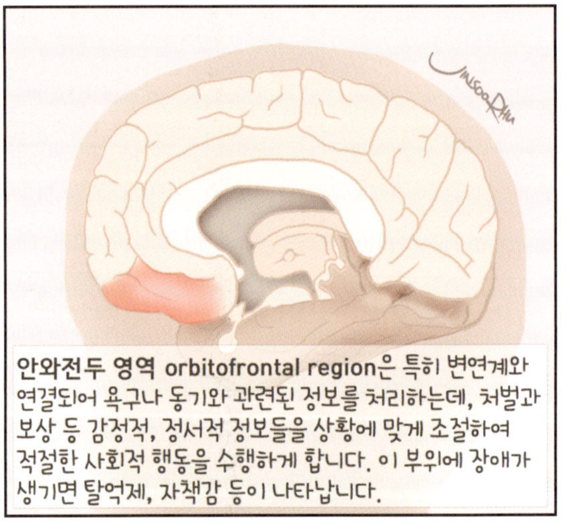
안와전두 영역 orbitofrontal region은 특히 변연계와
연결되어 욕구나 동기와 관련된 정보를 처리하는데, 처벌과
보상 등 감정적, 정서적 정보들을 상황에 맞게 조절하여
적절한 사회적 행동을 수행하게 합니다. 이 부위에 장애가
생기면 탈억제, 자책감 등이 나타납니다.

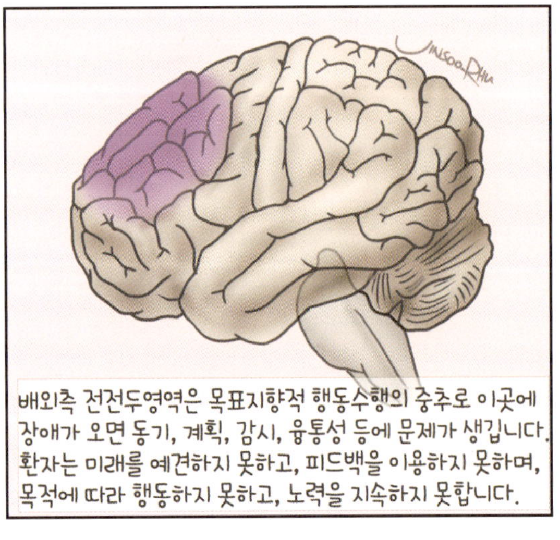
배외측 전전두영역은 목표지향적 행동수행의 중추로 이곳에
장애가 오면 동기, 계획, 감시, 융통성 등에 문제가 생깁니다.
환자는 미래를 예견하지 못하고, 피드백을 이용하지 못하며,
목적에 따라 행동하지 못하고, 노력을 지속하지 못합니다.

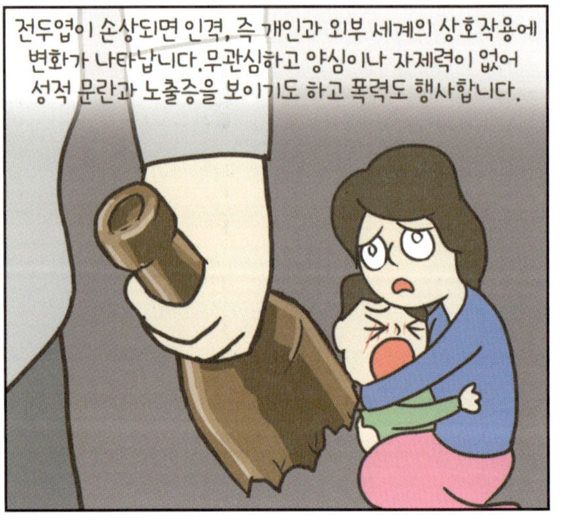
전두엽이 손상되면 인격, 즉 개인과 외부 세계의 상호작용에
변화가 나타납니다. 무관심하고 양심이나 자제력이 없어
성적 문란과 노출증을 보이기도 하고 폭력도 행사합니다.

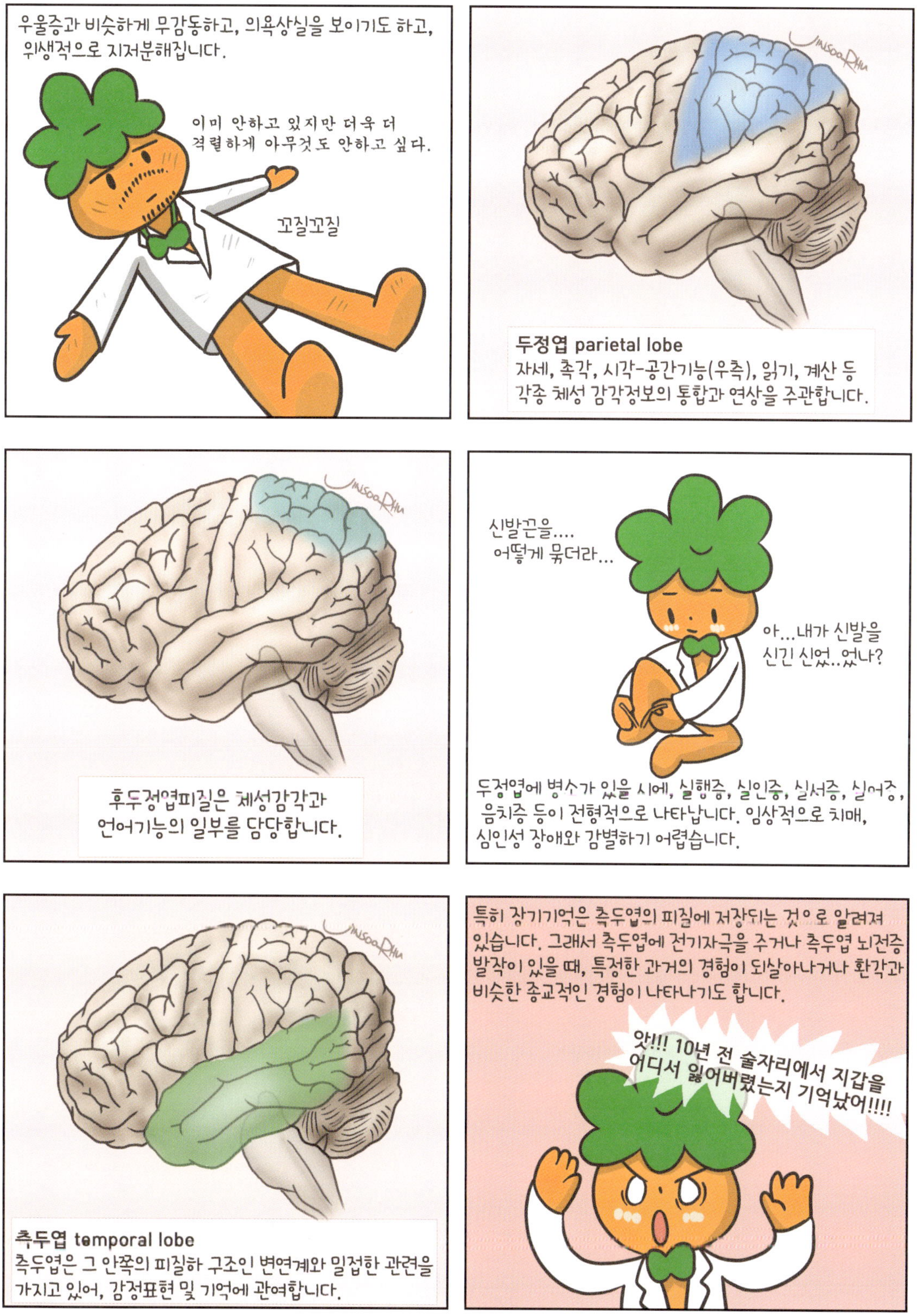
우울증과 비슷하게 무감동하고, 의욕상실을 보이기도 하고, 위생적으로 지저분해집니다.
이미 안하고 있지만 더욱 더 격렬하게 아무것도 안하고 싶다.
꼬질꼬질
두정엽 parietal lobe
자세, 촉각, 시각-공간기능(우측), 읽기, 계산 등 각종 체성 감각정보의 통합과 연상을 주관합니다.
후두정엽피질은 체성감각과 언어기능의 일부를 담당합니다.
신발끈을.... 어떻게 묶더라...
아...내가 신발을 신긴 신었..었나?
두정엽에 병소가 있을 시에, 실행증, 실인증, 실서증, 실어증, 음치증 등이 전형적으로 나타납니다. 임상적으로 치매, 심인성 장애와 감별하기 어렵습니다.
측두엽 temporal lobe
측두엽은 그 안쪽의 피질하 구조인 변연계와 밀접한 관련을 가지고 있어, 감정표현 및 기억에 관여합니다.
특히 장기기억은 측두엽의 피질에 저장되는 것으로 알려져 있습니다. 그래서 측두엽에 전기자극을 주거나 측두엽 뇌전증 발작이 있을 때, 특정한 과거의 경험이 되살아나거나 환각과 비슷한 종교적인 경험이 나타나기도 합니다.
앗!!! 10년 전 술자리에서 지갑을 어디서 잃어버렸는지 기억났어!!!!

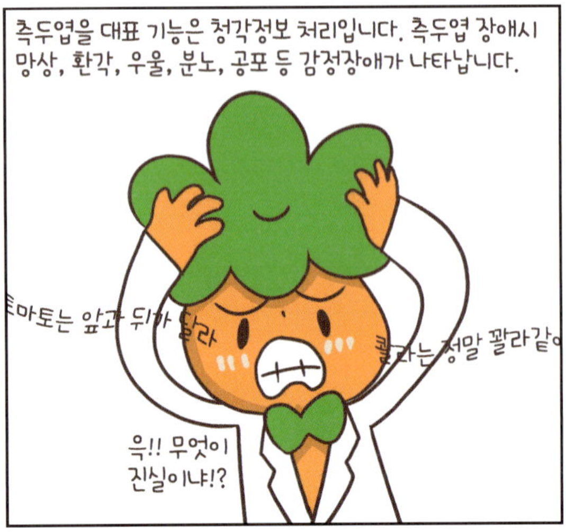
측두엽을 대표 기능은 청각정보 처리입니다. 측두엽 장애시
망상, 환각, 우울, 분노, 공포 등 감정장애가 나타납니다.
마토는 앞과 뒤가 달라
라는 정말 꽐라같
윽!! 무엇이
진실이냐!?

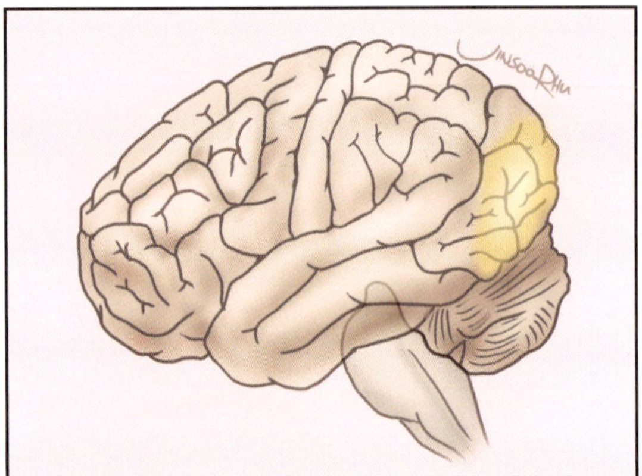
후두엽 occipital lobe
시각 중추가 있어서 일차시각피질이라고 합니다.

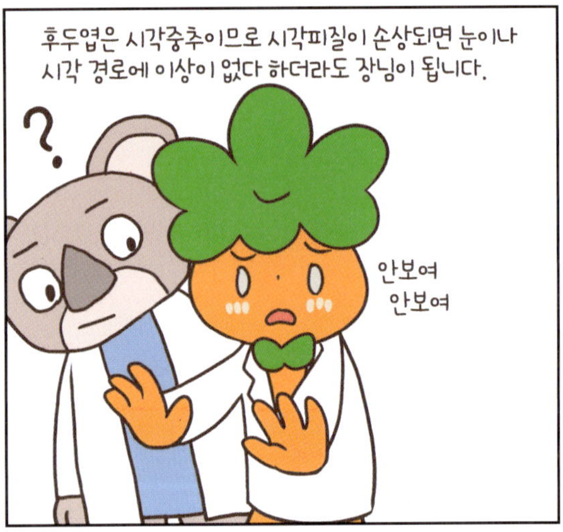
후두엽은 시각중추이므로 시각피질이 손상되면 눈이나
시각 경로에 이상이 없다 하더라도 장님이 됩니다.
?
안보여
안보여

Episode 04

뇌의 기능에 따른 체계

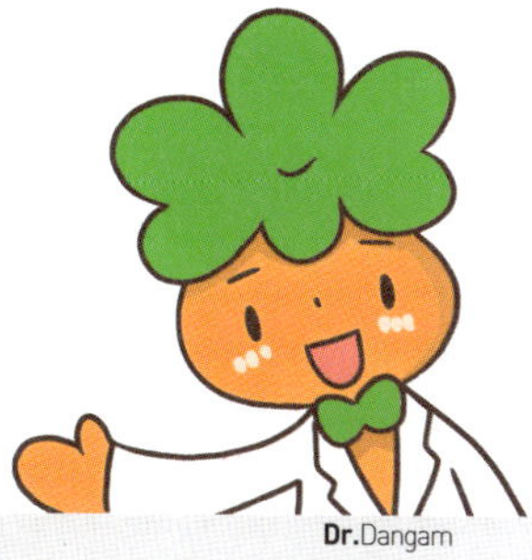
Dr.Dangam

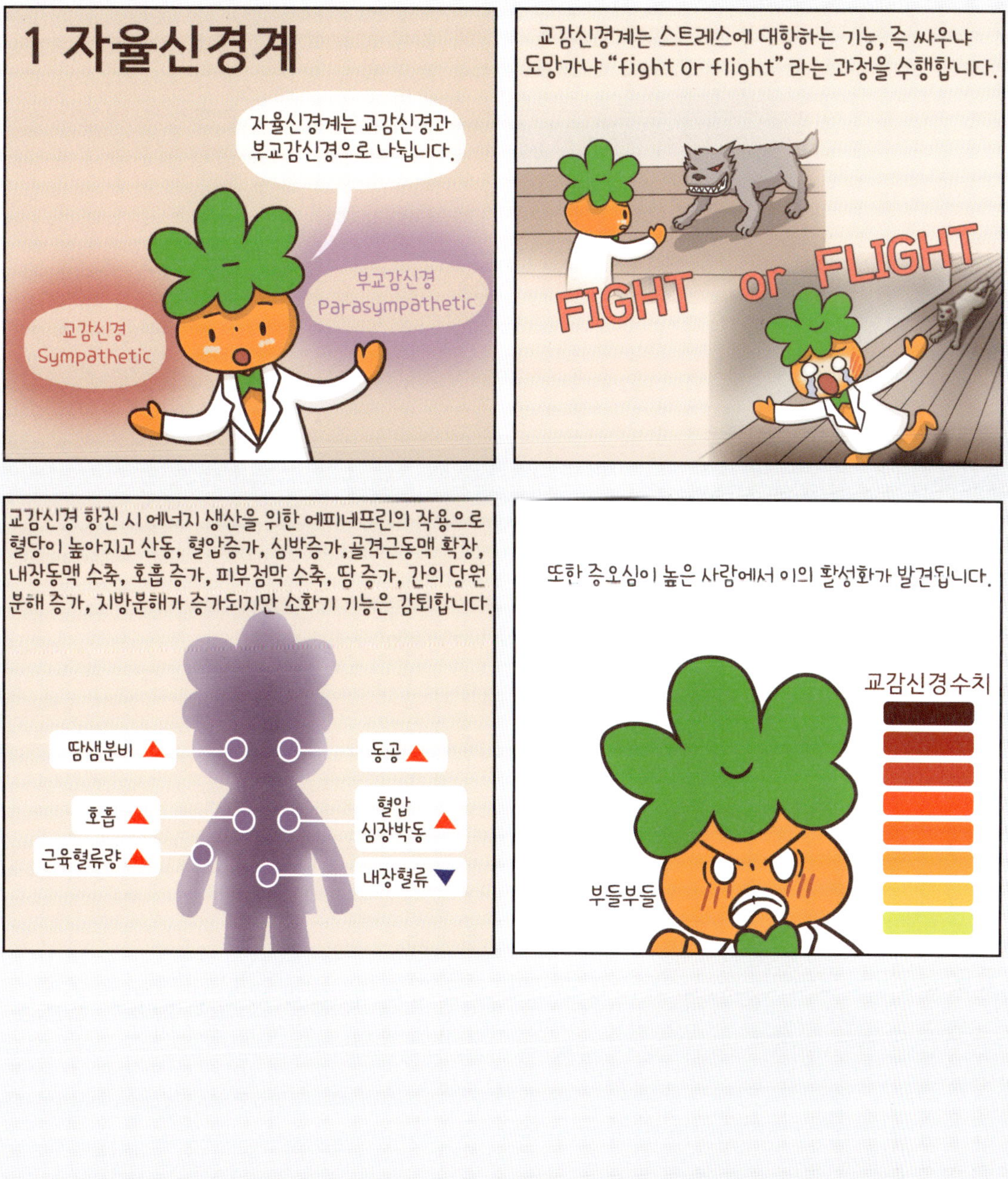
1 자율신경계
자율신경계는 교감신경과 부교감신경으로 나뉩니다.
교감신경 Sympathetic
부교감신경 Parasympathetic
교감신경계는 스트레스에 대항하는 기능, 즉 싸우냐 도망가냐 "fight or flight" 라는 과정을 수행합니다.
FIGHT or FLIGHT
교감신경 항진 시 에너지 생산을 위한 에피네프린의 작용으로 혈당이 높아지고 산동, 혈압증가, 심박증가, 골격근동맥 확장, 내장동맥 수축, 호흡 증가, 피부점막 수축, 땀 증가, 간의 당원 분해 증가, 지방분해가 증가되지만 소화기 기능은 감퇴합니다.
땀샘분비 ▲
동공 ▲
호흡 ▲
혈압 심장박동 ▲
근육혈류량 ▲
내장혈류 ▼
또한 증오심이 높은 사람에서 이의 활성화가 발견됩니다.
교감신경수치
부들부들

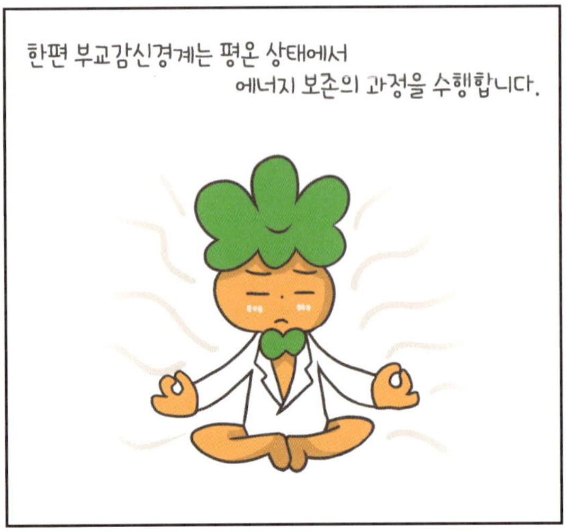
한편 부교감신경계는 평온 상태에서
에너지 보존의 과정을 수행합니다.

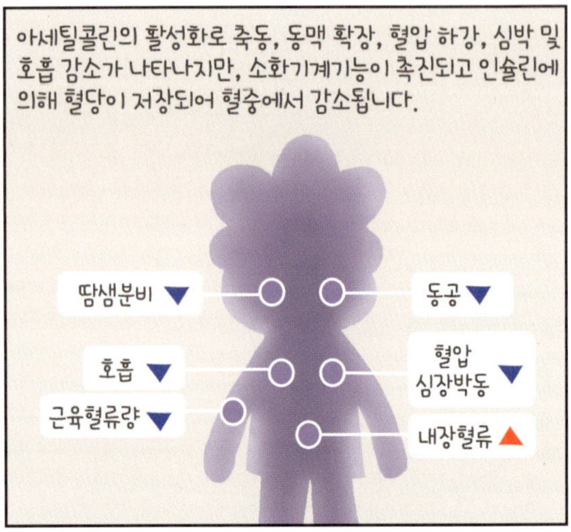
아세틸콜린의 활성화로 축동, 동맥 확장, 혈압 하강, 심박 및
호흡 감소가 나타나지만, 소화기계기능이 촉진되고 인슐린에
의해 혈당이 저장되어 혈중에서 감소됩니다.
땀샘분비 ▼
동공 ▼
호흡 ▼
혈압
심장박동 ▼
근육혈류량 ▼
내장혈류 ▲

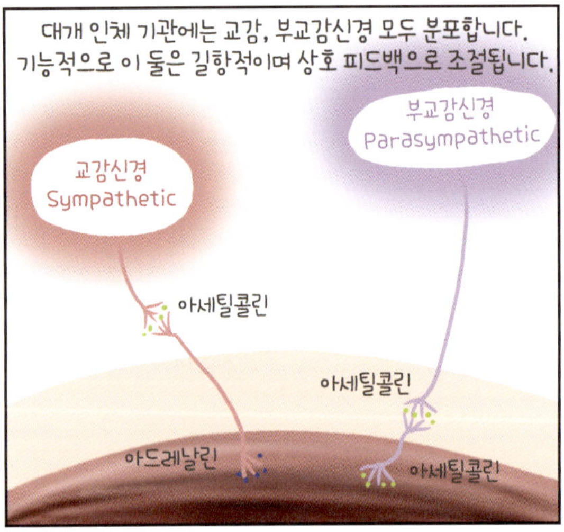
대개 인체 기관에는 교감, 부교감신경 모두 분포합니다.
기능적으로 이 둘은 길항적이며 상호 피드백으로 조절됩니다.
부교감신경
Parasympathetic
교감신경
Sympathetic
아세틸콜린
아세틸콜린
아드레날린
아세틸콜린

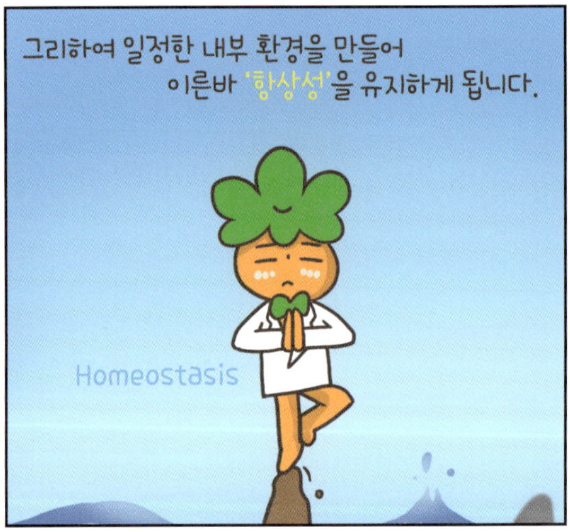
그리하여 일정한 내부 환경을 만들어
이른바 '항상성'을 유지하게 됩니다.
Homeostasis

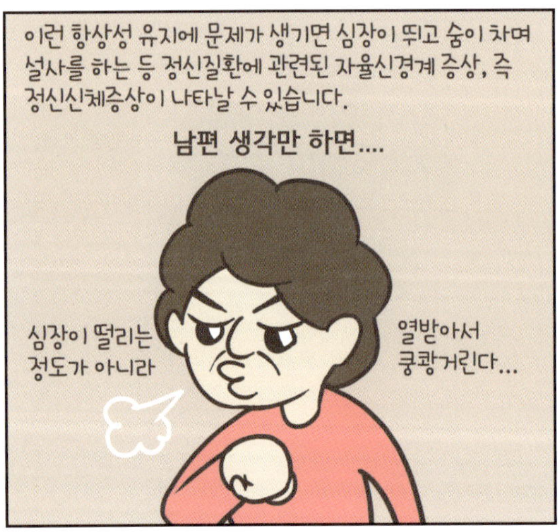
이런 항상성 유지에 문제가 생기면 심장이 뛰고 숨이 차며
설사를 하는 등 정신질환에 관련된 자율신경계 증상, 즉
정신신체증상이 나타날 수 있습니다.
남편 생각만 하면....
심장이 떨리는
정도가 아니라
열받아서
쿵쾅거린다...

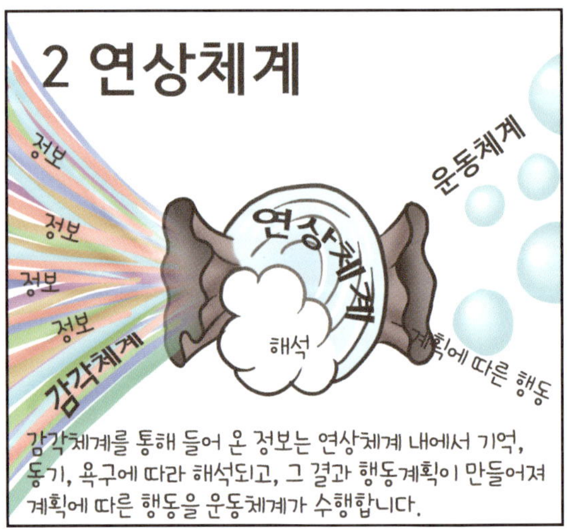
2 연상체계
정보
정보
정보
정보
감각체계
연상체계
해석
운동체계
계획에 따른 행동
감각체계를 통해 들어 온 정보는 연상체계 내에서 기억,
동기, 욕구에 따라 해석되고, 그 결과 행동계획이 만들어져
계획에 따른 행동을 운동체계가 수행합니다.

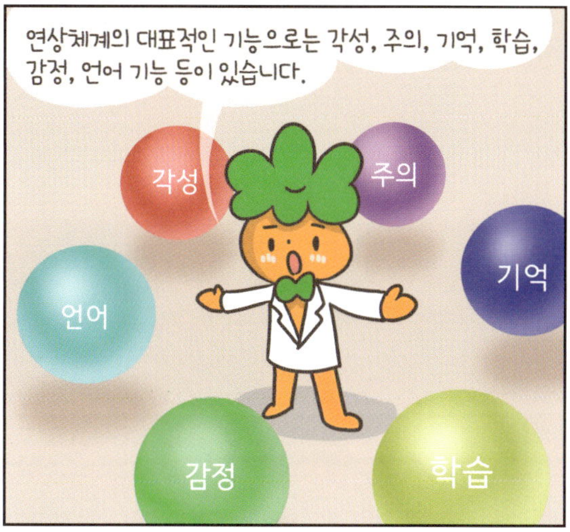
연상체계의 대표적인 기능으로는 각성, 주의, 기억, 학습, 감정, 언어 기능 등이 있습니다.
각성
주의
기억
언어
감정
학습

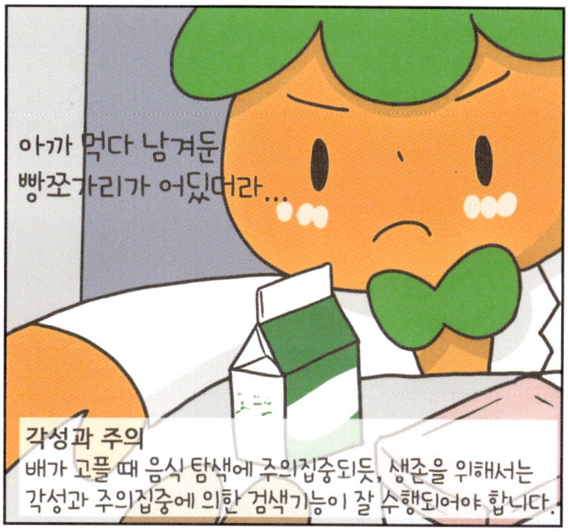
아까 먹다 남겨둔 빵조가리가 어딨더라...
각성과 주의
배가 고플 때 음식 탐색에 주의집중되듯, 생존을 위해서는 각성과 주의집중에 의한 검색기능이 잘 수행되어야 합니다.

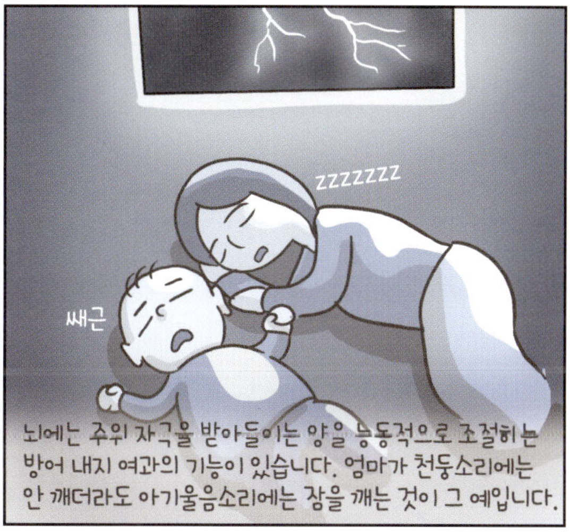
zzzzzzz
쌔근
뇌에는 주위 자극을 받아들이는 양을 능동적으로 조절하는 방어 내지 여과의 기능이 있습니다. 엄마가 천둥소리에는 안 깨더라도 아기울음소리에는 잠을 깨는 것이 그 예입니다.

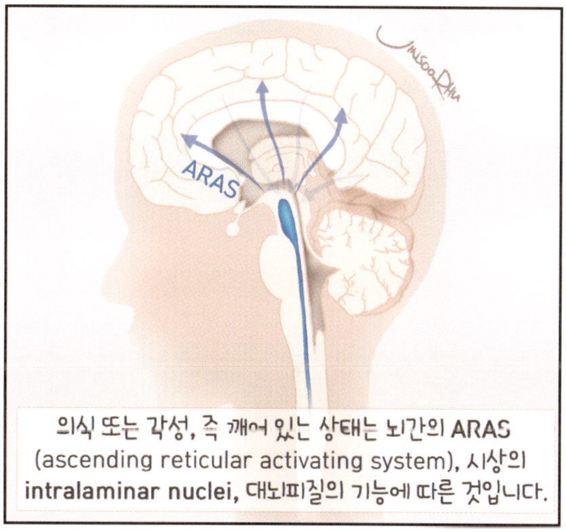
ARAS
의식 또는 각성, 즉 깨어 있는 상태는 뇌간의 ARAS (ascending reticular activating system), 시상의 intralaminar nuclei, 대뇌피질의 기능에 따른 것입니다.

혼미stupor 또는 혼수coma 상태는 이런 각성이 안되는 상태입니다.
명료 alert
기면 drowsy
혼미 stupor
반혼수 semicoma
혼수 coma

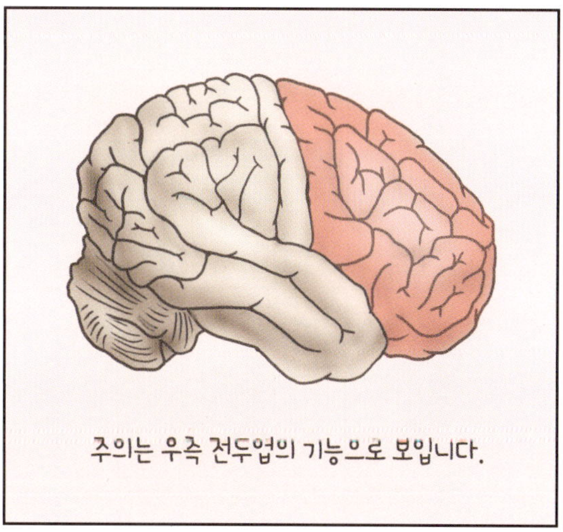
주의는 우측 전두엽의 기능으로 보입니다.

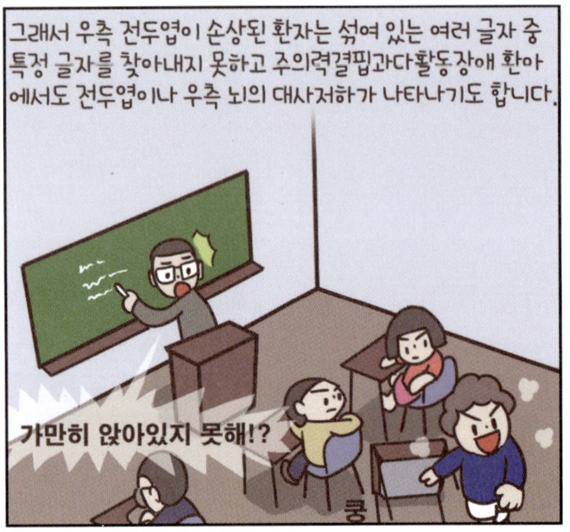
그래서 우측 전두엽이 손상된 환자는 섞여 있는 여러 글자 중 특정 글자를 찾아내지 못하고 주의력결핍과다활동장애 환아에서도 전두엽이나 우측 뇌의 대사저하가 나타나기도 합니다.
가만히 앉아있지 못해!?
쿵

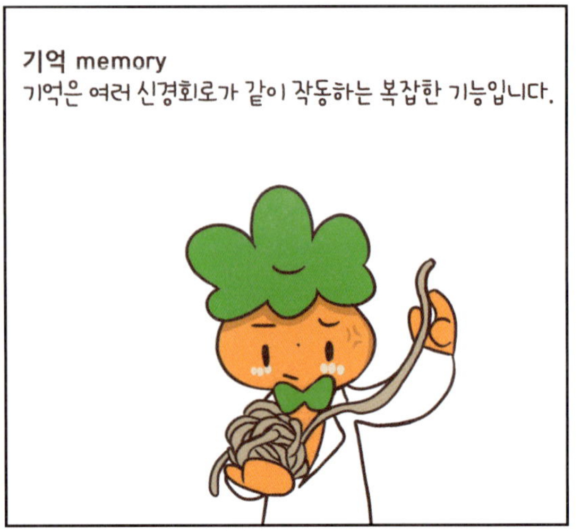
기억 memory
기억은 여러 신경회로가 같이 작동하는 복잡한 기능입니다.

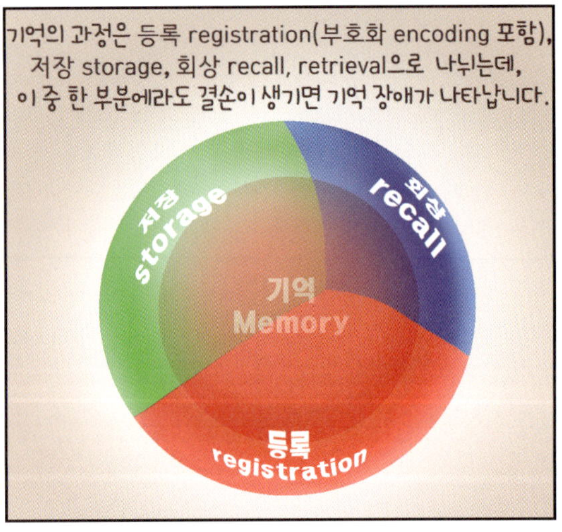
기억의 과정은 등록 registration(부호화 encoding 포함), 저장 storage, 회상 recall, retrieval으로 나뉘는데, 이 중 한 부분에라도 결손이 생기면 기억 장애가 나타납니다.
저장 storage
회상 recall
기억 Memory
등록 registration

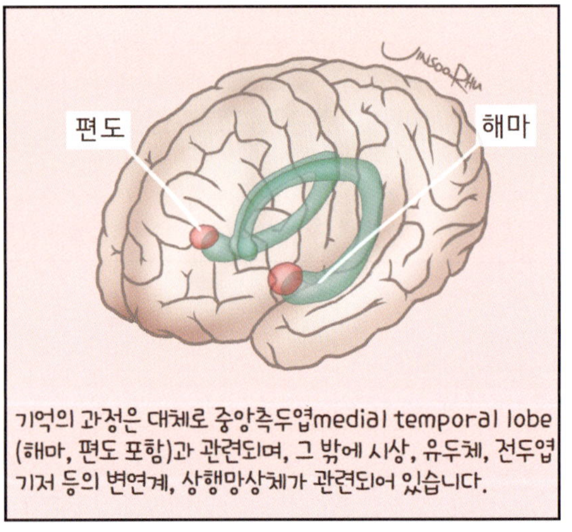
편도
해마
기억의 과정은 대체로 중앙측두엽medial temporal lobe(해마, 편도 포함)과 관련되며, 그 밖에 시상, 유두체, 전두엽 기저 등의 변연계, 상행망상체가 관련되어 있습니다.

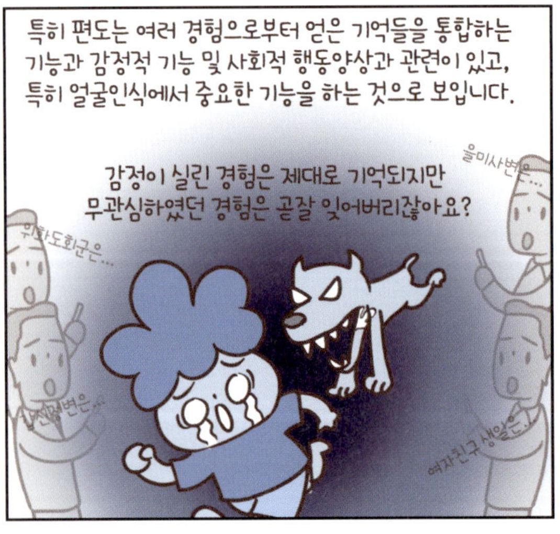
특히 편도는 여러 경험으로부터 얻은 기억들을 통합하는 기능과 감정적 기능 및 사회적 행동양상과 관련이 있고, 특히 얼굴인식에서 중요한 기능을 하는 것으로 보입니다.
감정이 실린 경험은 제대로 기억되지만 무관심하였던 경험은 곧잘 잊어버리잖아요?

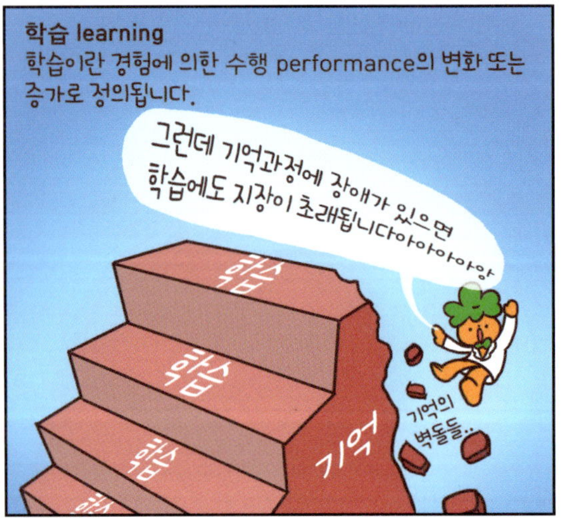
학습 learning
학습이란 경험에 의한 수행 performance의 변화 또는 증가로 정의됩니다.
그런데 기억과정에 장애가 있으면 학습에도 지장이 초래됩니다아아아아앙
학습
학습
학습
기억
기억의 벽돌들..

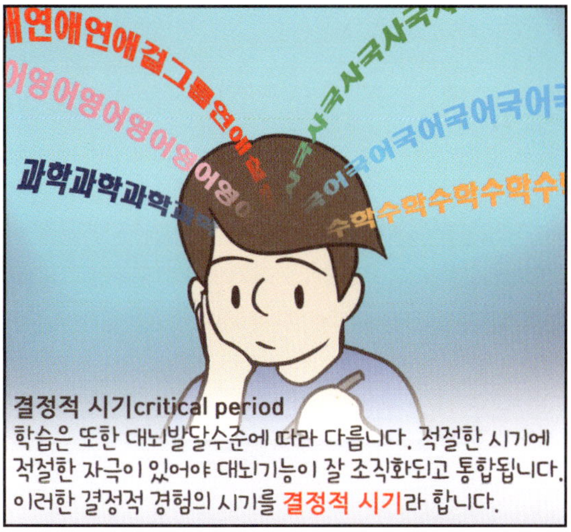
결정적 시기critical period
학습은 또한 대뇌발달수준에 따라 다릅니다. 적절한 시기에 적절한 자극이 있어야 대뇌기능이 잘 조직화되고 통합됩니다. 이러한 결정적 경험의 시기를 결정적 시기라 합니다.

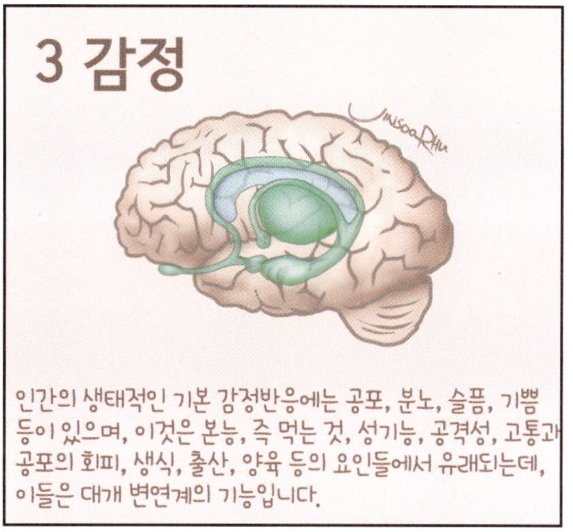
3 감정
인간의 생태적인 기본 감정반응에는 공포, 분노, 슬픔, 기쁨 등이 있으며, 이것은 본능, 즉 먹는 것, 성기능, 공격성, 고통과 공포의 회피, 생식, 출산, 양육 등의 요인들에서 유래되는데, 이들은 대개 변연계의 기능입니다.

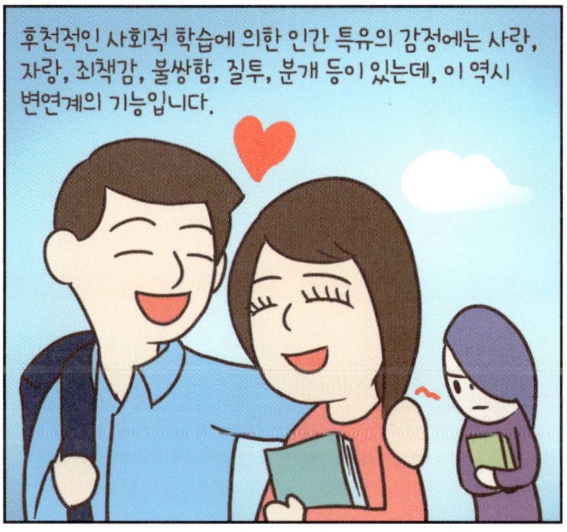
후천적인 사회적 학습에 의한 인간 특유의 감정에는 사랑, 자랑, 죄책감, 불쌍함, 질투, 분개 등이 있는데, 이 역시 변연계의 기능입니다.

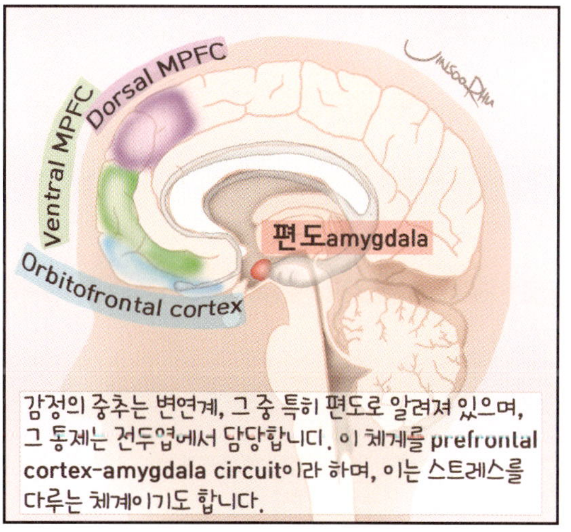
Dorsal MPFC
Ventral MPFC
Orbitofrontal cortex
편도amygdala
감정의 중추는 변연계, 그 중 특히 편도로 알려져 있으며, 그 통제는 전두엽에서 담당합니다. 이 체계를 prefrontal cortex-amygdala circuit이라 하며, 이는 스트레스를 다루는 체계이기도 합니다.

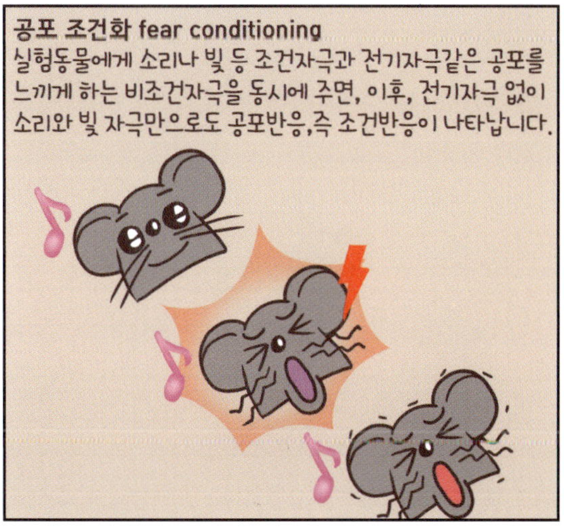
공포 조건화 fear conditioning
실험동물에게 소리나 빛 등 조건자극과 전기자극같은 공포를 느끼게 하는 비조건자극을 동시에 주면, 이후, 전기자극 없이 소리와 빛 자극만으로도 공포반응,즉 조건반응이 나타납니다.

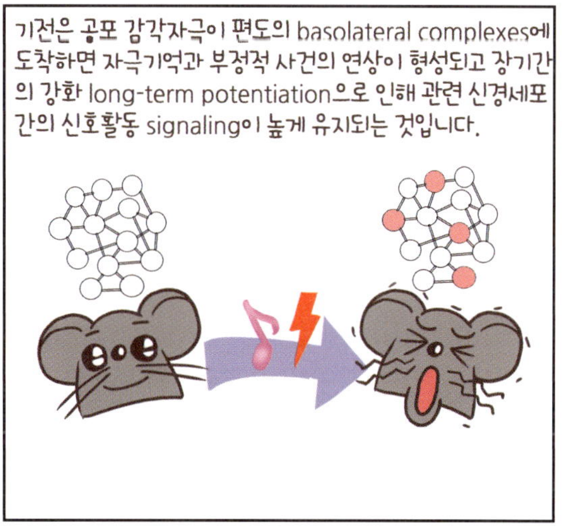
기전은 공포 감각자극이 편도의 basolateral complexes에 도착하면 자극기억과 부정적 사건의 연상이 형성되고 장기간의 강화 long-term potentiation으로 인해 관련 신경세포 간의 신호활동 signaling이 높게 유지되는 것입니다.

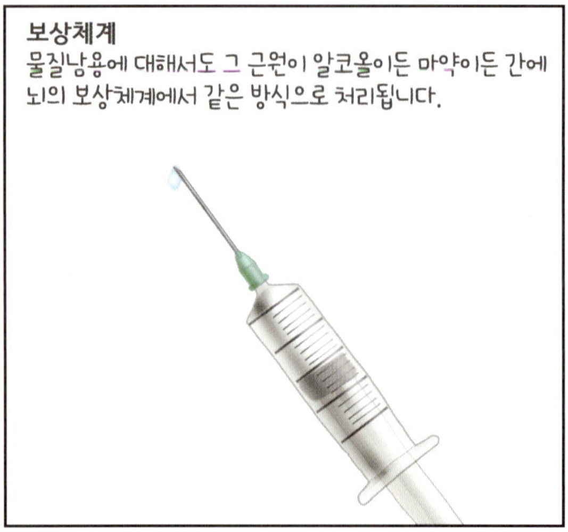
보상체계
물질남용에 대해서도 그 근원이 알코올이든 마약이든 간에 뇌의 보상체계에서 같은 방식으로 처리됩니다.

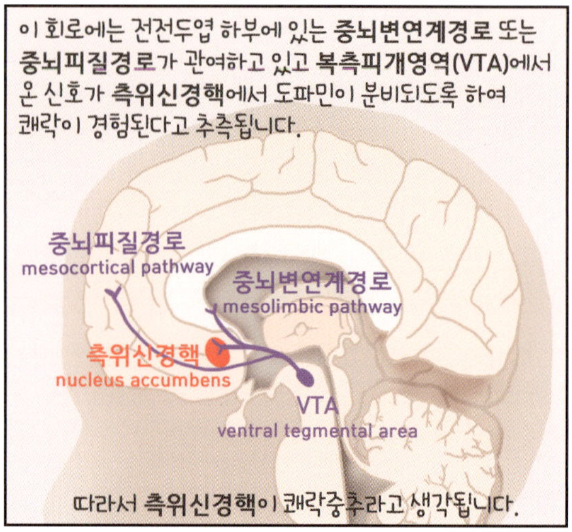
이 회로에는 전전두엽 하부에 있는 중뇌변연계경로 또는 중뇌피질경로가 관여하고 있고 복측피개영역(VTA)에서 온 신호가 측위신경핵에서 도파민이 분비되도록 하여 쾌락이 경험된다고 추측됩니다.
중뇌피질경로
mesocortical pathway
중뇌변연계경로
mesolimbic pathway
측위신경핵
nucleus accumbens
VTA
ventral tegmental area
따라서 측위신경핵이 쾌락중추라고 생각됩니다.

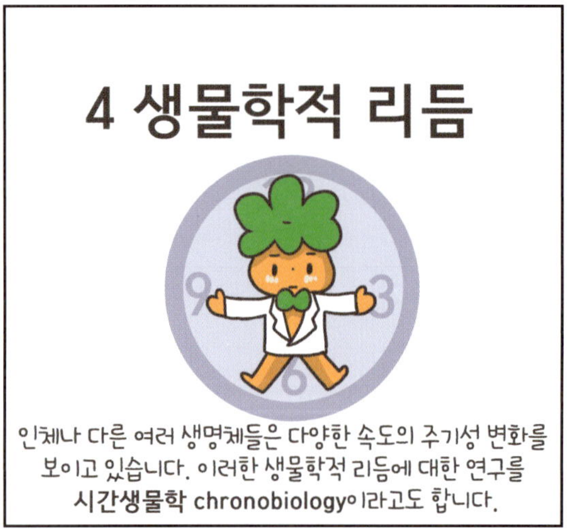
4 생물학적 리듬
인체나 다른 여러 생명체들은 다양한 속도의 주기성 변화를 보이고 있습니다. 이러한 생물학적 리듬에 대한 연구를 시간생물학 chronobiology이라고도 합니다.

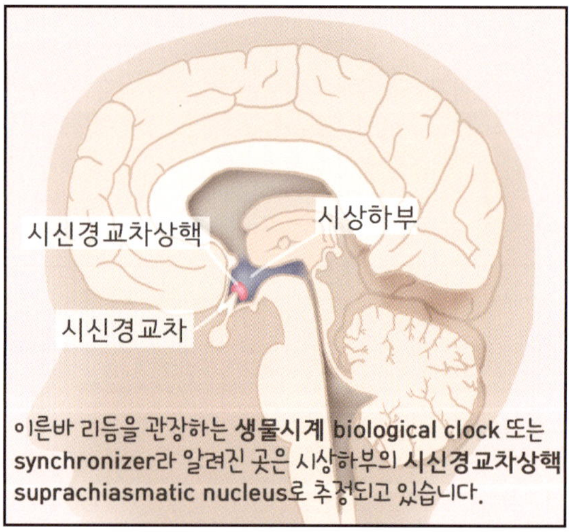
시신경교차상핵
시상하부
시신경교차
이른바 리듬을 관장하는 생물시계 biological clock 또는 synchronizer라 알려진 곳은 시상하부의 시신경교차상핵 suprachiasmatic nucleus로 추정되고 있습니다.

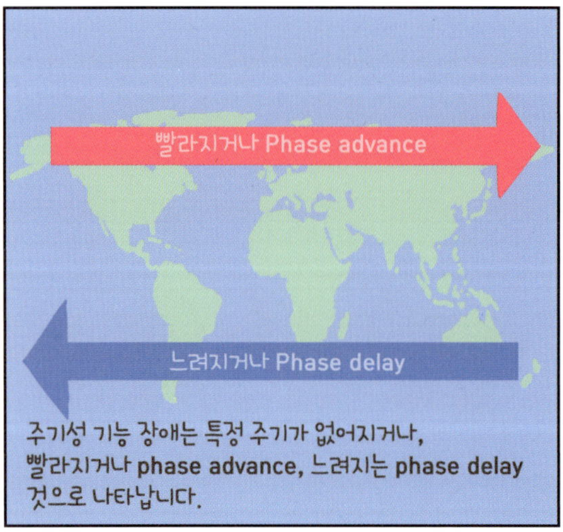
빨라지거나 Phase advance
느려지거나 Phase delay
주기성 기능 장애는 특정 주기가 없어지거나, 빨라지거나 phase advance, 느려지는 phase delay 것으로 나타납니다.

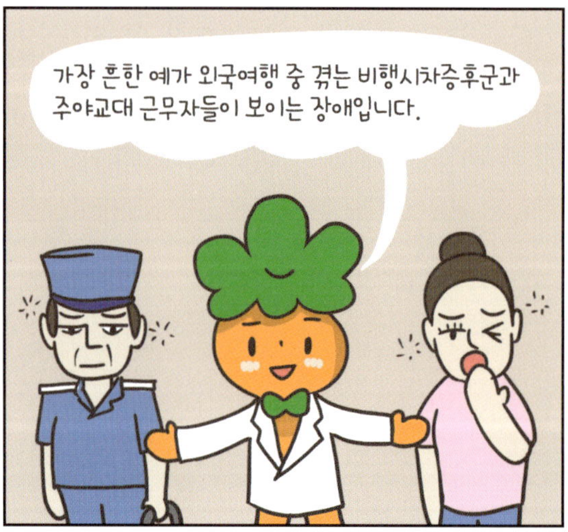
가장 흔한 예가 외국여행 중 겪는 비행시차증후군과 주야교대 근무자들이 보이는 장애입니다.

Episode 05

신경전달물질

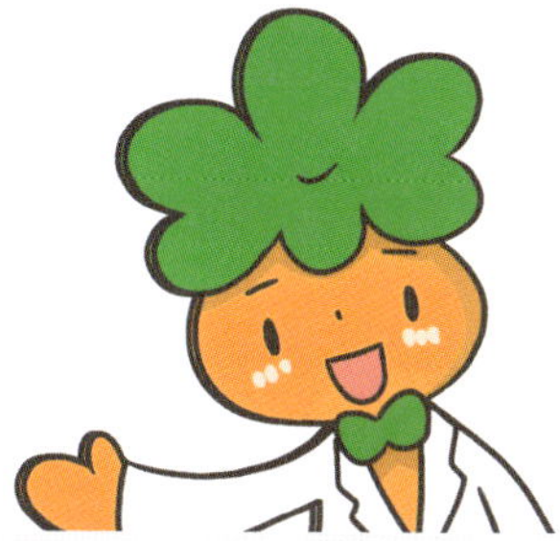

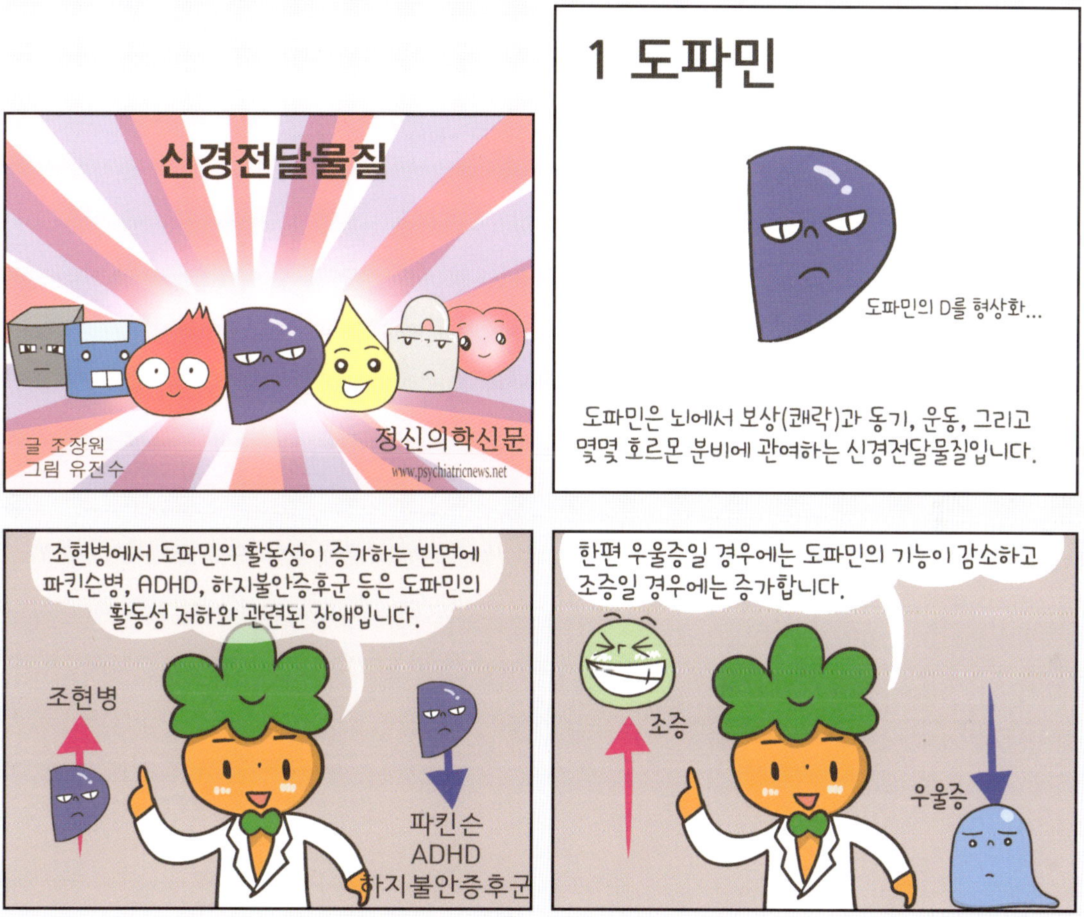

도파민 경로는 다음 세 가지가 알려져 있습니다.
흑질선상체경로 Nigrostriatal pathway
결절누두경로 Tuberoinfundibular pathway
중뇌변연계-중뇌피질경로
Mesolimbic-mesocortical pathway

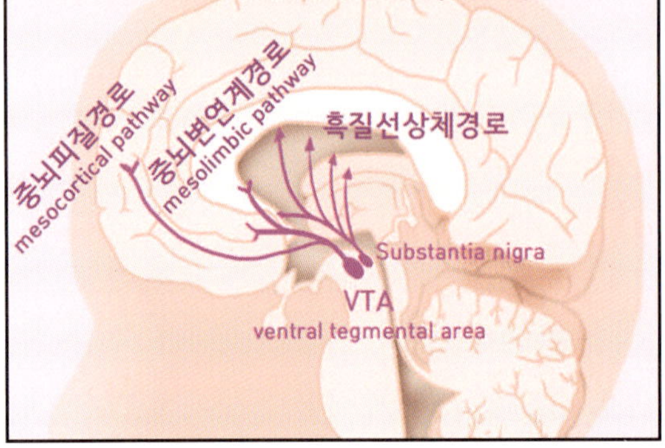

흑질선상체경로 Nigrostriatal pathway
흑질체에서 기시하여 미상핵과 피각 등 선조체로 갑니다.

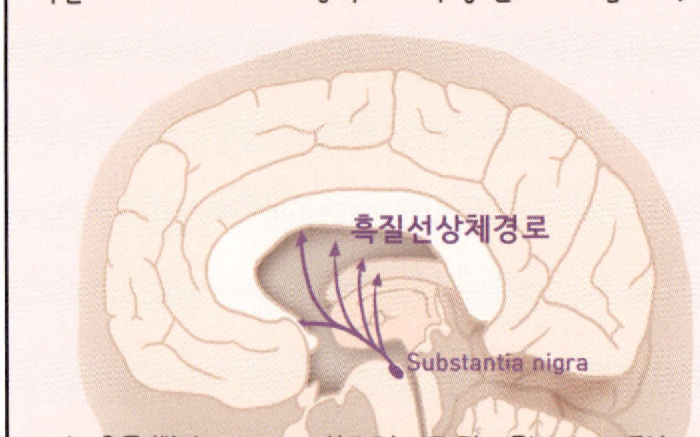

이는 운동 뿐만 아니라 기분조절에도 관계됩니다. 파킨슨, 항정신병 약물의 추체외로계 증상, 틱증상 등은 여기서의 도파민의 감소 내지는 D2 수용체의 장애 때문입니다.

결절누두경로 Tuberoinfundibular pathway
시상하부에서 기시하여 누두와 뇌하수체 전엽으로 가는 경로입니다.

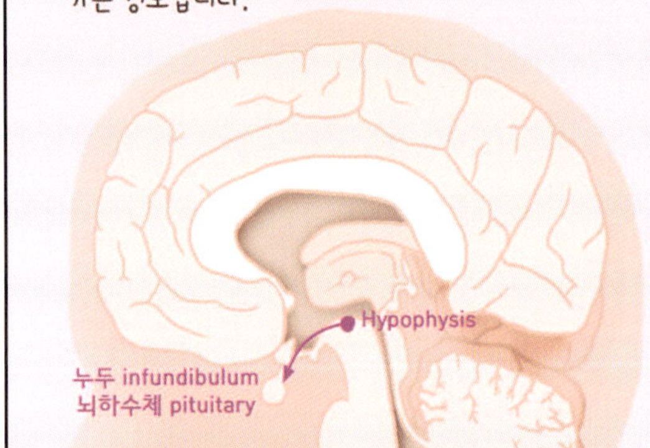

뇌하수체의 프로락틴 분비를 조절합니다.

중뇌변연계-중뇌피질경로
Mesolombic-mesocortical pathway
Ventrtal tegmental area에서 기시하여 전전두엽과 측두엽, 기타 피질과 해마, 편도 등 변연계로 가는 경로

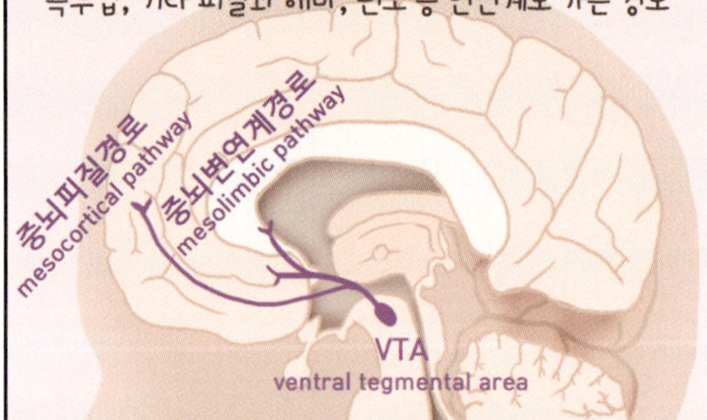

중뇌변연계 경로는 조현병과 감정, 특히 항정신병 약물, 각성제 환각제, 마약의 쾌감과 관련된 장소로 알려져 있습니다.

2 노르에피네프린

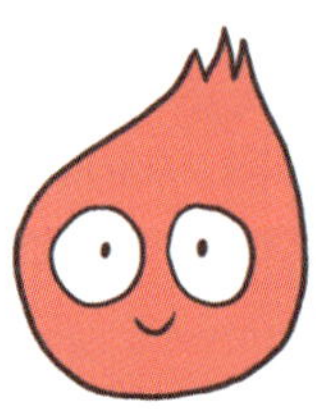

흥분시키는 느낌을
불꽃으로 형상화

노르에피네프린(또는 노르아드레날린)은 주로 중추신경계에 존재하며 뇌의 전체 기능과 관련되지만, 특히 감정, 주의, 각성 상태와 관계됩니다.

불안, 각성, 스트레스, 싸우냐 도망가냐 반응 등
정신장애의 주요증상의 원인이 된다.

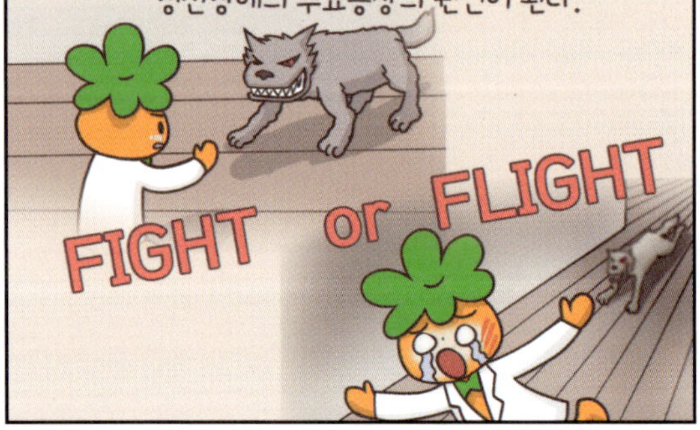

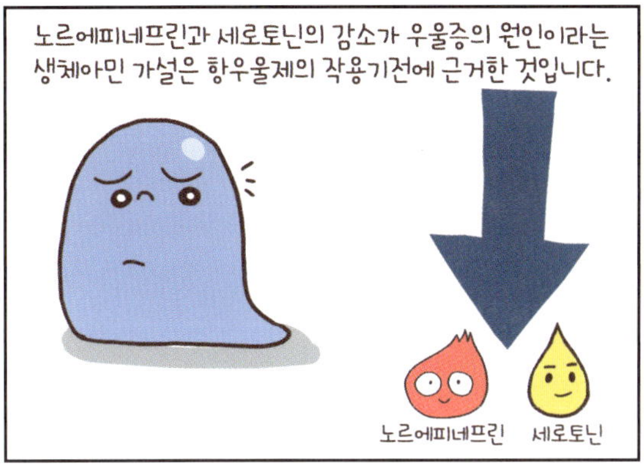
노르에피네프린과 세로토닌의 감소가 우울증의 원인이라는
생체아민 가설은 항우울제의 작용기전에 근거한 것입니다.
노르에피네프린
세로토닌

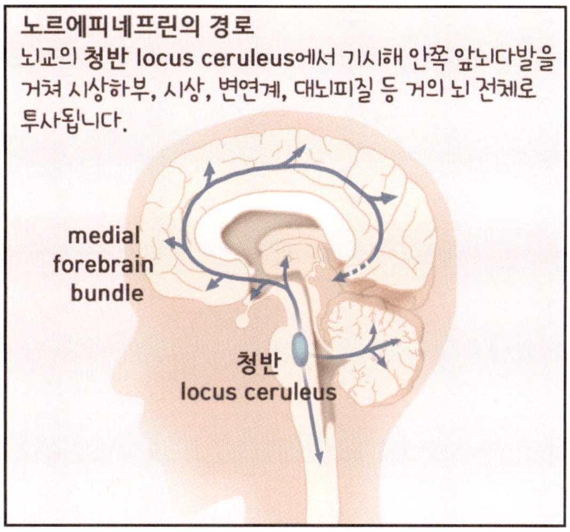

3 세로토닌

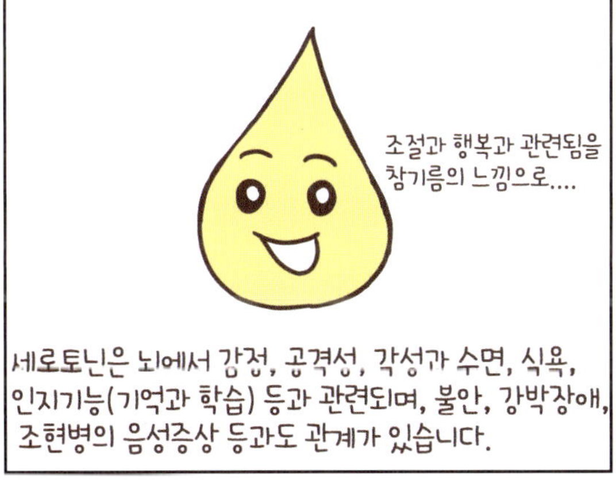

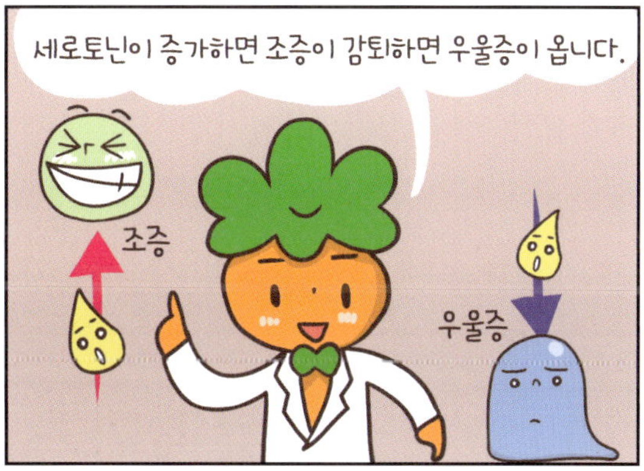
세로토닌이 증가하면 조증이 감퇴하면 우울증이 옵니다.
조증
우울증

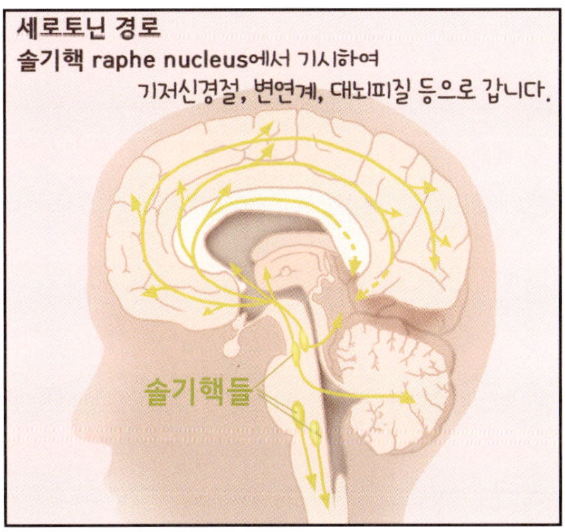

4 아세틸콜린

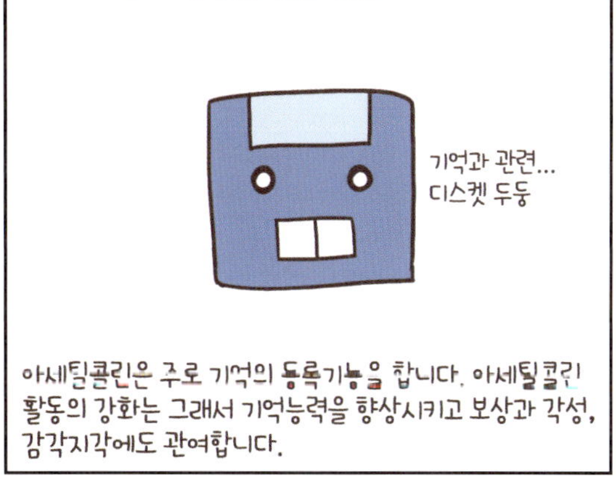

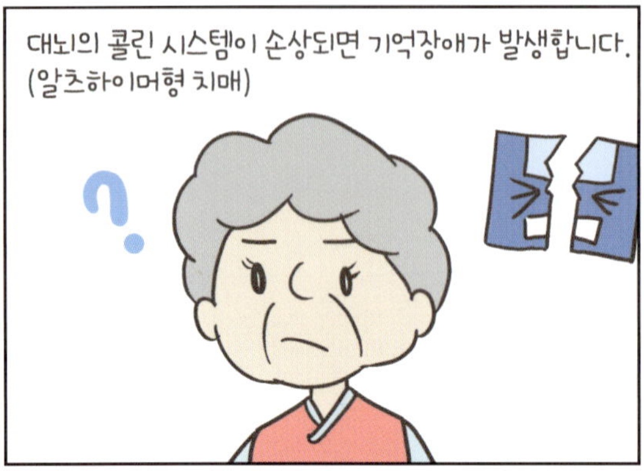
대뇌의 콜린 시스템이 손상되면 기억장애가 발생합니다.
(알츠하이머형 치매)

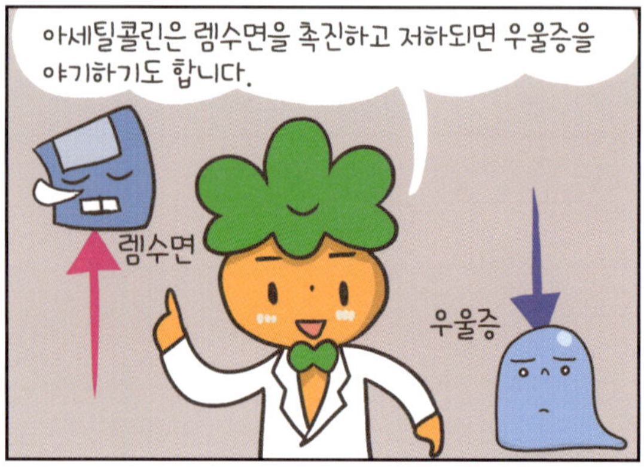
아세틸콜린은 렘수면을 촉진하고 저하되면 우울증을
야기하기도 합니다.
렘수면
우울증

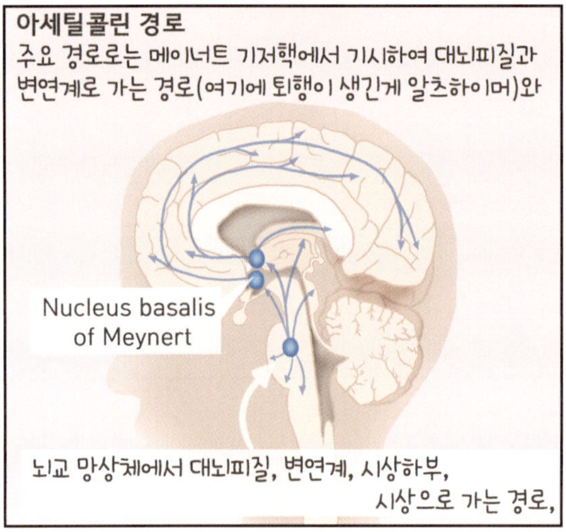
아세틸콜린 경로
주요 경로로는 메이너트 기저핵에서 기시하여 대뇌피질과
변연계로 가는 경로(여기에 퇴행이 생긴게 알츠하이머)와
Nucleus basalis
of Meynert
뇌교 망상체에서 대뇌피질, 변연계, 시상하부,
시상으로 가는 경로,

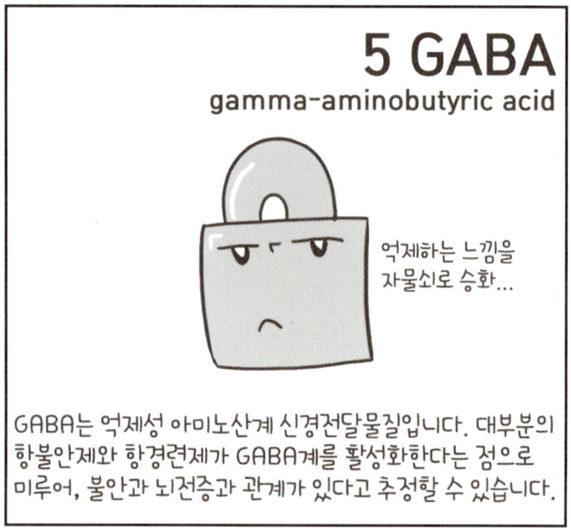
5 GABA
gamma-aminobutyric acid
억제하는 느낌을
자물쇠로 승화...
GABA는 억제성 아미노산계 신경전달물질입니다. 대부분의
항불안제와 항경련제가 GABA계를 활성화한다는 점으로
미루어, 불안과 뇌전증과 관계가 있다고 추정할 수 있습니다.

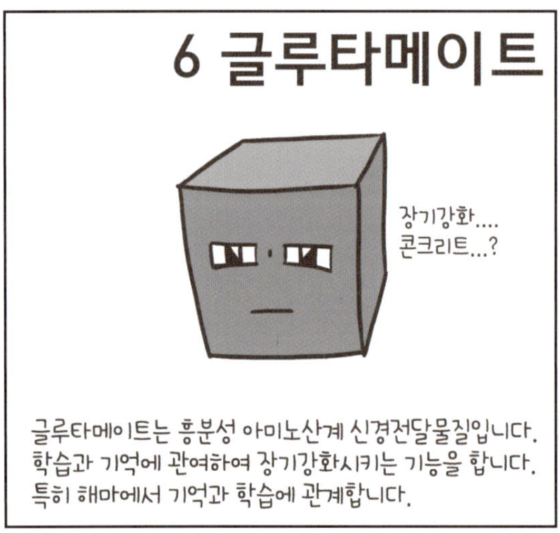
6 글루타메이트
장기강화....
콘크리트...?
글루타메이트는 흥분성 아미노산계 신경전달물질입니다.
학습과 기억에 관여하여 장기강화시키는 기능을 합니다.
특히 해마에서 기억과 학습에 관계합니다.

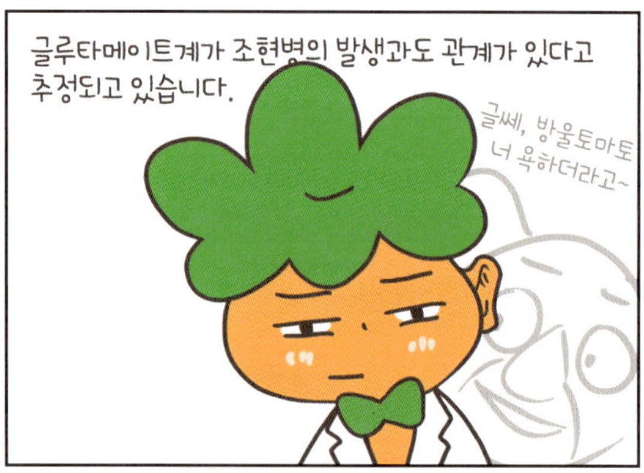
글루타메이트계가 조현병의 발생과도 관계가 있다고
추정되고 있습니다.
글쎄, 방울토마토
너 욕하더라고~

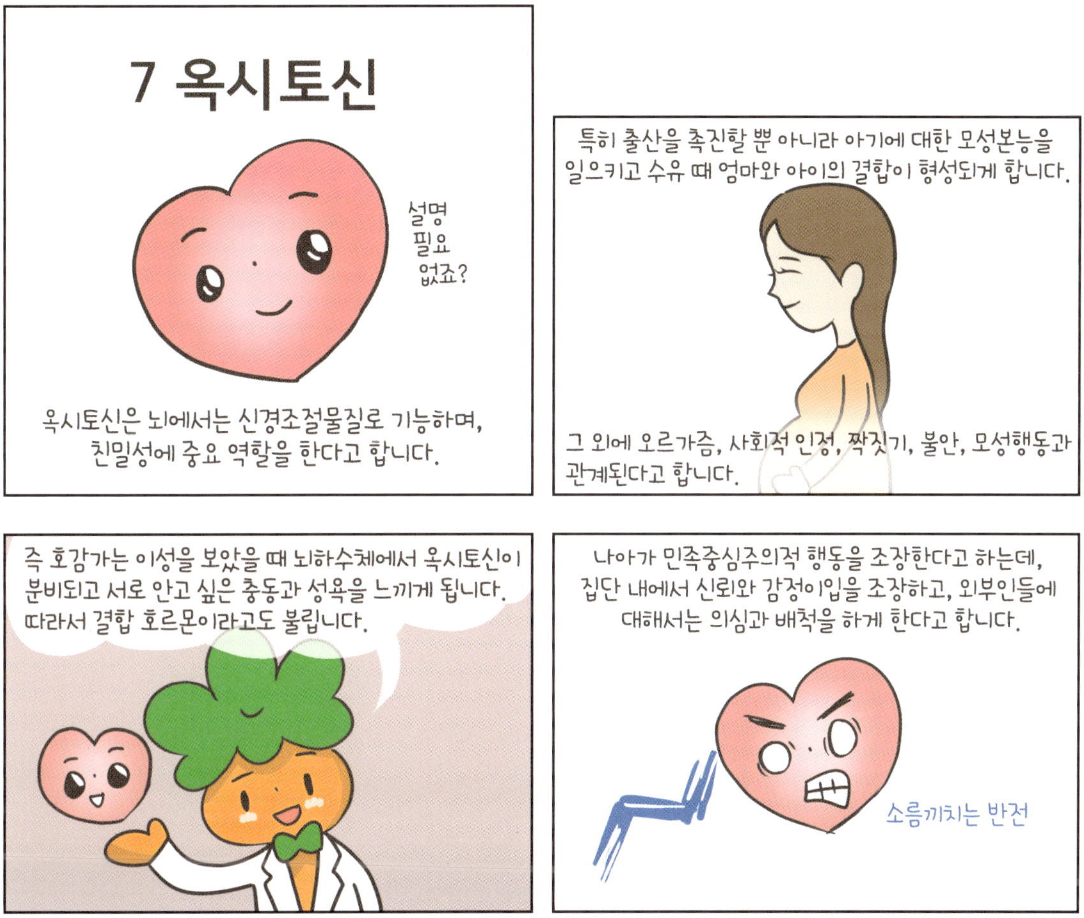
7 옥시토신
설명 필요 없죠?
옥시토신은 뇌에서는 신경조절물질로 기능하며, 친밀성에 중요 역할을 한다고 합니다.
특히 출산을 촉진할 뿐 아니라 아기에 대한 모성본능을 일으키고 수유 때 엄마와 아이의 결합이 형성되게 합니다.
그 외에 오르가즘, 사회적 인정, 짝짓기, 불안, 모성행동과 관계된다고 합니다.
즉 호감가는 이성을 보았을 때 뇌하수체에서 옥시토신이 분비되고 서로 안고 싶은 충동과 성욕을 느끼게 됩니다. 따라서 결합 호르몬이라고도 불립니다.
나아가 민족중심주의적 행동을 조장한다고 하는데, 집단 내에서 신뢰와 감정이입을 조장하고, 외부인들에 대해서는 의심과 배척을 하게 한다고 합니다.
소름끼치는 반전

Episode **06**

정신신경내분비학

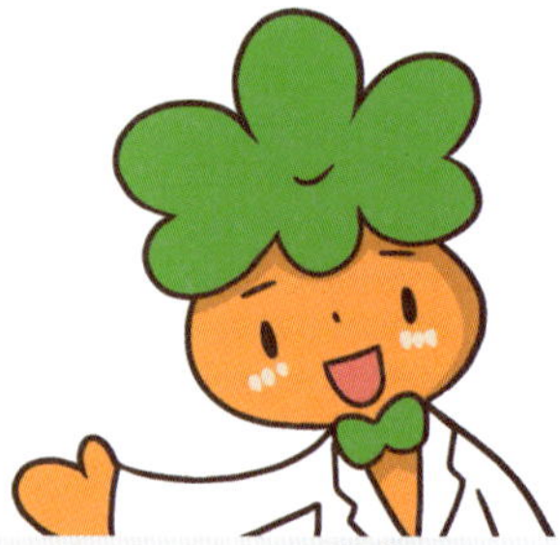

Dr.Dangam

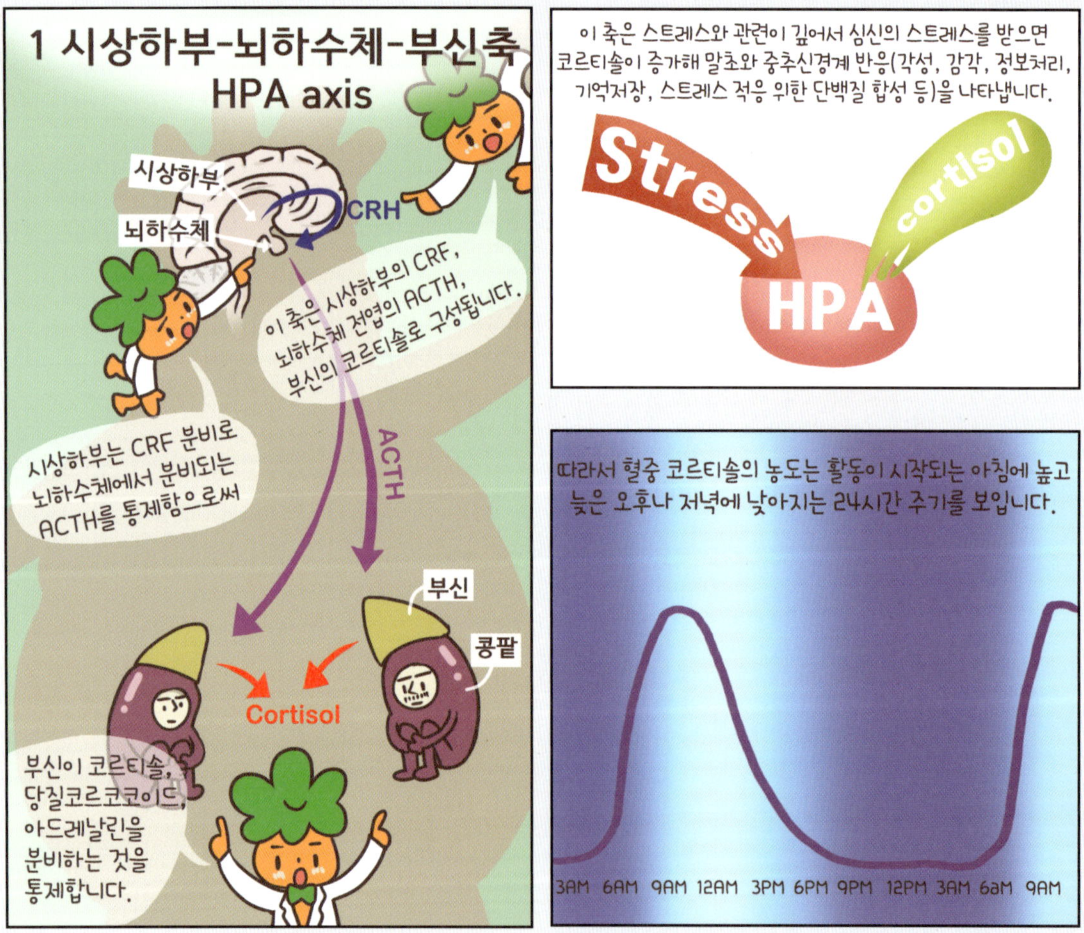

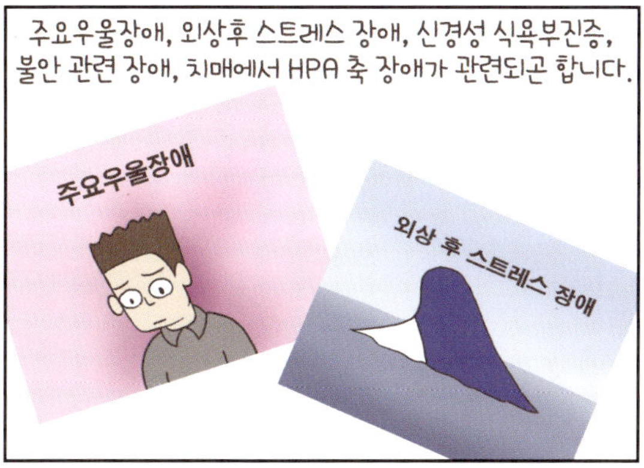
주요우울장애, 외상후 스트레스 장애, 신경성 식욕부진증, 불안 관련 장애, 치매에서 HPA 축 장애가 관련되곤 합니다.
주요우울장애
외상 후 스트레스 장애

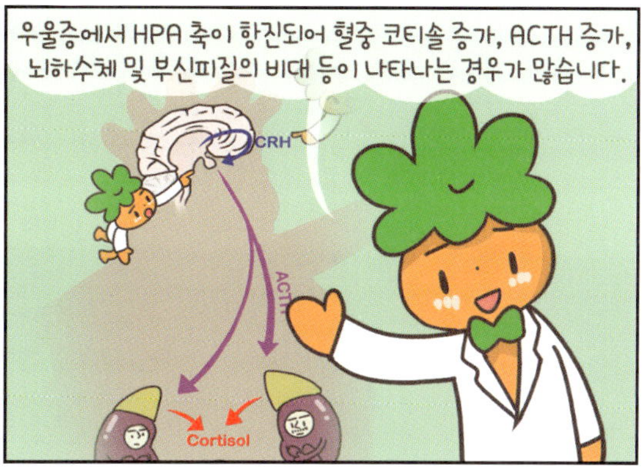
우울증에서 HPA 축이 항진되어 혈중 코티솔 증가, ACTH 증가, 뇌하수체 및 부신피질의 비대 등이 나타나는 경우가 많습니다.
CRH
ACTH
Cortisol

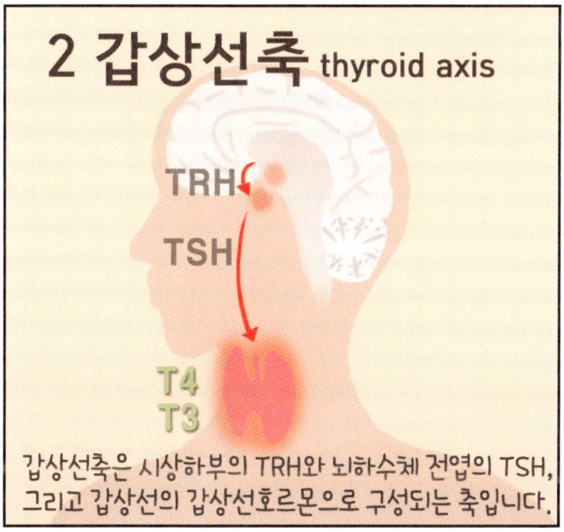
2 갑상선축 thyroid axis
TRH
TSH
T4
T3
갑상선축은 시상하부의 TRH와 뇌하수체 전엽의 TSH, 그리고 갑상선의 갑상선호르몬으로 구성되는 축입니다.

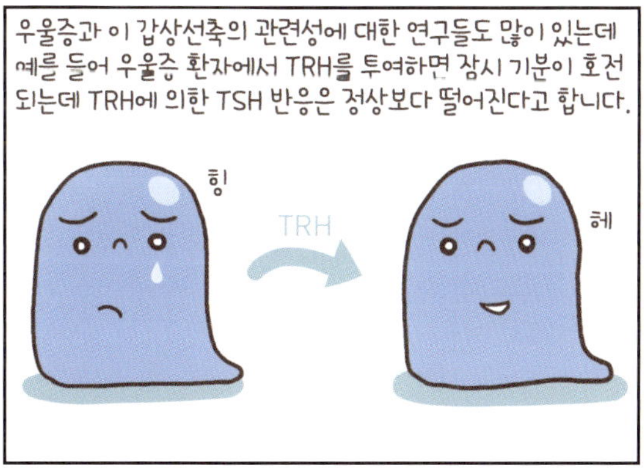
우울증과 이 갑상선축의 관련성에 대한 연구들도 많이 있는데 예를 들어 우울증 환자에서 TRH를 투여하면 잠시 기분이 호전되는데 TRH에 의한 TSH 반응은 정상보다 떨어진다고 합니다.
힝!
TRH
헤

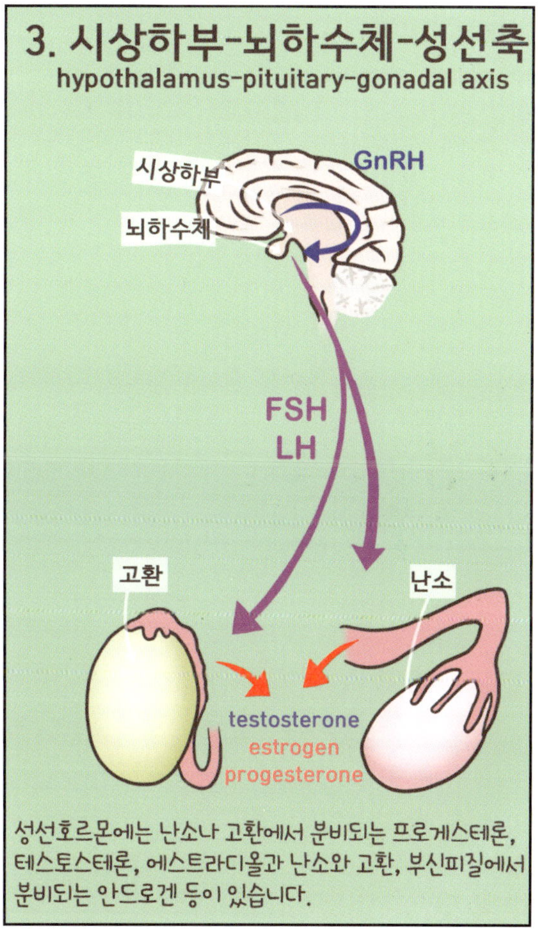
3. 시상하부-뇌하수체-성선축
hypothalamus-pituitary-gonadal axis
시상하부
GnRH
뇌하수체
FSH
LH
고환
난소
testosterone
estrogen
progesterone
성선호르몬에는 난소나 고환에서 분비되는 프로게스테론, 테스토스테론, 에스트라디올과 난소와 고환, 부신피질에서 분비되는 안드로겐 등이 있습니다.

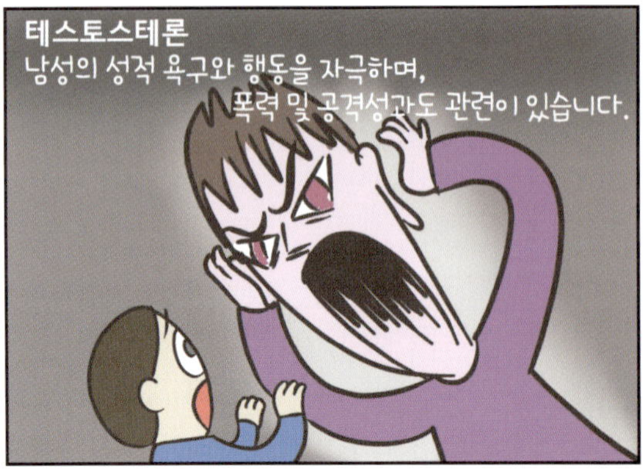
테스토스테론
남성의 성적 욕구와 행동을 자극하며,
폭력 및 공격성과도 관련이 있습니다.

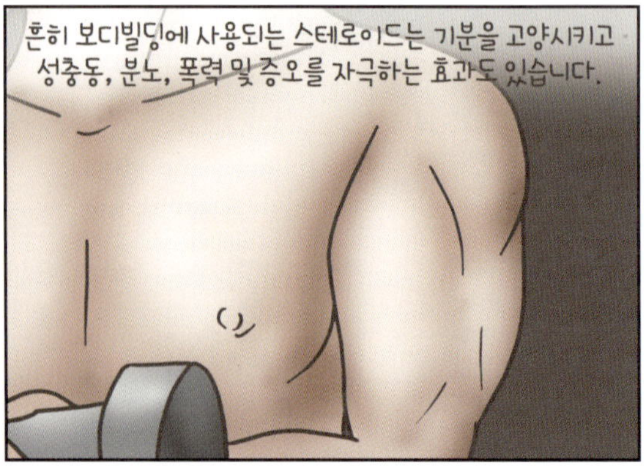
흔히 보디빌딩에 사용되는 스테로이드는 기분을 고양시키고
성충동, 분노, 폭력 및 증오를 자극하는 효과도 있습니다.

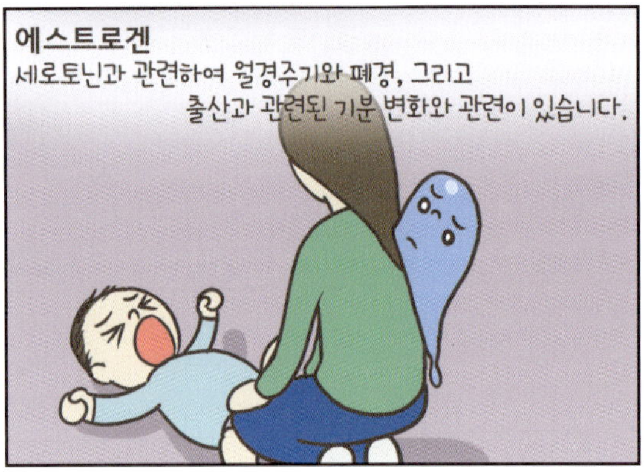
에스트로겐
세로토닌과 관련하여 월경주기와 폐경, 그리고
출산과 관련된 기분 변화와 관련이 있습니다.

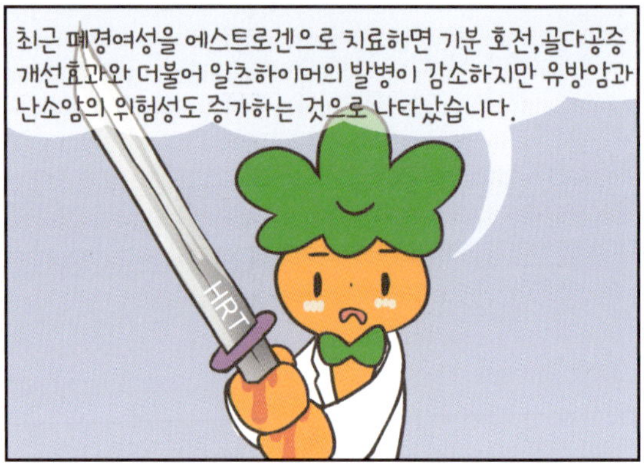
최근 폐경여성을 에스트로겐으로 치료하면 기분 호전, 골다공증
개선효과와 더불어 알츠하이머의 발병이 감소하지만 유방암과
난소암의 위험성도 증가하는 것으로 나타났습니다.
HRT

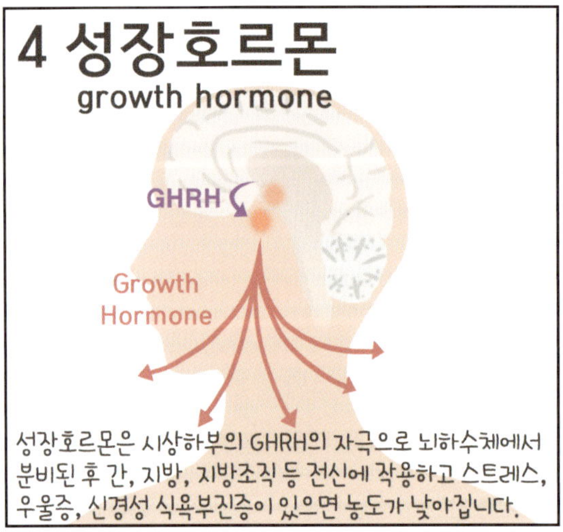
4 성장호르몬
growth hormone
GHRH
Growth
Hormone
성장호르몬은 시상하부의 GHRH의 자극으로 뇌하수체에서
분비된 후 간, 지방, 지방조직 등 전신에 작용하고 스트레스,
우울증, 신경성 식욕부진증이 있으면 농도가 낮아집니다.

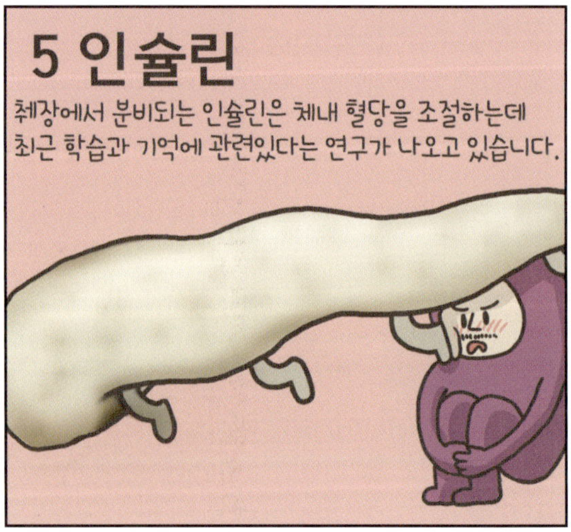
5 인슐린
췌장에서 분비되는 인슐린은 체내 혈당을 조절하는데
최근 학습과 기억에 관련있다는 연구가 나오고 있습니다.

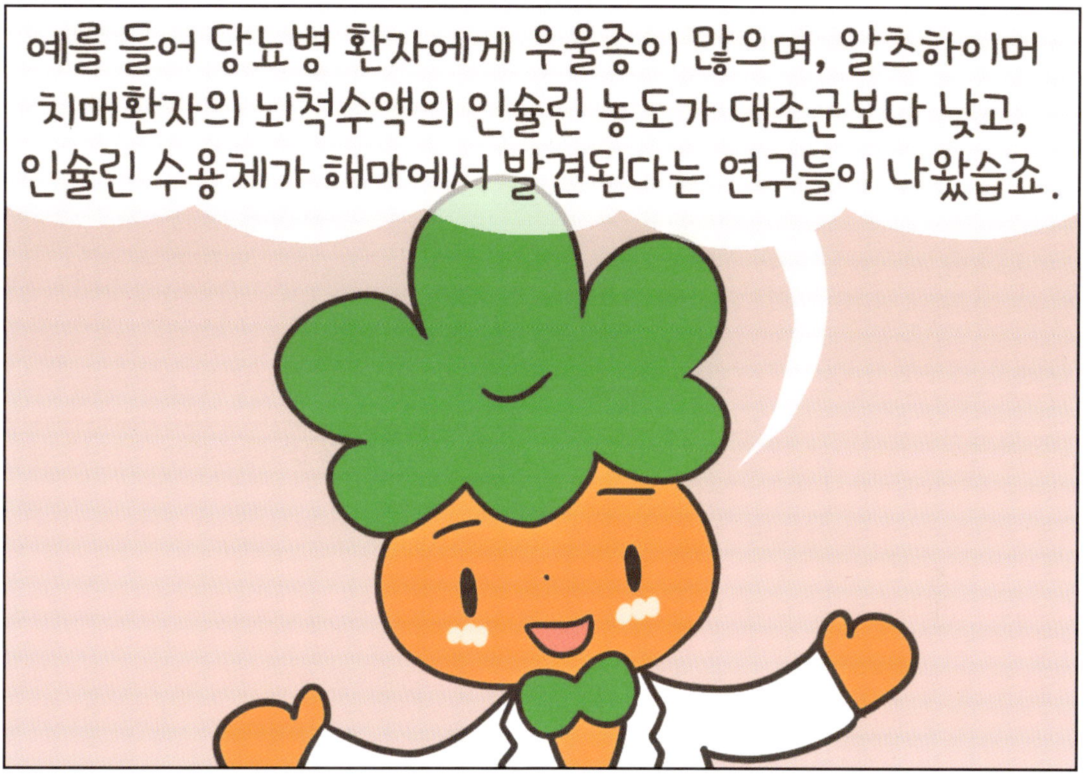
예를 들어 당뇨병 환자에게 우울증이 많으며, 알츠하이머 치매환자의 뇌척수액의 인슐린 농도가 대조군보다 낮고, 인슐린 수용체가 해마에서 발견된다는 연구들이 나왔습죠.

Episode **07**

스트레스와 면역체계

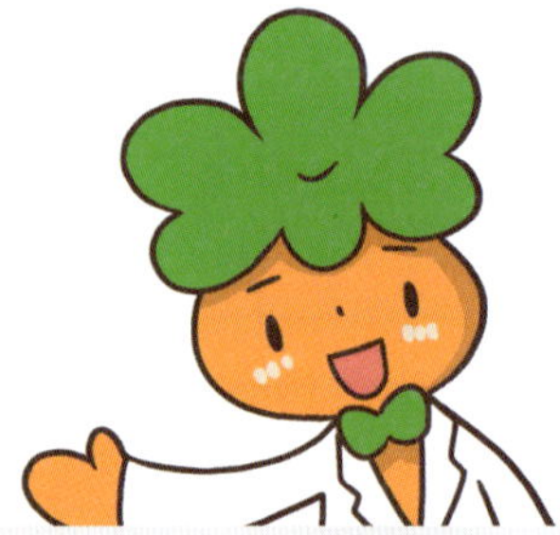

Dr.Dangam

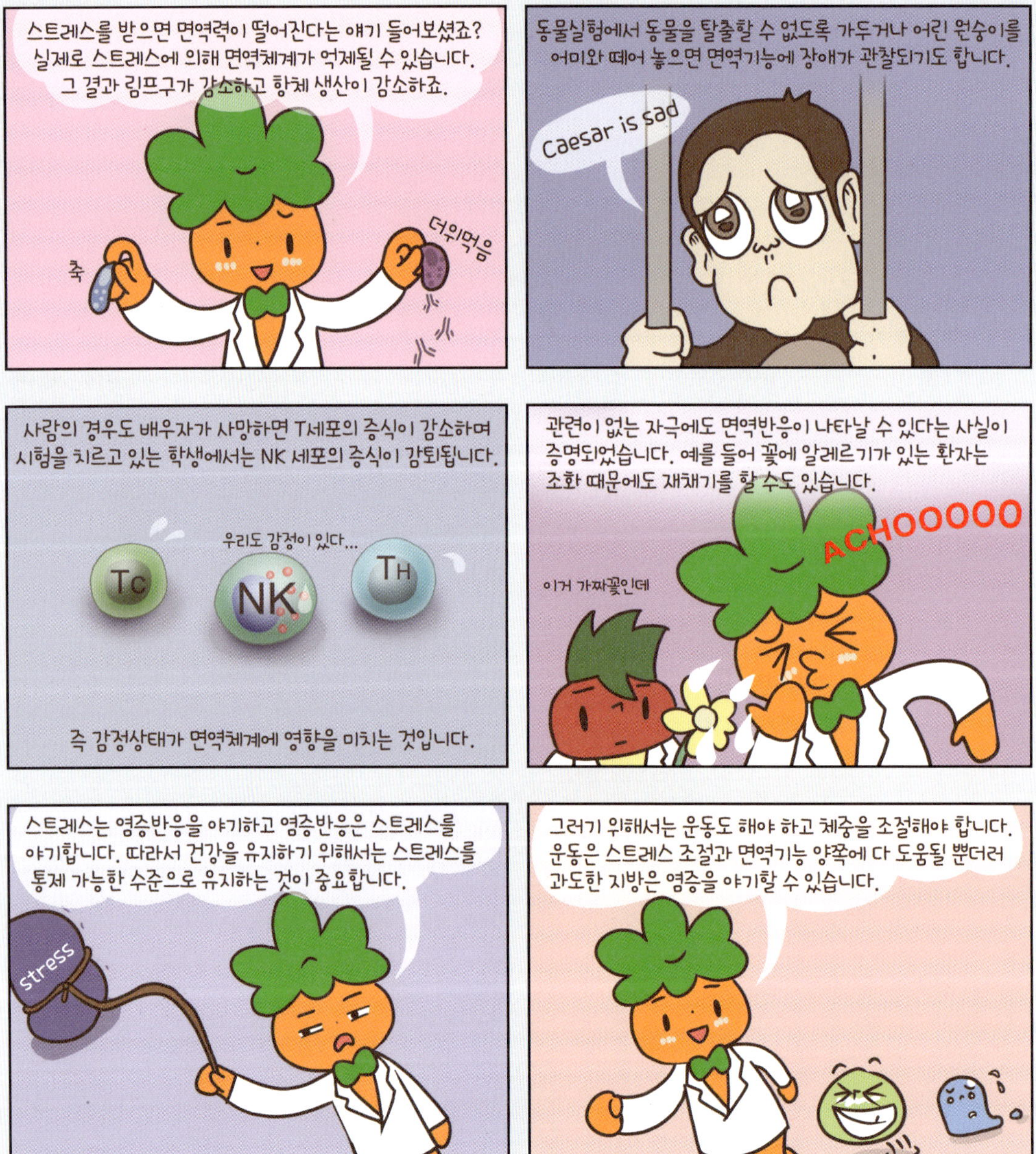
스트레스를 받으면 면역력이 떨어진다는 얘기 들어보셨죠? 실제로 스트레스에 의해 면역체계가 억제될 수 있습니다. 그 결과 림프구가 감소하고 항체 생산이 감소하죠.
축
더위먹음
동물실험에서 동물을 탈출할 수 없도록 가두거나 어린 원숭이를 어미와 떼어 놓으면 면역기능에 장애가 관찰되기도 합니다.
Caesar is sad
사람의 경우도 배우자가 사망하면 T세포의 증식이 감소하며 시험을 치르고 있는 학생에서는 NK 세포의 증식이 감퇴됩니다.
우리도 감정이 있다...
Tc
NK
TH
즉 감정상태가 면역체계에 영향을 미치는 것입니다.
관련이 없는 자극에도 면역반응이 나타날 수 있다는 사실이 증명되었습니다. 예를 들어 꽃에 알레르기가 있는 환자는 조화 때문에도 재채기를 할 수도 있습니다.
ACHOOOOO
이거 가짜꽃인데
스트레스는 염증반응을 야기하고 염증반응은 스트레스를 야기합니다. 따라서 건강을 유지하기 위해서는 스트레스를 통제 가능한 수준으로 유지하는 것이 중요합니다.
stress
그러기 위해서는 운동도 해야 하고 체중을 조절해야 합니다. 운동은 스트레스 조절과 면역기능 양쪽에 다 도움될 뿐더러 과도한 지방은 염증을 야기할 수 있습니다.

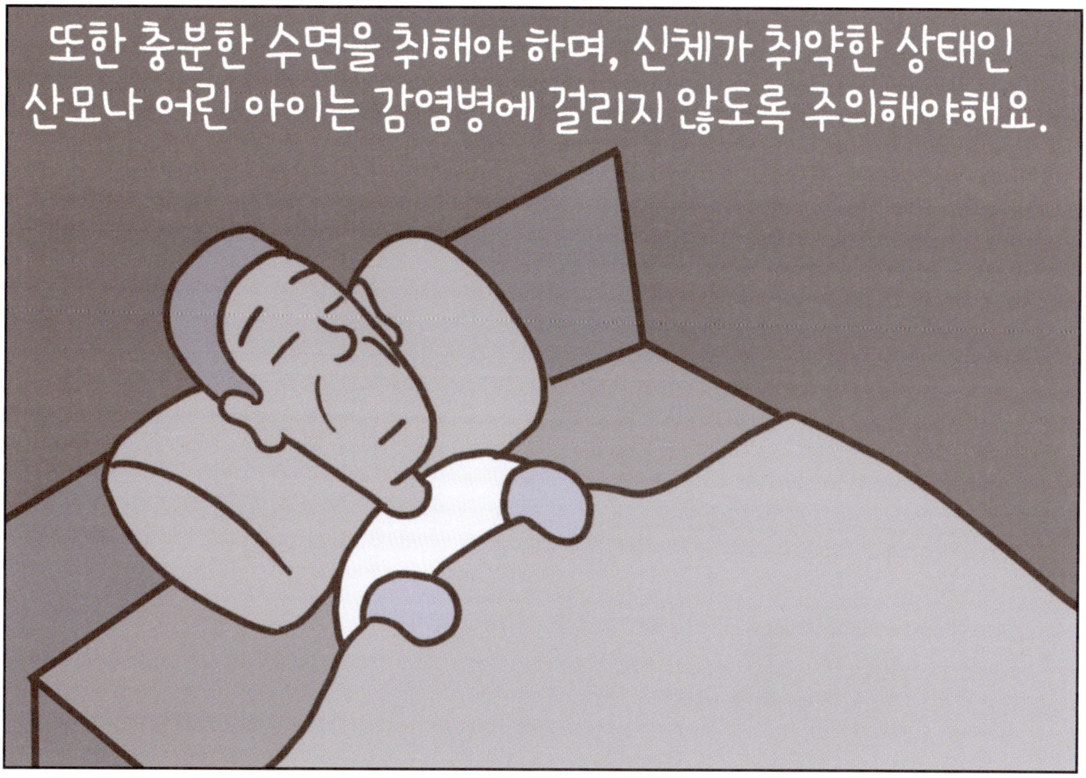
또한 충분한 수면을 취해야 하며, 신체가 취약한 상태인
산모나 어린 아이는 감염병에 걸리지 않도록 주의해야해요.

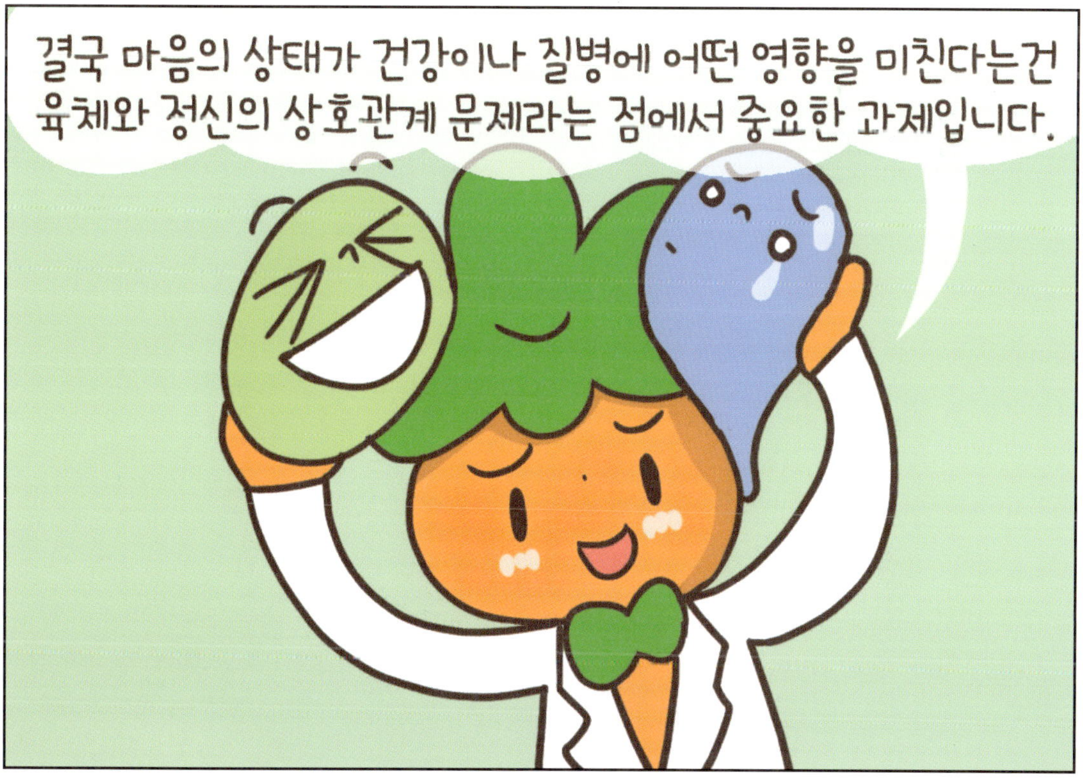
결국 마음의 상태가 건강이나 질병에 어떤 영향을 미친다는건
육체와 정신의 상호관계 문제라는 점에서 중요한 과제입니다.

Episode **08**

추가적인 내용들

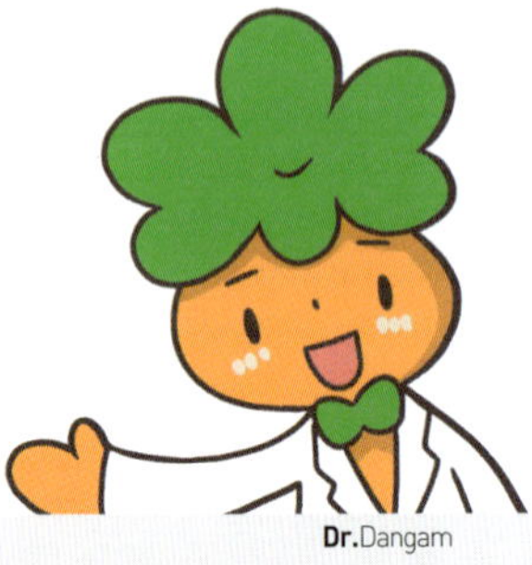
Dr.Dangam

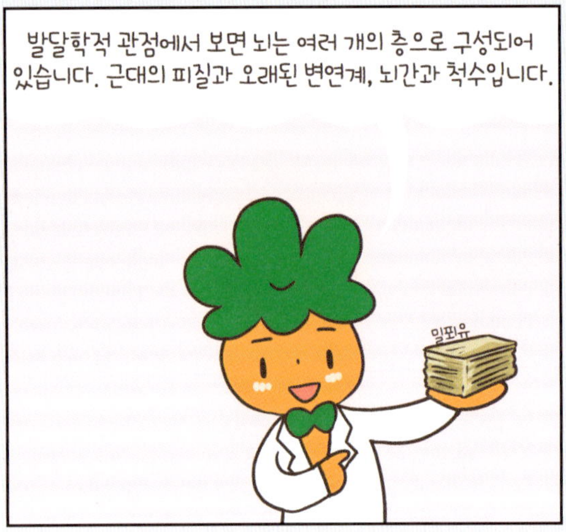
발달학적 관점에서 보면 뇌는 여러 개의 층으로 구성되어 있습니다. 근대의 피질과 오래된 변연계, 뇌간과 척수입니다.
밀푀유

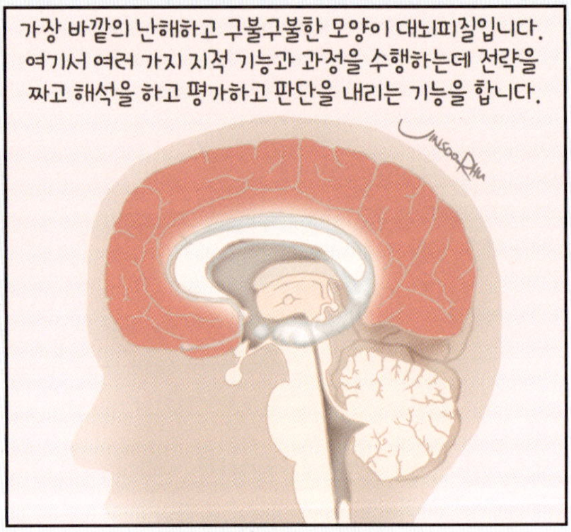

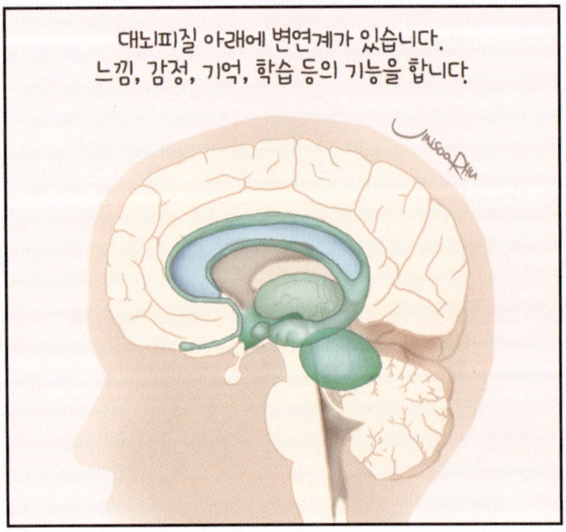

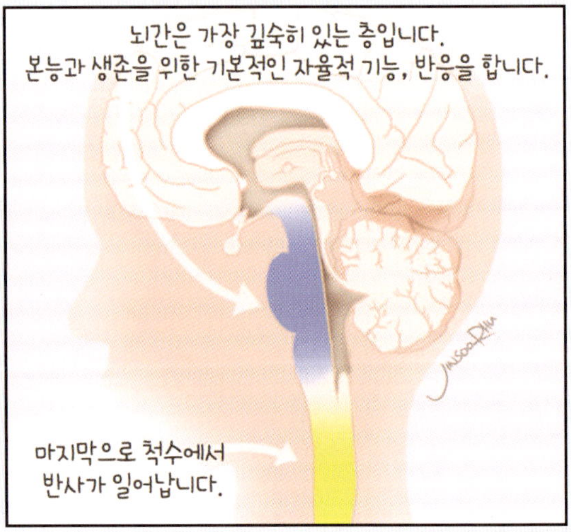

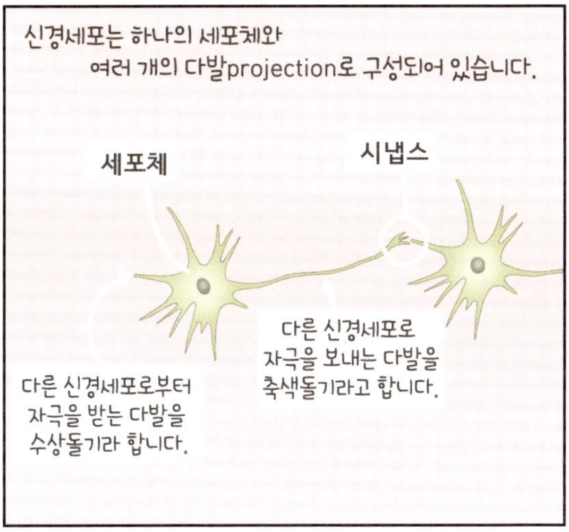
신경세포는 하나의 세포체와
여러 개의 다발projection로 구성되어 있습니다.
세포체
시냅스
다른 신경세포로
자극을 보내는 다발을
축색돌기라고 합니다.
다른 신경세포로부터
자극을 받는 다발을
수상돌기라 합니다.

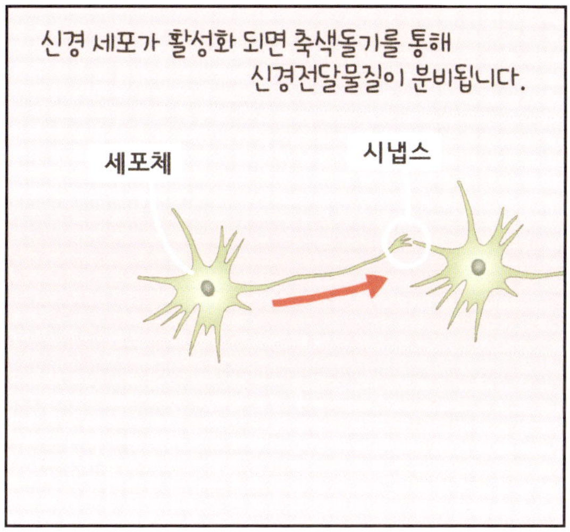
신경 세포가 활성화 되면 축색돌기를 통해
신경전달물질이 분비됩니다.
세포체
시냅스

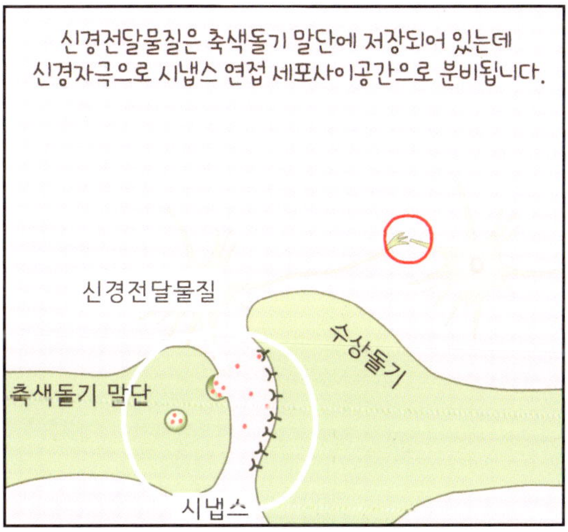
신경전달물질은 축색돌기 말단에 저장되어 있는데
신경자극으로 시냅스 연접 세포사이공간으로 분비됩니다.
신경전달물질
수상돌기
축색돌기 말단
시냅스

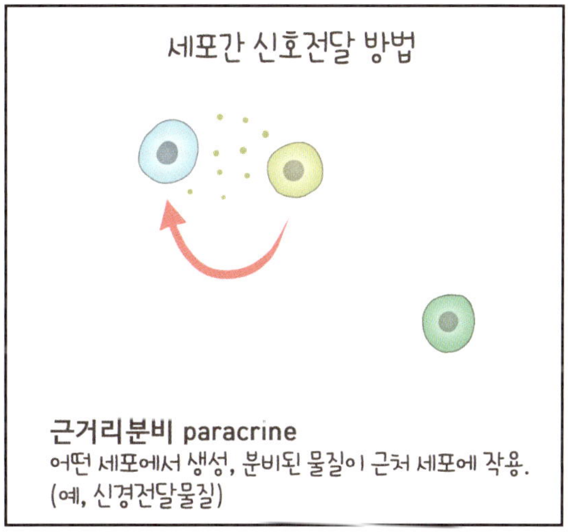
세포간 신호전달 방법
근거리분비 paracrine
어떤 세포에서 생성, 분비된 물질이 근처 세포에 작용.
(예, 신경전달물질)

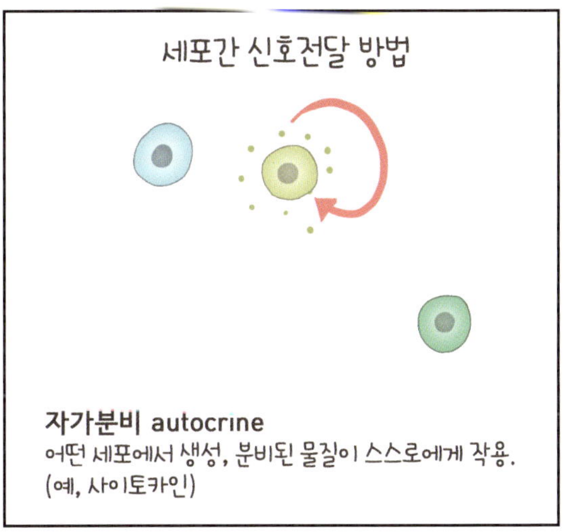
세포간 신호전달 방법
자가분비 autocrine
어떤 세포에서 생성, 분비된 물질이 스스로에게 작용.
(예, 사이토카인)

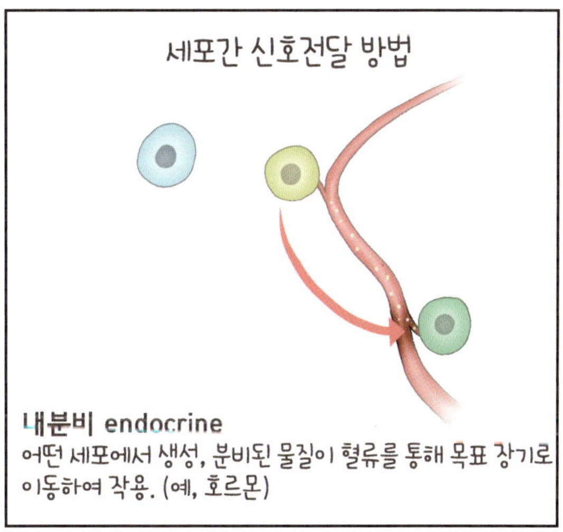
세포간 신호전달 방법
내분비 endocrine
어떤 세포에서 생성, 분비된 물질이 혈류를 통해 목표 장기로
이동하여 작용. (예, 호르몬)

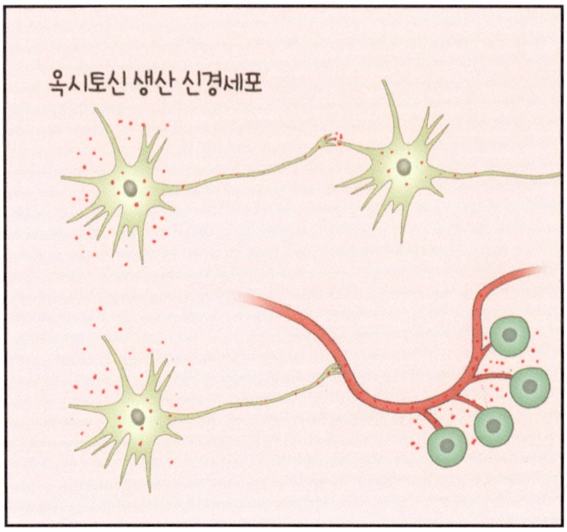
옥시토신 생산 신경세포

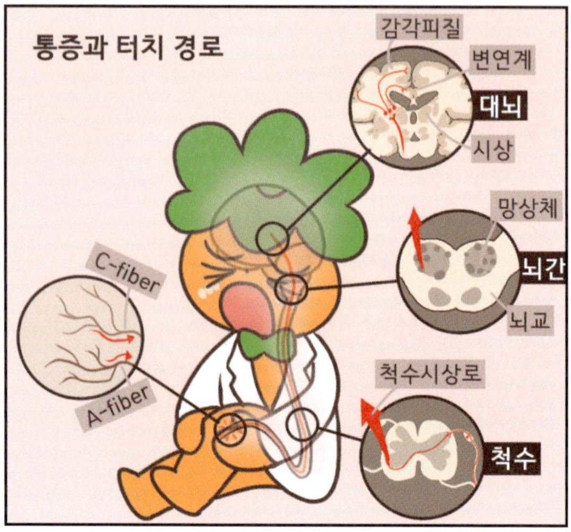
통증과 터치 경로
감각피질
변연계
대뇌
시상
망상체
뇌간
뇌교
척수시상로
척수
C-fiber
A-fiber

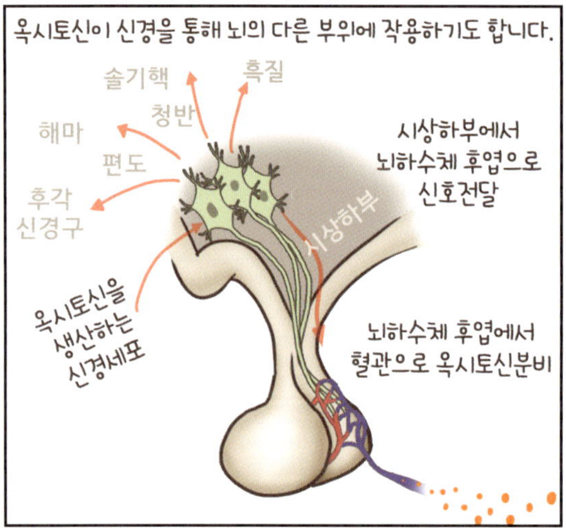
옥시토신이 신경을 통해 뇌의 다른 부위에 작용하기도 합니다.
솔기핵
흑질
청반
해마
편도
후각
신경구
시상하부에서
뇌하수체 후엽으로
신호전달
시상하부
옥시토신을
생산하는
신경세포
뇌하수체 후엽에서
혈관으로 옥시토신분비

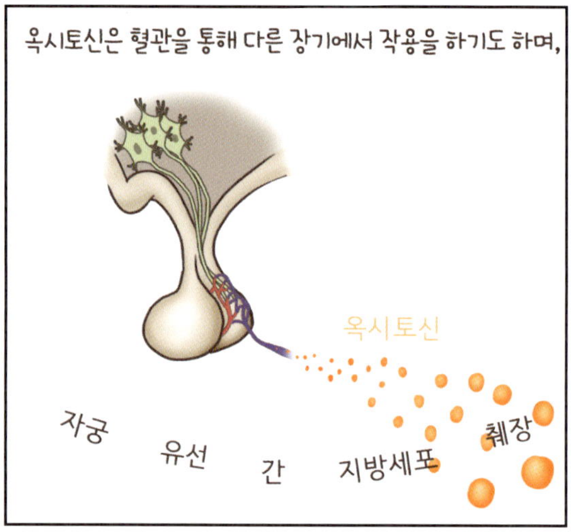
옥시토신은 혈관을 통해 다른 장기에서 작용을 하기도 하며,
옥시토신
자궁
유선
간
지방세포
췌장

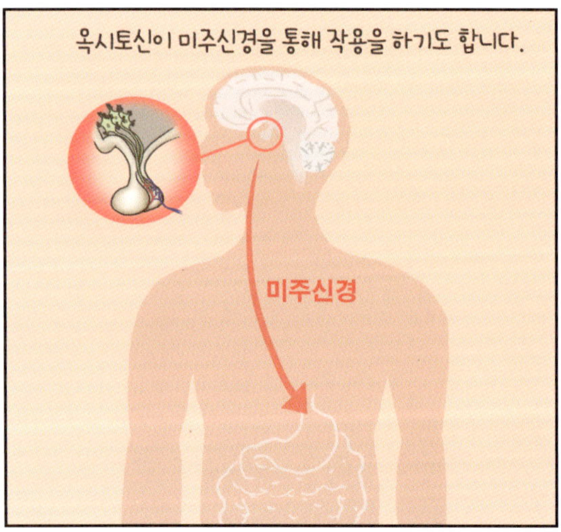
옥시토신이 미주신경을 통해 작용을 하기도 합니다.
미주신경

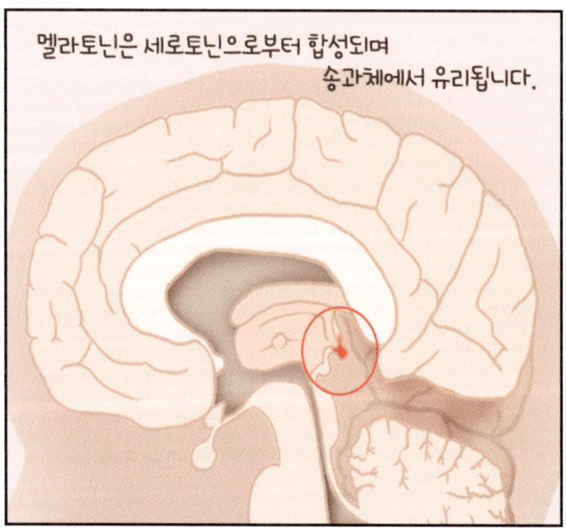
멜라토닌은 세로토닌으로부터 합성되며
송과체에서 유리됩니다.

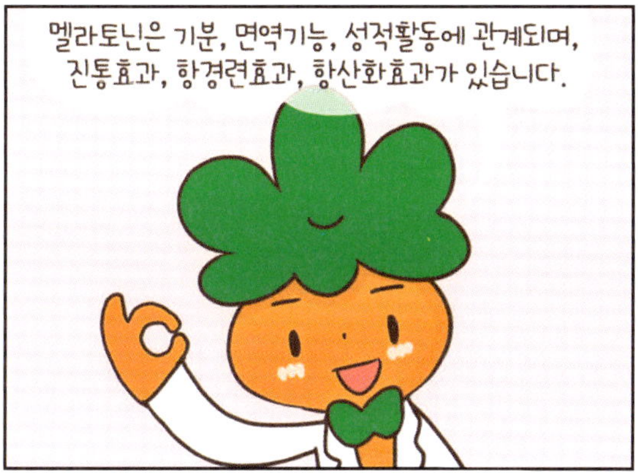
멜라토닌은 기분, 면역기능, 성적활동에 관계되며,
진통효과, 항경련효과, 항산화효과가 있습니다.

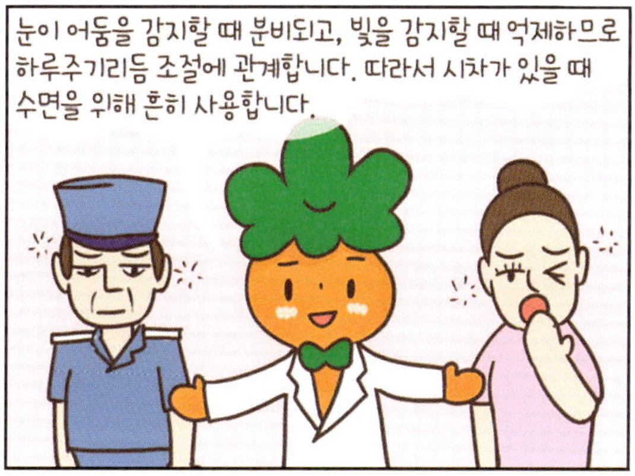
눈이 어둠을 감지할 때 분비되고, 빛을 감지할 때 억제하므로 하루주기리듬 조절에 관계합니다. 따라서 시차가 있을 때 수면을 위해 흔히 사용합니다.

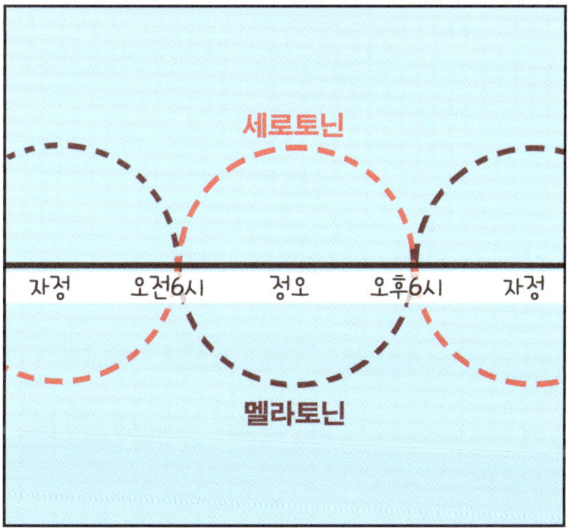
세로토닌
자정
오전6시
정오
오후6시
자정
멜라토닌

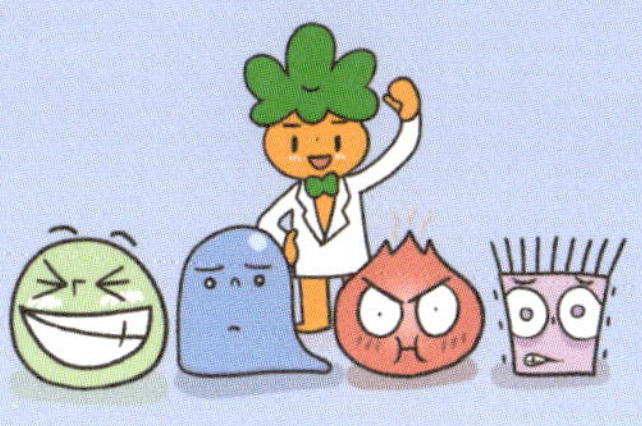

부록 02
대표적인 치료 기법

Episode
01

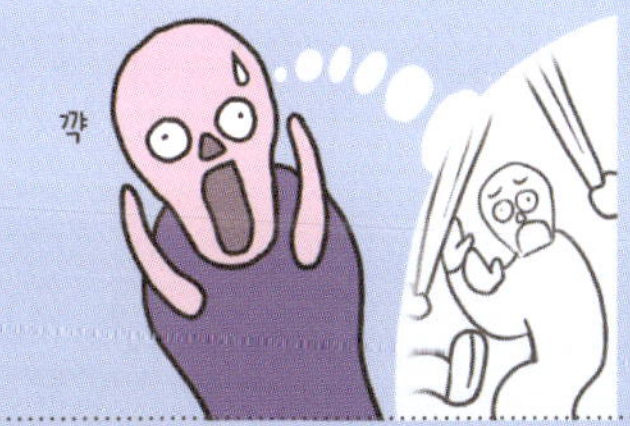

정신분석 정신치료

Episode
02

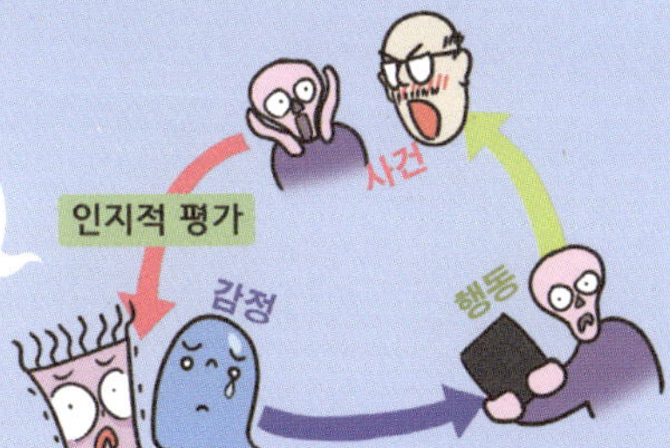

인지행동치료

Episode 01

정신분석 정신치료

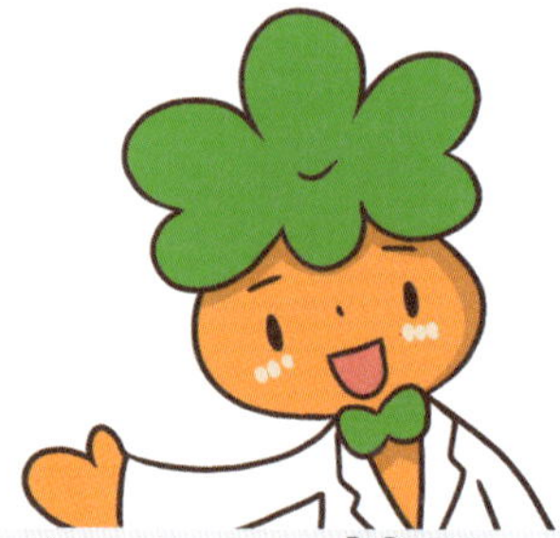

Dr.Dangam

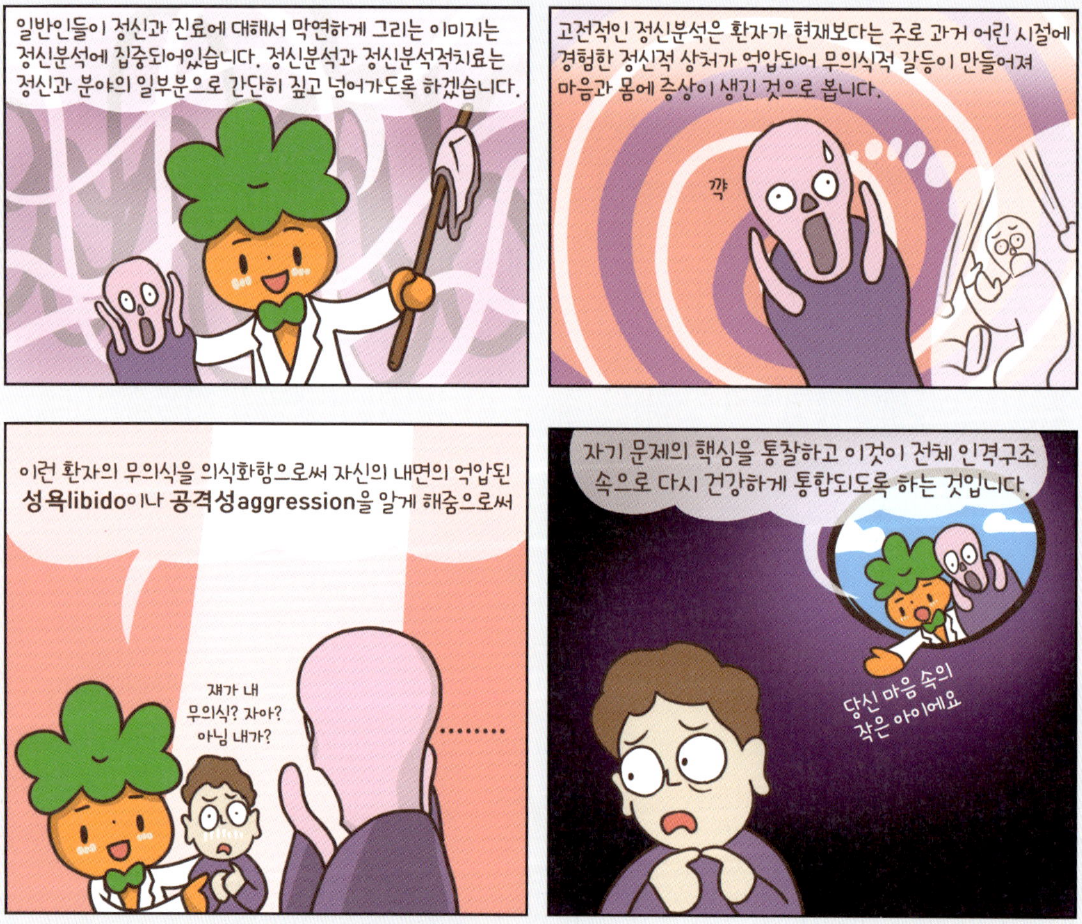

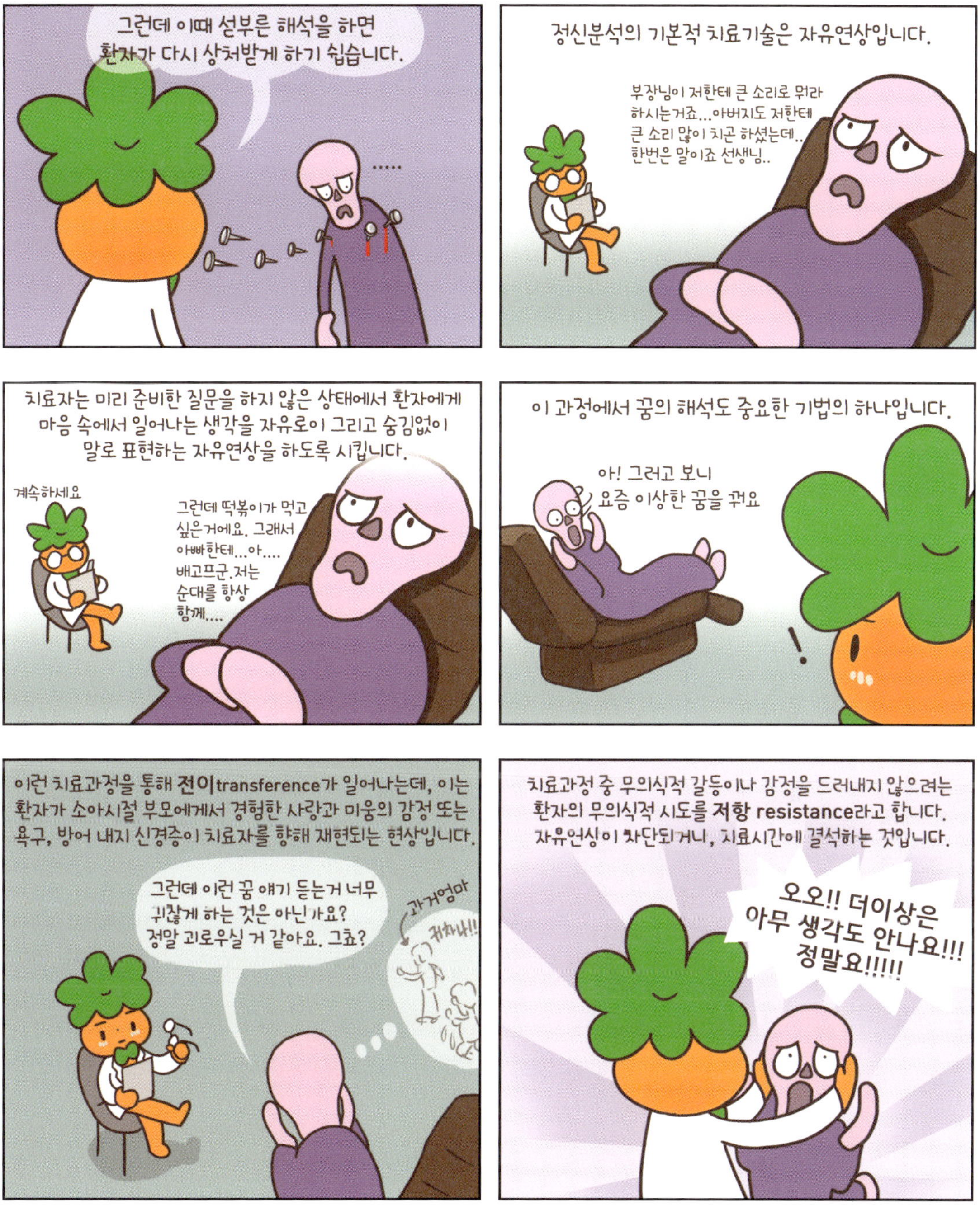
그런데 이때 섣부른 해석을 하면
환자가 다시 상처받게 하기 쉽습니다.
.....
정신분석의 기본적 치료기술은 자유연상입니다.
부장님이 저한테 큰 소리로 뭐라
하시는거죠...아버지도 저한테
큰 소리 많이 치곤 하셨는데..
한번은 말이죠 선생님..
치료자는 미리 준비한 질문을 하지 않은 상태에서 환자에게
마음 속에서 일어나는 생각을 자유로이 그리고 숨김없이
말로 표현하는 자유연상을 하도록 시킵니다.
계속하세요
그런데 떡볶이가 먹고
싶은거에요. 그래서
아빠한테...아....
배고프군. 저는
순대를 항상
함께....
이 과정에서 꿈의 해석도 중요한 기법의 하나입니다.
아! 그러고 보니
요즘 이상한 꿈을 꿔요
!
이런 치료과정을 통해 전이transference가 일어나는데, 이는
환자가 소아시절 부모에게서 경험한 사랑과 미움의 감정 또는
욕구, 방어 내지 신경증이 치료자를 향해 재현되는 현상입니다.
그런데 이런 꿈 얘기 듣는거 너무
귀찮게 하는 것은 아닌가요?
정말 괴로우실 거 같아요. 그죠?
과거엄마
귀차나!!
치료과정 중 무의식적 갈등이나 감정을 드러내지 않으려는
환자의 무의식적 시도를 저항 resistance라고 합니다.
자유언싱이 차단되거니, 치료시간에 결석하는 것입니다.
오오!! 더이상은
아무 생각도 안나요!!!
정말요!!!!!

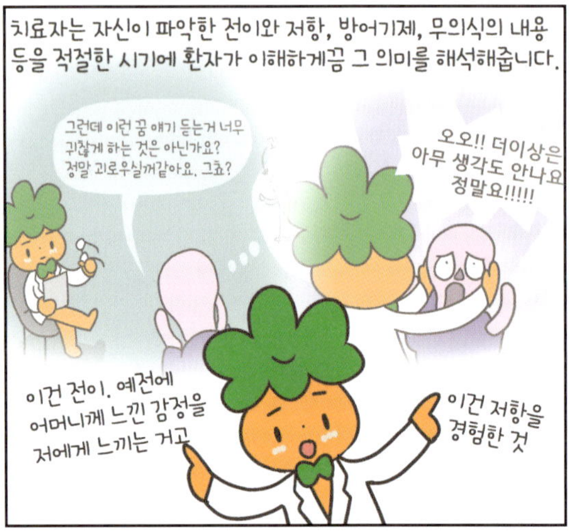
치료자는 자신이 파악한 전이와 저항, 방어기제, 무의식의 내용 등을 적절한 시기에 환자가 이해하게끔 그 의미를 해석해줍니다.
그런데 이런 꿈 얘기 듣는거 너무 귀찮게 하는 것은 아닌가요? 정말 괴로우실꺼같아요. 그죠?
오오!! 더이상은 아무 생각도 안나요 정말요!!!!!
이건 전이. 예전에 어머니께 느낀 감정을 저에게 느끼는 거고
이건 저항을 경험한 것

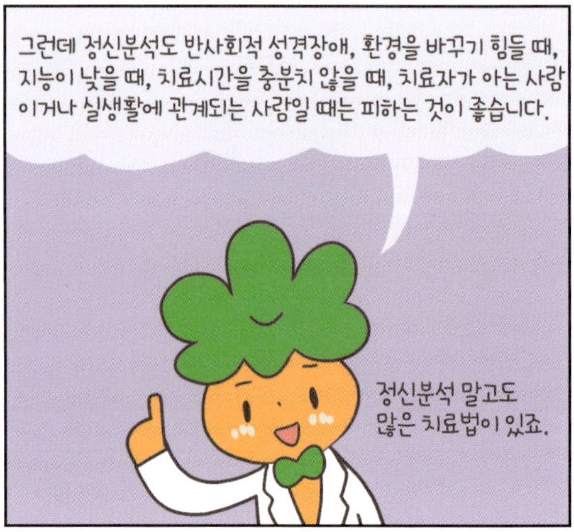
그런데 정신분석도 반사회적 성격장애, 환경을 바꾸기 힘들 때, 지능이 낮을 때, 치료시간을 충분치 않을 때, 치료자가 아는 사람이거나 실생활에 관계되는 사람일 때는 피하는 것이 좋습니다.
정신분석 말고도 많은 치료법이 있죠.

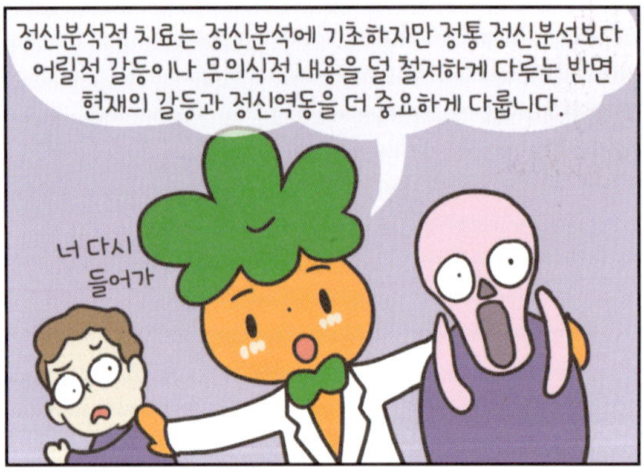
정신분석적 치료는 정신분석에 기초하지만 정통 정신분석보다 어릴적 갈등이나 무의식적 내용을 덜 철저하게 다루는 반면 현재의 갈등과 정신역동을 더 중요하게 다룹니다.
너 다시 들어가

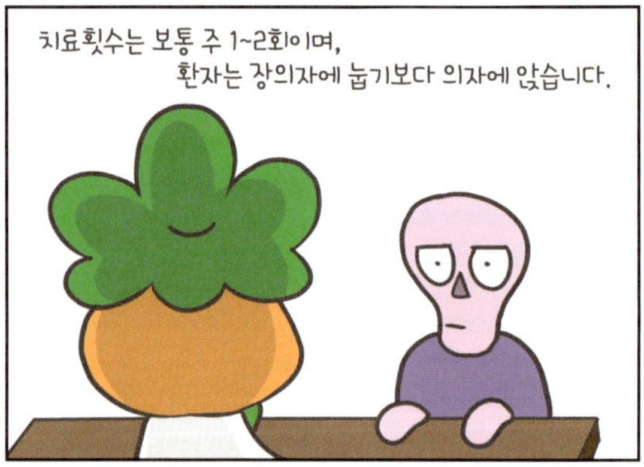
치료횟수는 보통 주 1~2회이며, 환자는 장의자에 눕기보다 의자에 앉습니다.

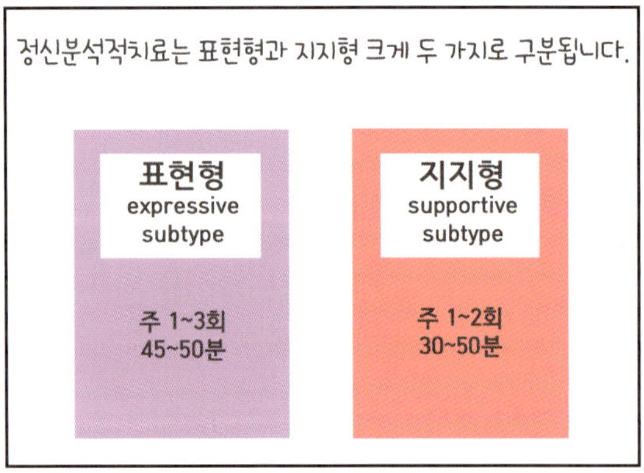
정신분석적치료는 표현형과 지지형 크게 두 가지로 구분됩니다.
표현형
expressive subtype
주 1~3회
45~50분
지지형
supportive subtype
주 1~2회
30~50분

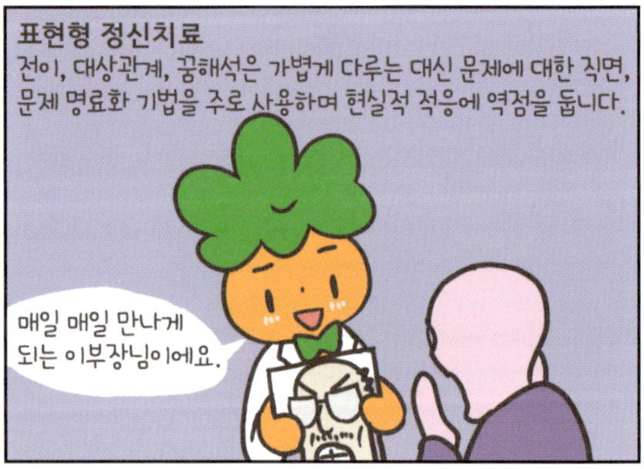
표현형 정신치료
전이, 대상관계, 꿈해석은 가볍게 다루는 대신 문제에 대한 직면, 문제 명료화 기법을 주로 사용하며 현실적 적응에 역점을 둡니다.
매일 매일 만나게 되는 이부장님이에요.

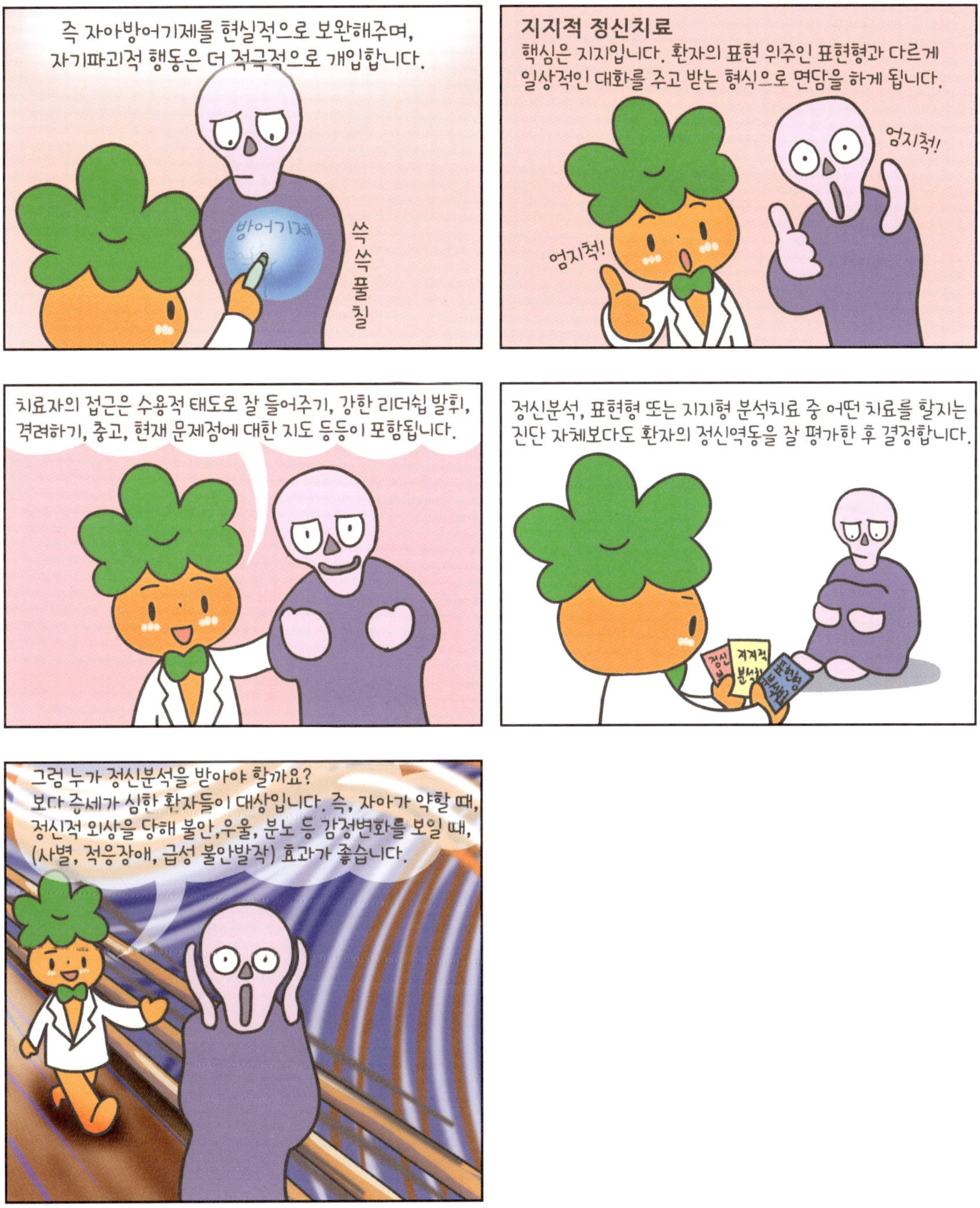
즉 자아방어기제를 현실적으로 보완해주며,
자기파괴적 행동은 더 적극적으로 개입합니다.
방어기제
쓱쓱 풀칠
지지적 정신치료
핵심은 지지입니다. 환자의 표현 위주인 표현형과 다르게
일상적인 대화를 주고 받는 형식으로 면담을 하게 됩니다.
엄지척!
엄지척!
치료자의 접근은 수용적 태도로 잘 들어주기, 강한 리더쉽 발휘,
격려하기, 충고, 현재 문제점에 대한 지도 등등이 포함됩니다.
정신분석, 표현형 또는 지지형 분석치료 중 어떤 치료를 할지는
진단 자체보다도 환자의 정신역동을 잘 평가한 후 결정합니다.
그럼 누가 정신분석을 받아야 할까요?
보다 증세가 심한 환자들이 대상입니다. 즉, 자아가 약할 때,
정신적 외상을 당해 불안,우울, 분노 등 감정변화를 보일 때,
(사별, 적응장애, 급성 불안발작) 효과가 좋습니다.

Episode 02

인지행동치료

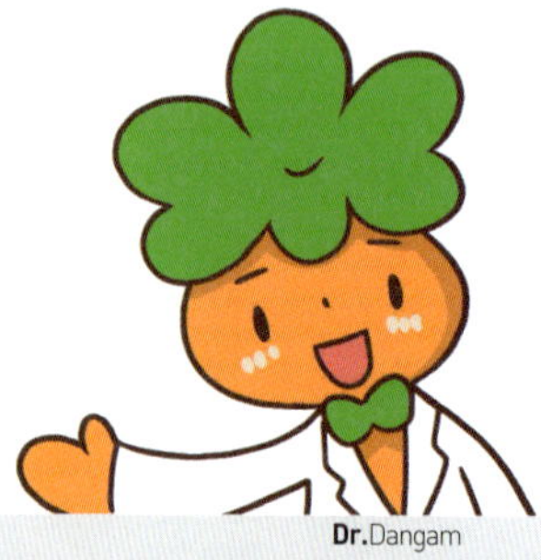
Dr.Dangam

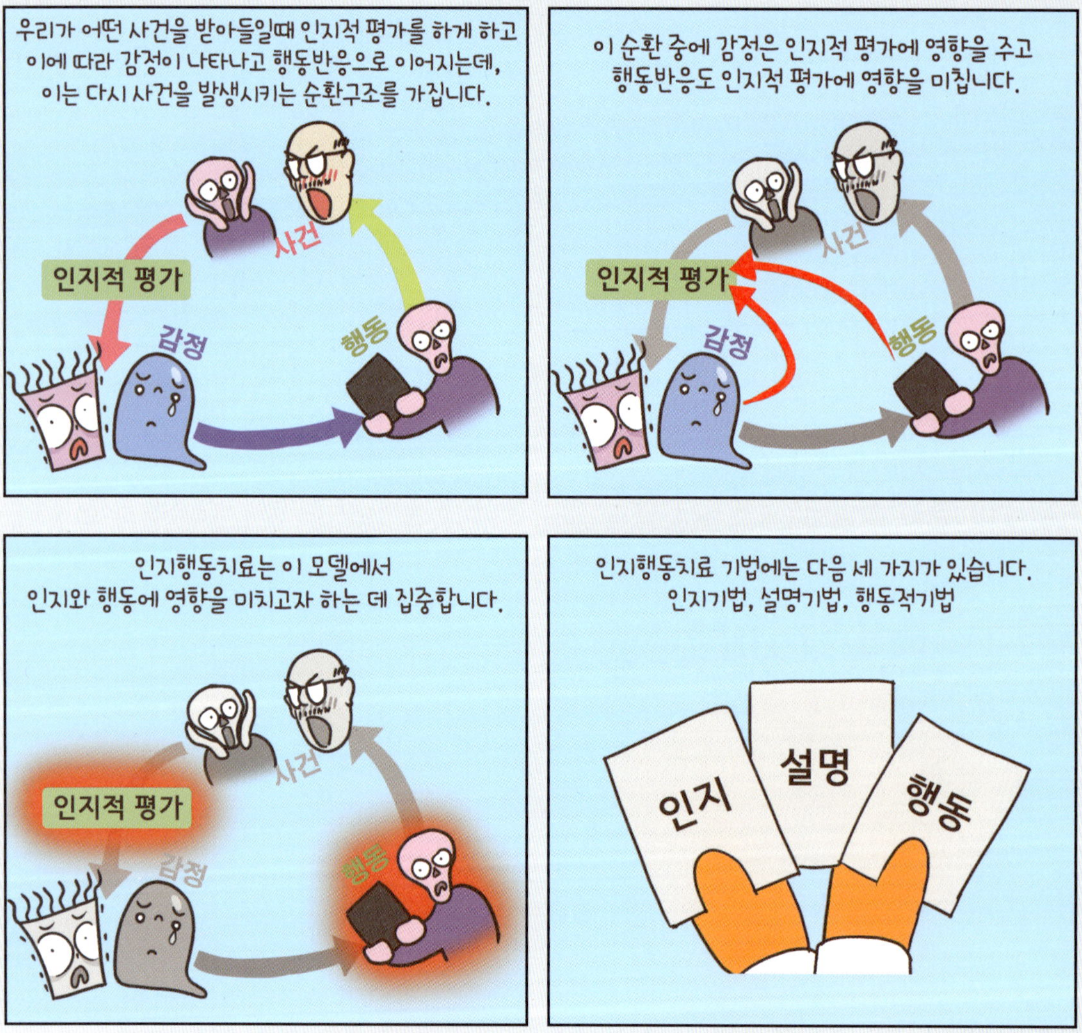
우리가 어떤 사건을 받아들일때 인지적 평가를 하게 하고
이에 따라 감정이 나타나고 행동반응으로 이어지는데,
이는 다시 사건을 발생시키는 순환구조를 가집니다.
사건
인지적 평가
감정
행동
이 순환 중에 감정은 인지적 평가에 영향을 주고
행동반응도 인지적 평가에 영향을 미칩니다.
사건
인지적 평가
감정
행동
인지행동치료는 이 모델에서
인지와 행동에 영향을 미치고자 하는 데 집중합니다.
사건
인지적 평가
감정
행동
인지행동치료 기법에는 다음 세 가지가 있습니다.
인지기법, 설명기법, 행동적기법
인지
설명
행동

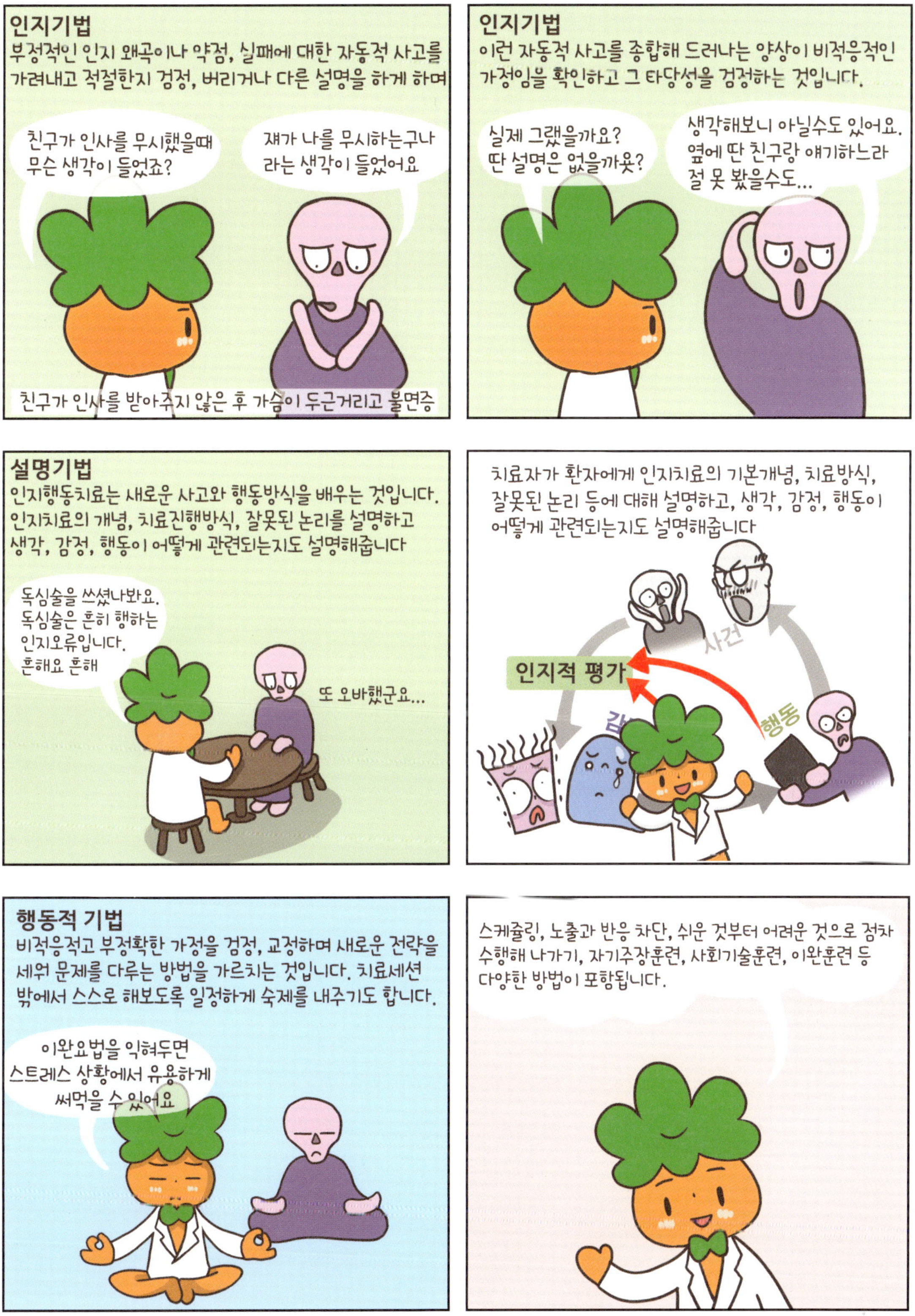
인지기법
부정적인 인지 왜곡이나 약점, 실패에 대한 자동적 사고를 가려내고 적절한지 검정, 버리거나 다른 설명을 하게 하며
친구가 인사를 무시했을때 무슨 생각이 들었죠?
쟤가 나를 무시하는구나 라는 생각이 들었어요
친구가 인사를 받아주지 않은 후 가슴이 두근거리고 불면증
인지기법
이런 자동적 사고를 종합해 드러나는 양상이 비적응적인 가정임을 확인하고 그 타당성을 검정하는 것입니다.
실제 그랬을까요? 딴 설명은 없을까요?
생각해보니 아닐수도 있어요. 옆에 딴 친구랑 얘기하느라 절 못 봤을수도...
설명기법
인지행동치료는 새로운 사고와 행동방식을 배우는 것입니다. 인지치료의 개념, 치료진행방식, 잘못된 논리를 설명하고 생각, 감정, 행동이 어떻게 관련되는지도 설명해줍니다
독심술을 쓰셨나봐요. 독심술은 흔히 행하는 인지오류입니다. 흔해요 흔해
또 오바했군요...
치료자가 환자에게 인지치료의 기본개념, 치료방식, 잘못된 논리 등에 대해 설명하고, 생각, 감정, 행동이 어떻게 관련되는지도 설명해줍니다
사건
인지적 평가
행동
행동적 기법
비적응적고 부정확한 가정을 검정, 교정하며 새로운 전략을 세워 문제를 다루는 방법을 가르치는 것입니다. 치료세션 밖에서 스스로 해보도록 일정하게 숙제를 내주기도 합니다.
이완요법을 익혀두면 스트레스 상황에서 유용하게 써먹을 수 있어요
스케쥴링, 노출과 반응 차단, 쉬운 것부터 어려운 것으로 점차 수행해 나가기, 자기주장훈련, 사회기술훈련, 이완훈련 등 다양한 방법이 포함됩니다.

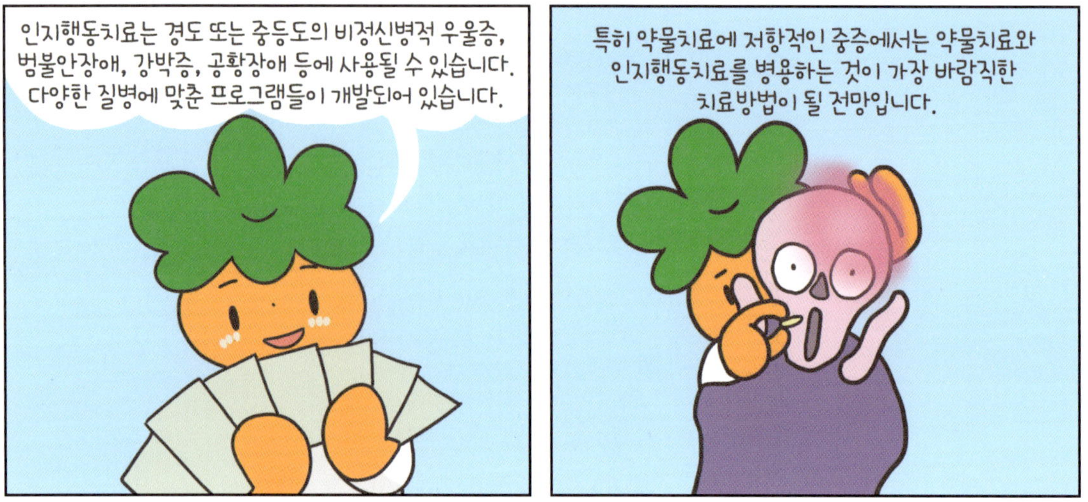
인지행동치료는 경도 또는 중등도의 비정신병적 우울증, 범불안장애, 강박증, 공황장애 등에 사용될 수 있습니다. 다양한 질병에 맞춘 프로그램들이 개발되어 있습니다.
특히 약물치료에 저항적인 중증에서는 약물치료와 인지행동치료를 병용하는 것이 가장 바람직한 치료방법이 될 전망입니다.